# Medizinische Embryologie

Die normale menschliche Entwicklung
und ihre Fehlbildungen

Thomas W. Sadler

Begründet von Jan Langman
Deutsche Übersetzung von Ulrich Drews

9. überarbeitete und neugestaltete Auflage
283 Abbildungen in 706 Einzeldarstellungen

1998
Georg Thieme Verlag Stuttgart · New York

Titel der Originalausgabe:
Langman's Medical Embryology
7. edition
© Williams & Wilkins
Baltimore, Maryland, USA

*Die Deutsche Bibliothek –*
*CIP-Einheitsaufnahme*

Langman, Jan:
[Medizinische Embryologie]
Langman's medizinische Embryologie /
Thomas W. Sadler. Dt. übers. von Ulrich
Drews. – 9., überarb. und neugestaltete
Aufl. – Stuttgart : New York : Thieme, 1998
Einheitssacht.: Medical embryology <dt.>

Autor:
Thomas W. Sadler, Ph. D.
Professor, Cell Biology and Anatomy
Director, UNC Birth Defects Center
The University of North Carolina at
Chapel Hill
Chapel Hill, North Carolina, USA

Übersetzer:
Prof. Dr. med. Ulrich Drews
Anatomisches Institut der
Universität Tübingen
Postfach 1103
72001 Tübingen

1. Auflage 1970
2. Auflage 1972
3. Auflage 1974
4. Auflage 1976
5. Auflage 1977
6. Auflage 1980
7. Auflage 1985
8. Auflage 1989

© 1970, 1998 Georg Thieme Verlag
Rüdigerstraße 14
D-70469 Stuttgart
Printed in Germany
Satz: Druckhaus Götz GmbH,
D-71636 Ludwigsburg
Gesetzt auf CCS Textline (Linotronic 630)
Druck: J. P. Himmer GmbH & Co. KG,
D-86167 Augsburg

ISBN 3-13-446609-0    2 3 4 5 6

**Wichtiger Hinweis:** Wie jede Wissenschaft ist die Medizin ständigen Entwicklungen unterworfen. Forschung und klinische Erfahrung erweitern unsere Erkenntnisse, insbesondere was Behandlung und medikamentöse Therapie anbelangt. Soweit in diesem Werk eine Dosierung oder eine Applikation erwähnt wird, darf der Leser zwar darauf vertrauen, daß Autoren, Herausgeber und Verlag große Sorgfalt darauf verwandt haben, daß diese Angabe **dem Wissensstand bei Fertigstellung des Werkes** entspricht.
Für Angaben über Dosierungsanweisungen und Applikationsformen kann vom Verlag jedoch keine Gewähr übernommen werden. **Jeder Benutzer ist angehalten,** durch sorgfältige Prüfung der Beipackzettel der verwendeten Präparate und gegebenenfalls nach Konsultation eines Spezialisten festzustellen, ob die dort gegebene Empfehlung für Dosierungen oder die Beachtung von Kontraindikationen gegenüber der Angabe in diesem Buch abweicht. Eine solche Prüfung ist besonders wichtig bei selten verwendeten Präparaten oder solchen, die neu auf den Markt gebracht worden sind. **Jede Dosierung oder Applikation erfolgt auf eigene Gefahr des Benutzers.** Autoren und Verlag appellieren an jeden Benutzer, ihm etwa auffallende Ungenauigkeiten dem Verlag mitzuteilen.

Geschützte Warennamen (Warenzeichen) werden **nicht** besonders kenntlich gemacht. Aus dem Fehlen eines solchen Hinweises kann also nicht geschlossen werden, daß es sich um einen freien Warennamen handele.
Das Werk, einschließlich aller seiner Teile, ist urheberrechtlich geschützt. Jede Verwertung außerhalb der engen Grenzen des Urheberrechtsgesetzes ist ohne Zustimmung des Verlages unzulässig und strafbar. Das gilt insbesondere für Vervielfältigungen, Übersetzungen, Mikroverfilmungen und die Einspeicherung und Verarbeitung in elektronischen Systemen.

*Gewidmet allen Kindern*

Ich möchte Dr. Kathleen Sulik danken für ihre Liebe, ihre Unterstützung und Inspiration. Sie ist eine ausgezeichnete Embryologin und hat wesentlich zu meinem Verständnis des Faches und seiner klinischen Bedeutung beigetragen. Ihre rasterelektronenmikroskopischen Aufnahmen sind überall in diesem Buch zu sehen. Sie sind darüber hinaus zusammen mit vielen Zeichnungen aus diesem Werk als Sammlung zugänglich in „Embryo Images", einem Computerlernprogramm, das über „The Slice of Life at the University of Utah" in Salt Lake City erhältlich ist.

T. W. Sadler

# Vorwort zur ersten englischen Auflage

Die Vermehrung des Wissens auf dem Gebiet der Embryologie, der Autoradiographie und der Elektronenmikroskopie waren in letzter Zeit so enorm, daß der Medizinstudent häufig Schwierigkeiten hat, die wesentlichen Fakten zur Entwicklung aus dem komplexen Gesamtzusammenhang zu verstehen, der sich vor ihm auftürmt. Dieses Buch möchte deshalb dem angehenden Arzt eine kurzgefaßte, gut illustrierte Darstellung der wesentlichen Fakten der menschlichen Entwicklung geben, die das Verständnis der anatomischen Strukturen ermöglicht, ohne auf die aktuellen Entwicklungen oder die sich ändernden Konzepte in der Grundlagenforschung zu verzichten. Da die Embryologie durch die Fortschritte auf dem Gebiet der Chirurgie und Teratologie eine große praktische Bedeutung bekommen hat, wurde in jedem Kapitel an die Entwicklung der Organsysteme eine Beschreibung der Fehlbildungen angefügt, die in der klinischen Ausbildung von Bedeutung sind. Um der klinischen Bedeutung der Embryologie noch weiter gerecht zu werden, wurde den Ursachen der angeborenen Fehlbildungen ein ganzes Kapitel gewidmet.

Aus der großen Zahl an Kollegen, die mir beim Schreiben dieses Buches geholfen haben, möchte ich besonders Dr. C. B. Leblond für sein stetiges Interesse und seine Unterstützung danken. Auch danke ich Dr. F. Clarke Fraser für die hilfreichen Diskussionen der unterschiedlichen Aspekte der angeborenen Fehlbildungen und meinen Freunden Dr. Harry Meisel, Dr. Robert van Mierop und Dr. Yves Clermont, die keine Mühe gescheut haben, wenn es um die Zeichnungsentwürfe und die Überprüfung der Texte ging.

Mein besonderer Dank gilt Frau Jill Leland, die alle Abbildungen für dieses Buch gezeichnet hat, und Frau E. Dawson, die mir in so ausgezeichneter Weise bei der Erstellung des Manuskripts behilflich war.

Jan Langman

# Vorwort zur siebten englischen Auflage

Die neue Auflage von Langman's „Medical Embryology" konzentriert sich weiterhin auf die für die Klinik wesentlichen Aspekte der Embryologie. Das Ziel ist es, den Studenten ein Verständnis der Prinzipien der Embryogenese zu vermitteln, das in Diagnostik, Behandlung und Prävention von Fehlbildungen eingesetzt werden kann. Fehlbildungen sind die häufigste Todesursache bei Kindern und ein wichtiger Aspekt bei der Entstehung von Behinderungen. Für eine Prävention ist eine entsprechende ärztliche Ausbildung und die Kenntnis der genetischen und umweltbedingten Ursachen von angeborenen Fehlbildungen notwendig. Deshalb wurde der klinische Anteil in dieser Auflage noch ausgeweitet. Außerdem wurden zu jedem Kapitel Fragen zur Vertiefung ergänzt, die Probleme mit einem klinischen und embryologischen Hintergrund betreffen. Zusätzlich wurden dreidimensionale Darstellungen und rasterelektronenmikroskopische Aufnahmen aufgenommen, um schwierige Zusammenhänge besser verständlich zu machen. Molekularbiologische Aspekte der Entwicklungsbiologie bleiben den Lehrbüchern der Zell- und Entwicklungsbiologie vorbehalten, so daß Themen mit klinischer Relevanz in der kurzen Zeit, die den Embryologiekursen noch bleibt, vordringlich behandelt werden können.

Thomas W. Sadler

# Inhaltsverzeichnis

## I Allgemeine Embryologie

### 1. Gametogenese: Entwicklung männlicher und weiblicher Keimzellen ... 2
Die Chromosomen in der Mitose ... 3
Die Chromosomen in der Meiose ... 4
Morphologie der Keimzellenreifung ... 11

### 2. Von der Ovulation bis zur Implantation (erste Woche) ... 25
Ovarialzyklus ... 25
Ovulation ... 26
Corpus luteum ... 28
Transport der Oozyte ... 28
Corpus albicans ... 28
Befruchtung ... 29
Entwicklung der Blastozyste ... 36
Der Uterus bei der Implantation ... 39
Implantation ... 40
Menstruation ... 41

### 3. Zweiblättrige Keimscheibe (zweite Woche) ... 45
Achter Entwicklungstag ... 45
Neunter Entwicklungstag ... 47
Elfter bis zwölfter Entwicklungstag ... 48
Dreizehnter Entwicklungstag ... 50

### 4. Dreiblättrige Keimscheibe (dritte Woche) ... 59
Bildung des Primitivstreifens ... 59
Entwicklung der Chorda ... 61
Weiteres Wachstum der Keimscheibe ... 63
Weitere Entwicklung des Trophoblasten ... 66

### 5. Embryonalperiode (vierte bis achte Woche) ... 71
Derivate des Ektoderms ... 71
Derivate des Mesoderms ... 77
Derivate des Entoderms und Abfaltung des Embryos ... 84
Äußere Körperform während des zweiten Monats ... 88

**6. Fetalperiode (dritter bis zehnter Monat)** .......................... 95
  Entwicklung des Fetus ............................................. 95
  Berechnung des Geburtstermins ..................................... 100

**7. Entwicklung der Eihäute und der Plazenta** ...................... 104
  Chorion frondosum und Decidua basalis ............................ 107
  Aufbau der Plazenta ............................................... 109
  Die reife Plazenta ................................................ 111
  Blutzirkulation in der Plazenta ................................... 111
  Funktion der Plazenta ............................................. 112
  Amnion und Nabelschnur ............................................ 114
  Eihäute bei Zwillingen ............................................ 118

**8. Angeborene Fehlbildungen und ihre Ursachen** ................... 126
  Definition und Häufigkeit ......................................... 126
  Schädigung des Embryos durch äußere Faktoren .................... 127
  Chromosomale und genetische Faktoren .............................. 137

# II Spezielle Embryologie

**9. Skelettsystem** .................................................... 150
  Schädel ........................................................... 150
  Extremitätenskelett ............................................... 158
  Wirbelsäule ....................................................... 164

**10. Muskelsystem** ................................................... 169
  Quergestreifte Muskulatur ......................................... 169
  Glatte Muskulatur ................................................. 176
  Herzmuskulatur .................................................... 176

**11. Leibeshöhlen** ................................................... 178
  Ausbildung des intraembryonalen Zöloms ........................... 178
  Zwerchfell und Brusthöhle ......................................... 181

**12. Herz und Gefäße** ................................................ 189
  Entwicklung des Herzens ........................................... 189
  Entwicklung der Herzsepten ........................................ 199
  Entwicklung des Reizleitungssystems des Herzens .................. 217

  **Gefäßsystem** .................................................... 218
  Entwicklung der Arterien .......................................... 218
  Entwicklung der Venen ............................................. 226
  Fetaler Kreislauf und Umstellung bei der Geburt ................... 231

  **Lymphatisches System** ........................................... 234

## 13. Respirationstrakt ... 238
Larynx ... 240
Trachea, Bronchien und Lungen ... 241

## 14. Magen-Darm-Kanal ... 248
Mesenterien ... 248
Vorderdarm ... 250
Mitteldarm ... 264
Enddarm ... 273

## 15. Urogenitalsystem ... 277

**Harnorgane** ... 277
Nierensysteme ... 278
Harnblase und Urethra ... 290

**Genitalsystem** ... 294
Gonaden ... 294
Genitalwege ... 299
Äußere Genitalien ... 307

## 16. Kopf und Hals ... 322
Schlundbögen ... 324
Schlundtaschen ... 330
Schlundfurchen ... 333
Zunge ... 337
Schilddrüse ... 339
Gesicht ... 341
Das Zwischenkiefersegment ... 343
Sekundärer Gaumen ... 345
Nasenhöhlen ... 349
Zähne ... 350

## 17. Ohr ... 355
Innenohr ... 355
Mittelohr ... 361
Äußeres Ohr ... 364

## 18. Auge ... 368
Augenbecher und Linsenbläschen ... 368
Linse ... 373
Choroidea, Sclera und Cornea ... 374
Glaskörper ... 375
Nervus opticus ... 375
Augenlider ... 376

| | |
|---|---|
| **19. Haut und Anhangsorgane** | 380 |
| Haut | 380 |
| Haare | 382 |
| Brustdrüse | 384 |
| **20. Zentralnervensystem** | 387 |
| Rückenmark | 389 |
| Gehirn | 399 |
| Autonomes Nervensystem | 422 |

# III Anhang

| | |
|---|---|
| **Sensible Phasen gegenüber Teratogenen** | 430 |
| **Antworten zu den Fragen** | 432 |
| **Abbildungsquellen** | 447 |
| **Sachverzeichnis** | 454 |

# I
# Allgemeine Embryologie

# 1. Gametogenese: Entwicklung männlicher und weiblicher Keimzellen

Die Entwicklung eines Menschen beginnt mit der Befruchtung. Eine männliche und eine weibliche Keimzelle, ein **Spermium** und eine **Oozyte**, vereinigen sich und bilden einen neuen Organismus, die **Zygote**. Bei der Vorbereitung auf die Befruchtung durchlaufen die männlichen und die weiblichen Keimzellen die Reifeteilungen (Meiose) und die zelluläre Differenzierung. In dieser Entwicklung wird zweierlei erreicht:

- Die Zahl der Chromosomen wird im Vergleich zur normalen somatischen Zelle auf die Hälfte reduziert, das heißt von 46 (**diploider Chromosomensatz**) auf 23 (**haploider Chromosomensatz**). Dies geschieht in den **Reifeteilungen (Meiose)**. Die Reduktion der Chromosomenzahl ist notwendig, weil ohne sie die Verschmelzung einer männlichen und einer weiblichen Keimzelle ein Individuum ergeben würde, das doppelt so viele Chromosomen besitzt wie die Zellen der Eltern.
- Die äußere Form der Keimzellen wird für die Befruchtung verändert. Die zunächst große und runde männliche Keimzelle verliert praktisch ihr ganzes Zytoplasma und entwickelt einen Kopf, einen Hals und einen Schwanz. Die weibliche Keimzelle dagegen vermehrt ihr Zytoplasma und wird dadurch immer größer. Die reife Eizelle hat schließlich einen Durchmesser von etwa 120 μm.

Die Zellen des menschlichen Körpers enthalten 46 Chromosomen. 44 davon sind **Autosomen** und zwei sind **Geschlechtschromosomen**. Die weiblichen Geschlechtschromosomen bestehen aus zwei X-Chromosomen, die männlichen aus einem X- und einem sehr viel kürzeren Y-Chromosom. Jedes Autosom besitzt ein Partnerchromosom mit den gleichen morphologischen Merkmalen. Zusammen bilden sie ein Paar von Homologen. Obwohl das X- und das Y-Chromosom beim Mann morphologisch nicht identisch sind, spricht man beim Menschen von 23 Paaren oder von einem diploiden **Chromosomensatz** (δίπλους = doppelt). Ein Chromosom von jedem Paar stammt von der Mutter, das andere vom Vater.

Die Reifeteilungen (Meiose) laufen im Prinzip wie andere Zellteilungen (Mitose) ab. In der verlängerten Prophase der 1. Reifeteilung paaren sich jedoch die homologen Chromosomen, so daß ein Austausch von Genabschnitten möglich wird. Die 2. Reifeteilung schließt sich ohne DNS-Synthese-Phase an die 1. Reifeteilung an, so daß haploide Eizellen oder Spermien mit einem einfachen Chromosomensatz entstehen (ἁπλους = einfach). Zum besseren Verständnis der Vorgänge bei den Reifeteilungen werden sie mit der Mitose verglichen.

# Die Chromosomen in der Mitose

In einer normalen, nicht in Teilung begriffenen Zelle sind die Chromosomen entspiralisiert. Sie lassen sich mit dem Lichtmikroskop nicht erkennen. Kurz vor der Mitose verdoppelt jedes Chromosom seine Bestandteile. Unter diesen ist das DNS-Molekül das wichtigste. Bevor eine Zelle in die Mitose eintritt, haben auf diese Weise alle Chromosomen ihren DNS-Gehalt verdoppelt und jedes Chromosom ist in Wirklichkeit schon doppelt vorhanden (Abb. 1.1 A). Die Tochterchromosomen selbst werden allerdings erst in der Prometaphase sichtbar.

**Schritte der Mitose**

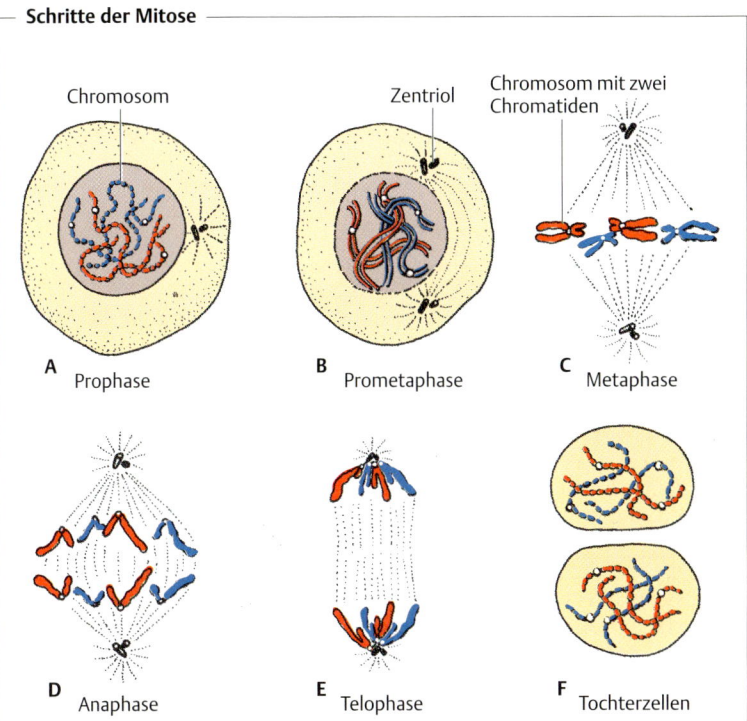

Abb. 1.1 In der Prophase sind die Chromosomen als schlanke Fäden sichtbar. Die paarigen Chromatiden sind nicht als getrennte Einheiten zu erkennen. In der Prometaphase dagegen lassen sich die paarigen Chromatiden gut unterscheiden. Die homologen Chromosomen sind in der Mitose voneinander unabhängig. *Blau*: väterliche Chromosomen; *rot*: mütterliche Chromosomen.

Wenn die Mitose beginnt, rollen sich die Chromosomen ein, ziehen sich zusammen und verdichten sich. In der **Prophase** sind sie im Lichtmikroskop als schlanke Fäden sichtbar. Die beiden in der DNS-Synthese-Phase entstandenen Chromatinfäden (**Chromatiden**) lassen sich jedoch noch nicht als einzelne Einheiten unterscheiden (Abb. 1.1 A). Während der **Prometaphase** kontrahieren sich die Chromosomen zu kompakten Stäbchen. Jedes Chromosom besteht aus zwei Chromatiden, die am **Zentromer** zusammengehalten werden (Abb. 1.1 B, C). Dadurch entsteht bei den metazentrischen Chromosomen des Menschen (das Zentromer liegt in der Mitte) die typische X-Struktur. Während der Metaphase ordnen sich die Chromosomen auf der **mitotischen Spindel** an (Abb. 1.1 D). Anschließend teilt sich jedes Chromosom auch am Zentromer in der Längsrichtung, und die Tochterchromosomen wandern auf die einander entgegengesetzten Zellpole zu (**Telophase**) (Abb. 1.1 E, F). Schließlich entspiralisieren und verlängern sich die Chromosomen wieder. Die Kernmembran rekonstituiert sich in den Tochterzellen, und die Durchschnürung des Zytoplasmas beginnt. Jede **Tochterzelle** erhält eine Hälfte des verdoppelten Chromosomenmaterials. Sie besitzt dann die gleiche Chromosomenzahl wie die Mutterzelle.

## Die Chromosomen in der Meiose

### Die erste Reifeteilung

Kurz vor Beginn der 1. Reifeteilung verdoppeln die weiblichen und die männlichen Keimzellen (primäre Oozyten und primäre Spermatozyten) ihre DNS in genau der gleichen Weise, wie es für die Mitose beschrieben wurde. Wenn die Teilung beginnt, enthalten also die Zellen die doppelte Menge an DNS (4 n) und jedes der 46 Chromosomen ist in seiner Struktur verdoppelt (Abb. 1.2). Mit 1 n wird die Anzahl und mit 1 c (complement) wird die DNS-Menge des einfachen (haploiden) Chromosomensatzes einer Spezies bezeichnet.

Im Unterschied zur Mitose paaren sich in der Prophase der 1. Reifeteilung die homologen Chromosomen (Synapsis) (Abb. 1.2 A). Die Prophase der 1. Reifeteilung ist daher beträchtlich länger als in der Mitose. Die Paarung erfolgt in genau einander entsprechenden Punkten. Nur die XY-Kombination bildet eine Ausnahme. Die ungleichen Geschlechtschromosomen besitzen an ihren Enden nur eine kleine homologe Paarungsregion, so daß sie lichtmikroskopisch eine Tandemformation bilden. Die Zentromerabschnitte der homologen Chromosomen verbinden sich nicht miteinander. Da jedes einzelne Chromosom zwei Chromatiden enthält, bestehen die homologen Chromosomenpaare (Bivalente) aus vier Chromatiden (Abb. 1.2 B).

Das zweite wesentliche Merkmal der Prophase der 1. Reifeteilung ist der **Austausch von Chromatidabschnitten** zwischen den gepaarten homologen Chromosomen (Abb. 1.2 C). Die parallel nebeneinanderliegenden Chromatiden zerbrechen an einer oder an mehreren Stellen. Es kommt zu einem Austausch von

## Homologe Chromosomen während der Meiose

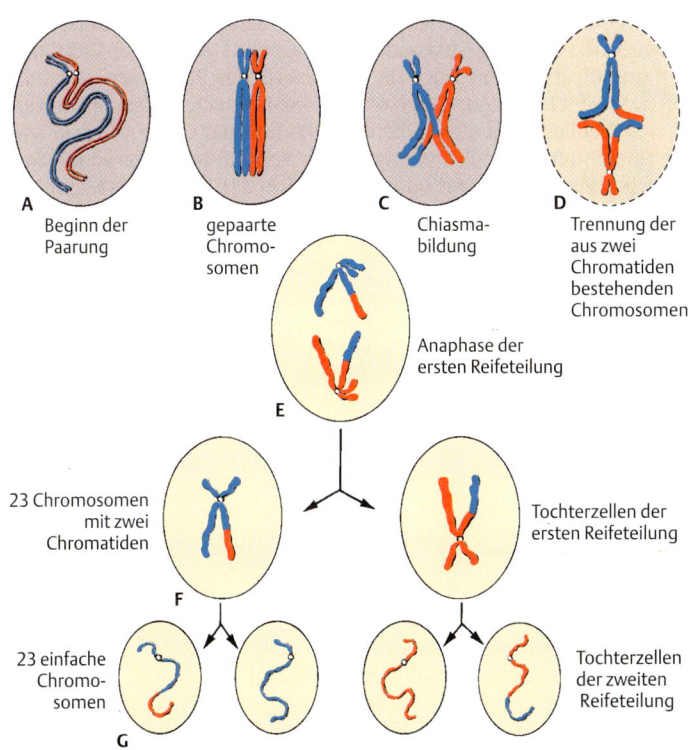

**A** Beginn der Paarung
**B** gepaarte Chromosomen
**C** Chiasmabildung
**D** Trennung der aus zwei Chromatiden bestehenden Chromosomen
**E** Anaphase der ersten Reifeteilung
**F** 23 Chromosomen mit zwei Chromatiden / Tochterzellen der ersten Reifeteilung
**G** 23 einfache Chromosomen / Tochterzellen der zweiten Reifeteilung

Abb. 1.2  **A** Anders als in der Mitose paaren sich die homologen Chromosomen vor der 1. Reifeteilung. **B** Die gepaarten Chromosomen bestehen aus 4 Chromatiden. **C** In den Chromatiden der gepaarten Chromosomen kommt es zu Brüchen und zum Austausch von Chromatidabschnitten. Die Chromosomen beginnen sich zu trennen. Dort wo ein Austausch stattgefunden hat, überkreuzen sich die entsprechenden Chromatiden (Chiasma). **D** Mit dem Auseinanderrücken der Chromosomen auf der Spindel verlagern sich die durch Chiasmata entstandenen Haftpunkte zwischen den Chromosomen nach distal, um sich dann aufzulösen. **E** Die Chromosomen wandern auf der Teilungsspindel der 1. Reifeteilung auseinander. **F** Jede Tochterzelle enthält 23 doppelfädige Chromosomen. **G** Ohne DNS-Synthese schließt sich die 2. Reifeteilung an. Jede Tochterzelle erhält nun 23 einfache Chromosomen, die aufgrund des Austausches von Chromatidabschnitten weder untereinander noch mit den ursprünglichen Chromosomen identisch sind.

Chromatidabschnitten. Anschließend weichen die homologen Chromosomen auseinander. Nur an den Punkten, an denen ein Austausch stattgefunden hat, bleiben sie noch vorübergehend aneinander haften. Dadurch entsteht eine X-förmige Struktur, die als Chiasma bezeichnet wird (Abb. 1.2 C). Das Chiasma ist der morphologische Ausdruck für ein genetisches Phänomen, das Crossover heißt. Dabei findet ein Austausch von Chromatidbruchstücken mit den entsprechenden Genkomplexen zwischen den homologen Chromosomen statt. Mit dem Fortschreiten der Zellteilung lassen sich die teilweise voneinander getrennten Chromosomen gut unterscheiden (Abb. 1.2 D). In der Metaphase sind die Glieder eines jeden Paares auf der Teilungsspindel orientiert. In den folgenden Stadien wandern sie an die einander entgegengesetzten Zellpole (Abb. 1.2 E).

Wenn die 1. Reifeteilung abgeschlossen ist, enthält jede Tochterzelle eine Hälfte von jedem Chromosomenpaar und besitzt damit einen haploiden Chromosomensatz (Abb. 1.2 F). Jedes Chromosom besteht jedoch noch aus zwei Chromatiden, so daß der Gesamtgehalt an DNS in jeder Tochterzelle dem in den übrigen Somazellen entspricht (2 n).

### Die zweite Reifeteilung

Im Anschluß an die 1. Reifeteilung treten die Zellen sofort in die 2. Reifeteilung ein. **Der 2. Reifeteilung geht keine DNS-Synthese voraus.** Die 23 doppelfädigen Chromosomen spalten sich am Zentromer auf, und jede der neugebildeten Tochterzellen erhält 23 einzelne Chromosomen (Chromatiden) (Abb. 1.2 G). Der DNS-Gehalt in den neugebildeten Zellen ist nun halb so groß wie in den normalen Somazellen. Es wird also zweierlei durch die Reifeteilungen erreicht:

- Die Glieder der homologen Chromosomenpaare haben die Möglichkeit, Abschnitte mit genetischem Material auszutauschen (bei der 1. Reifeteilung).
- Jede Keimzelle wird mit einem Chromosomensatz und der halben DNS-Menge einer normalen somatischen Zelle versehen (in der 2. Reifeteilung).

Bei den Reifeteilungen entstehen aus einer weiblichen Keimzelle (44 plus 2 X-Chromosomen) vier Tochterzellen, die jede 22 Autosomen und 1 X-Chromosom besitzen. Nur eine davon entwickelt sich zu einer reifen Eizelle. Die anderen drei, die Polkörperchen, erhalten kaum Zytoplasma und degenerieren in der weiteren Entwicklung (Abb. 1.3 A). Aus der männlichen Keimzelle entstehen zwei Tochterzellen mit 22 Autosomen plus 1 X-Chromosom und zwei mit 22 Autosomen plus 1 Y-Chromosom (Abb. 1.3 B). Alle vier entwickeln sich zu reifen Spermien.

## Die Chromosomen in der Meiose

### Bildung von Eizelle und Spermien

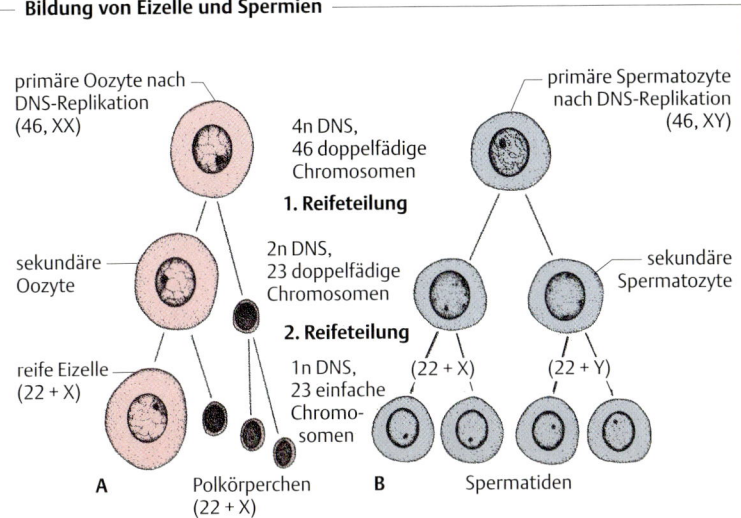

Abb. 1.3 **A** Die weibliche Keimzelle (primäre Oozyte) bildet nur eine reife Zelle, die reife Eizelle. **B** Die männliche Keimzelle (primärer Spermatozyt) bildet vier Spermatiden, die sich alle zu Spermien entwickeln.

### Klinische Bezüge

Die Störungen im Chromosomenmuster entstehen bei den Reifeteilungen. Normalerweise trennen sich die beiden Glieder eines homologen Chromosomenpaares bei der 1. Reifeteilung, so daß jede Tochterzelle die Hälfte eines jeden Paares erhält (Abb. 1.4 A). Manchmal bleibt jedoch die Trennung aus (**Non-disjunction**) und beide Glieder eines Paares wandern in eine Zelle. Durch Non-disjunction erhält eine Zelle 24 Chromosomen und die andere nur 22, anstatt, wie normal, 23 Chromosomen. Wenn bei der Befruchtung ein Gamet mit 23 Chromosomen mit einem Gameten verschmilzt, der 24 oder 22 Chromosomen besitzt, entsteht ein Organismus mit 47 Chromosomen (**Trisomie**) oder mit 45 Chromosomen (**Monosomie**). Non-disjunction kommt in der Regel nur bei der Eizellenreifung vor und nicht in der Spermiogenese. Non-disjunction kann in der 1. und in der 2. Reifeteilung auftreten (Abb. 1.4 B, C).

Das Risiko für das Auftreten von chromosomalen Verteilungsstörungen nimmt mit dem Alter der Mutter vom 35. Lebensjahr an zu. Es kommen gehäuft Monosomien und Trisomien sowohl der Autosomen als auch der Geschlechtschromosomen vor (vgl. Kap. 8). Beim **Down-Syndrom** handelt es sich z. B. um eine Trisomie, bei der ein zusätzliches Chromosom 21 vorhanden ist (Abb. 1.5). In 80 % der Fälle wird die Trisomie durch Non-disjunction während der Meiose der Eizelle verursacht, während die übrigen auf Non-disjunction der väterlichen Chromosomen zurückgehen. Das Chromosom 21 ist

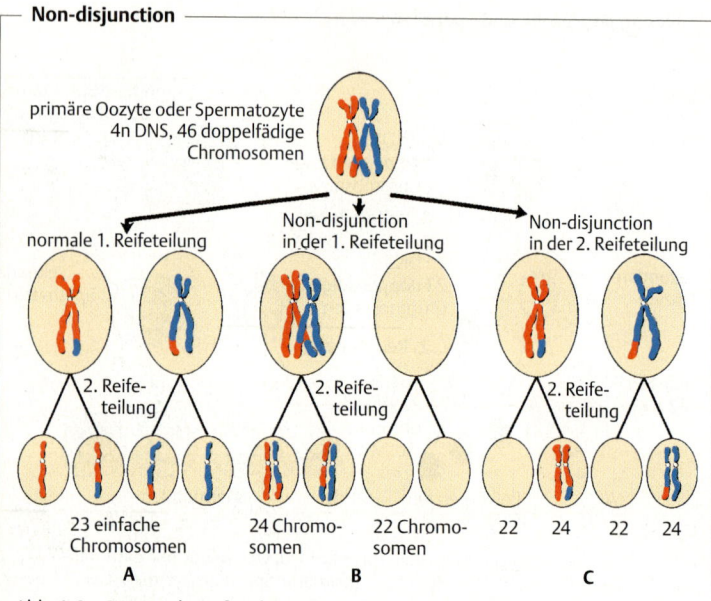

**Abb. 1.4** **A** Normale Reifeteilung. **B** Non-disjunction in der 1. Reifeteilung. **C** Non-disjunction in der 2. Reifeteilung.

jedoch nicht das einzige Chromosom, bei dem eine Trisomie zu Fehlbildungen führt. Trisomien der Chromosomen 8, 9, 13 und 18 führen ebenfalls zu charakteristischen Fehlbildungssyndromen (vgl. Kap. 8).
Gelegentlich tritt eine Non-disjunction des Chromosoms 21 auch während einer Mitose in einer embryonalen Zelle während der Furchungsteilung auf (**mitotische Non-disjunction**). Dies führt zu einem **Mosaizismus**, bei dem einige Zellen das überzählige Chromosom tragen, während andere normal sind. In Abhängigkeit von der Anzahl und der Verteilung der betroffenen Zellen sind die charakteristischen Fehlbildungen des Down-Syndroms mehr oder weniger stark ausgeprägt.
Nach Chromosomenbrüchen können sich Teile eines Chromosoms an andere Chromosomen anheften. Solche **Translokationen** sind balanziert, wenn durch die Bruchstelle und die Verschmelzung der Chromosomen nicht wesentliche Abschnitte des genetischen Materials verlorengehen oder zusätzlich vorhanden sind. Bei **balanzierten Translokationen** treten keine Fehlbildungen auf. Die Translokationen können jedoch auch nicht balanziert sein. In diesem Falle fehlt ein Chromosomenstück, und es entsteht ein veränderter Phänotyp. Eine **nicht balanzierte Translokation** kann z. B. zwischen dem langen Arm von Chromosom 14 und 21 während der 1. oder 2. Reifeteilung auftreten. Es entstehen Gameten mit einem zusätzlichen Chromosom 21, das bei einer Befruchtung ein Down-Syndrom hervorrufen kann (Abb. 1.6). Translokationen kom-

## Karyotyp bei Trisomie 21 (Down-Syndrom)

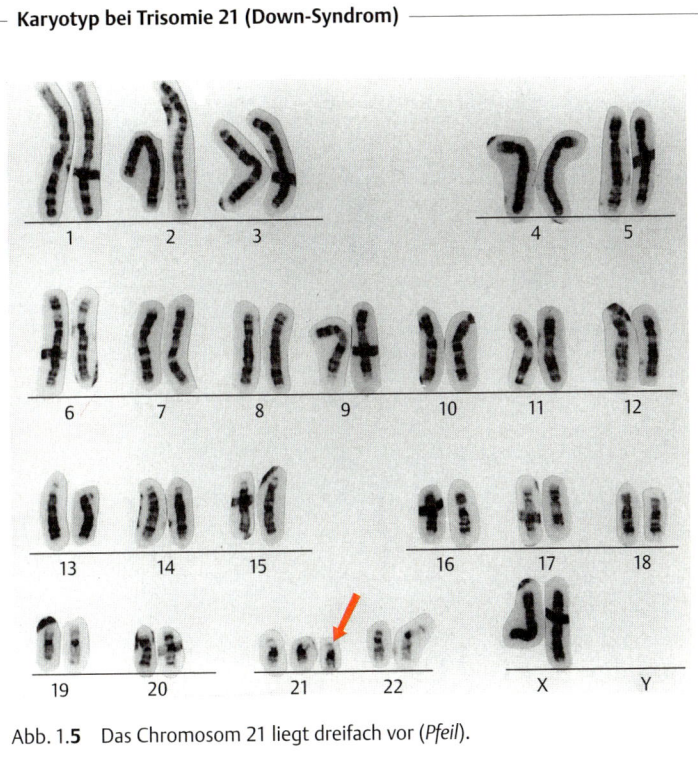

Abb. 1.5   Das Chromosom 21 liegt dreifach vor (*Pfeil*).

men besonders häufig zwischen den Chromosomen 13, 14, 15, 21 und 22 vor, weil diese während der Meiose nahe beieinander liegen (**Clusterbildung**).
Chromosomenbrüche können auch vorkommen, ohne daß sich die Bruchstücke an andere Chromosomen anheften. Die Bruchstückbildung kann zu einer partiellen Trisomie oder Monosomie führen, wie z. B. beim Cri-du-chat-(5 p)-Syndrom, bei dem ein Teil des Chromosoms 5 verloren gegangen ist.
Mit zunehmendem Alter der Mutter oder des Vaters kommen Mutationen einzelner Gene ebenfalls häufiger vor. Die Achondroplasie mit Minderwuchs und verkürzten Extremitäten ist eine autosomal-dominante Erkrankung, die auf einer Genmutation beruht. Ein höheres Alter des Vaters gehört zu den Risikofaktoren dieser Erkrankung.
Viele Chromosomenstörungen führen zu Spontanaborten. Tatsächlich enden 50 bis 60 % aller Konzeptionen mit einem Spontanabort. Etwa 50 % davon weisen größere chromosomale Defekte auf. Die häufigsten chromosomalen Anomalien bei Aborten sind die Trisomie 16, die Triploidie (z. B. nach Befruchtung einer Eizelle mit zwei Spermien) und das Fehlen eines Geschlechtschromosoms (45, X).

## Balanzierte und nicht balanzierte Translokation

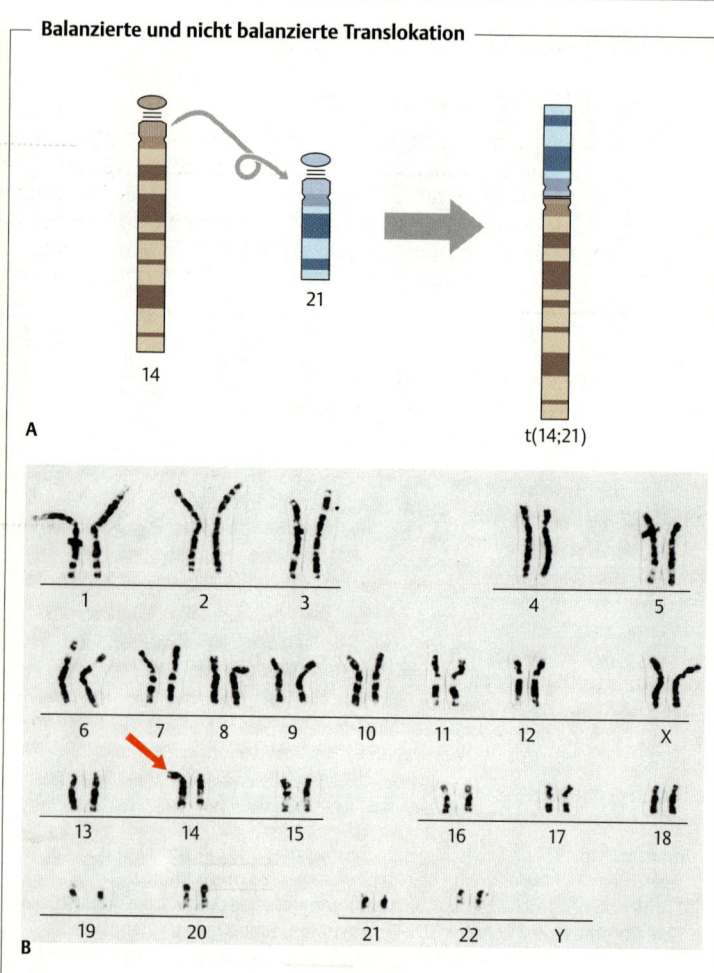

Abb. 1.6  **A** Translokation des langen Arms von Chromosom 21 auf das Chromosom 14 im Bereich des Zentromers. Der Verlust der kurzen Arme beider Chromosomen ist klinisch nicht relevant, so daß die Träger der Translokation gesund sind (balanzierte Translokation). Es besteht jedoch ein höheres Risiko für nicht balanzierte Translokationen bei den Nachkommen. **B** Karyotyp einer Patientin mit einer Translokation von Chromosom 21 auf Chromosom 14, die zu einem Down-Syndrom führt.

# Morphologie der Keimzellenreifung

## Auftreten und Wanderung der Urkeimzellen

Die reifen männlichen und weiblichen Keimzellen sind direkte Abkömmlinge der Urkeimzellen, die beim menschlichen Embryo in der 3. Woche sichtbar werden. Sie sitzen in der Wand des Dottersackes (Abb. 1.7). Von dort wandern sie mit amöboiden Bewegungen in die Gonadenanlage ein. Sie kommen dort gegen Ende der 4. oder Anfang der 5. Woche an (vgl. Kap. 15). Die von den übrigen (somatischen) Zellen abgetrennte Entwicklung der Keimzellen wird als Keimbahn bezeichnet.

**Urkeimzellen in der Wand des Dottersacks**

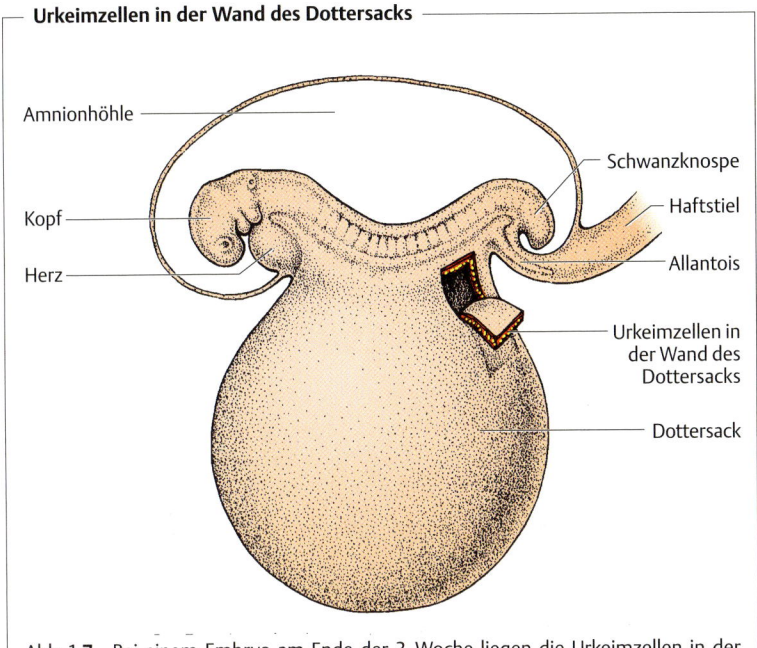

Abb. 1.7 Bei einem Embryo am Ende der 3. Woche liegen die Urkeimzellen in der Wand des Dottersacks in der Nähe des Abgangs der Allantois.

## Oogenese

**Pränatale Entwicklung:** Wenn die Urkeimzellen in der Gonadenanlage eines genetisch weiblichen Organismus angekommen sind, differenzieren sie sich zu **Oogonien** (Abb. 1.8 A, B). Die Zellen durchlaufen eine Reihe von mitotischen Teilungen. Am Ende des 3. Monats bilden sie Zellballen, die von einer Schicht aus flachen Epithelzellen umgeben sind (Abb. 1.9 A). Alle Oogonien in einem Zellballen stammen wahrscheinlich von einer einzelnen Urkeimzelle ab. Die flachen epithelialen Zellen sind die Vorläufer der Follikelepithelzellen. Sie gehen aus dem Oberflächenepithel der Gonadenanlage hervor.

Während die Mehrzahl der Oogonien sich weiter teilt, differenzieren sich einige zu den sehr viel größeren **primären Oozyten**, die im 3. Entwicklungsmonat an der Mark-Rinden-Grenze der embryonalen Gonade entstehen. Nach Replikation ihrer DNS treten die primären Oozyten in die Prophase der 1. Reifeteilung ein (Abb. 1.8 C und 1.9 A). In den folgenden Monaten vermehren sich die Oogonien weiter. Im 5. Entwicklungsmonat erreicht die Gesamtzahl der Keimzellen im Ovar ihr Maximum. Sie wird auf 7 Millionen geschätzt. Zu diesem Zeitpunkt setzt eine Zelldegeneration ein. Viele Oogonien und primäre Oozyten werden atretisch. Im 7. Monat ist die Mehrzahl der Oogonien zugrunde gegangen mit Ausnahme weniger Zellen in der Nähe der Oberfläche. Alle überlebenden primären Oozyten haben dann bereits die 1. Reifeteilung begonnen. Die meisten sind jetzt einzeln von einer Schicht aus flachen Epithelzellen umgeben

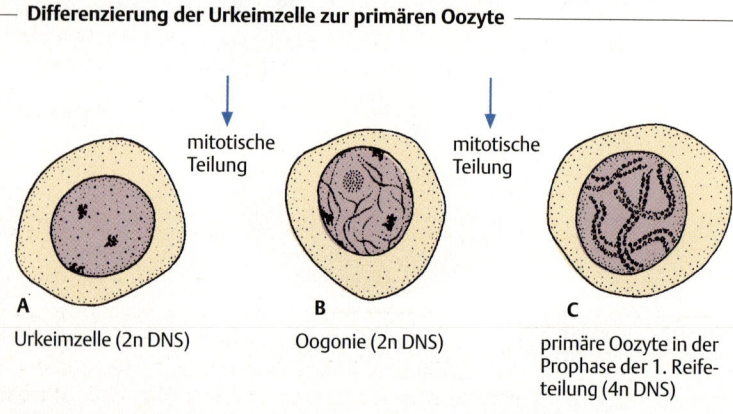

**Differenzierung der Urkeimzelle zur primären Oozyte**

A Urkeimzelle (2n DNS) — mitotische Teilung

B Oogonie (2n DNS) — mitotische Teilung

C primäre Oozyte in der Prophase der 1. Reifeteilung (4n DNS)

Abb. 1.8  Die Differenzierung der Urkeimzellen zu Oogonien beginnt kurz nach ihrer Ankunft im Ovar. Im 3. Monat der Schwangerschaft treten die primären Oozyten in die Prophase der 1. Reifeteilung ein. Die Prophase kann sich über 40 Jahre erstrecken. In dieser Zeit enthält die Eizelle 46 doppelfädige Chromosomen und 4 n DNS.

## Entwicklung der Primordialfollikel im Ovar

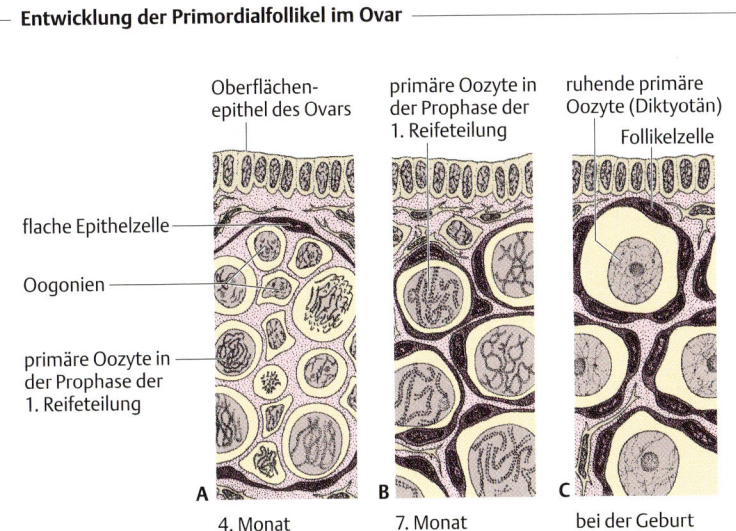

Abb. 1.9 **A** Im 4. Monat. Eiballen in der Rindenzone des Ovars. Einige Oogonien befinden sich in der Mitose, andere haben sich bereits zu primären Oozyten differenziert und sind in die Prophase der 1. Reifeteilung eingetreten. **B** Im 7. Monat. Fast alle Oogonien haben sich zu primären Oozyten umgewandelt und befinden sich in der Prophase der 1. Reifeteilung. **C** Bei der Geburt. Es sind keine Oogonien mehr vorhanden. Jede primäre Oozyte ist von einer einschichtigen Lage aus Follikelzellen umgeben (Primordialfollikel). Die Oozyten sind in das Diktyotänstadium eingetreten, in dem sie bis kurz vor der Ovulation verharren. Erst dann treten sie in die Metaphase der ersten Reifeteilung ein.

(Abb. 1.9 B). Eine primäre Oozyte bildet zusammen mit den sie umgebenden Epithelzellen einen **Primordialfollikel** (Abb. 1.10 A).

**Postnatale Entwicklung:** Bei der Geburt befinden sich die Oozyten noch in der Prophase der 1. Reifeteilung. Anstatt in die Metaphase einzutreten, kommen sie in das Diktyotän, ein Ruhestadium zwischen Prophase und Metaphase, das durch ein fädiges Chromatinnetzwerk charakterisiert ist (Abb. 1.9 C). **Die primären Oozyten beenden die 1. Reifeteilung erst nach der Pubertät.** Sie werden im Diktyotän durch den Meiose-inhibierenden Faktor (MIF) arretiert, der von den Follikelepithelzellen gebildet wird. Die Gesamtzahl der primären Oozyten wird bei der Geburt auf etwa 700 000 bis 2 Millionen geschätzt. Da in den Jahren vor der Geschlechtsreife die Mehrheit der Oozyten atretisch wird, sind

## Heranwachsen eines Follikels

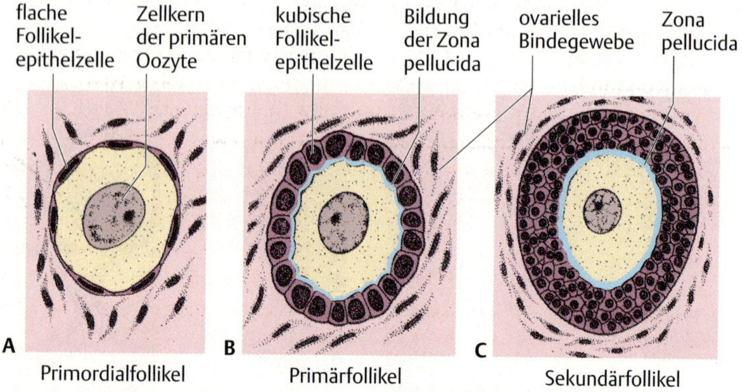

flache Follikelepithelzelle | Zellkern der primären Oozyte | kubische Follikelepithelzelle | Bildung der Zona pellucida | ovarielles Bindegewebe | Zona pellucida

**A** Primordialfollikel  **B** Primärfollikel  **C** Sekundärfollikel

Abb. 1.**10 A** Der Primordialfollikel besteht aus einer primären Oozyte, die von einer flachen Epithelschicht umgeben ist. **B** Bei der Reifung des Follikels werden die Follikelzellen kubisch (Primärfollikel). Sie beginnen jetzt, die Zona pellucida abzuscheiden, die als unregelmäßige Verdichtung an der Oberfläche der Oozyte sichtbar wird. **C** Mit fortschreitender Reife bilden die Follikelzellen eine immer dickere Schicht um die Oozyte (Sekundärfollikel). Die Zona pellucida ist gut zu erkennen.

zu Beginn der Pubertät nur noch etwa 40 000 vorhanden, von denen weniger als 500 in der reproduktiven Phase der Frau ovuliert werden.
Man muß sich an dieser Stelle klarmachen, daß einige Oozyten, die im Leben erst später zur Reife gelangen, für 40 Jahre oder auch mehr im Diktyotänstadium der 1. Reifeteilung schlummern. Man weiß heute noch nicht, ob das Diktyotänstadium besonders geeignet ist, um die Oozyte gegen Umwelteinflüsse, die auf das Ovar während des Lebens einwirken, zu schützen. Wenn man bedenkt, daß die Zahl von Kindern mit chromosomalen Defekten mit dem Alter der Mutter zunimmt, muß man sich fragen, ob nicht die lang hingezogene Reifeteilung die primäre Oozyte gerade gegen schädigende Einflüsse empfindlich macht.
Mit dem Einsetzen der Pubertät beginnen 5–15 **Primordialfollikel** mit jedem Ovarialzyklus zu reifen. Die primäre Oozyte, die sich noch im Diktyotänstadium befindet, nimmt an Größe zu, während die sie umgebenden Epithelzellen, die **Follikelepithelzellen,** kubisch werden (Abb. 1.**10** B, C). Mit der Ausbildung eines kubischen Follikelepithels wird der Primordialfollikel zum **Primärfollikel.** Anfänglich sitzen die Follikelepithelzellen der Oozyte dicht auf. Schon bald aber wird eine Schicht aus extrazellulärem, aus Glykoproteinen bestehendem Material auf der Oberfläche der Oozyte abgelagert. Diese Schicht wird allmählich

dicker und bildet die Zona pellucida (Abb. 1.10 C). Kleine fingerartige Fortsätze der Follikelepithelzellen ziehen durch die Zona pellucida und schieben sich in das Zytoplasma der Eizelle vor. Die Fortsätze übernehmen während der Reifung den Stofftransport von den Follikelepithelzellen zur Oozyte.

Im weiteren Verlauf der Entwicklung vermehren sich die Follikelepithelzellen und bilden dadurch eine dicke Zellschicht um die Oozyte (Abb. 1.10 B). Ein Follikel mit mehrschichtigem Follikelepithel heißt Sekundärfollikel (Abb. 1.10 C). Anschließend entstehen flüssigkeitsgefüllte Räume zwischen den Follikelepithelzellen. Diese Hohlräume fließen zusammen und bilden die **Follikelhöhle**. Mit der Ausbildung der Höhle entsteht der Tertiärfollikel oder **Bläschenfollikel (Graaf-Follikel)**. Anfangs erscheint die Höhle halbmondförmig, weitet sich dann aber stark aus (Abb. 1.11 A, B). Die Follikelepithelzellen, die die Oozyte umgeben, bleiben erhalten und bilden den **Cumulus oophorus**. Der reife Follikel wird von zwei Bindegewebsschichten umgeben: einer inneren gefäßrei-

**Reifung des Tertiärfollikels**

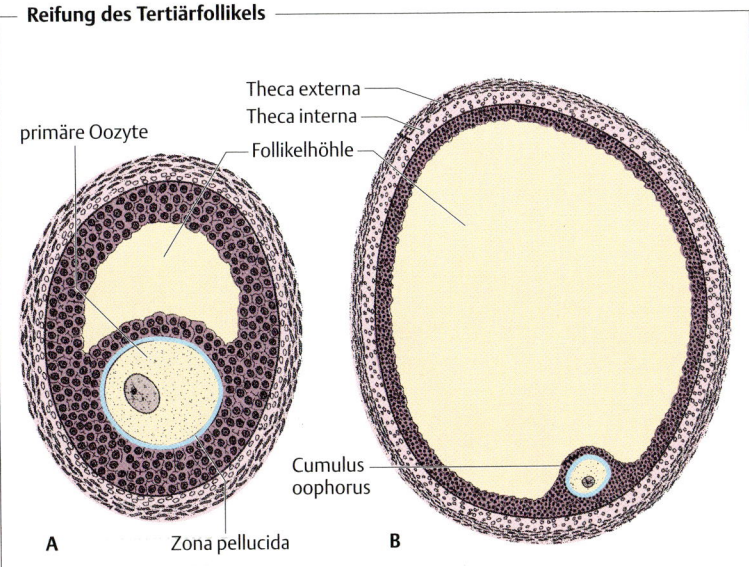

Abb. 1.11 **A** Tertiärfollikel. Die von der Zona pellucida umgebene Oozyte liegt exzentrisch. Durch Zusammenfließen von Interzellularspalten hat sich eine Follikelhöhle entwickelt. Beachte die Anordnung der Zellen in der Theca interna und externa. **B** Reifer Tertiärfollikel. Die Höhle hat sich beträchtlich vergrößert und mit Follikelflüssigkeit gefüllt. Sie wird von der Follikelschicht begrenzt. Die Oozyte ist in einer Anhäufung von Follikelzellen eingebettet, die als Cumulus oophorus bezeichnet wird.

chen Zellschicht, der **Theca interna**, und einer äußeren fibrösen Schicht, der **Theca externa**, die allmählich in das Ovarialstroma übergeht (Abb. 1.**11**). Der Follikel hat jetzt einen Durchmesser zwischen 6 und 12 mm.

Die Follikelepithelzellen sind endokrine Zellen, die Progesteron bilden. Wegen der körnigen Zytoplasmastruktur der endokrinen Zellen werden sie als **Granulosazellen** bezeichnet. Zwischen den epithelialen Granulosazellen und den bindegewebigen **Thekazellen** liegt die Basalmembran der ursprünglichen Follikelepithelzellen. Die **Theca interna** besteht ebenfalls aus endokrinem Gewebe und ist die wichtigste Quelle für Östrogene.

Obwohl bei jedem Ovarialzyklus eine Reihe von Follikeln mit der Entwicklung beginnen, erreicht normalerweise nur einer die volle Reife. Die übrigen degenerieren und werden atretisch. Erst kurz vor der Ovulation, wenn die Oozyte voll ausgereift ist, verläßt die primäre Oozyte das Diktyotänstadium und setzt ihre 1. Reifeteilung fort. Aus dieser Teilung gehen zwei unterschiedlich große Tochterzellen hervor, die je 23 Chromosomen besitzen. In jedem Chromosom ist der DNS-Faden bereits repliziert, so daß, wie in den somatischen Zellen, 2n-DNS vorhanden ist (Abb. 1.**12** A, B). Eine der beiden Zellen ist die **sekundäre Oozyte**; sie erhält das gesamte Zytoplasma. Die andere wird zum **ersten Polkörperchen**. Sie kommt zwischen die Zona pellucida und die Zellmembran der sekundären Oozyte zu liegen (Abb. 1.**12** B). Die 1. Reifeteilung wird kurz vor der Ovulation abgeschlossen.

---

**Bildung der Polkörperchen**

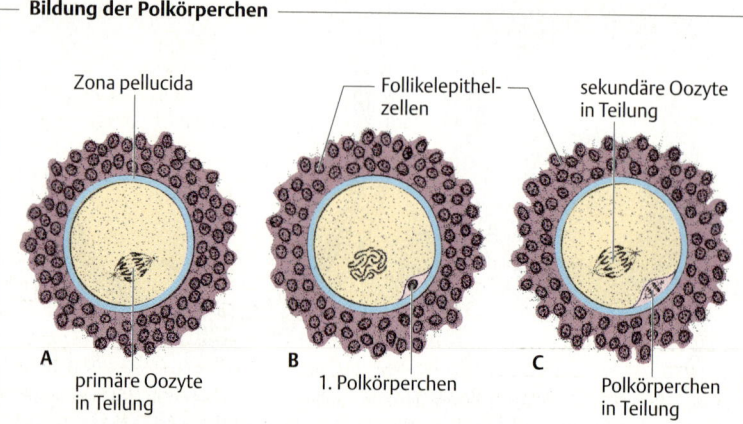

Abb. 1.**12** **A** Primäre Oozyte mit der Spindel der 1. Reifeteilung. **B** Sekundäre Oozyte und erstes Polkörperchen (beachte, daß die Kernmembran fehlt). **C** Sekundäre Oozyte mit der Spindel der 2. Reifeteilung. Das 1. Polkörperchen befindet sich ebenfalls in Teilung.

Die **2. Reifeteilung** schließt sich **ohne DNS-Replikation** direkt an die 1. Reifeteilung an, bevor der Kern der sekundären Oozyte in die Ruhephase zurückgekehrt ist. Die Spindel der 2. Reifeteilung erscheint, wenn die Eizelle bei der Ovulation aus dem Ovar ausgestoßen wird (Abb. 1.12 C). **Die 2. Reifeteilung wird nur vollendet, wenn die Oozyte befruchtet wird.** Ohne Befruchtung degenerieren die Eizellen ungefähr 24 Stunden nach der Ovulation. Ob das erste Polkörperchen regelmäßig eine zweite Teilung durchläuft, ist nicht sicher. Es wurden jedoch befruchtete Eizellen beobachtet, die drei Polkörperchen besaßen.

Menschliche Eizellen können durch Follikelpunktion intra operationem oder bei einer Laparoskopie gewonnen und in Nährmedium weiter kultiviert werden. Unter diesen Bedingungen gehen die Oozyten aus dem Diktyotänstadium 25 bis 28 Stunden nach Kulturbeginn in die Diakinese über. Nach 36 bis 43 Stunden wird das Ausstoßen des ersten Polkörperchens und die Metaphase der 2. Reifeteilung beobachtet.

## Spermatogenese

Während in der weiblichen Entwicklung die Differenzierung der Oozyten bereits *in utero* im 3. Monat beginnt, setzt die Differenzierung der **Spermatogonien** erst nach der Pubertät ein. Nach der Phase der mitotischen Vermehrung der Urkeimzellen im Embryo werden die männlichen Keimzellen in die Keimstränge der männlichen Gonadenanlage aufgenommen. Sie treten in eine Ruhephase ein, die bis zur Pubertät dauert. Zum Zeitpunkt der Geburt sitzen die Spermatogonien als große, helle Zellen in den soliden Keimsträngen (Hodensträngen), umgeben von Zellen, die sich später zu **Sertoli-Zellen** (Stützzellen) differenzieren (Abb. 1.13 A). (Die Spermatogenese umfaßt die gesamte Entwicklung von der Spermatogonie bis zum Spermium, während der Begriff der Spermiogenese nur die Differenzierung der Spermatiden zu Spermien bezeichnet.)

Kurz vor der Pubertät erhalten die Keimstränge ein Lumen und wandeln sich damit in **Samenkanälchen** um (Abb. 1.13 B, C und Abb. 1.14). Die männlichen Keimzellen liegen nun als **Spermatogonien** vom Typ A und B vor. Der **Typ A** entspricht der sich ständig teilenden **Stammzellpopulation**. Aus dem **Typ B** gehen die primären Spermatozyten hervor. Beim Übergang der Typ-A- in die Typ-B-Spermatogonien entsteht eine Reihe von Zwischenstadien, die als Stammzellen A1 bis A4 bezeichnet werden. Aus der letzten Teilung gehen die Typ-B-Spermatogonien hervor. Durch mitotische Teilung der Typ-B-Spermatogonien entstehen die **primären Spermatozyten** (Abb. 1.14). Die primären Spermatozyten treten in eine verlängerte Prophase (22 Tage) ein, an die sich mit der Beendigung der 2. Reifeteilung sofort die Bildung der **sekundären Spermatozyten** anschließt. Die sekundären Spermatozyten treten direkt in die 2. Reifeteilung ein, aus der die **Spermatiden** hervorgehen, die bereits einen haploiden Chromosomensatz mit 23 Chromosomen besitzen (Abb. 1.14 und 1.15 A–D). Vom Verlassen der Stammzellpopulation (Typ-A-Spermatogonien) bis zur Ausbildung von

## Entwicklung der Spermatogenese

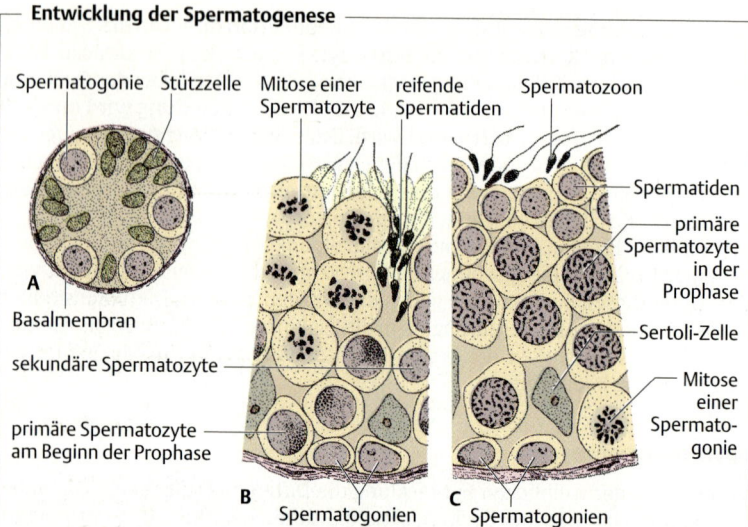

Abb. 1.13  **A** Im Querschnitt durch ein Samenkanälchen des Neugeborenen sind Spermatogonien und Stützzellen zu erkennen, umgeben von der Basalmembran. B und **C** Zwei verschiedene Abschnitte eines Hodenkanälchens beim Erwachsenen im Querschnitt. Die beiden Abschnitte zeigen verschiedene Phasen der Spermatogenese.

Spermatiden ist die Zytogenese unvollständig, d. h., zwischen den Tochterzellen bleiben nach der Zellteilung Zytoblasmabrücken erhalten, die die aufeinanderfolgenden Zellgenerationen miteinander verbinden. Auf diese Weise entsteht aus den Nachkommen einer Typ-A-Spermatogonie ein Cluster von Keimzellen, die im Verlauf der Differenzierung miteinander verbunden sind (Abb. 1.14). Während ihrer gesamten Entwicklung sind Spermatogonien und Spermatiden in tiefe Einbuchtungen des Zytoplasmas der Sertoli-Zellen eingebettet (Abb. 1.16). So werden die Keimzellen bis zu ihrer Ablösung als reife Spermatozoen von den Sertoli-Zellen ernährt und geschützt.

## Synzytiale Brücken zwischen den Spermatogonien

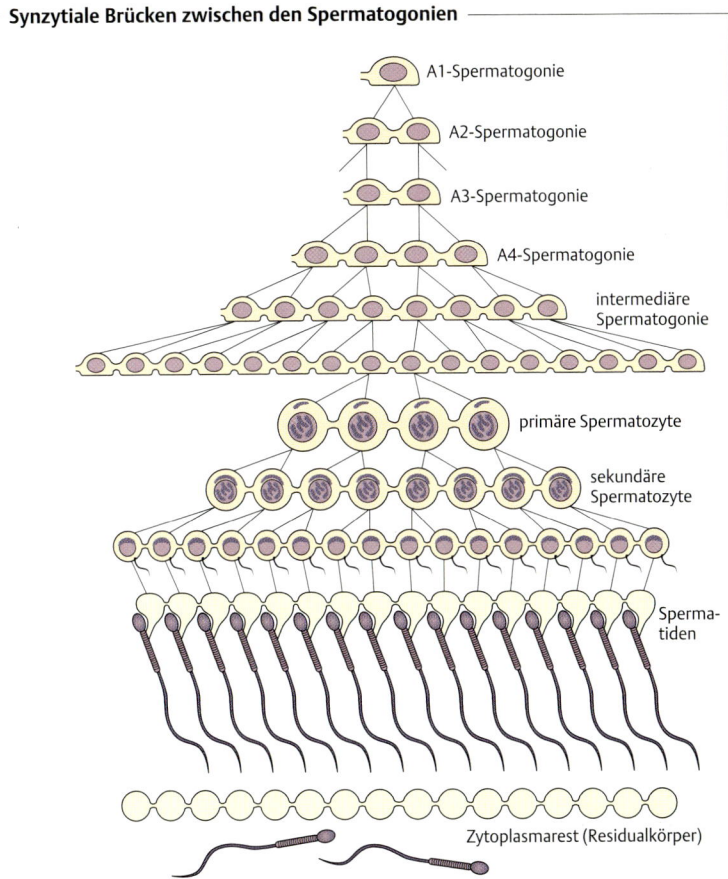

Abb. 1.**14** Nur bei den Stammzellen der Spermatogonien vom Typ A wird nach der Mitose auch das Zytoplasma vollständig durchteilt, so daß eine Stammzellpopulation erhalten bleibt. Wenn eine Typ-A-Spermatogonie die Stammzellpopulation verläßt und mit der Differenzierung beginnt, bleiben zwischen den Tochterzellen Zytoplasmabrücken erhalten, die schließlich noch die Zytoplasmareste („residual bodies") verbinden, die von den Spermien abgestoßen werden.

## Von der Spermatogonie zum reifen Spermium

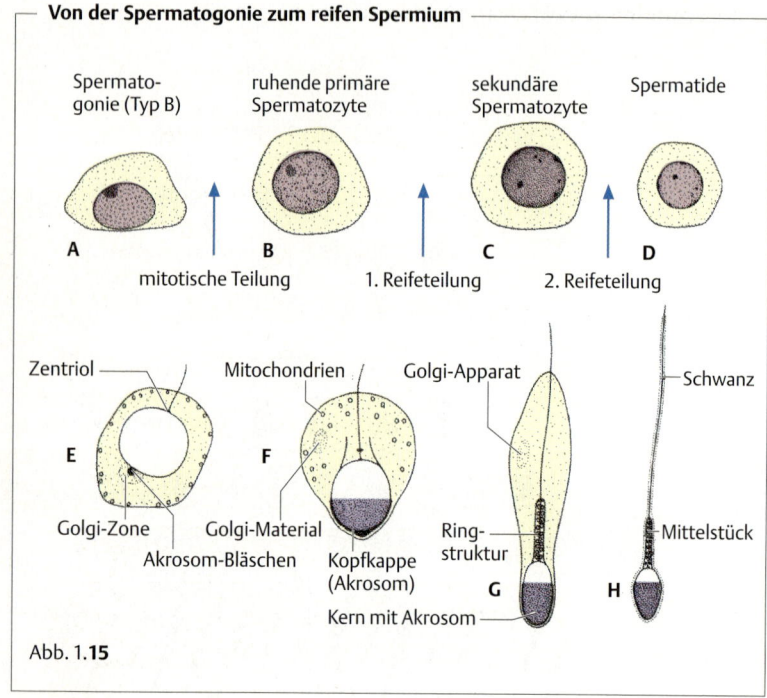

Abb. 1.15

## Spermiogenese

Die Differenzierung der Spermatiden zu Spermien (Spermatozoen) wird als **Spermiogenese** bezeichnet. Die Spermatide durchläuft während der Entwicklung zu einem Spermium folgende Veränderungen (Abb. 1.15 F, G):

- Ausgehend vom Golgi-Apparat entwickelt sich ein Lysosom, das sich als **Akrosom** über den vorderen Pol des Zellkerns stülpt.
- Das Kernchromatin kondensiert auf engstem Raum.
- Die Mitochondrien ordnen sich im Mittelstück ringförmig um den vom Zentriol ausgehenden Schwanzfaden an (Abb. 1.15 G).
- Das restliche Zytoplasma wird abgestoßen. Beim Menschen dauert die Entwicklung eines Spermiums aus einer Spermatogonie etwa 64 Tage.

Wenn die Spermatozoen vollständig differenziert sind, treten sie in das Lumen der Samenkanälchen ein. Sie werden durch Pulsationen in der Wand der Tubuli seminiferi und der Ductuli efferentes in den Nebenhoden transportiert. Zunächst sind die Spermatozoen nur wenig beweglich. Ihre volle Beweglichkeit erhalten sie erst im Nebenhoden.

## Morphologie der Keimzellenreifung

**Beziehung zwischen Spermatogenese und Sertoli-Zellen**

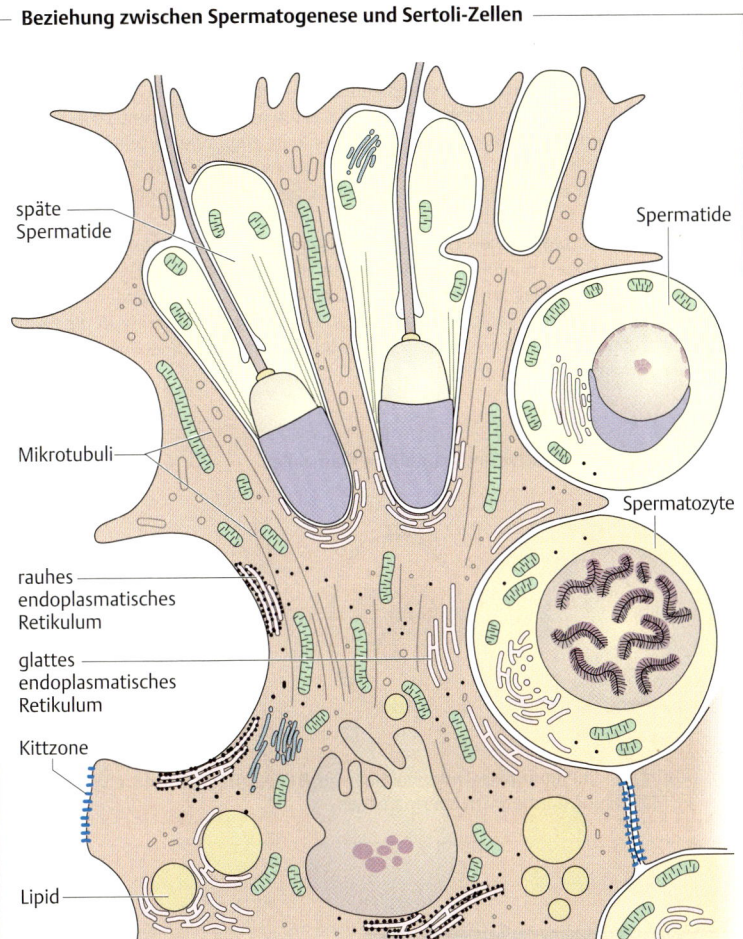

Abb. 1.**16** Die Keimzellen sind in Einbuchtungen der Sertoli-Zellen eingebettet. Spermatozyten und frühe Spermatiden liegen basal in Nischen zwischen den Sertoli-Zellen, während die Endstadien der Spermatiden apikal in tiefen Einstülpungen des Zytoplasmas der Sertoli-Zellen eingebettet sind.

## Klinische Bezüge

Beim Menschen sowie bei den meisten Säugetieren enthält ein Ovarialfollikel manchmal zwei oder drei deutlich voneinander zu unterscheidende primäre Oozyten (Abb. 1.17 A). Aus diesen Oozyten können Zwillinge oder Drillinge entstehen. Normalerweise gehen sie aber vor dem Erreichen der Reife zugrunde. In seltenen Fällen besitzt eine primäre Oozyte zwei oder sogar drei Kerne (Abb. 1.17 B). Solche zwei- oder dreikernigen Oozyten sterben jedoch immer ab, bevor es zur Bildung eines reifen Follikels kommt.

Im Gegensatz zu atypischen Oozyten lassen sich mißgebildete Spermatozoen häufig beobachten. Dabei können sowohl der Kopf als auch der Schwanz mißgebildet sein. Sie können zu groß oder zu klein sein. Manchmal sind sie miteinander verwachsen (Abb. 1.17 C). 10 % der Spermatozoen können fehlgebildet sein, ohne daß die Fertilität beeinträchtigt wird. Wenn jedoch ein Viertel oder mehr mißgebildet sind, ist die Fruchtbarkeit zumeist gestört.

### Abnorme weibliche und männliche Keimzellen

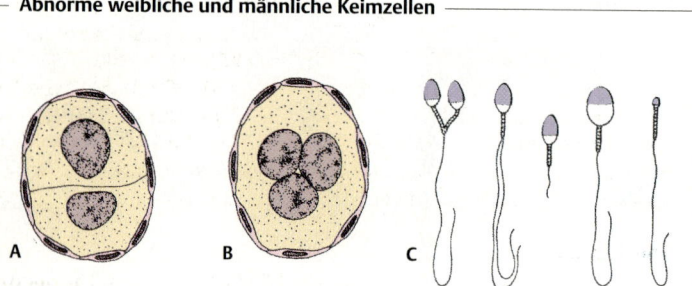

Abb. 1.17   **A** Primärfollikel mit zwei Oozyten. **B** Dreikernige Oozyte. **C** Verschiedene Mißbildungsformen von Spermatozoen.

## Zusammenfassung: Gametogenese

Die Differenzierung der Urkeimzellen zu weiblichen (Oogenese) und männlichen Keimzellen (Spermatogenese) wird als Gametogenese bezeichnet. Im Zentrum der Gametogenese stehen die Reifeteilungen.

### Urkeimzellen

Die Keimzellen werden als Urkeimzellen in der Wand des **Dottersackes** in der dritten Woche sichtbar (Abb. 1.7). Sie wandern in der 5. Woche in die indifferente Gonadenanlage ein. Die männliche Entwicklung der Keimzellen heißt Spermatogenese, die weibliche Entwicklung Oogenese.

## Reifeteilungen

In der 1. Reifeteilung paaren sich die homologen Chromosomen und tauschen Genmaterial aus. Die 2. Reifeteilung schließt sich ohne erneute Replikation der DNS an, so daß Gameten mit einem haploiden Chromosomensatz entstehen (Abb. 1.2).

## Oogenese

Die Stammzelle der Oogenese heißt **Oogonie**. In der embryonalen Gonadenanlage durchlaufen die Oogonien eine Phase der mitotischen Vermehrung. Sie treten noch während der Embryonalzeit als **primäre Oozyten** in die Prophase der 1. Reifeteilung ein. Jede umgibt sich mit einer Lage aus flachen Follikelepithelzellen (**Primordialfollikel**) (Abb. 1.9). Im Primordialfollikel wird die 1. Reifeteilung am Ende der Prophase arretiert (**Diktyotänstadium**). In dieser Entwicklung gehen die meisten Oozyten zugrunde. Im 7. Monat befinden sich alle noch vorhandenen primären Oozyten im Diktyotänstadium. Bei der Geburt beträgt ihre Zahl zwischen 700 000 und 2 Millionen, und zu Beginn der Pubertät 40 000.

In jedem Ovarialzyklus treten eine Reihe von Primordialfollikeln in die weitere Entwicklung zum **Primär-, Sekundär- und Tertiärfollikel** ein. Nur ein Follikel reift bis zur Ovulation heran. **Kurz vor der Ovulation beendet die Oozyte die 1. Reifeteilung und stößt ein Polkörperchen aus.** Die sekundäre Oozyte tritt sofort in die 2. Reifeteilung ein. **Die 2. Reifeteilung wird in der Metaphase arretiert und erst bei der Befruchtung mit dem Ausstoß des zweiten Polkörperchens beendet** (Abb. 1.12 und 2.4).

## Spermatogenese

Die Stammzelle der Spermatogenese heißt **Spermatogonie**. Die Spermatogonien werden im embryonalen Hoden zusammen mit den Sertoli-Zellen in die **soliden Keimstränge** aufgenommen und ruhen dort bis zur Pubertät (Abb. 1.13 und 15.18). Mit der Pubertät entwickeln sich aus den Keimsträngen Samenkanälchen. Die Spermatogonien treten erst jetzt in die Phase der mitotischen Vermehrung ein. Es entstehen fortlaufend **primäre Spermatozyten**, aus denen in den Reifeteilungen zwei **sekundäre Spermatozyten** und schließlich vier **Spermatiden** hervorgehen. Die Differenzierung der Spermatiden zu Spermatozoen oder Spermien wird als **Spermiogenese** bezeichnet (Abb. 1.15). Die Entwicklung von der Spermatogonie bis zum Spermium dauert beim Menschen 64 Tage.

## ? *Fragen zur Vertiefung*

1. Welches ist die häufigste Ursache für eine Abweichung in der Anzahl der Chromosomen? Nenne ein Beispiel für ein klinisches Syndrom, das auf einer Abweichung in der Anzahl der Chromosomen beruht.
2. Welche anderen chromosomalen Anomalien gibt es neben den Abweichungen in der Anzahl der Chromosomen?
3. Was ist Mosaizismus, und wie entsteht er?

# 2. Von der Ovulation bis zur Implantation (erste Woche)

## Ovarialzyklus

Der Ausstoß einer Oozyte in periodischen Abständen und die regelmäßige Reifung einer Reihe von Primärfollikeln sind die Grundlage für die zyklischen Vorgänge im Ovar, die als Ovarialzyklus bezeichnet werden. Die Ovulation findet einmal in einem Zyklus etwa 14 Tage ± 1 Tag vor dem Einsetzen der nächsten Periodenblutung statt. Die Zeitspanne zwischen der Ovulation und der folgenden Periodenblutung ist relativ konstant. Die Zeitspanne zwischen der Ovulation und der vorhergehenden Menstruation dagegen ist sehr variabel und hängt von der Zeit ab, die der Follikel bis zur Reifung benötigt.

Mit der Pubertät beginnt bei der Frau der monatliche Zyklus. Die zyklischen Veränderungen des **Sexualzyklus** werden von der Achse Ovar – Hypothalamus gesteuert. Die Nervenzellen im Hypothalamus produzieren **Gonadotropin-Releasing-Faktor (GnRH)**, der die Sekretion von **Gonadotropinen** im Hypophysenvorderlappen kontrolliert. Die Gonadotropine, das **follikelstimulierende Hormon (FSH)** und das **luteinisierende Hormon (LH)** steuern die zyklischen Veränderungen im Ovar (Abb. 2.13, S. 42).

In den ersten Tagen eines jeden Ovarialzyklus beginnen 5–15 **Primordialfollikel** unter dem Einfluß von FSH zu wachsen (Abb. 2.1). Nur einer von diesen Follikeln erreicht die volle Reife, und nur eine Oozyte wird ovuliert. Die übrigen gehen zugrunde und werden atretisch. Im nächsten Zyklus beginnt eine andere Follikelgruppe mit dem Wachstum, und wieder erreicht nur einer das Stadium der Reife. Infolgedessen geht die Mehrzahl der Follikel zugrunde, ohne die volle Reife zu erreichen. Die atretischen Follikel werden durch Bindegewebe ersetzt. Es entsteht ein **Corpus atreticum**. In der Wachstumsphase des Follikels vermehren sich die Follikel- und die Thekazellen. Die Follikelzellen produzieren als Granulosazellen **Progesteron**, das bei intaktem Follikel in die Follikelhöhle ausgeschieden wird und die Reifung der Eizelle unterstützt. Die Zellen der Theca interna produzieren **Östrogene**, die in den Blutkreislauf sezerniert werden und die Uterusschleimhaut stimulieren (**Proliferationsphase**). Kurz vor der Ovulation kommt es zu einem steilen Östrogenanstieg. Dadurch wird die Hypophyse zur Ausschüttung von luteinisierendem Hormon (LH) angeregt, das seinerseits die Ovulation auslöst.

## Vom Primordial- zum Tertiärfollikel

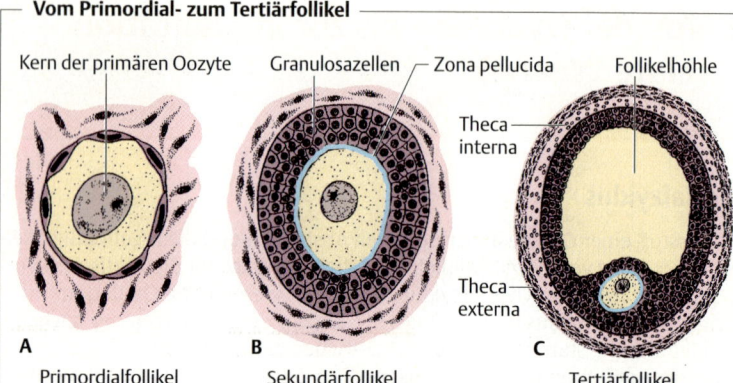

**Abb. 2.1** **A** Primordialfollikel. Die primäre Oozyte ist von einer flachen Schicht aus Follikelepithelzellen umgeben. **B** Bei der Reifung des Follikels werden die Follikelzellen zunächst kubisch (Primärfollikel) und dann mehrschichtig (Sekundärfollikel) und wandeln sich zu Granulosazellen um. **C** Der Tertiärfollikel (Graaf-Follikel) besitzt eine Follikelhöhle. Die Oozyte befindet sich während der Reifung weiterhin im Diktyotän (Ruhestadium im Diplotän der Prophase der 1. Reifeteilung).

## Ovulation

In den unmittelbar der Ovulation vorangehenden Tagen vergrößert sich der Graaf-Follikel schnell und wächst unter dem Einfluß von FSH und LH auf einen Durchmesser von etwa 15 mm heran. Gegen Ende der Differenzierungsphase verläßt die Oozyte das Diktyotänstadium und beendet die 1. Reifeteilung. Die Oberfläche des Ovars wölbt sich an der entsprechenden Stelle vor. An der am weitesten vorgewölbten Stelle erscheint ein gefäßloser Fleck, das **Stigma**. Durch die Ausziehung der Ovarialoberfläche, den ansteigenden Druck im Follikel und die Kontraktion glatter Muskelzellen in der Wand des Ovars wird die Oozyte ausgestoßen. Sie löst sich zusammen mit den Cumulus-oophorus-Zellen los und treibt mit der Follikelflüssigkeit aus dem Ovar heraus (Abb. 2.2 und 2.3). Ein Teil der Cumulus-oophorus-Zellen bildet die **Corona radiata** an der Oberfläche der Zona pellucida. Wenn die Oozyte das Ovar verläßt, hat sie die 1. Reifeteilung gerade beendet und tritt in die 2. Reifeteilung ein (Abb. 2.2 B).

### Vom Tertiärfollikel zum Corpus luteum

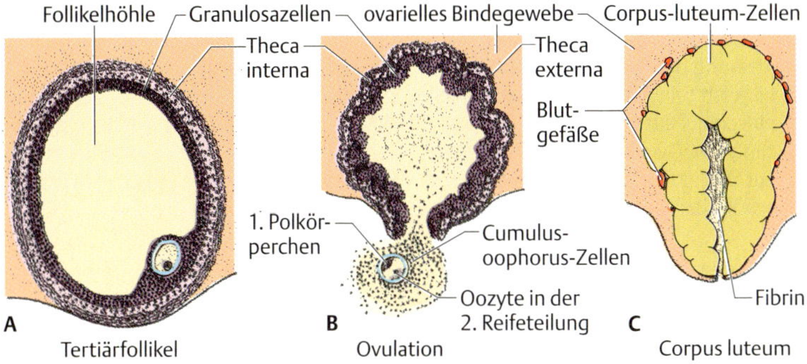

**Abb. 2.2** **A** Graaf-Follikel kurz vor der Ruptur. Die Follikelzellen produzieren als Granulosazellen Progesteron. **B** Ovulation. Die Oozyte, die gerade die zweite Reifeteilung durchläuft, wird zusammen mit einer großen Zahl von Cumulus-oophorus-Zellen aus dem Ovar ausgestoßen. Die im Follikel zurückbleibenden Follikelzellen entwickeln sich zu Corpus-luteum-Zellen. **C** Corpus luteum. Beachte die starke Vermehrung der Corpus-luteum-Zellen. Die Resthöhle des Follikels ist nun mit Fibrin ausgefüllt.

### Ovulation bei Maus und Kaninchen

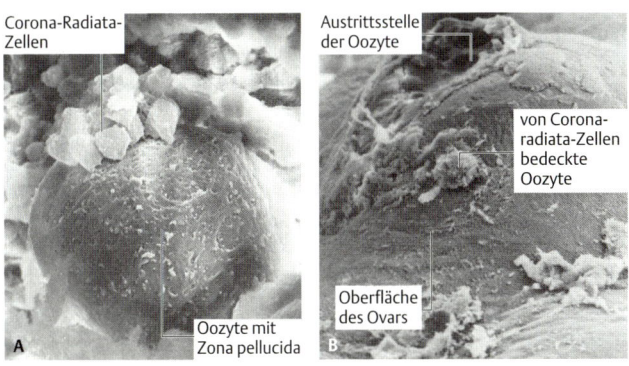

Abb. 2.3 **A** Ovulation bei der Maus. Die Corona-radiata-Zellen sind bis auf einen Rest abgetragen, so daß die Zona pellucida freiliegt (Rasterelektronenmikroskopie, REM). **B** Oozyte des Kaninchens 1½ Stunden nach der Ovulation. Die von den Corona-radiata-Zellen umgebene Oozyte liegt noch auf der Oberfläche des Ovars. Oben ist die Austrittsstelle aus dem Follikel noch sichtbar (REM).

**Klinische Bezüge**

Bei einigen Frauen macht sich die Ovulation durch den sogenannten „Mittelschmerz" bemerkbar. Die Ovulation geht mit einem Anstieg der Basaltemperatur einher. Die Messung der Basaltemperatur kann daher bei der Feststellung des Ovulationstermins hilfreich sein. Bei einigen Frauen bleibt die Ovulation wegen zu niedriger Gonadotropinspiegel aus. In diesen Fällen kann über die Stimulation der Gonadotropinausschüttung eine Ovulation ausgelöst werden. Häufig kommt es bei dieser Behandlung jedoch zur Ovulation mehrerer Oozyten, so daß die Inzidenz von Mehrlingen um den Faktor 10 erhöht ist.

## Corpus luteum

Nach der Ovulation werden die in der Wand des geplatzten Follikels sitzenden Granulosazellen von den umgebenden Gefäßen aus vaskularisiert. Dadurch kommt es zu einem **Progesteronanstieg** im Blut. Unter dem Einfluß von LH wandeln sich die Granulosazellen zum **Corpus luteum** (Abb. 2.2 C) um. Die Umwandlung besteht in einer Zellvermehrung und einer Gelbfärbung als Ausdruck eines gesteigerten Lipidstoffwechsels. Das im Corpus luteum gebildete Progesteron versetzt im Zusammenspiel mit den Östrogenen aus der Theca interna die Uterusschleimhaut in die **Sekretionsphase** (Abb. 2.12, S. 41).

## Transport der Oozyte

Kurz vor der Ovulation legen sich die Fimbrien des Eileiters auf die Oberfläche des Ovars. Der Eileiter kontrahiert sich rhythmisch. Die von den Cumuluszellen umgebene Oozyte (Abb. 2.3 und 2.4) wird durch wischende Bewegungen der Fimbrien und durch den Flimmerschlag der Epithelauskleidung in die Tube transportiert (Abb. 2.4). In der Tube lösen sich die Cumuluszellen von der Oozyte ab, indem sie ihre Zytoplasmafortsätze aus der Zona pellucida zurückziehen. Im Eileiter selbst wird die Oozyte durch die Kontraktionen der Wandmuskulatur in Richtung auf die Uterushöhle weiterbefördert. Die Transportgeschwindigkeit wird etwas durch die hormonalen Verhältnisse während und nach der Ovulation bestimmt. Beim Menschen erreicht die befruchtete Oozyte jedoch in etwa 3 bis 4 Tagen das Uteruslumen (Abb. 2.11, S. 40).

## Corpus albicans

Wenn die Befruchtung ausbleibt, erreicht das Corpus luteum den Höhepunkt seiner Entwicklung etwa 9 Tage nach der Ovulation. Man kann es gut als gelbliche Vorwölbung an der Oberfläche des Ovars erkennen. Anschließend nimmt das Corpus luteum an Größe ab. Die Corpus-luteum-Zellen degenerieren und wandeln sich in fibröses Narbengewebe, das **Corpus albicans**, um. Gleichzeitig fällt der Progesteronspiegel ab und löst so die Periodenblutung aus.

**Eileiter und Ovar bei der Ovulation**

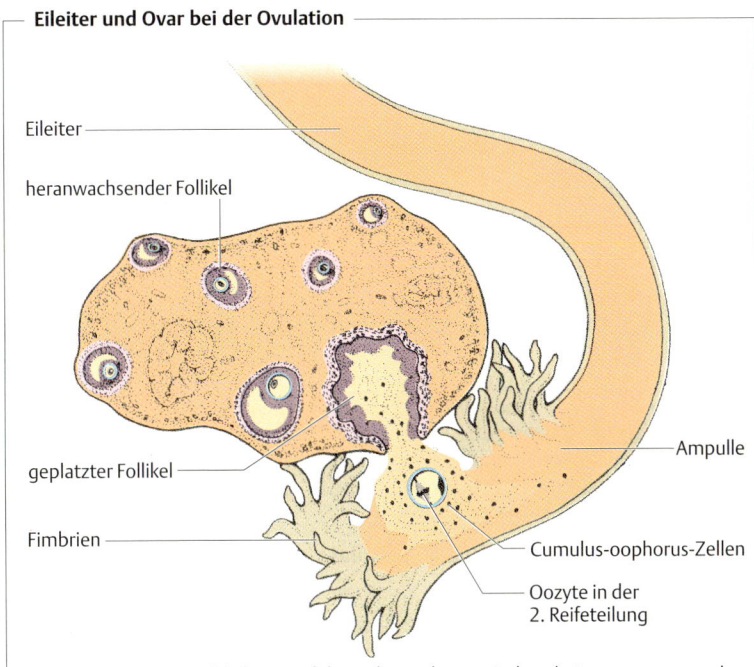

Abb. 2.4   Vor dem Follikelsprung führen die Fimbrien wischende Bewegungen an der Oberfläche des Ovars über dem reifen Follikel aus.

Wenn dagegen die Oozyte befruchtet worden ist und sich einnistet, wird die Degeneration des Corpus luteum durch **gonadotropes Hormon (HCG)** verhindert, das im Trophoblast des Embryos gebildet wird (Abb. 2.10, S. 38). Das Corpus luteum wächst dann weiter und wandelt sich in das **Corpus luteum graviditatis** um. Am Ende des 3. Monats nimmt dieses etwa ein Drittel bis die Hälfte des gesamten Ovars ein. Die Corpus-luteum-Zellen sezernieren weiterhin bis zum Ende des 4. Monats Progesteron, bis die Trophoblastkomponente der Plazenta genügend Hormone bildet, um die Schwangerschaft zu erhalten. Dann bilden sie sich langsam zurück. Die Entfernung des Corpus luteum graviditatis vor dem 4. Monat führt normalerweise zur Fehlgeburt.

## Befruchtung

Die Befruchtung, das heißt die Verschmelzung der männlichen und weiblichen Gameten, findet in der **Pars ampullaris** des Eileiters statt (Abb. 2.4).

Die Spermien gelangen sehr schnell aus der Vagina in den Uterus und von dort in die Tube. Das rasche Aufsteigen im weiblichen Genitaltrakt kommt durch die Kontraktionen der Uterus- und Eileitermuskulatur zustande und wird vom Schlagen der Spermienschwänze unterstützt. Die Spermien sind zunächst noch nicht in der Lage, Eizellen zu befruchten. Sie machen im weiblichen Genitaltrakt erst einen Prozeß durch, der als **Kapazitation** bezeichnet wird. Beim Menschen dauert die Kapazitation etwa 7 Stunden. Dabei werden eine auf den Spermien sitzende Glykoproteinschicht und Proteine aus dem Ejakulat entfernt. Nur kapazitierte Spermien können die Corona radiata durchdringen und an der Zona pellucida die Akrosomreaktion durchlaufen.

Die **Akrosomreaktion** wird nach dem Kontakt des Spermiums mit der Zona pellucida ausgelöst. Sie wird von Proteinen der Zona pellucida induziert: Die Zellmembran des Spermiums verschmilzt punktförmig mit der Membran des Akrosoms. In den Verschmelzungspunkten entstehen Poren, durch die die akrosomalen Enzyme Hyaluronidase und Proteasen (Akrosin) austreten können. Diese Enzyme bahnen durch Auflösung der Zona pellucida den Weg zur Eizelle (Abb. 2.5). Entsprechend den Strukturen, die das Spermium durchdringen muß, läßt sich der Vorgang der Befruchtung in drei Phasen unterteilen:

### Phase 1: Durchdringen der Corona radiata

Von den 200 bis 300 Millionen Spermien, die im weiblichen Genitaltrakt deponiert werden, erreichen nur 300 bis 500 den Ort der Befruchtung. Nur eines von ihnen ist zur Befruchtung notwendig. Die übrigen helfen möglicherweise beim Durchdringen der Corona radiata. Die Corona radiata wird von Zellen des Cumulus oophorus gebildet, die noch an der Zona pellucida haften, wenn die Befruchtung erfolgt (Abb. 2.5).

### Phase 2: Durchdringen der Zona pellucida

Wenn ein Spermium die Zona pellucida berührt, bleibt es fest an ihr haften und beginnt, in sie einzudringen (Abb. 2.5). Vor dem Eindringen in die Corona radiata läuft die Akrosomreaktion ab. Dabei löst sich der poröse Membranbezirk über dem Akrosom auf, so daß die über dem Kern liegende innere Akrosommembran in die Zellmembran eingeschaltet und damit zur führenden Komponente wird.

### Phase 3: Fusion der Zellmembranen

Der Kopf des Spermiums legt sich tangential an die von feinen Mikrovilli bedeckte Oberfläche der Oozyte an. Da die Zellmembran über der akrosomalen Kopfkappe bei der Akrosomreaktion verloren gegangen ist, erfolgt die Verschmelzung mit der Zellmembran der Oozyte im hinteren Kopfbereich. Beim weiteren Eindringen in die Eizelle bleibt die Zellmembran des Spermiums an

## Befruchtung

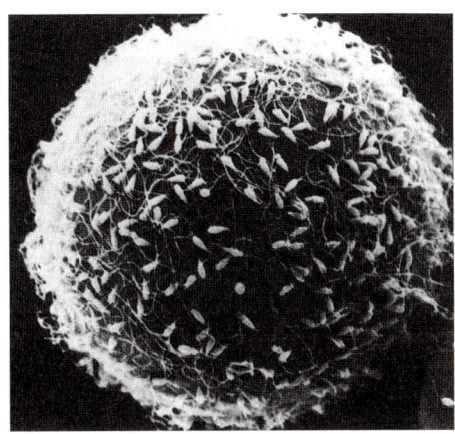

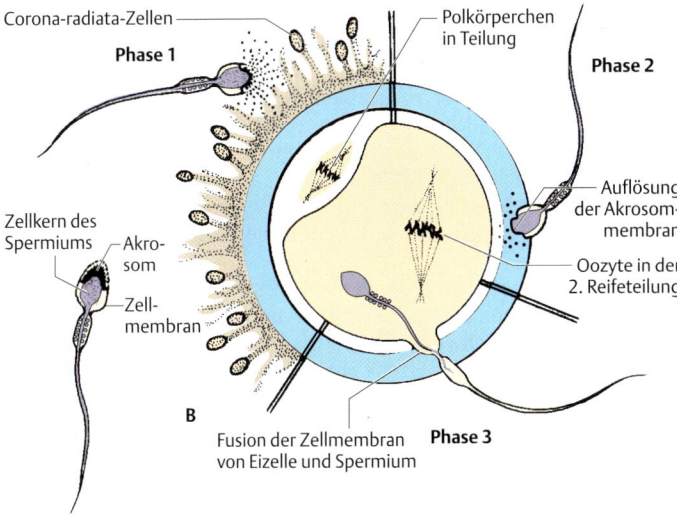

Abb. 2.5 **A** Spermien auf der Zona pellucida nach der Zona-pellucida-Reaktion (Rasterelektronenmikroskopie). Die Corona-radiata-Zellen haben sich bereits abgelöst.
**B** Die 3 Phasen bei der Befruchtung: In der 1. Phase durchdringt das Spermatozoon die Corona radiata. In der 2. Phase dringt es unter Auflösung des Akrosoms in die Zona pellucida ein. In der 3. Phase vereinigen sich die Zellmembranen beider Gameten miteinander. Links ein Spermium mit dem kappenartig über den Zellkern gestülpten Akrosom.

der Oberfläche der Eizelle zurück. Neben dem Kopf und dem Halsabschnitt des Spermiums dringen bei den Säugern und beim Menschen auch die fädigen Strukturen des Schwanzfadens in das Zytoplasma der Eizelle ein. Sie lösen sich später auf.

Die Eizelle reagiert auf das Eindringen des Spermiums in dreifacher Weise:

- **Kortikale Reaktion und Reaktion der Zona pellucida:** Bei der Berührung der Eizelle durch das Spermium werden spezifische Membranrezeptoren aktiviert. Es entsteht ein umlaufendes Aktionspotential. In der Rindenzone der Eizelle (Cortex) lösen sich in einer Kettenreaktion präformierte zytoplasmische Vesikel und schütten ihren Inhalt in den perivitellinen Raum zwischen Eizelle und Zona pellucida aus (**kortikale Reaktion**). Die Zona pellucida ändert schlagartig ihre Struktur. Dabei werden wahrscheinlich spezifische Rezeptoren für die Spermien unzugänglich (**Reaktion der Zona pellucida**). Obwohl zunächst mehrere Spermien an der Zona pellucida haften können, kann aufgrund dieser beiden Reaktionen nur eines in die Eizelle eindringen (Abb. 2.6 B). Wenn als äußerst seltenes Ereignis zwei Spermien gleichzeitig eindringen (**Polyspermie**), entstehen triploide Embryonen mit 69 Chromosomen, die jedoch in der Regel bald absterben.
- **Beendigung der 2. Reifeteilung:** Die nach der Ovulation begonnene 2. Reifeteilung bleibt in der unbefruchteten Eizelle in der Metaphase stehen. Mit der Befruchtung wird die Teilung fortgesetzt, und es kommt zum Ausstoß des zweiten Polkörperchens. Der zurückbleibende haploide Zellkern wandelt sich sogleich in den weiblichen Vorkern um (Abb. 2.6 B).
- **Aktivierung der Eizelle:** Die Eizelle wird durch die Befruchtung aktiviert. Im Zytoplasma erhöht sich der Stoffumsatz. Die Translation präformierter RNS setzt ein. Mit der Aktivierung beginnt die Embryogenese. Eine Aktivierung der Eizelle ohne Eindringen eines Spermiums führt zur **Parthenogenese**.

Das Spermium dringt inzwischen weiter vor, bis es in der Nähe des weiblichen Vorkerns zu liegen kommt. Sein Kern schwillt an und bildet den **männlichen Vorkern** (Abb. 2.6 C). Der Schwanz des Spermiums hat sich vom Kopf getrennt und löst sich im Zytoplasma der Eizelle auf. Morphologisch lassen sich weiblicher und männlicher Vorkern nicht voneinander unterscheiden. Die Vorkerne liegen dicht beieinander, bevor sich ihre Kernmembran auflöst (Abb. 2.7 A). Der weibliche und der männliche Vorkern reduplizieren getrennt ihre DNS. Im Anschluß an die DNS-Synthese in den Vorkernen ordnen sich die reduplizierten Chromosomen auf einer gemeinsamen Spindel an. Auf der Teilungsspindel sitzen, wie bei einer regulären Mitose, 46 Chromosomen. Die Schwesterchromatiden wandern an die Zellpole und leiten die 1. Zellteilung ein, aus der das 2-Zellen-Stadium hervorgeht (Abb. 2.6 und 2.7).

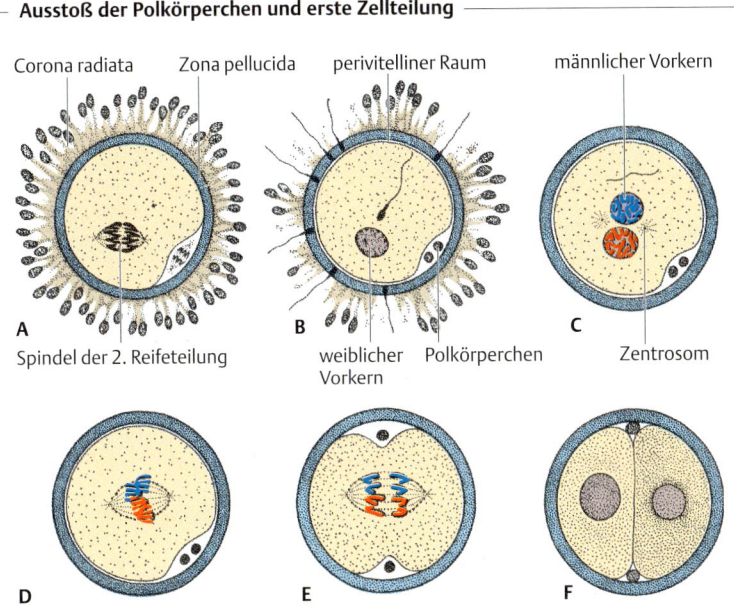

Abb. 2.6 **A** Oozyte direkt nach der Ovulation mit der Teilungsspindel der 2. Reifeteilung, der Zona pellucida und den Cumulus-oophorus-Zellen, die die Corona radiata bilden. **B** Ein Spermatozoon ist in die Oozyte eingedrungen, die ihre 2. Reifeteilung vollendet und das 2. Polkörperchen ausgestoßen hat. Die Chromosomen der Oozyte liegen in einem bläschenförmigen Kern, dem weiblichen Vorkern. Die Zellen der Corona radiata sind teilweise abgelöst. Mehrere Spermatozoenköpfe sitzen in der Zona pellucida. **C** Stadium mit männlichem und weiblichem Vorkern. **D** und **E** Die Chromosomen ordnen sich auf der Spindel an, spalten sich in der Längsrichtung und wandern an die einander gegenüberliegenden Zellpole. **F** 2-Zellen-Stadium.

Bei der Befruchtung wird folgendes erreicht:
- Die <u>Wiederherstellung eines diploiden Chromosomensatzes</u>, der sich durch die Kombination je eines homologen Chromosoms vom Vater und von der Mutter von dem beider Eltern unterscheidet.
- Die **Determination des genetischen Geschlechts** des neuen Organismus. Ein ein X-Chromosom enthaltendes Spermium führt zur Entwicklung eines weiblichen (XX), ein ein Y-Chromosom enthaltendes Spermium zur Entwicklung eines männlichen (XY) Embryos.
- Die **Induktion von Furchungsteilungen**. Wenn die Eizelle nicht befruchtet wird, stirbt sie innerhalb von 24 Stunden nach der Ovulation ab. Die Spermien können im weiblichen Genitaltrakt für etwa 24 Stunden überleben.

## Befruchtete Eizelle und 2-Zellen-Stadium

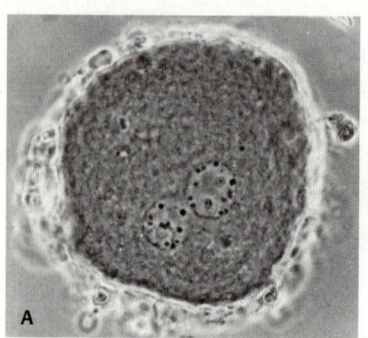
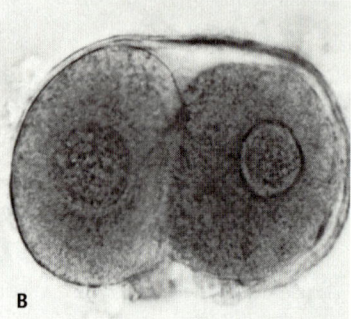

Abb. 2.7 **A** Befruchtete menschliche Eizelle mit weiblichem und männlichem Vorkern, umgeben von Corona-radiata-Zellen. **B** Menschliche Zygote im 2-Zellen-Stadium mit 2 Polkörperchen aus dem Eileiter (Phasenkontrastaufnahmen).

### Klinische Bezüge

Durch eine Reihe von Verhütungsmethoden kann die Befruchtung verhindert werden:

- **Barriere-Methoden:** Hierzu gehört das Kondom beim Mann, das aus Latex besteht, häufig chemische Spermizide enthält und über den Penis gezogen wird, sowie das Kondom bei der Frau, das aus Polyurethan hergestellt wird und die Vagina auskleidet. Andere in die Vagina eingebrachte Barrieren sind das Diaphragma, die Zervixkappe und der kontrazeptive Schwamm.
- Die „Pille" ist eine Kombination von Östrogen und dem Progesteron-Analogon Progestin. Die Pille wird 21 Tage eingenommen, dann abgesetzt, um die Menstruation zu ermöglichen, bevor der nächste Einnahmezyklus beginnt. Die hormonale Kontrazeption beruht auf der hemmenden Wirkung von Östrogen und Progesteron auf Hypothalamus und Hypophyse (Feedback-Mechanismus). Die Anwendung als „Pille" wurde durch die Synthese oral wirksamer Steroidhormone möglich: Die zur Ovulationsauslösung notwendige LH-Ausschüttung wird unterdrückt. Das gesamte Ovar wird ruhiggestellt. Hinzu kommen die direkten Wirkungen: Die Tubenmotilität wird gehemmt. Die Uterusschleimhaut wandelt sich in einen für die Einnistung nicht geeigneten Zustand um (Bild der „starren Sekretion"). Durch die Gestagenkomponente wird der Zervixschleim verfestigt und dadurch die Wanderung der Spermien blockiert. Prinzipiell sind synthetische Gestagene und Östrogene auch jeweils allein wirksam. Durch ein Mischpräparat werden Nebenwirkungen vermindert und Zwischenblutungen verhindert. Es wird eine menstruationsartige Entzugsblutung erzielt.

- **„Depot-Progesteron"** ist eine Progestinverbindung. Es wird subkutan implantiert oder intramuskulär injiziert, um die Ovulation zu verhindern. Je nach dem Applikationsort hält die Wirkung bis zu 5 Jahren oder 2 bis 3 Monate an.
- Die **Spirale** (IUDs, intrauterine devices). Die Spirale wird im Lumen des Uterus plaziert. Der Mechanismus der Schwangerschaftsverhütung ist nicht ganz klar. Beteiligt sind Einflüsse auf die Spermien, auf die Oozyten sowie die Verhinderung einer Implantation.
- Das Medikament RU 486 verursacht einen Abort, wenn es innerhalb von 8 Wochen nach der letzten ausgebliebenen Regel angewandt wird. Es induziert eine Menstruation, wahrscheinlich aufgrund seiner Wirkung als Antiprogesteron.
- **Vasektomie und Tubenligatur:** Beides sind effektive Methoden der Schwangerschaftsverhütung. Beide Operationen können rückgängig gemacht werden, wenn auch nicht in jedem Fall.

Bei 15 bis 30 % aller Ehepaare stellt die **Infertilität** ein Problem dar. Beim Mann kann die Unfruchtbarkeit durch eine zu geringe Anzahl an Spermien und/oder durch ihre nicht ausreichende Beweglichkeit bedingt sein. Normalerweise hat das Ejakulat ein Volumen von 3–4 ml mit etwa 100 Millionen Spermien pro ml. Männer mit 20 Millionen Spermien pro ml oder 50 Millionen Spermien im gesamten Ejakulat sind in der Regel fruchtbar.

Die Unfruchtbarkeit bei der Frau kann eine ganze Reihe von Ursachen haben, unter anderem der Verschluß der Eileiter (meistens bedingt durch aufsteigende Infektion), Zusammensetzung des Zervixschleimes, Vorhandensein von Antikörpern gegen Spermatozoen, das Ausbleiben der Ovulation und vieles andere.

Die **In-vitro-Fertilisation (IVF)** menschlicher Eizellen und der Embryotransfer werden in vielen Laboratorien überall in der Welt durchgeführt. Das Follikelwachstum im Ovar wird dabei durch die Gabe von Gonadotropinen stimuliert. Die Oozyten werden kurz vor der Ovulation aus den Follikeln des Ovars über ein Laparoskop und einen Aspirator abgesaugt, wenn die Oozyten sich am Ende der 1. Reifeteilung befinden. Die Oozyten werden in ein einfaches Kulturmedium eingebracht, dem sofort Spermien zugefügt werden. Die befruchteten Eizellen werden bis zum 8-Zellen-Stadium beobachtet und dann in den Uterus eingebracht. An die Implantation schließt sich eine normale Schwangerschaft an. Da die Präimplantationsstadien des Embryos relativ resistent gegen eine teratogene Schädigung sind, ist das Risiko von Mißbildungen bei der In-vitro-Fertilisation gering.

Ein Nachteil der Technik ist die geringe Erfolgsrate, da sich nur 20 % der befruchteten Eizellen implantieren und bis zur Geburt weiterentwickeln. Um die Aussichten auf eine erfolgreiche Schwangerschaft zu erhöhen, werden daher 4 oder 5 Eier gewonnen, befruchtet und in den Uterus transferiert. Dieses Vorgehen begünstigt die Entwicklung von Mehrlingen.

Bei einer anderen Technik, dem sogenannten **„gamete intrafallopian transfer (GIFT)"**, werden Eizellen und Spermien in die Ampulle des Eileiters eingebracht, so daß dort die Befruchtung stattfinden kann. Die weitere Entwicklung läuft dann normal ab. Ein ähnlicher Ansatz ist der **„zygote intrafallopian transfer (ZIFT)"**, bei dem befruchtete Eizellen in die Ampulle eingebracht werden. Bei beiden Methoden müssen die Eileiter offen sein.

## Furchung

Die befruchtete Eizelle wird als **Zygote** bezeichnet. Wenn die Zygote das 2-Zellen-Stadium erreicht hat, durchläuft sie ein Reihe weiterer Mitosen, so daß die Zellzahl schnell ansteigt. Die Zellen werden mit jeder Furchungsteilung kleiner und heißen **Blastomeren** (Abb. 2.8). Sie bilden einen lockeren Zellverband. (Abb. 2.9 A) Nach der dritten Furchungsteilung verstärken die Blastomeren ihre gegenseitige Haftung und bilden feste Kontaktpunkte (Tight junctions) aus (Abb. 2.9 B). Der Vorgang wird als „**compaction**" bezeichnet und führt zur Abgrenzung der „inner cell mass". Die inneren Zellen kommunizieren über Gap junctions miteinander. Etwa 3 Tage nach der Befruchtung erreicht die Zygote das 16-Zellen-Stadium und sieht wie eine Maulbeere aus (**Morula**). Aus den inneren Zellen (**Embryoblast**) entsteht der eigentliche Embryo, während die äußeren epithelialen Zellen den Trophoblast bilden, aus dem schließlich die Eihäute und die Plazenta hervorgehen.

## Entwicklung der Blastozyste

Während die Furchung fortschreitet, wandert die Zygote den Eileiter hinunter. Die Morula erreicht die Gebärmutterhöhle etwa im 12- bis 16-Zellen-Stadium. Die Gebärmutterschleimhaut befindet sich zu diesem Zeitpunkt in der frühen Sekretionsphase (s. Abb. 2.11, S. 40). Die Trophoblastzellen transportieren Flüssigkeit in die Interzellularspalten der inneren Zellmasse. Die Interzellularräume konfluieren miteinander und bilden schließlich eine einheitliche Höhle, die **Blastozystenhöhle** (Abb 2.10). Jetzt löst sich auch die Zona pellucida innerhalb kurzer Zeit auf, und die Zygote heißt nun **Blastozyste**. Die Zellen der inneren Zellmasse (**Embryoblast**) kommen auf einer Seite zu liegen, während die der äußeren Zellschicht (**Trophoblast**) sich abflachen und die epitheliale Wand der Blastozyste bilden (Abb. 2.10).

Über die Anheftung der Blastozyste in die Uterusschleimhaut liegen für den Menschen noch keine Beobachtungen vor. Aller Wahrscheinlichkeit nach tritt sie jedoch $5^{1}/_{2}$ bis 6 Tage nach der Ovulation ein. Die Trophoblastzellen beginnen an dem Pol der Blastozyste, an dem der Embryoblast liegt, zwischen die Epithelzellen der Uterusschleimhaut einzudringen (Abb. 2.10 C). Wahrscheinlich sind das Eindringen und die anschließende Erosion des Schleimhautepithels der Wirkung proteolytischer Enzyme aus dem Trophoblast zuzuschreiben. Zweifellos unterstützt aber auch die Uterusschleimhaut die Trophoblasttätigkeit, so daß die Einnistung das Ergebnis einer gegenseitigen Beeinflussung darstellt. Die menschliche Zygote hat also am Ende der 1. Entwicklungswoche das Morula- und das Blastozystenstadium durchlaufen und damit begonnen, sich in der Uterusschleimhaut einzunisten.

## Entwicklung der Blastozyste

**Furchung**

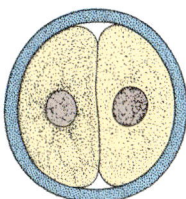 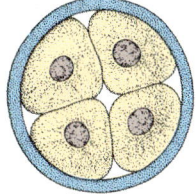 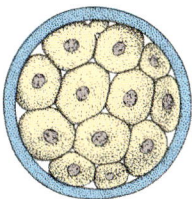

2-Zellen-Stadium  4-Zellen-Stadium  Morula

Abb. 2.**8** Zygotenentwicklung vom 2-Zellen-Stadium bis zur späten Morula. Das 2-Zellen-Stadium wird etwa 30 Stunden nach der Befruchtung erreicht, das 4-Zellen-Stadium etwa 40 Stunden danach, das 12- und 16-Zellen-Stadium etwa nach 3 Tagen und die späte Morula etwa nach 4 Tagen. Während dieser Entwicklung sind die Blastomeren noch von der Zona pellucida umgeben. Diese verschwindet erst am Ende des 4. Tages.

**Compaction im 8-Zellen-Stadium bei der Maus**

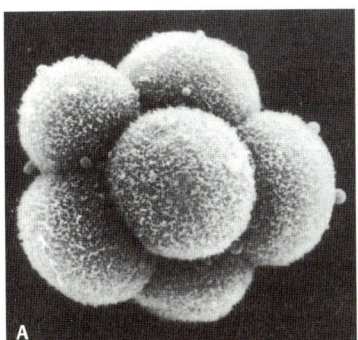 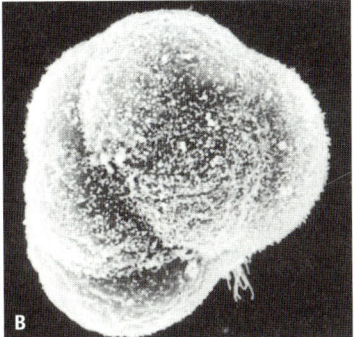

Abb. 2.**9** **A** Vor und **B** nach der „compaction" (Verdichtung). Vor der Ausbildung der Kontaktzonen lassen sich die einzelnen Blastomeren als runde Zellen abgrenzen. Nach der Verdichtung haben sich breitflächige Zellkontakte ausgebildet. Die Zellen lassen sich nicht mehr gegeneinander abgrenzen (Rasterelektronenmikroskopie).

## Freie Blastozyste und Anheftung

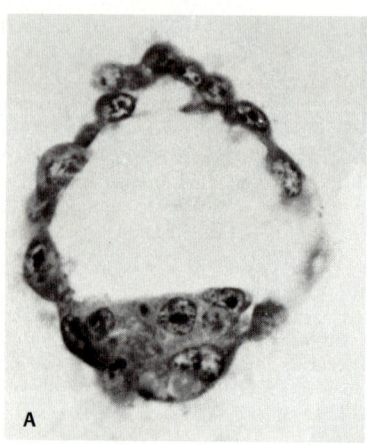

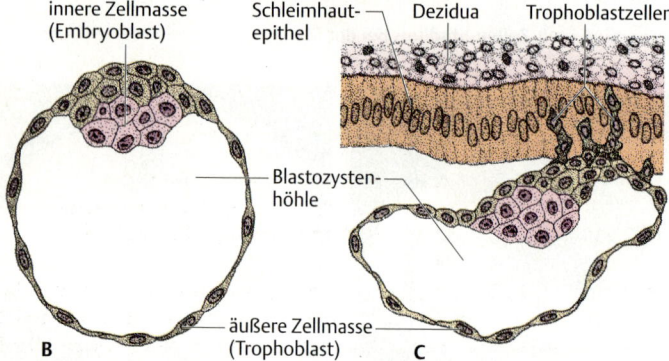

Abb. 2.**10** **A** Schnitt durch eine menschliche Blastozyste aus 107 Zellen mit abgrenzbarem Embryoblast und Trophoblast. **B** Zeichnung eines Schnittes durch eine menschliche Blastozyste, die im Alter von etwa 4$^1$/$_2$ Tagen aus der Uterushöhle isoliert wurde. Die rötlichen Zellen gehören zur inneren Zellmasse (Embryoblast), die grauen zur äußeren Zellschicht (Trophoblast). **C** Zeichnung eines Schnittes durch eine Blastozyste eines Rhesusaffen am 9. Entwicklungstag. Die Trophoblastzellen am embryonalen Pol der Blastozyste beginnen, in die Uterusschleimhaut einzudringen. Die menschliche Blastozyste heftet sich am 5. oder 6. Entwicklungstag in entsprechender Weise an die Uterusschleimhaut an.

### ✚ Klinische Bezüge

**Fehlgebildete Zygoten** gehen in der Regel in einem frühen Entwicklungsstadium innerhalb von 2–3 Wochen nach der Befruchtung unbemerkt zugrunde, bevor die Frau weiß, daß sie schwanger ist. Der exakte Anteil an fehlgebildeten Zygoten ist daher unbekannt. Aufgrund der vorliegenden Beobachtungen muß man annehmen, daß bis zu 50 % aller befruchteten Eizellen in der Frühphase der Entwicklung mit einem spontanen Abort enden. Etwa die Hälfte dieser Frühaborte geht auf chromosomale Störungen zurück. Der Frühabort stellt einen natürlichen Selektionsmechanismus für defekte Embryonen dar und reduziert damit die Inzidenz der verbleibenden angeborenen Fehlbildungen. Ohne diesen Mechanismus würden etwa 12 % anstelle von 2–3 % aller Kinder mit Fehlbildungen zur Welt kommen.

Durch die Kombination der In-vitro-Fertilisation mit der „**Polymerase Chain Reaction (PCR)**" läßt sich ein molekulares Screening von Embryonen auf genetische Defekte durchführen. Einzelne Blastomeren werden vor der Implantation in den Uterus entnommen. Die DNS wird mit Hilfe der PCR amplifiziert und auf einen fraglichen genetischen Defekt hin untersucht, wenn bei den Eltern eine entsprechende genetische Belastung vorliegt. Da mit dem Fortschreiten des „Human Genome Project" der „Human Genome Organisation (HUGO)" mehr und mehr menschliche Gene sequenziert und spezifischen Syndromen zugeordnet werden können, wird diese Technik immer häufiger zum Einsatz kommen.

## Der Uterus bei der Implantation

Die Uteruswand wird von drei Schichten gebildet (Abb. 2.**11**):

- der inneren Schleimhautauskleidung, dem **Endometrium**,
- einer dicken Schicht aus glatter Muskulatur, dem **Myometrium**, und
- dem Peritonealüberzug auf der Außenfläche, dem **Perimetrium**.

Von der Pubertät (11–13 Jahre) bis zur Menopause (40–50 Jahre) durchläuft das Endometrium unter der hormonalen Kontrolle des Ovars einen etwa 28 Tage dauernden Zyklus. Der Menstruationszyklus umfaßt eine **Follikel**- oder **Proliferationsphase**, eine **Gelbkörper**- oder **Sekretionsphase** und die eigentliche **Menstruation** (Abb. 2.11–2.13). Die Proliferationsphase beginnt nach der Menstruation und steht unter dem Einfluß des Östrogens, das von den parallel im Ovar heranwachsenden Follikeln gebildet wird. Die Sekretionsphase beginnt etwa 2–3 Tage nach der Ovulation unter dem Einfluß des vom Corpus luteum gebildeten Progesterons.

Die ersten Anzeichen einer Progesteronwirkung lassen sich zwei oder drei Tage nach der Ovulation erkennen. Die Schleimhautdrüsen und die Arterien beginnen sich zu schlängeln, das Stroma wird saftiger. Im Endometrium lassen sich schließlich drei Schichten gegeneinander abgrenzen: eine oberflächliche **Zona compacta**, eine lockere Zwischenschicht, die **Zona spongiosa**, und eine dünne **Zona basalis** (Abb. 2.**12**).

## 2. Von der Ovulation bis zur Implantation (erste Woche)

**Tubenwanderung in der ersten Woche**

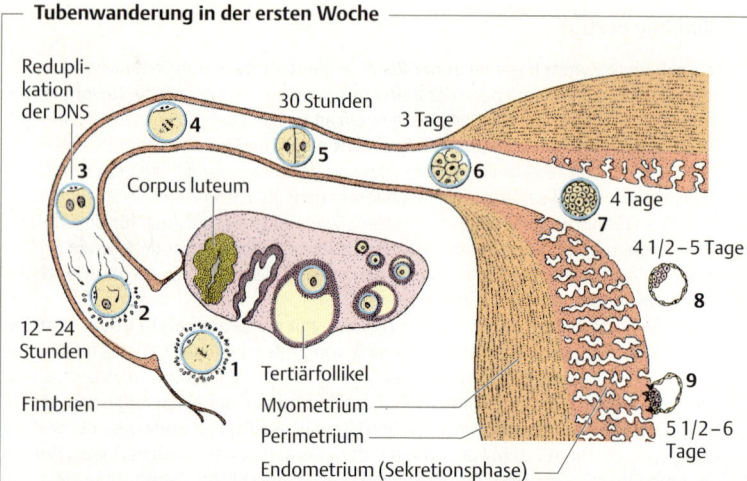

Abb. 2.11  **1** Oozyte direkt nach der Ovulation. **2** Befruchtung etwa 12 bis 24 Stunden nach der Ovulation. **3** Stadium mit männlichem und weiblichem Vorkern. **4** Teilungsspindel der 1. Furchungsteilung. **5** 2-Zellen-Stadium (etwa 30 Stunden alt). **6** Morula mit 12 bis 16 Blastomeren (etwa 3 Tage alt). **7** Älteres Morulastadium beim Eintritt in das Uteruslumen (etwa 4 Tage alt). **8** Junge Blastozyste (etwa 4½ Tage alt); die Zona pellucida ist verschwunden. **9** Frühes Stadium der Implantation (etwa 6 Tage alte Blastozyste). Im Ovar sind Entwicklungsstadien vom Primärfollikel bis zum Graaf-Follikel eingezeichnet sowie ein Corpus luteum. Das Endometrium befindet sich in der Sekretionsphase.

## Implantation

Die Blastozyste des Menschen implantiert sich im Bindegewebe (Interstitium) der Zona compacta der Uterusschleimhaut direkt unter dem Epithel (interstitielle Implantation) (Abb. 2.12). Die Arterien, die die Zona spongiosa und Zona compacta versorgen, schlängeln sich und bilden ein dichtes Kapillarnetz direkt unter dem Schleimhautepithel. Das Endometrium wird hochgradig ödematös und sieht blaß aus. Die zu diesem Zeitpunkt erwartete Abstoßung der Schleimhaut (Menstruation) wird von der implantierten Blastozyste durch die Sekretion von gonadotropem Hormon (HCG, human chorionic gonadotropin) verhindert. Das HCG wird im Trophoblast gebildet. Es stimuliert nun anstelle des luteotropen Hormons (LH) das Corpus luteum im Ovar (Abb. 2.13). Das Corpus luteum geht nicht zugrunde, sondern wandelt sich in ein Corpus luteum graviditatis um. Der Progesteronspiegel fällt nicht ab. Die Menstruation bleibt aus. Die Produktion von HCG ist die erste wesentliche Differenzierungsleistung des

## Menstruation 41

**Menstruationszyklus mit Implantation**

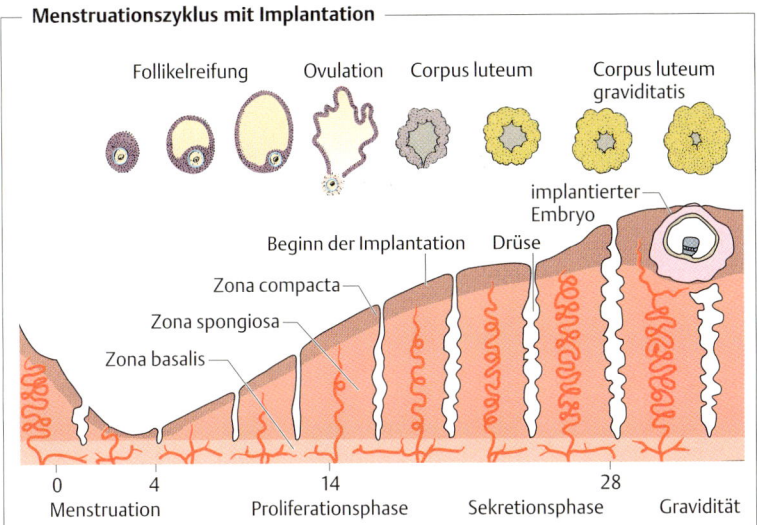

Abb. 2.**12** Die implantierte Blastozyste sezerniert HCG, so daß das Corpus luteum erhalten bleibt. Die sekretorische Aktivität des Endometriums nimmt infolge der großen Progesteronmengen, die vom Corpus luteum graviditatis ausgeschüttet werden, ständig zu.

Embryos. Wenn sie fehlt oder defekt ist, geht die Blastozyste unbemerkt in der Regelblutung ab. Der Schwangerschaftstest beruht auf dem Nachweis von HCG im Harn der Mutter. Er ist erst nach erfolgter Implantation positiv.

## Menstruation

Wenn die Oozyte nicht befruchtet wird und keine Implantation stattfindet, füllen sich die Venolen und sinusoidalen Zwischenräume immer mehr mit Blutzellen an. Vor der Menstruation setzt eine vermehrte Diapedese roter und weißer Blutkörperchen in das Stroma ein. Mit dem Einsetzen der Menstruation tritt wahrscheinlich infolge einer vorübergehenden Konstriktion der Spiralarterien Blut aus den oberflächlichen Arterien aus. Kleine Stroma- und Drüsenstückchen lösen sich ab. In den folgenden 3 oder 4 Tagen werden die Zona compacta und Zona spongiosa aus dem Uterus ausgestoßen. Die Basalschicht bleibt als einziger Teil des Endometriums zurück (Abb. 2.**13**).
Gegen Ende der Menstruation ist das Endometrium auf $1/5$ bis $1/10$ seiner ursprünglichen Dicke reduziert. Der Ausfluß besteht aus Blut, Epithelzellen und Zerfallsprodukten und abgestorbenen Zellen. Es kommt zu keiner normalen

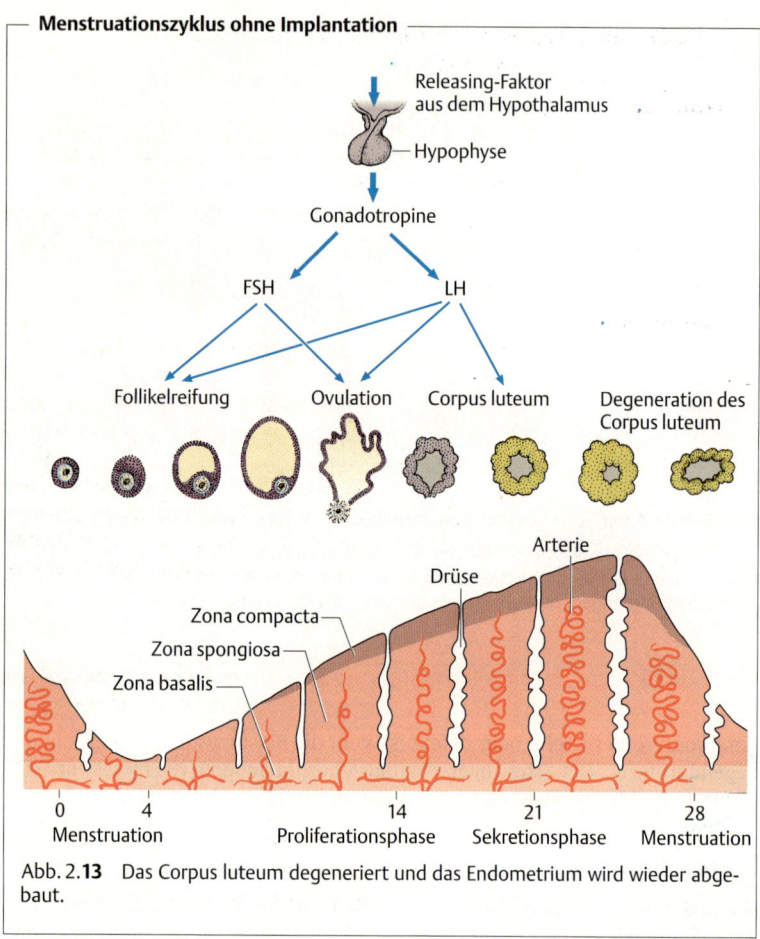

Abb. 2.**13** Das Corpus luteum degeneriert und das Endometrium wird wieder abgebaut.

Blutgerinnung, weil die für die Koagulation notwendigen Eiweißkörper von Enzymen abgebaut werden. Der Blutverlust während der Menstruation beträgt im Durchschnitt 50–60 ml. Die Zona basalis mit den kontrahierten Stümpfen der Spiralarterien stellt die Regenerationsschicht dar, aus der heraus die Drüsen und Arterien in der Proliferationsphase wieder aufgebaut werden.

## Zusammenfassung: Von der Ovulation bis zur Implantation (erste Woche)

### Ovulation
Bei der Ovulation wird die Oozyte mit den Follikelepithelzellen des **Cumulus oophorus** aus dem Ovar ausgestoßen (Abb. 2.2). Die Eizelle wird durch die wischenden Bewegungen der Fimbrien in den Eileiter befördert (Abb. 2.4). Die Eizelle hat kurz vor der Ovulation die **erste Reifeteilung** beendet und befindet sich bei der Ovulation in der **Metaphase der 2. Reifeteilung**.

### Befruchtung
Die Befruchtung erfolgt innerhalb von 6–12 Std. nach der Ovulation in der **Ampulle des Eileiters**. Bevor ein Spermium eine Eizelle befruchten kann, muß es 1. den Vorgang der **Kapazitation** durchlaufen – bei der Kapazitation werden im weiblichen Genitaltrakt maskierende Glykoproteine vom Kopf des Spermiums entfernt – und 2. die **Akrosomreaktion** durchführen – dabei werden aus dem Akrosom Hyaluronidase und Proteasen (Akrosin) freigesetzt, die den Weg des Spermiums zur Eizelle bahnen. Bei der Befruchtung durchdringt das Spermatozoon die folgenden Schichten: 1. die **Corona radiata**, 2. die **Zona pellucida** und 3. durch Fusion die **Zellmembran der Oozyte** (Abb. 2.5).
Nach der Befruchtung laufen folgende Vorgänge ab: 1. Die Eizelle beendet ihre zweite Reifeteilung und bildet den weiblichen Vorkern aus. 2. Die Zona pellucida wird für weitere Spermien undurchdringlich (**Reaktion der Zona pellucida**). 3. Der Kopf des Spermiums trennt sich vom Schwanz und schwillt zum männlichen Vorkern an (Abb. 2.6).
Beide **Vorkerne** duplizieren ihre DNS. Die verdoppelten Chromosomen ordnen sich auf einer gemeinsamen Teilungsspindel an, aus der durch Fortsetzung der Mitose das 2-Zellen-Stadium entsteht.
Durch die Befruchtung kommt es 1. zur **Wiederherstellung eines diploiden Chromosomensatzes**, 2. zur **Determination des genetischen Geschlechtes** und 3. zur **Aktivierung der Eizelle** und zum Einsetzen der Furchung.

### Furchung
Bei der Furchung durchläuft die Eizelle innerhalb der Zona pellucida eine Serie von Zellteilungen, aus der die **Blastomeren** hervorgehen (Abb. 2.8). Am 3. Tag nach der Befruchtung erreicht die Zygote im 12- bis 16-Zellen-Stadium als **Morula** die Gebärmutterhöhle. Sie verliert ihre Zona pellucida und bildet eine Blastozystenhöhle aus. Die Zellen der **Blastozyste** gliedern sich in eine äußere Zellmasse, aus der der **Trophoblast** hervorgeht, und in eine innere Zellmasse, aus der der eigentliche Embryo entsteht (**Embryoblast**) (Abb. 2.10).

## Implantation

Die Blastozyste heftet sich zwischen dem 5. und 6. Tag an die Schleimhaut an (Abb. 2.11). Im Verlauf der 2. Woche dringt sie in die Zona compacta der Gebärmutterschleimhaut ein (Implantation) (Abb. 2.12 und 3.1). Eine Extrauteringravidität kann entstehen, wenn der Transport im Eileiter behindert ist. Die Einnistung kann in der Tube selbst, im Douglas-Raum oder im Mesenterium erfolgen. Die Invasion des Trophoblasten bei einer Implantation außerhalb des Uterus kann zu einer lebensbedrohlichen Blutung bei der Mutter führen.

### ? Fragen zur Vertiefung

1. Welches sind die häufigsten Ursachen für die männliche oder weibliche Infertilität?
2. Eine Frau hat mehrere Schübe entzündlicher Erkrankungen im kleinen Becken hinter sich. Obwohl Kinderwunsch besteht, wird die Frau nicht schwanger. Was könnte die Ursache sein? Welche Therapie würden Sie vorschlagen?

# 3. Zweiblättrige Keimscheibe (zweite Woche)

Im folgenden wird die Entwicklung in der 2. Woche in Entwicklungsabschnitten von Tagen dargestellt, obwohl sich Embryonen mit dem gleichen Befruchtungsalter nicht notwendigerweise gleich schnell entwickeln. Dementsprechend wurden beträchtliche Wachstumsunterschiede bereits in diesen Frühstadien der Entwicklung beobachtet.

## Achter Entwicklungstag

**Trophoblast:** Am 8. Entwicklungstag ist die Blastozyste teilweise in das Stroma des Endometriums eingebettet. Sie dringt mit dem embryonalen Pol, das heißt mit dem Bereich, in dem der Embryoblast liegt, weiter in die Schleimhaut ein. Im Kontakt mit der Schleimhaut verdickt sich der Trophoblast. Im verdickten Bereich besteht er aus einer inneren Schicht mit einkernigen Zellen, dem **Zytotrophoblast**, und einer äußeren, vielkernigen Schicht ohne klare Zellgrenzen, dem **Synzytiotrophoblast** oder dem **Synzytium** (Abb. 3.1). Die Mitosen findet man gewöhnlich im Zytotrophoblast, jedoch nicht im Synzytium. Die Zellen teilen sich im Zytotrophoblast und verschmelzen unter Verlust der eigenen Zellmembran mit dem Synzytiotrophoblast, so daß dieser ständig an Dicke zunimmt. Am abembryonalen Pol bleibt der Trophoblast zunächst undifferenziert. Der nicht in die Schleimhaut eingedrungene Wandabschnitt besteht noch wie bei der freien Blastozyste (vgl. Abb. 2.10) aus einem dünnen einschichtigen Epithel (Abb. 3.1).

**Embryoblast:** Die Zellen im Zentrum des Embryoblasten ordnen sich zu einer Epithelstruktur aus hochzylindrischen Zellen an. Das hochzylindrische, mehrreihige Epithel ist das **Ektoderm**. Gegen die Blastozystenhöhle grenzt sich der Embryoblast durch eine Schicht aus kleinen polyedrischen Zellen ab, dem **Entoderm**. Beide Keimblätter zusammen bilden die **zweiblättrige Keimscheibe** (Abb. 3.1).
Bei der Formierung des Ektoderms entstehen im Embryoblast auf dem Trophoblast zugewandten Seite Spalträume. Sie fließen zur **Amnionhöhle** zusammen. Gegen den Trophoblast wird die Amnionhöhle von flachen Zellen ausgekleidet, den **Amnioblasten**, die vom Embryoblast abstammen. Die Schicht der Amnioblasten geht an den Rändern der Keimscheibe in das Ektoderm über.
Die Blastozyste dringt mit dem embryonalen Pol in die Schleimhaut ein (vgl. Abb. 2.10 und 3.1). Am embryonalen Pol liegt der Embryoblast. Da sich dorsal das Ektoderm und ventral das Entoderm ausbildet, steht der Embryo relativ zur

## 7 1/2 Tage alte Blastozyste

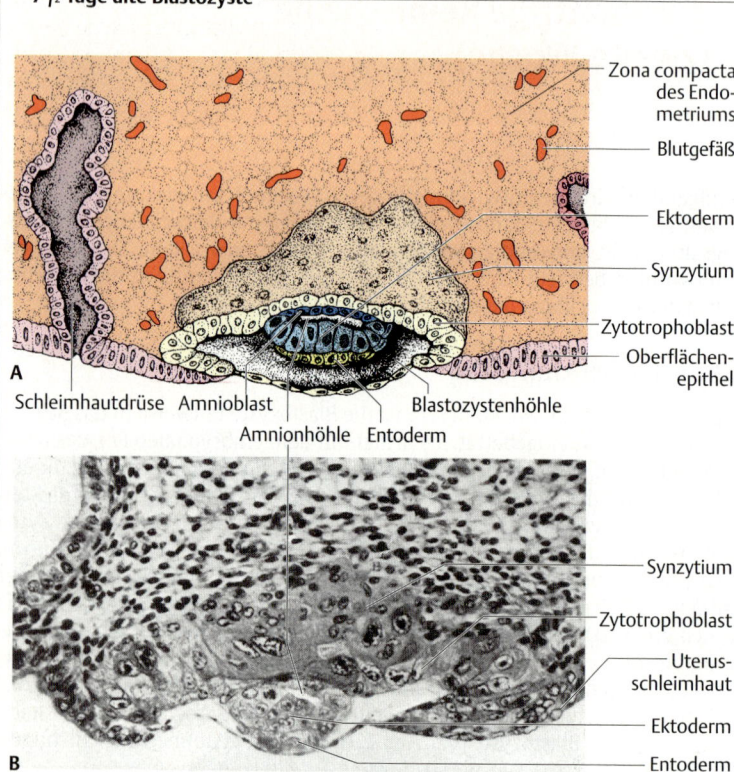

Abb. 3.1 **A** Die Blastozyste ist teilweise in das Endometriumstroma eingebettet. Der Trophoblast besteht aus einer äußeren Schicht mit hellen einkernigen Zellen, dem Zytotrophoblast, und einer äußeren Schicht ohne klare Zellgrenzen, dem Synzytiotrophoblast. Der Embryoblast besteht aus einer Ektoderm- und einer Entodermschicht. Die Amnionhöhle erscheint als schmaler Spaltraum. **B** Histologischer Schnitt (100 x). Der Synzytiotrophoblast erscheint als Anschnitt durch eine vielkernige Zelle. Der Zytotrophoblast ist am embryonalen Pol dick, am abembryonalen Pol gegen das Uteruslumen zu dagegen dünn ausgezogen. Über dem Ektoderm entsteht als Spaltraum die Amnionhöhle.

Oberfläche der Uterusschleimhaut auf dem Kopf. Auf den folgenden Darstellungen (Abb. 3.1 ff.) ist daher der embryonale Pol immer nach oben und der abembryonale Pol und das Oberflächenepithel der Schleimhaut nach unten orientiert. Das Stroma des Endometriums ist in der Nähe der Implantationsstelle ödematös und stark vaskularisiert. Die langen gewundenen Drüsen sezernieren reichlich Glykogen und Schleim.

## Neunter Entwicklungstag

**Trophoblast:** Die Blastozyste ist noch tiefer in das Endometrium eingebettet. Der durch das Eindringen im Oberflächenepithel entstandene Defekt hat sich mit einem Fibrinkoagulum verschlossen (Abb. 3.2). Der Trophoblast hat sich besonders am embryonalen Pol beträchtlich weiterentwickelt. Dort erscheinen einzelne Vakuolen im Synzytium. Diese Vakuolen fließen zusammen und bil-

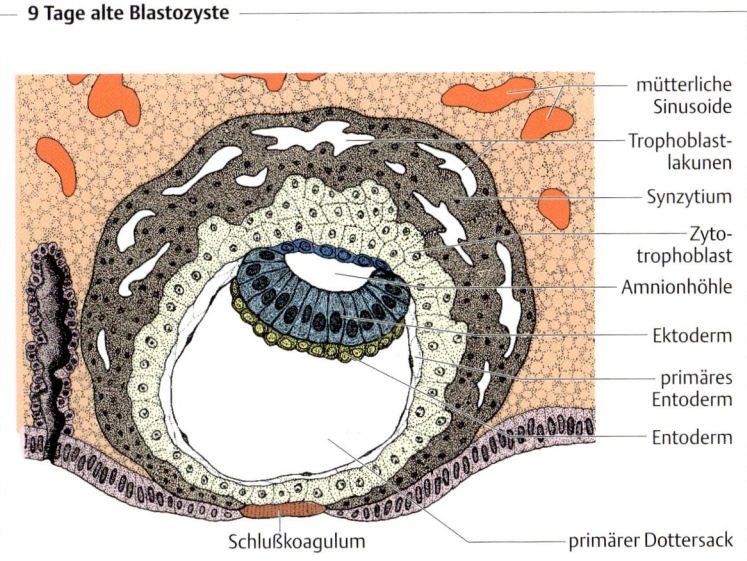

**9 Tage alte Blastozyste**

- mütterliche Sinusoide
- Trophoblastlakunen
- Synzytium
- Zytotrophoblast
- Amnionhöhle
- Ektoderm
- primäres Entoderm
- Entoderm
- Schlußkoagulum
- primärer Dottersack

Abb. 3.2 Im Synzytiotrophoblast sind Lakunen vorhanden. Auf der Innenseite des Trophoblasten breiten sich entodermale Zellen aus und bilden den primären Dottersack. Die zweiblättrige Keimscheibe besteht aus einer Schicht von hochzylindrischen Ektodermzellen und einer Schicht kleiner polyedrischer Entodermzellen. Die Amnionhöhle ist gut abgegrenzt. Der ursprüngliche Oberflächendefekt wird von einem Fibrinkoagulum verschlossen.

den weite Lakunen. Daher heißt diese Phase in der Trophoblastentwicklung **lakunäres Stadium** (Abb. 3.2).

**Embryoblast:** Während der Trophoblast weiter in das Endometrium eindringt, wandern vom Embryoblast abstammende Entodermzellen auf der Innenseite der Trophoblastschicht vor und kleiden schließlich die ehemalige Blastozystenhöhle ganz aus. Die Blastozystenhöhle wird durch den **primären Dottersack** ersetzt. (Abb. 3.2).

## Elfter bis zwölfter Entwicklungstag

**Trophoblast:** Am 11. bis 12. Entwicklungstag ist die Blastozyste vollständig im Endometriumstroma eingebettet und das umgebende Oberflächenepithel wächst über den ursprünglichen Defekt im Schleimhautepithel hinweg (Abb. 3.3). Die Blastozyste verursacht nur noch eine leichte Vorwölbung der inneren Uterusoberfläche.

Die Entwicklung des Trophoblasten hat gegenüber dem 9. Tag bedeutende Fortschritte gemacht. Die lakunären Zwischenräume im Synzytium bilden ein kommunizierendes Netz. Besonders deutlich ist dies am embryonalen Pol ausgeprägt. Am abembryonalen Pol besteht der Trophoblast hauptsächlich aus Zytotrophoblastzellen und weist nur wenig Lakunen auf (Abb. 3.3).

Um die Einnistungsstelle herum sind die mütterlichen Kapillargefäße gestaut und erweitert. Es bilden sich **Sinusoide** aus. Die Synzytiumzellen dringen tiefer in das Stroma ein und beginnen, die endotheliale Auskleidung der mütterlichen Sinusoide zu zerstören. Mütterliches Blut tritt in das Lakunensystem über (Abb. 3.3 A). Mit dem weiteren Eindringen des Trophoblasten in das Stroma werden mehr und mehr Bluträume eröffnet, und an vielen Stellen entwickeln sich Verbindungen zwischen den Lakunen und dem arteriellen oder venösen Schenkel des mütterlichen Kreislaufsystems (Abb. 3.3 B).

Infolge der Druckdifferenz zwischen arteriellen und venösen Kapillaren beginnt das mütterliche Blut durch die Trophoblastlakunen zu fließen. Damit ist der **uteroplazentare Kreislauf** entstanden.

Die Zellen im Endometrium werden polyedrisch und beladen sich mit Glykogen und Lipiden; die Interzellularräume füllen sich mit Flüssigkeit, und das Gewebe wird ödematös. Diese Umwandlung, die **deziduale Reaktion**, beschränkt sich

---

Abb. 3.3  **A** Die Trophoblastlakunen am embryonalen Pol stehen mit den mütterlichen Sinusoiden des Endometriumstromas in offener Verbindung. Am abembryonalen Pol ist der Trophoblast wenig differenziert. Durch die starke Ausdehnung des Trophoblasten entsteht zwischen primärem Dottersack und Trophoblast ein Spaltraum, der von extraembryonalem Retikulum ausgefüllt wird. Dieses stammt nach neuerer Ansicht vom Entoderm und nicht vom Trophoblast ab. **B** Histologischer Schnitt (100 x). Die Blastozyste ist vollständig in die Uterusschleimhaut eingebettet. Die Trophoblastlakunen füllen sich mit mütterlichem Blut.

## Elfter bis zwölfter Entwicklungstag

### 12 Tage alte Blastozyste

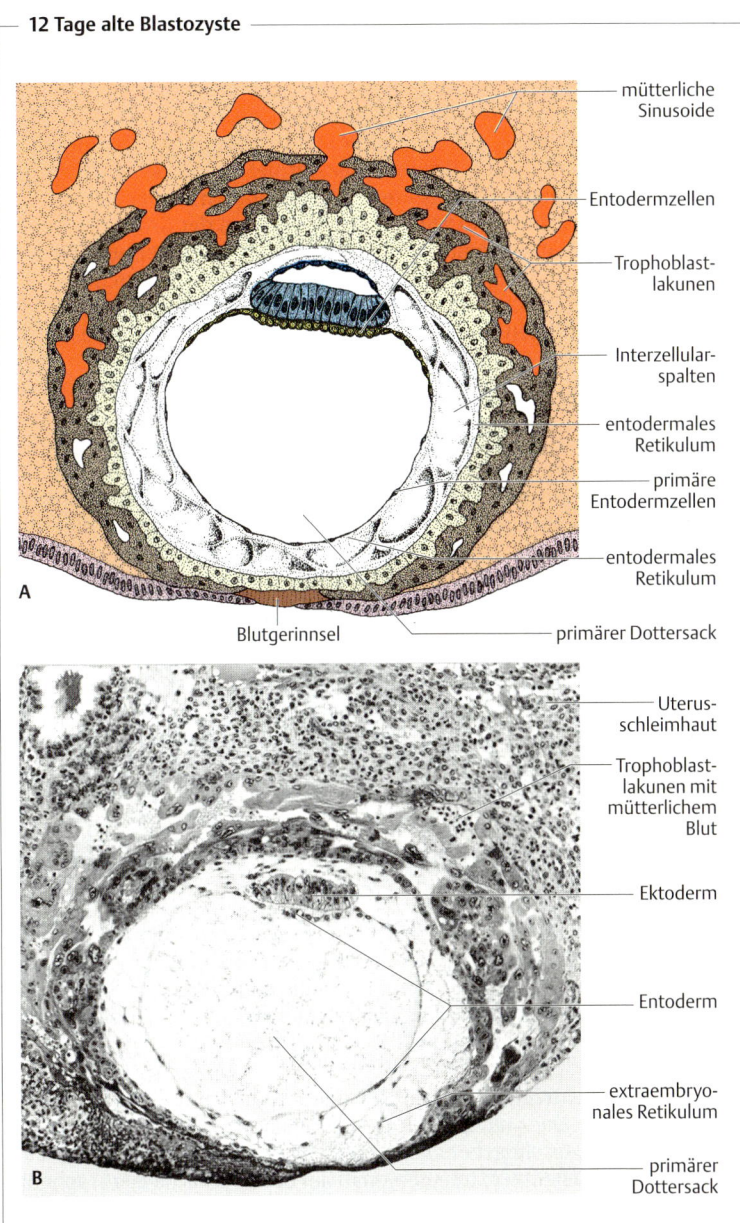

zunächst auf die unmittelbare Nachbarschaft des Einnistungsortes, breitet sich jedoch bald auf das gesamte Endometrium aus.

**Embryoblast:** Im Verhältnis zu dem expandierenden Trophoblast wächst die zweiblättrige Keimscheibe nur wenig. Der Durchmesser der gesamten Blastozyste beträgt etwa 0,75 mm, der Durchmesser der Keimscheibe jedoch nur 0,15–0,2 mm. Das enorme Wachstum des Trophoblasten bei der Implantation führt jedoch schnell zu einem Mißverhältnis zwischen der Größe des Dottersacks und der Trophoblasthöhle. Der zwischen primärem Dottersack und innerer Oberfläche des Trophoblasten entstehende Spaltraum wird durch ein lockeres extraembryonales Retikulum ausgefüllt, das ebenfalls von den Entodermzellen des Embryoblasten abstammt (**entodermales Retikulum**) (Abb. 3.3).

## Dreizehnter Entwicklungstag

Am 13. Entwicklungstag ist der Oberflächendefekt im Endometrium gewöhnlich abgeheilt. Manchmal kann es jedoch zu einer Blutung an der Einnistungsstelle (**Nidationsblutung**) kommen, die durch einen vermehrten Bluteinstrom in die lakunären Räume am abembryonalen Pol verursacht wird. Da diese Blutung ungefähr am 28. Tag des Menstruationszyklus eintritt, kann sie mit einer normalen Menstruationsblutung verwechselt werden und so zu einem Fehler bei der Berechnung des erwarteten Geburtstermins führen.
Der Trophoblast entwickelt sich besonders am embryonalen Pol weiter. Die Trabekel des Synzytiums richten sich so aus, daß sie vom Zytotrophoblast strahlenförmig ausgehen. In die Trabekel wachsen Zytotrophoblastzellen hinein. Diese werden damit zu **primären Zotten** (Abb. 3.4).
Im Inneren der Blastozyste kommt es zu einer grundlegenden Umorganisation der Embryonalanlage durch zwei miteinander verbundene Vorgänge: 1. Am hinteren Pol der Keimscheibe entsteht **extraembryonales Mesoderm**, das sich auf der Innenfläche des Trophoblasten ausbreitet und damit die Trophoblasthöhle in die Chorionhöhle umwandelt. 2. Der primäre Dottersack zerreißt. Seine freien Ränder schließen sich zum sehr viel kleineren **sekundären Dottersack** zusammen.
Diese Umorganisation führt dazu, daß die Keimscheibe nun zwischen der Amnionhöhle und dem sekundären oder definitiven Dottersack ausgespannt ist. Die gesamte Embryonalanlage mit Amnionhöhle und Dottersack ist ihrerseits über einen Haftstiel aus extraembryonalem Mesoderm in einer weiten Chorionhöhle aufgehängt (Abb. 3.4 und 3.5).

**Entwicklung von extraembryonalem Mesoderm:** Am hinteren Pol der Keimscheibe bildet sich eine vom Ektoderm ausgehende Verdickung zwischen beiden Keimblättern. Aus ihr gehen Mesodermzellen hervor, die sich zunächst außerhalb der Keimscheibe (extraembryonal) auf der Oberfläche des Trophoblasten sowie auf dem Dach der Amnionhöhle und entlang der Wand des primären

## Dreizehnter Entwicklungstag 51

**13 Tage alte Blastozyste**

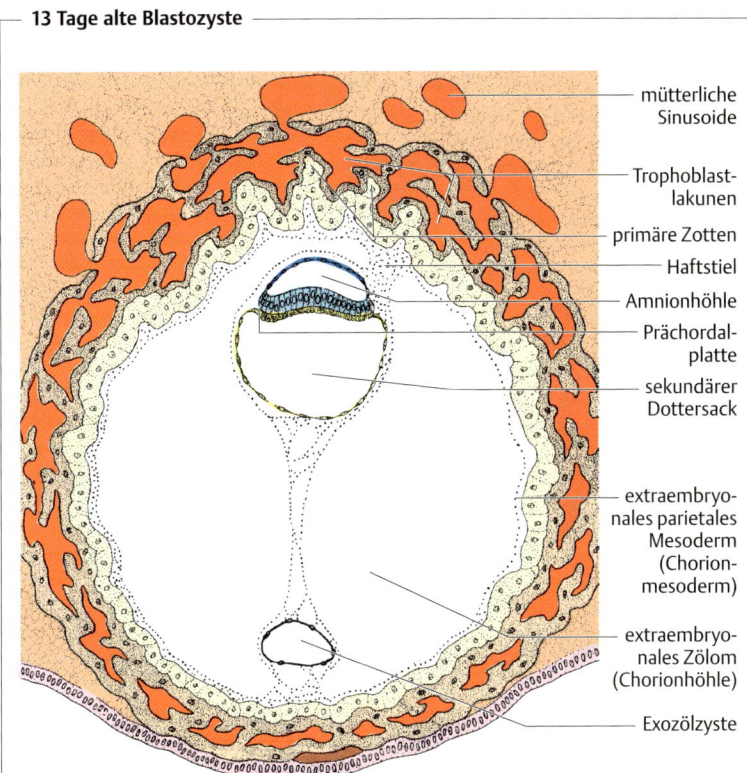

Abb. 3.4 Die Blastozyste ist vollständig in das Endometrium eingebettet. Die Trophoblastlakunen sind jetzt sowohl am embryonalen als auch am abembryonalen Pol vorhanden. Der uteroplazentare Kreislauf hat begonnen. Beachte die Entstehung der primären Stammzotten und des extraembryonalen Zöloms. Der sekundäre Dottersack besitzt eine Wandung aus Entoderm und Dottersack-Mesoderm (extraembryonales viszerales Mesoderm). Die Exozölzyste innerhalb des extraembryonalen Zöloms ist ein Überbleibsel des primären Dottersackes.

Dottersacks ausbreiten (Abb. 3.4). Aus der Verdickung am kaudalen Pol der Keimscheibe entsteht im folgenden Stadium der Primitivstreifen, aus dem das intraembryonale Mesoderm hervorgeht.

**Entstehung der Chorionhöhle:** Die Chorionhöhle entspricht einem extraembryonalen Zölom. Entsprechend kann die Mesodermauskleidung der Außen-

## 3. Zweiblättrige Keimscheibe (zweite Woche)

**Histologischer Schnitt einer 13 Tage alten Blastozyste**

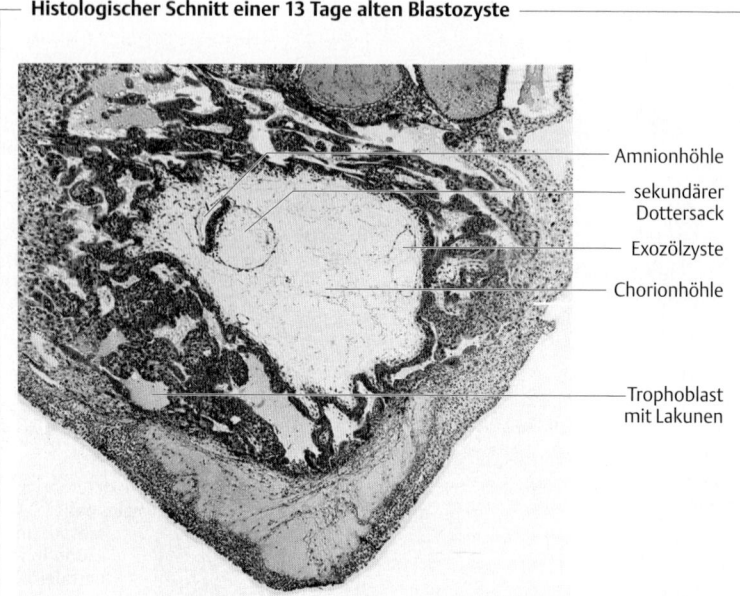

Abb. 3.5  Die Keimscheibe ist zwischen Amnionhöhle und Dottersack ausgespannt. Die relativ kleine Embryonalanlage ist am Haftstiel in der großen Chorionhöhle befestigt.

wand als **extraembryonales parietales Mesoderm** und die Auskleidung der Innenwand als **extraembryonales viszerales Mesoderm** bezeichnet werden (Abb. 3.4). Die für die Ernährung des Embryos notwendige frühzeitige Differenzierung des Trophoblasten führt dazu, daß die **extraembryonale Leibeshöhle (Zölom)** eher entsteht als die eigentliche intraembryonale Leibeshöhle. Der von Mesoderm bedeckte Trophoblast wird als **Chorion** bezeichnet. Das **Chorionmesoderm** (extraembryonales parietales Mesoderm) dringt im folgenden Stadium in die Zotten ein und ist der Ausgangspunkt für die Entwicklung von Choriongefäßen (vgl. Abb. 4.8, S. 67).

**Umwandlung des primären in den sekundären Dottersack:** Die Ausbildung von zwei Dottersacksystemen kommt nur bei den Primaten vor. Sie hängt funktionell wahrscheinlich mit der enormen Ausbildung des Trophoblasten oder des Chorions bei der interstitiellen Implantation zusammen. Durch das „Platzen" des primären Dottersacks wird die Bildung eines kleineren definitiven Dottersacks möglich. Vom primären Dottersack bleiben abgesprengte Teile zusammen mit entodermalem extraembryonalen Retikulum in der Chorionhöhle als **Exozölzysten** zurück (Abb. 3.4 und 3.5). Der vom großen primären Dottersack eingenommene Raum geht in der Chorionhöhle auf.

**Haftstiel:** Der Haftstiel besteht aus extraembryonalem Mesoderm, das die Embryonalanlage mit dem Chorion verbindet (Abb. 3.4). Im Haftstiel entwickeln sich später die Nabelgefäße. In den Haftstiel hinein erstreckt sich die Allantois (vgl. Abb. 5.13, S. 85).

Die Erstbeschreiber der frühen Implantationsstadien des Menschen nahmen an, daß das extraembryonale Mesoderm vom Trophoblast abstammt. Die erneute Untersuchung dieser Frage an den menschlichen Exemplaren der Carnegie-Sammlung durch Luckett (1978) ergab, daß auch das extraembryonale Mesoderm aus dem Embryoblast hervorgeht.

Am Ende der 2. Woche besteht die Keimscheibe aus zwei aufeinanderliegenden Zellschichten: dem Ektoderm, das den Boden der sich ständig ausweitenden Amnionhöhle bildet, und dem Entoderm, welches das Dach des sekundären Dottersackes bildet. In seinem kranialen Abschnitt weist das Entoderm eine leichte Verdickung auf, die **Prächordalplatte**. Dabei handelt es sich um einen Bezirk aus zylindrischen Zellen, die dem darüberliegenden Ektoderm fest anliegen (Abb. 3.4 und 4.1, S. 59).

## *Klinische Bezüge*

Der Synzytiotrophoblast ist für die Hormonproduktion verantwortlich (vgl. Kapitel 7). Das wichtigste Hormon ist das **HCG (human chorionic gonadotropin)**. Am Ende der 2. Woche wird soviel HCG produziert, daß es als Schwangerschaftstest mit einem Radioimmunoessay nachgewiesen werden kann.

Da 50 % des embryonalen Genoms vom Vater stammt, stellt der sich implantierende Embryo fremdes Gewebe dar, das im Prinzip vom mütterlichen Organismus abgestoßen werden müßte. Es gibt mehrere Hypothesen zu der Frage, warum der Konzeptus nicht abgestoßen wird. Eine Möglichkeit ist die Resistenz des Synzytiotrophoblasten gegenüber mütterlichen Killerzellen oder das Fehlen von Transplantationsantigenen auf der Oberfläche des Synzytiotrophoblasten. Bei Autoimmunerkrankungen der Mutter, z. B. beim systemischen Lupus erythematodes (SLE) wird der Embryo aufgrund von spezifischen Antikörpern abgestoßen, die durch die Krankheit entstehen und sekundär den Konzeptus angreifen.

Die Blastozyste nistet sich beim Menschen normalerweise im Endometrium an der hinteren oder vorderen Wand des Uteruskörpers ein. Dort setzt sie sich zwischen den Drüsenöffnungen des Endometriums oder gelegentlich in der Mündung einer der Drüsengänge fest. Aber selbst die Implantation innerhalb des Uterus kann gelegentlich zu schweren Komplikationen führen. Dies ist besonders der Fall, wenn sich die Blastozyste in der Nähe des inneren Muttermundes einnistet (Abb. 3.6). Die Plazenta legt sich dann über den inneren Muttermund (**Placenta praevia**) und verursacht starke Blutungen in der zweiten Hälfte der Schwangerschaft und bei der Geburt.

Nicht selten findet die Implantation außerhalb des Uterus statt und führt so zu einer ektopischen oder extrauterinen Gravidität. Dies kann überall in der Bauchhöhle, dem

## Abweichende Einnistungsorte der Blastozyste

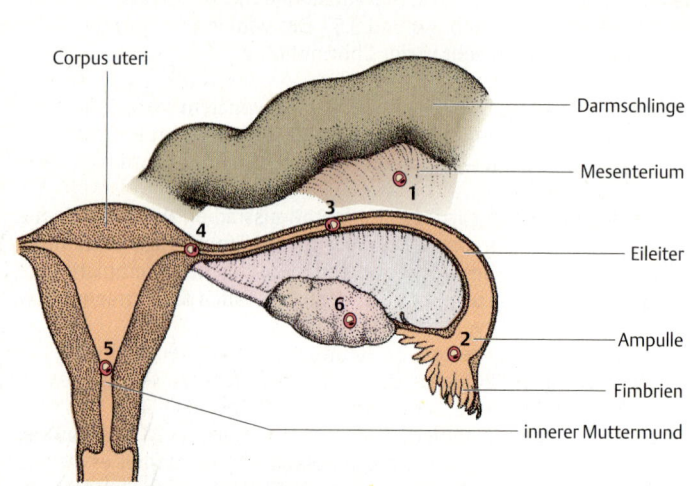

Abb. 3.6  **1** Implantation in der Leibeshöhle. Das Ei setzt sich am häufigsten in der Excavatio rectouterina (Douglas-Raum) fest. Es kann sich jedoch grundsätzlich überall im Peritoneum implantieren. **2** Implantation in der Ampulle des Eileiters. **3** Implantation im Eileiter. **4** Intramurale Implantation, d. h. im engen Abschnitt der Tuba uterina. **5** Implantation im Bereich des inneren Muttermundes, die häufig zu Placenta praevia führt. **6** Implantation im Ovar.

Ovar oder dem Eileiter der Fall sein (Abb. 3.6). 95 % der Extrauteringraviditäten finden sich in der Ampulle (Abb. 3.7). Innerhalb der Bauchhöhle setzt sich die Blastozyste zumeist im Peritoneum der Excavatio rectouterina (Douglas-Raum) fest (Abb. 3.8). Die Blastozyste kann sich aber auch im Peritonealüberzug des Verdauungstraktes oder im Omentum implantieren. Eine extrauterine Schwangerschaft kann nur in den seltensten Fällen ausgetragen werden.

Manchmal entwickelt sich die Blastozyste im Ovarium selbst und verursacht eine primäre Ovarialschwangerschaft. In 95 % der Fälle sitzt die ektopische Schwangerschaft im Eileiter (Tubargravidität) (Abb. 3.7). Eine ektopische Schwangerschaft führt zum Absterben des Keimes im 2. Schwangerschaftsmonat. Sie kann ohne Behandlung zu einer schweren mütterlichen Blutung führen, die mit einem akuten Abdomen einhergeht.

In der 2. Woche ist eine normale Schwangerschaft noch nicht erkennbar. Ein Frühabort fällt mit der Regelblutung zusammen und bleibt unbemerkt. Unsere Kenntnis der frühen Implantationsstadien des Menschen geht auf die einmalige Zusammenarbeit des Gynäkologen J. Rock und des Pathologen A. T. Hertig mit der embryologischen Arbeitsgruppe am Carnegie-Institut, Washington, zurück. In einer Zusammenstellung be-

**Eileiter mit Tubargravidität**

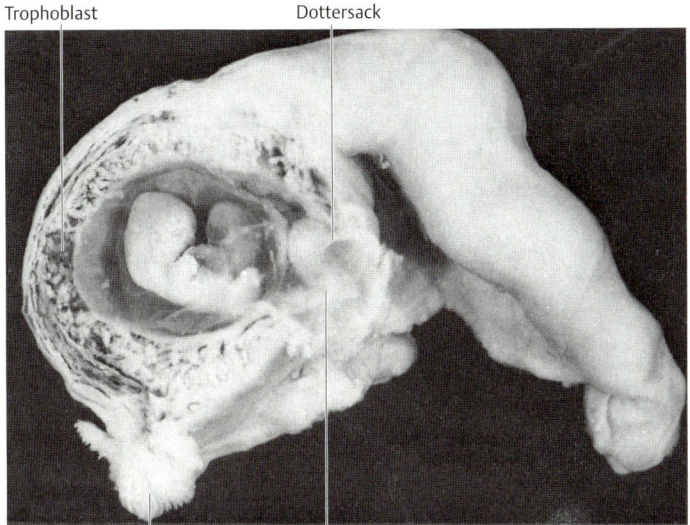

Trophoblast  Dottersack

Fimbrien  Ruptur im Eileiter

Abb. 3.**7**  Gravidität im Bereich der Ampulle. Der Embryo ist etwa 2 Monate alt. Die Infiltration der Eileiterwand durch den Trophoblast hat zur Eileiterruptur mit nachfolgender schwerer Blutung geführt.

schrieben sie eine Serie von 26 implantierten Blastozysten im Alter von $7^1/_2 - 17$ Tagen (Hertig, Rock and Adams: Amer. J. Anat. 98 [1956] 435). Alle Keime stammten von Patientinnen mit normaler Fruchtbarkeit. Überraschenderweise waren 9 (34,6%) von ihnen fehlgebildet. Einige bestanden nur aus Synzytium, während andere eine mehr oder weniger ausgeprägte Hypoplasie des Trophoblasten aufwiesen. Bei zweien fehlte der Embryoblast und bei einigen anderen lag eine abnorme Orientierung der Keimscheibe vor.

Wahrscheinlich hätten die meisten der fehlgebildeten Blastozysten überhaupt keine Schwangerschaftszeichen hervorgerufen, da der Trophoblast so schlecht ausgebildet war, daß das Corpus luteum nicht erhalten geblieben wäre. Sie wären höchstwahrscheinlich bei der nächsten Menstruation abgegangen. Andere hätten vielleicht noch einige Zeit überlebt, um dann zu einem späteren Zeitpunkt abortiert zu werden.

Hertig hat seine langjährigen Erfahrungen beim Absuchen von Hysterektomiematerial auf Implantationsorte folgendermaßen zusammengefaßt: Unter optimalen Bedingungen für eine Schwangerschaft werden 15% der Eizellen nicht befruchtet. Bei weiteren 10–15% beginnt zwar die Furchung, es kommt aber nicht zu einer Implantation. Von den restlichen 70–75% überleben nur 58% bis zum Ende der 2. Woche. Von ihnen sind

## Extrauterine Gravidität

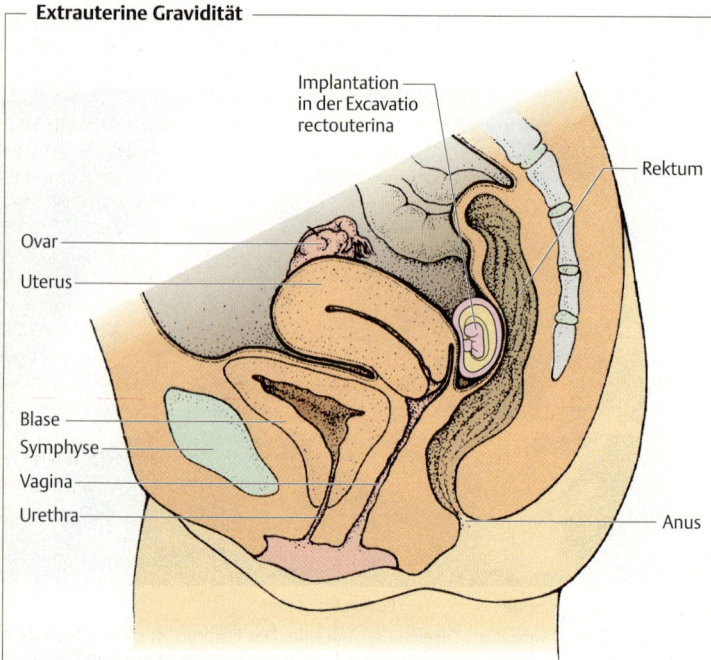

Abb. 3.**8** Der Embryo hat sich in der Excavatio rectouterina (Douglas-Raum) zwischen Rectum und Uterus eingenistet. Da das Ovar auf der Dorsalseite des Lig. latum sitzt, kommen befruchtete Eier, die zwischen Ovar und Fimbrienkranz herausrutschen, bevorzugt an diese Stelle zu liegen.

wiederum 16% fehlgebildet. Infolgedessen überleben nur 42% der Oozyten mit Spermienkontakt bis zum Zeitpunkt der ersten ausbleibenden Regel. Von diesen geht ein Teil noch in den folgenden Wochen ab oder kommt schließlich als Fehlgeburt zur Welt. Bei einigen der mißgebildeten Blastozysten zeichnet sich der Trophoblast durch eine gesteigerte Proliferation aus. Es entsteht ein vom kindlichen Gewebe ausgehender Tumor. Die gutartige, nichtinvasive Form wird als **Blasenmole (Mola hydatidosa)** bezeichnet. Der Embryo stirbt ab, die Uterushöhle ist von Wucherungen des Trophoblasten mit blasenförmig erweiterten Zotten ausgefüllt. Die bösartige, invasive und metastasierende Form ist das **Chorionepitheliom**.
Die genetische Analyse von Blasenmolen hat gezeigt, daß der männliche und weibliche Vorkern sich funktionell unterscheiden, obwohl sie genetisch äquivalent sind. Obwohl die Zellen der Blasenmole diploid sind, stammt ihr gesamtes Genom vom Vater. Die meisten Blasenmolen müssen daher aus befruchteten Eizellen entstehen, die keinen

Zellkern besitzen. Der diploide Chormosomensatz entsteht durch die Duplikation der väterlichen Chromosomen. Diese Bobachtungen weisen auch darauf hin, daß die väterlichen Gene die Entwicklung des Trophoblasten regulieren, da sich dieses Gewebe bei der Blasenmole auch differenziert, wenn kein weiblicher Vorkern vorhanden ist.

Bei einigen genetischen Erkrankungen ist es von Bedeutung, ob der genetische Defekt vom Vater oder von der Mutter übertragen wurde. Dies ist ein weiterer Hinweis auf die funktionellen Unterschiede zwischen väterlichen und mütterlichen Chromosomen. So führt z. B. eine Deletion in Chromosom 11 bei einem väterlichen Erbgang zum Prader-Willi-Syndrom, während die Übertragung des gleichen Defektes über die Mutter ein Angelman-Syndrom erzeugt. Die unterschiedliche Expression von homologen Genen oder Chromosomenabschnitten je nachdem, ob das genetische Material vom Vater oder von der Mutter stammt, läßt sich durch **Imprinting des Genoms** erklären. Das Imprinting betrifft die Autosomen- und die Geschlechtschromosomen und hängt mit der Modulierung der DNS zusammen. Ein Spezialfall ist die Inaktivierung eines X-Chromosoms in den somatischen Zellen bei allen weiblichen Säugetieren. Das Imprinting spielt eine Rolle bei Erkrankungen wie der Chorea Huntington, der Neurofibromatose, bei familiären Krebserkrankungen (Wilms-Tumor der Niere, Retinoblastom) und bei der Muskeldystrophie. Das Fragile-X-Syndrom als häufigste Ursache für eine erblich bedingte geistige Behinderung hängt wahrscheinlich ebenfalls mit dem Imprinting zusammen (siehe Kapitel 8).

## *Zusammenfassung: Zweiblättrige Keimscheibe (zweite Woche)*

### Entwicklung des Trophoblasten

**Zytotrophoblast und Synzytiotrophoblast:** In der 2. Woche dringt die Blastozyste in die Schleimhaut ein (interstitielle Implantation). Der Trophoblast bildet eine innere, aktiv proliferierende Schicht, den Zytotrophoblast, und eine äußere vielkernige Schicht, den Synzytiotrophoblast (Abb. 3.**1**).

**Entstehung des uteroplazentaren Kreislaufs:** Im Synzytiotrophoblast treten Lakunen auf (Abb. 3.2). Aus den arrodierten mütterlichen Gefäßen strömt mütterliches Blut in die Lakunen ein, so daß ein einfacher uteroplazentarer Kreislauf entsteht (Abb. 3.4).

Der Synzytiotrophoblast produziert Choriongonadotropin (HCG), das das Corpus luteum graviditatis erhält und im immunologischen Schwangerschaftstest im Harn der Schwangeren nachgewiesen werden kann.

### Entwicklung des Embryoblasten

**Ektoderm und Entoderm:** Die Zellen des Embryoblasten bilden eine Entoderm- und eine Ektodermschicht aus, so daß eine zweiblättrige Keimscheibe entsteht (Abb. 3.1).

**Amnionhöhle und primärer Dottersack:** Über dem Ektoderm entsteht die Amnionhöhle. Die Entodermzellen kleiden die Blastozystenhöhle aus und bilden so den primären Dottersack. Zwischen Trophoblast und primärem Dottersack entsteht ein Spaltraum, der von entodermalem Retikulum ausgefüllt wird (Abb. 3.3 A).

## 3. Zweiblättrige Keimscheibe (zweite Woche)

**Chorionhöhle und sekundärer Dottersack:** Durch die enorme Ausdehnung des Trophoblasten vergrößert sich die Trophoblasthöhle. Am 13. Tag entsteht am verdickten kaudalen Pol der Keimscheibe Mesoderm, das sich als extraembryonales Mesoderm in der Trophoblasthöhle ausbreitet. Der primäre Dottersack platzt und wandelt sich in den kleineren definitiven (sekundären) Dottersack um. Es entsteht die vom Mesoderm ausgekleidete Chorionhöhle, in der die Embryonalanlage mit Amnionhöhle und Dottersack am mesodermalen Haftstiel aufgehängt ist (Abb. 3.4).

### ? Fragen zur Vertiefung

1. Der bei der Implantation in das mütterliche Gewebe eindringende Trophoblast enthält 50% väterliche Gene und stellt daher ein Fremdgewebe dar. Warum wird der Konzeptus trotzdem nicht vom Immunsystem der Mutter abgestoßen?
2. Eine Frau, die sich für schwanger hält, klagt über Ödeme und eine vaginale Blutung. Die Untersuchung ergibt hohe Plasmaspiegel von HCG. Es läßt sich Plazentagewebe nachweisen, jedoch kein Embryo. Welche Diagnose würden Sie stellen?
3. Eine junge Frau, bei der zwei Menstruationen ausgeblieben sind, klagt über heftige Leibschmerzen. Welches ist die Verdachtsdiagnose, und wie kann sie bestätigt werden?

# 4. Dreiblättrige Keimscheibe (dritte Woche)

## Bildung des Primitivstreifens

Nachdem am Ende der 2. Woche das extraembryonale Mesoderm aus dem verdickten Bereich am kaudalen Pol der Keimscheibe hervorgegangen ist (s. Abb. 3.4, S. 51), schließt sich zu Beginn der 3. Woche die Bildung des **intraembryonalen Mesoderms** an. Die kaudale Verdickung der Keimscheibe wächst als Primitivstreifen auf die Prächordalplatte zu. Der **Primitivstreifen** wird auf der Oberfläche des Ektoderms am Boden der Amnionhöhle als unscharf begrenzter Streifen sichtbar (Abb. 4.1, 4.2 A und 4.5). Bei einem 15 bis 16 Tage alten Embryo ist er bereits deutlich als eine Rinne mit beiderseits erhöhten Rändern zu erkennen (Abb. 4.2 A). Kranial endet der Primitivstreifen im **Primitivknoten**, einem leicht erhöhten Bezirk mit einer kleinen Grube, der **Primitivgrube** (Abb. 4.2). Auf einem Querschnitt durch die Keimscheibe nehmen die Zellen im Bereich des Primitivstreifens eine tropfenförmige Gestalt an und stehen mit einer neuen lockeren Zellschicht in Verbindung, die sich zwischen Ektoderm und Entoderm ausbreitet (Abb. 4.2 B, C).

In Analogie zu Beobachtungen bei anderen Wirbeltieren nimmt man an, daß auch beim Menschen Ektodermzellen an der Oberfläche der Keimscheibe auf den Primitivstreifen zuwandern (Abb. 4.2 A). Im Bereich des Streifens runden sich die Zellen ab und wandern in die Primitivrinne hinein. Diese Bewegung

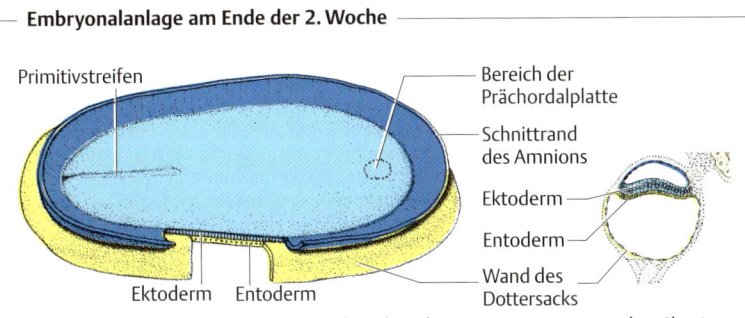

**Embryonalanlage am Ende der 2. Woche**

Abb. 4.1 **A** Embryonalanlage mit Haftstiel und einem Segment aus der Chorionwand. **B** Keimscheibe. Die Amnionhöhle ist eröffnet, so daß man von dorsal auf das Ektoderm schaut. Ektoderm und Entoderm liegen noch direkt aufeinander. Kaudal liegt der Primitivstreifen mit der flachen Primitivrinne.

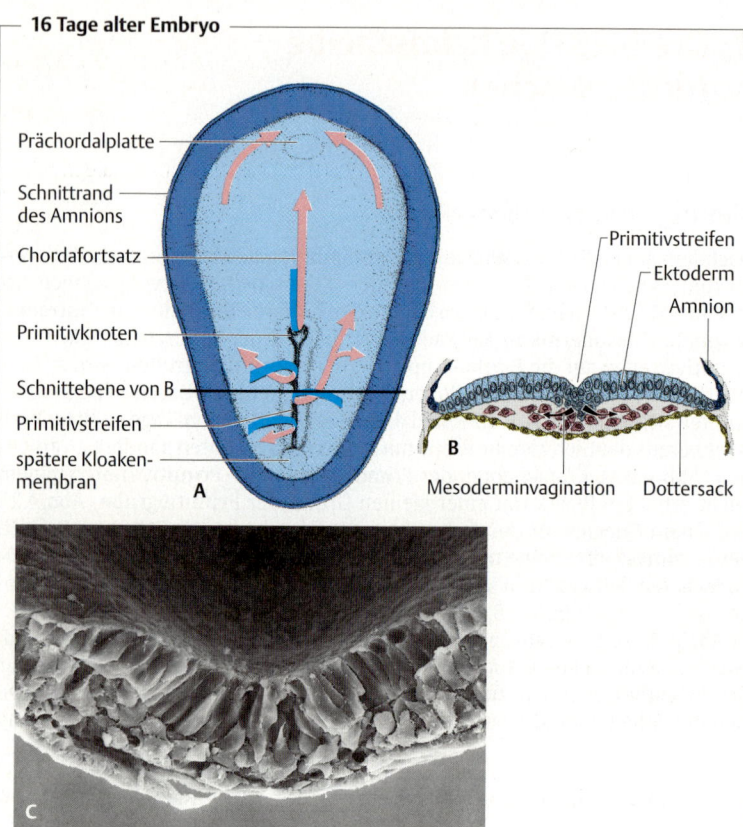

Abb. 4.2 **A** Ansicht von dorsal. Die Pfeile deuten die Invagination durch Primitivstreifen und Primitivknoten an. Die blauen Pfeilenden zeigen die Bewegung der Oberflächenzellen in Richtung des Primitivstreifens und -knotens. Die roten Pfeile kennzeichnen die anschließende Wanderung der Mesodermzellen zwischen Ektoderm und Entoderm. Der Chordafortsatz erstreckt sich in der Mittellinie vom Primitivknoten bis zur Prächordalplatte. **B** Querschnitt im Bereich des Primitivstreifens am Tag 15 mit Darstellung der Invagination. Die primären Entodermzellen werden durch herabwandernde definitive Entodermzellen nach lateral verdrängt. Die invaginierten Mesodermzellen wandern ebenfalls nach lateral. **C** Schnitt durch den Primitivstreifen eines Mausembryos (REM).

heißt **Invagination**. Die invaginierten Zellen wandern zwischen Ektoderm und Entoderm nach lateral und bilden so ein mittleres Keimblatt, das **Mesoderm** (Abb. 4.2 B).
Immer mehr Zellen schieben sich zwischen Ektoderm und Entoderm ein und wandern als intraembryonales Mesoderm in lateraler und kranialer Richtung (Abb. 4.2). Am Rand der Keimscheibe verschmilzt das intraembryonale mit dem extraembryonalen Mesoderm (Abb. 4.4 B). Die Zellen, die nach kranial noch an der Prächordalplatte vorbeiwandern, treffen in der Mittellinie wieder aufeinander und bilden den Ausgangspunkt für das spätere Herzblastem (s. Abb. 5.13, S. 85, und 12.2, S. 191).

## Entwicklung der Chorda

Die durch den Primitivknoten invaginierten Zellen wandern nach kranial auf die Prächordalplatte zu. Sie bilden als **Chordafortsatz** (Abb. 4.3) die Anlage des primitiven Achsenorgans, der **Chorda dorsalis**. Der kleine Zentralkanal (Axialkanal) im Chordafortsatz kann als Aussackung der Primitivgrube im Primitivknoten aufgefaßt werden.
Die Mesodermschicht trennt zusammen mit dem Chordafortsatz das Entoderm und das Ektoderm vollständig voneinander. Eine Ausnahme bildet in dieser Beziehung kranial der Bereich der **Prächordalplatte** (Abb. 4.1 und 4.2 A). Hier liegen Entoderm und Ektoderm noch direkt aufeinander. Das Entoderm ist verdickt, da es Mesodermmaterial für den Kopfbereich enthält, das erst mit der Ausbildung der Mundbucht als Teil des unabhängig vom Primitivstreifen gebildeten Kopfmesenchyms aus der Entodermschicht auswandert. Kaudal befindet sich ebenfalls ein Bezirk, in dem Ektoderm und Entoderm direkt aufeinanderliegen. Dies ist der Bereich der späteren **Kloakenmembran** (Abb. 4.2 A).
Der Chordafortsatz wird vorübergehend als Chordaplatte in die Entodermschicht eingeschaltet. Der Boden des Chordafortsatzes verschmilzt dabei mit dem darunterliegnden Entoderm. Das Lumen des Chordafortsatzes verschwindet (Abb. 4.3 A). Als Rest bleibt ein kleiner Kanal zurück, der vorübergehend als Fortsetzung der Primitivgrube die Amnionhöhle mit dem Dottersack und nach Schluß des Neuralrohres den Neuralkanal mit der Darmrinne verbindet (**Canalis neurentericus**). Das Zellmaterial des Chordafortsatzes ist damit als **Chordaplatte** in das Entoderm eingeschaltet (Abb. 4.3 B). Anschließend löst sich die Anlage der Chorda als solider Strang wieder aus dem Entoderm heraus. Das Entoderm bildet unter der Chorda wie zuvor eine ununterbrochene Zellschicht als Dach des Dottersackes (Abb. 4.3 C).
Hinter der Kloakenmembran entsteht an der Wurzel des Dottersackes ein kleines Divertikel, das sich in den Haftstiel hinein erstreckt. Dieses Divertikel, das **Allantois-Divertikel** oder die **Allantois**, tritt etwa am 16. Entwicklungstag auf. Im Ei der Vögel und Reptilien dient die Allantois als Harnreservoir. Bei den Säugern ist sie der Ausgangspunkt für die Entwicklung der Plazenta (Abb. 4.3) (Zur Funktion s. auch Kap. 15).

## 4. Dreiblättrige Keimscheibe (dritte Woche)

### Entwicklung der Chorda

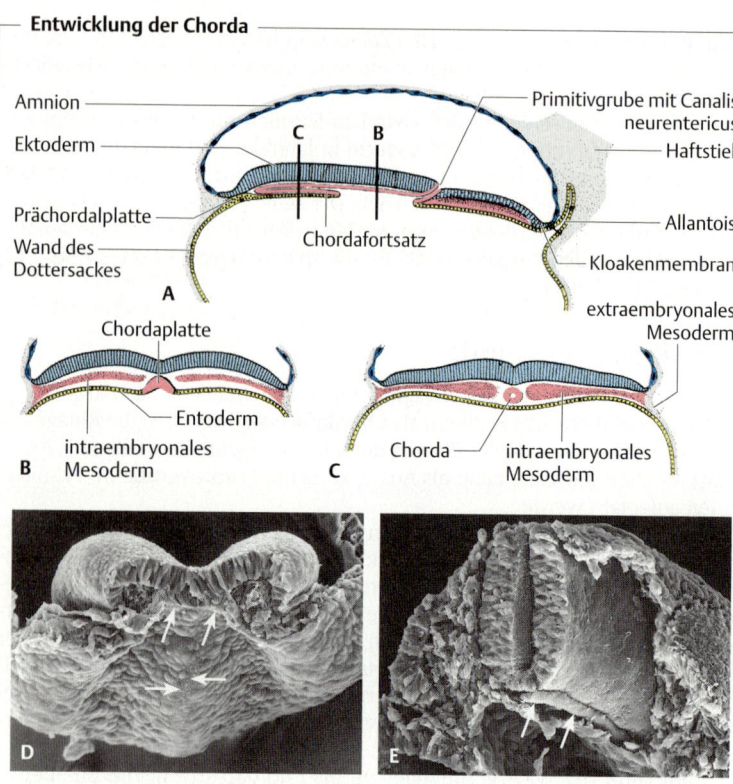

Abb. 4.3 Das Zellmaterial für die Chorda wird durch den Primitivknoten invaginiert und schiebt sich als Chordafortsatz zwischen Entoderm und Ektoderm nach kranial. Der Chordafortsatz wird beim Menschen vorübergehend als Chordaplatte in das Entoderm eingeschaltet. **A** Längsschnitt durch einen 17 Tage alten Embryo, der die Lage des Chordafortsatzes zeigt. Der hintere Abschnitt ist in das Entoderm inkorporiert, so daß die Primitivgrube sich in den Dottersack öffnet und als Canalis neurentericus (Axialkanal) das spätere Neuralrohr mit dem späteren Darmrohr verbindet. **B** Querschnitt durch den Bereich, in dem das Material des Chordafortsatzes vorübergehend in das Entoderm eingeschaltet ist. **C** Definitive Chorda nach der Ausschaltung aus dem Entoderm. **D** REM-Aufnahme eines Mausembryos. Das Stadium entspricht etwa dem in A. Die Bruchfläche zeigt die Prächordalplatte (*Pfeile oben*). Kaudal wölbt sich der Chordafortsatz durch das Entoderm vor (*untere Pfeile*). (Bei der Maus wird die Chorda nicht in das Entoderm eingeschaltet). **E** Mausembryo in einem späteren Stadium. Die Chorda (*Pfeile*) liegt direkt unter dem bereits geschlossenen Neuralrohr.

## Weiteres Wachstum der Keimscheibe

Die ursprünglich flache, runde Keimscheibe zieht sich in die Länge und besteht schließlich aus einem breiten kranialen und einem schmalen kaudalen Abschnitt (Abb. 4.4 A und 4.5). Ein Vergleich mit jüngeren Stadien (Abb. 4.2 A) zeigt deutlich, daß sich die Keimscheibe besonders kranial vergrößert, während sie im Bereich des Primitivstreifens in ihrer Größe mehr oder weniger gleich bleibt. Die Vergrößerung und Verlängerung des kranialen Keimscheibenabschnittes ist zum großen Teil auf die andauernde Wanderung von Zellen aus dem Primitivknoten in kranialer Richtung zurückzuführen. Dabei handelt es sich um eine relative Bewegung, da die Primitivknotenstruktur sich ständig nach kaudal zu-

**Keimscheibe und Keimblätter bei der Maus**

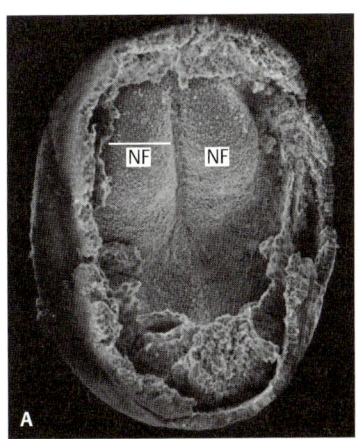 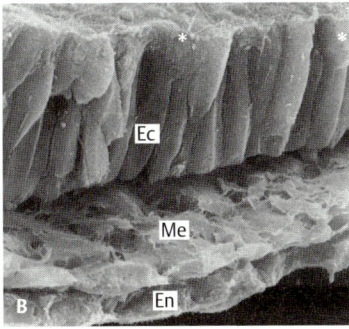

Abb. 4.4  **A** REM-Aufnahme eines Mausembryos. Dorsalansicht der Keimscheibe mit den breiten Neuralfalten (*NF*) beiderseits der Neuralrinne. Der weiter kaudal liegende Primitivstreifen ist verdeckt. **B** Querbruch durch den Embryo im Bereich der in A eingezeichneten Linie. Die drei Keimblätter lassen sich abgrenzen: das hochzylindrische, mehrreihige Neuralektoderm (*Ec*), das lockere Mesoderm (*Me*) und das flache Entoderm (*En*). Die *Sternchen* kennzeichnen zwei abgerundete Zellen in Mitose.

## 64    4. Dreiblättrige Keimscheibe (dritte Woche)

**18 Tage alter Embryo**

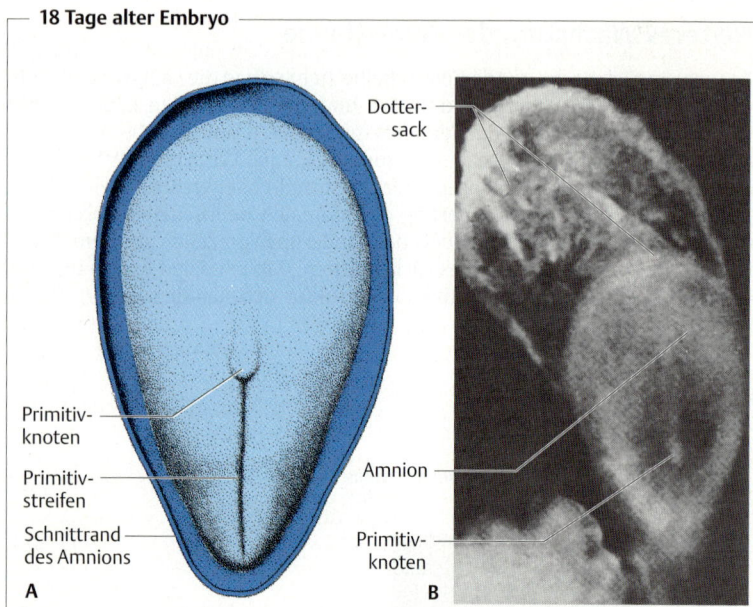

Abb. 4.5 **A** Keimscheibe eines 18 Tage alten menschlichen Embryos von dorsal. Die Keimscheibe hat einen pantoffelförmigen Umriß. Kaudal sind der Primitivstreifen und der Primitivknoten zu erkennen. **B** Photographie in Dorsalansicht. Vor dem Primitivknoten ist als schwacher Streifen die Anlage der Chorda zu erkennen, die durch das Ektoderm hindurchschimmert. Der Dottersack sieht etwas fleckig aus. Der Embryo ist 1,25 mm lang und 0,68 mm breit.

rückzieht, während sich gleichzeitig die Chordaanlage verlängert. Im kaudalen Bereich der Keimscheibe dauert die Invagination von Mesodermmaterial bis zur 4. Woche an. Von da ab treten im Primitivstreifen regressive Veränderungen auf. Er wird kleiner und verschwindet bald ganz. Die spezifische Differenzierung der drei Keimblätter beginnt kranial in der 3. Woche, im kaudalen Abschnitt dagegen erst am Ende der 4. Woche.

### *Klinische Bezüge*

Am Anfang der 3. Woche, wenn sich der Primitivstreifen bildet, ist die Keimscheibe für eine teratogene Schädigung sehr empfindlich. In diesem Stadium lassen sich die Anlagegebiete für eine Reihe von Organsystemen bereits abgrenzen, z. B. die der Augen und die der Gehirnanlage. Die entsprechenden Zellpopulationen können von Teratogenen geschädigt werden. Hohe Dosen von Alkohol schädigen z. B. in diesem Stadium die Zellen in der vorderen Hälfte der Keimscheibe. Es entstehen Mittelliniendefekte der kraniofazialen Strukturen bis hin zur **Holoprosenzephalie**. Bei solchen Kindern ist das Vorderhirn verkleinert; die beiden Seitenventrikel verschmelzen oft zu einem einzigen Ventrikel; die Augen liegen nah beieinander (Hypothelorismus). Das empfindliche Stadium beginnt 2 Wochen nach der Befruchtung, d. h. etwa 4 Wochen nach der letzten Regel. Die Mutter hat daher vielleicht noch nicht bemerkt, daß sie schwanger ist und nimmt an, daß sich die Menstruation verzögert hat. Sie verhält sich deswegen gegenüber Noxen vielleicht nicht so vorsichtig, als wenn sie wüßte, daß sie schwanger ist.

Die Bildung des Primitvstreifens kann durch genetische und durch teratogene Einflüsse gestört werden. Die kaudale **Dysgenesie (Sirenomelie)** ist ein Syndrom, bei dem nicht genügend Mesoderm in der kaudalen Hälfte des Embryos gebildet wird. Da dieses Mesoderm zur Bildung der unteren Extremitäten, des Urogenitalsystems (als intermediäres Mesoderm) und der lumbosakralen Wirbel beiträgt, entstehen Fehlbildungen in diesen Organsystemen. Es findet sich ein weites Spektrum von Entwicklungsstörungen, wie der Hypoplasie und Fusion der unteren Gliedmaßen, Fehlbildungen der Wirbelsäule, Agenesie der Nieren, Analatresie und Fehlbildungen der Genitalorgane (Abb. 4.6). Beim Menschen besteht u. a. eine Beziehung zum mütterlichen Diabetes. Bei der Maus entsteht ein ähnlicher Phänotyp durch Mutationen der Genorte *T*, *Wnt*

---

**Sirenomelie (kaudale Dysgenesie)**

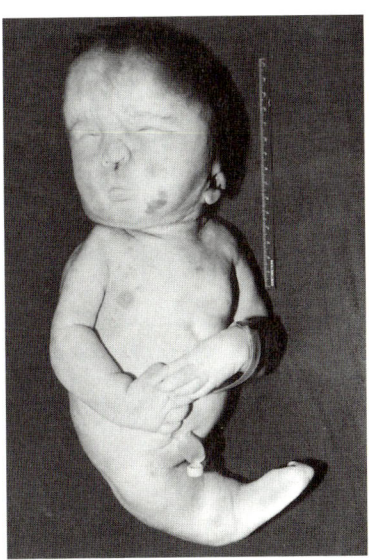

Abb. 4.6 Ungenügende Mesodermbildung im Lumbosakralbereich hat zur Verschmelzung der Beinknospen und der kaudalen Körperhälfte geführt.

und dem Homologen des Drosophila-Regulatorgens „*engrailed*". Es können auch Reste des Primitivknotens in der Sakrokokzygealregion zurückbleiben. Die pluripotenten Zellen proliferieren und bilden Tumoren, die **Sakrokokzygealteratome** genannt werden. Sie enthalten häufig Gewebe aller drei Keimblätter (Abb. 4.7). Das Steißbeinteratom ist der häufigste Tumor beim Neugeborenen und kommt mit einer Häufigkeit von 1 auf 37 000 vor.

**Steißbeinteratom**

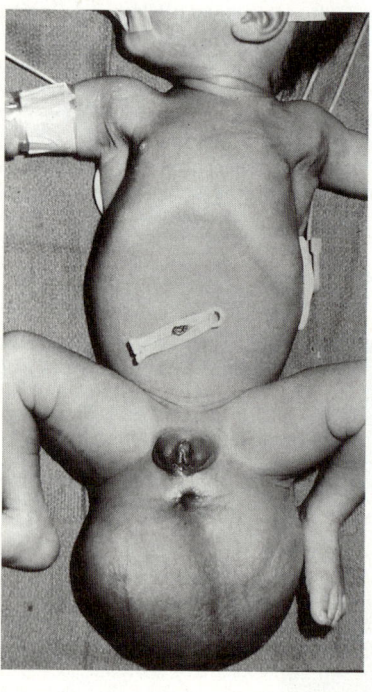

Abb. 4.7  Das Teratom ist aus den Resten des Primitivstreifens hervorgegangen. Teratome können entarten und kommen bei weiblichen Feten häufiger vor als bei männlichen.

## Weitere Entwicklung des Trophoblasten

**Chorionzotten:** Zu Beginn der 3. Woche besitzt der Trophoblast eine große Anzahl von **Primärzotten**, die aus einem Zytotrophoblastkern bestehen, der von einer Synzytiumschicht überzogen ist (Abb. 4.8 A und 3.4). In der weiteren Ent-

## Entwicklung der Chorionzotten

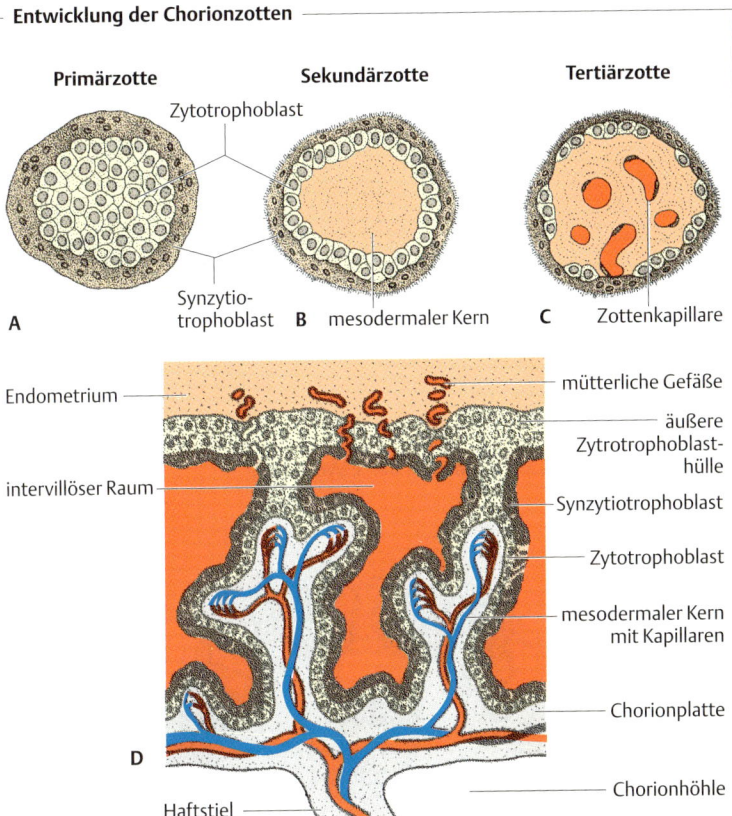

Abb. 4.8 **A** Querschnitt durch eine Primärzotte: Der Kern aus Zytotrophoblastzellen ist bedeckt von einer Synzytiumschicht. **B** Querschnitt durch eine Sekundärzotte: Der mesodermale Kern ist von einer einschichtigen Lage aus Zytotrophoblastzellen umgeben, die ihrerseits wieder vom Synzytium bedeckt sind. **C** Tertiärzotte: Im Mesoderm treten Kapillaren auf. **D** Zotten am Ende der 3. Entwicklungswoche (Längsschnitt): Die mütterlichen Gefäße durchdringen die Zytotrophoblasthülle und ergießen sich in die intervillösen Räume zwischen den Zotten. Die Zottenkapillaren stehen mit den Gefäßen am Haftstiel in Verbindung, die ihrerseits an den intraembryonalen Kreislauf angeschlossen sind.

wicklung dringen Mesodermzellen aus dem extraembryonalen parietalen Mesoderm (Chorionmesoderm, Chorionplatte) in den Zottenkern ein. Die auf diese Weise entstandene **Sekundärzotte** besteht also aus einem lockeren Bindegewebskern, einer Schicht aus Zytotrophoblastzellen und einer äußeren Synzytiumschicht (Abb. 4.8 B).

Am Ende der 3. Woche beginnen die Mesodermzellen im Zottenkern sich zu differenzieren; es entstehen Blutzellen und Kapillaren (Abb. 4.8 C). Mit dem Auftreten von Gefäßen wird die Sekundärzotte zur **Tertiärzotte**. Das Kapillarsystem in den Zotten gewinnt bald Anschluß an Gefäße, die sich in der Chorionplatte und im Haftstiel entwickeln (Abb. 4.8 D und 4.9). Diese Gefäße gewinnen ihrerseits Anschluß an das intraembryonale Kreislaufsystem und stellen damit eine Verbindung zwischen der Plazenta und dem Embryo her (s. Kap. 7, S. 104 ff., und 12, S. 189 ff.). Wenn in der 4. Entwicklungswoche das Herz zu schlagen beginnt, sind die Zotten bereits in der Lage, den Embryo mit den notwendigen

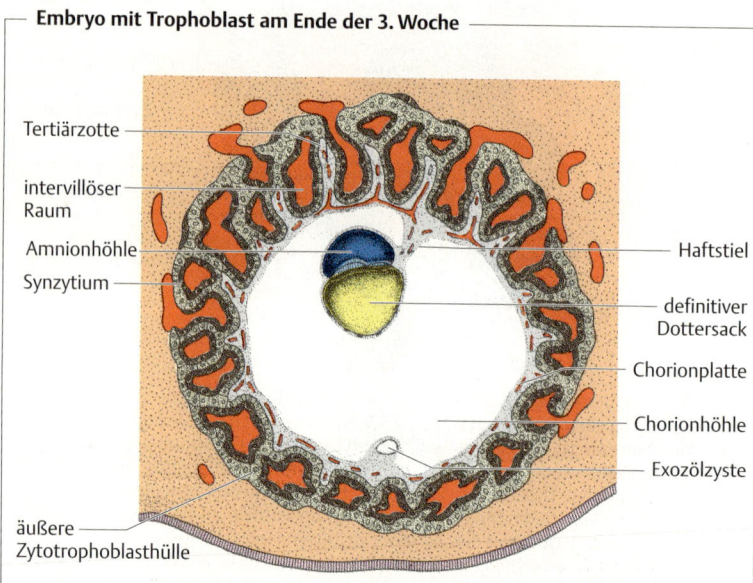

**Embryo mit Trophoblast am Ende der 3. Woche**

Abb. 4.9 Der Embryo befindet sich kurz vor der Somitenbildung. Die Stammzotten geben dem Trophoblast eine charakteristische Radspeichenstruktur. Überall im Trophoblast sind intervillose Räume vorhanden, die von Synzytium ausgekleidet sind. Die Zytotrophoblastzellen umgeben den Trophoblast vollständig und stehen mit dem Endometrium direkt in Verbindung. Der Embryo ist an seinem Haftstiel in der Chorionhöhle aufgehängt.

## Weitere Entwicklung des Trophoblasten

Nahrungsstoffen und mit Sauerstoff zu versorgen. Bis dahin erfolgt die Versorgung des Embryos nur durch Diffusion. Zur gleichen Zeit dringen die Zytotrophoblastzellen aus den Zotten in das Synzytium ein. Sie durchbrechen die Synzytiumschicht und bilden zwischen ihr und dem mütterlichen Endometrium eine neue Schicht aus Zytotrophoblastzellen. Sie umgibt schließlich den gesamten Keim als äußere **Zytotrophoblasthülle** (Abb. 4.8 D und 4.9). Die Chorionblase wird so fest im Endometrium verankert. Zotten, die die **Chorionplatte** mit der **Basalplatte** verbinden, werden als **Stammzotten** bezeichnet. Der Stoffaustausch erfolgt über die freien **Zottenbäumchen,** die von den Stammzotten aussprossen (Abb. 4.10).

Die Chorionhöhle weitet sich aus, so daß der Embryo am 19. und 20. Tag nur noch über den **Haftstiel** (Abb. 4.9) mit dem Trophoblast verbunden ist. Aus dem Haftstiel geht später die **Nabelschnur** hervor, die Embryo und Plazenta miteinander verbindet.

### Stammzotten mit ihren Verzweigungen

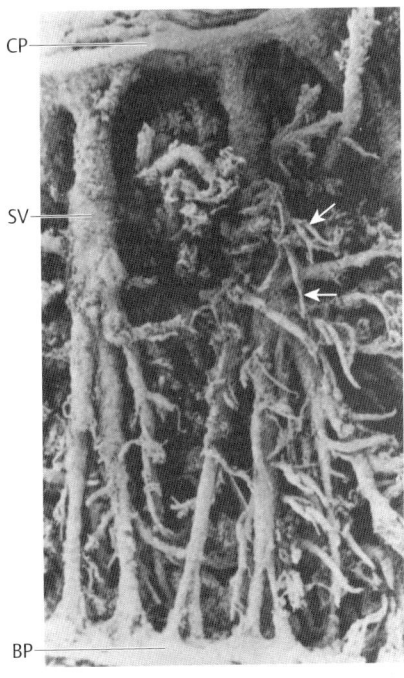

Abb. 4.**10** Die Stammzotten (*SV*) strecken sich zwischen der Chorionplatte (*CP*) und der Basalplatte (*BP*) aus. Von den Stammzotten gehen die Zottenbäumchen mit Endverzweigungen (*Pfeile*) der Zotten ab.

## Zusammenfassung: Dreiblättrige Keimscheibe (dritte Woche)

### Primitivstreifen
In der 3. Woche bildet sich der Primitivstreifen, und an seinem kranialen Ende der **Primitivknoten** aus. Zellmaterial aus dem Ektoderm wandert entlang des Primitivstreifens in die Tiefe und bildet die intraembryonale Mesodermschicht. Das **intraembryonale Mesoderm** breitet sich zwischen Ektoderm und Entoderm nach lateral aus, bis es an den Rändern der Keimscheibe das extraembryonale Mesoderm erreicht, das den Dottersack und das Amnion bedeckt (Abb. 4.3 C).

### Chordafortsatz
Die im Primitivknoten invaginierenden Zellen schieben sich nach kranial vor und bilden den Chordafortsatz (Abb. 4.3 A). Die Primitivgrube wird zu einem Kanal im Chordafortsatz. Der Chordafortsatz schaltet sich vorübergehend als Chordaplatte in das Entoderm ein, so daß der Kanal in seinem Innern als Axialkanal (Canalis neurentericus) die Amnionhöhle mit dem Dottersack verbindet (Abb. 4.3 A). Die Chordaplatte gliedert sich wieder aus dem Entoderm aus und bildet die Chorda, während sich unter ihr die Entodermschicht verschließt.

### Chorionzotten
Das Chorionmesoderm dringt in die Trabekel des Trophoblasten ein und wandelt sie in Chorionzotten um. Im extraembryonalen Mesoderm entstehen Gefäße, die die Chorionzotten über den Haftstiel mit der Embryonalanlage verbinden (Abb. 4.8).

### Fragen zur Vertiefung
1. Eine 22jährige Frau trinkt sehr viel Alkohol auf einer Party und verliert das Bewußtsein. Drei Wochen später bleibt zum zweiten Mal die Regel aus; ein Schwangerschaftstest ist positiv. Ist ihre Sorge berechtigt, daß ihr einmaliger Alkoholexzeß ihr Kind geschädigt haben könnte?
2. Bei einer Ultraschalluntersuchung wird bei einem 28 Wochen alten Fetus eine große Gewebemasse in der Nähe des Sakrums beobachtet. Woher könnte das Gewebe stammen, und welche Gewebearten dürfte sie enthalten?
3. Bei einer Ultraschalluntersuchung wird festgestellt, daß ein Fetus im Kopf- und Thoraxbereich gut entwickelt ist, daß jedoch die kaudalen Strukturen nicht normal ausgebildet sind. Die Nieren fehlen, lumbale und sakrale Wirbel sind nicht angelegt, die unteren Extremitäten sind miteinander verschmolzen. Welche Entwicklungsstörung liegt diesen Defekten wahrscheinlich zugrunde?

# 5. Embryonalperiode (vierte bis achte Woche)

Der Zeitraum zwischen der 4. und 8. Entwicklungswoche heißt **Embryonalperiode**. In dieser Zeit entwickeln sich aus den drei Keimblättern, dem Ektoderm, dem Mesoderm und dem Entoderm, die Organanlagen (**Organogenese**). Am Ende der Embryonalperiode sind die wichtigsten Organsysteme angelegt. Die Organogenese führt zu einem tiefgreifenden Wandel in der äußeren Gestalt des Embryos. Am Ende des 2. Monats wird die endgültige Körperform dann in ihren Hauptzügen sichtbar.

## Derivate des Ektoderms

Am Anfang der 3. Woche ähnelt das Ektoderm einer flachen Scheibe, die kranial etwas breiter ist als kaudal (s. Abb. 4.1 und 4.5). Aus dem Ektoderm gehen die Anlage des Zentralnervensystems und das Oberflächenektoderm hervor. Die Anlage des Zentralnervensystems wird als Neuralplatte vom Chorda-Mesoderm-Komplex im Ektoderm induziert. Die Neuralplatte bildet sich während der Entwicklung des Chordafortsatzes vor dem Primitivknoten als Verdickung im darüberliegenden Ektoderm aus.

### Induktion

Bei der Induktion wird Zielgewebe von Induktorgewebe zur weiteren Entwicklung induziert. So wird die Differenzierung des Neuralektoderms im Epiblast durch den Chordafortsatz induziert. Während der Organogenese treten weitere Induktionsschritte auf, z. B. die Induktion der Differenzierung des metanephrogenen Gewebes durch die Ureterknospe (s. Kap. 15). Die beteiligten Signalmoleküle und Regulatorgene werden zur Zeit charakterisiert. Als Signalmoleküle sind Wachstumsfaktoren aus der Familie des „**transforming growth factor β**" (TGF-β) beteiligt. Beispiele sind **Activin** und der „**fibroblast growth factor**" (FGF). **Morphogene** sind Signalmoleküle, die Konzentrationsgradienten bilden, auf die die Zielzellen in Abhängigkeit von der Konzentration reagieren können. Beispiele für Moleküle mit einer Morphogenwirkung sind **Retininsäure** („retinoic acid"), ein Derivat des Vitamin A, **Neurotransmitter** und die Genprodukte des *Wnt*-**Gens**. Morphogene lösen eine Entwicklungskaskade in den reagierenden Zellen aus. In vielen Fällen ist der erste Schritt die Aktivierung von **Homeobox-Genen**. Sie kodieren für Transkriptionsfaktoren, die ihrerseits die Expression anderer Gene induzieren.

## Erste Somiten (Tag 19 und 20)

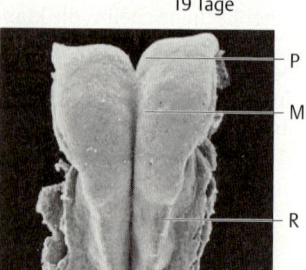

- Neuralplatte
- Schnittrand des Amnions
- Primitivknoten
- Primitivstreifen

**A** 19 Tage

- Neuralfalte
- Neuralrinne
- Somit
- Primitivstreifen
- Schnittrand des Amnions

**B** 20 Tage

- P
- M
- R

Abb. 5.1 **A** Dorsalansicht eines etwa 19 Tage alten Embryos. Das Amnion wurde entfernt. Die Neuralplatte ist gut zu erkennen. **B** Dorsalansicht eines etwa 20 Tage alten Embryos. Beachte die Entwicklung der Somiten und die Entstehung der Neuralrinne sowie der Neuralfalten.
**C** REM-Aufnahme eines Mausembryos im Stadium der Neuralrinne (entspricht dem 20 Tage alten menschlichen Embryo). In der Neuralplatte läßt sich kranial bereits der Bereich des Vorderhirns (*P*: Prosenzephalon), des Mittelhirns (*M*: Mesenzephalon) und des Rautenhirns (*R*: Rhombenzephalon) abgrenzen.

Am Ende der 3. Woche stellt die Neuralanlage eine pantoffelförmige Platte dar, die sich beiderseits vom Primitivstreifen nach kaudal fortsetzt (Abb. 5.1 A, B). Die lateralen Ränder der **Neuralplatte** richten sich zu den **Neuralfalten** auf. Zwischen den Neuralfalten liegt die **Neuralrinne** (Abb. 5.2 A, B). Die Neuralfalten wandern aufeinander zu und verschmelzen in der Mittellinie. Auf diese Weise entsteht das **Neuralrohr** (Abb. 5.2 C). Die Verschmelzung der Neuralfalten beginnt in der späteren Halsregion (im Bereich des 4. Somiten) und schrei-

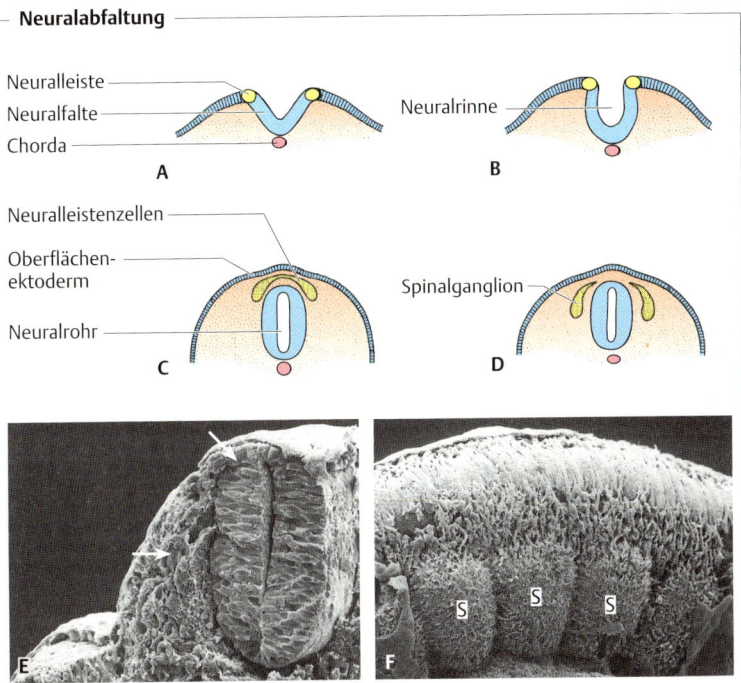

Abb. 5.2 Aufeinanderfolgenden Stadien bei der Bildung der Neuralfalten (**A**), der Neuralrinne (**B**) und des Neuralrohres (**C**). Die Neuralleistenzellen sitzen zuerst in einem Bezirk zwischen Neuralrohr und Oberflächenektoderm (**C**) und entwickeln sich dann zu den Spinalganglien und den sensiblen Ganglien der Hirnnerven (**D**). **E** REM-Aufnahme eines Mausembryos: Es sind Neuralleistenzellen zu erkennen, die nach dem Schluß des Neuralrohrs dorsal aus der Neuralleiste auswandern (*Pfeil*). **F** In der Lateralansicht nach Entfernung des Ektoderms sieht man, wie die Neuralleistenzellen an der Wand des Neuralrohrs auf die Somiten (*S*) zuwandern. Aus den Neuralleistenzellen des Rumpfes entstehen die Spinalganglien, die Ganglien des sympathischen und parasympathischen Nervensystems sowie die Melanozyten.

## Wandernde Neuralleistenzellen bei einem Mausembryo

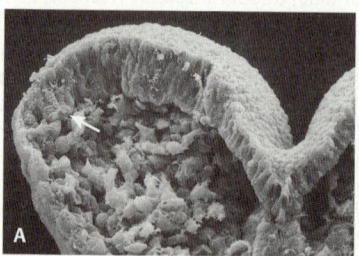
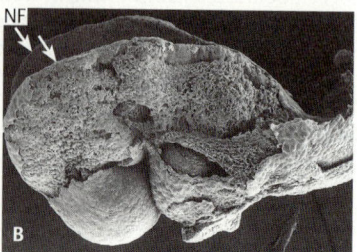

Abb. 5.3 **A** Querbruch durch die Neuralplatte im Kopfbereich eines Mausembryos. Die Neuralleistenzellen wandern am Rand der Neuralplatte aus und bilden Kopfmesenchym. **B** Lateralansicht der Kopfanlage nach Entfernung des Ektoderms. Die wandernden Neuralleistenzellen bilden eine dichte Schicht unter dem (entfernten) Ektoderm. Aus den Neuralleistenzellen des Kopfes gehen Kopfmesenchym, die Ganglien der Hirnnerven (V, VII, IX und X) sowie Skelettelemente und Bindegewebe für das Gesicht und den Schädel hervor. Darüber hinaus tragen sie zur Bildung des Septum aorticopulmonale in der Ausflußbahn des Herzens bei. Im Gegensatz zum Rückenmark wandern die Neuralleistenzellen im Kopfbereich vor der Fusion der Neuralfalten (*NF*) aus.

## Schluß des Neuralrohrs und Somitenbildung

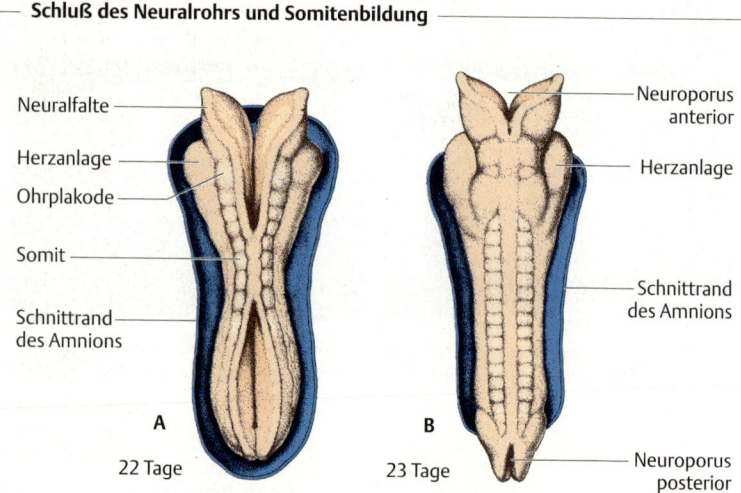

Abb. 5.4 **A** Dorsalansicht im Alter von etwa 22 Tagen. Beiderseits vom Neuralrohr lassen sich 7 Somiten erkennen. **B** Etwa 23 Tage alter Embryo in Dorsalansicht. Die Neuralanlage steht über den vorderen und hinteren Neuroporus mit der Amnionhöhle in Verbindung. Beachte im kranialen Abschnitt die Vorwölbung der paarigen Herzanlage.

tet von dort in kranialer und kaudaler Richtung fort (Abb. 5.3 und 5.4). Am kranialen und kaudalen Ende des Embryos steht das Neuralrohr vorübergehend mit der Amnionhöhle über den **Neuroporus anterior** bzw. **posterior** in offener Verbindung (Abb. 5.4B und 5.5 A). Der Neuroporus anterior schließt sich etwa am 25. Tag (18–20 Somiten), der Neuroporus posterior dagegen erst am 27. Tag (25 Somiten). Das Neuralrohr bildet in seinem unteren schmalen Abschnitt die Anlage des Rückenmarkes. In seinem kranialen breiten Anteil entwickeln sich als Anlage des Gehirns die Gehirnbläschen (Abb. 5.3B) (s. Kap. 20, S. 387 ff.).

### Schluß des Neuralrohrs beim Mausembryo

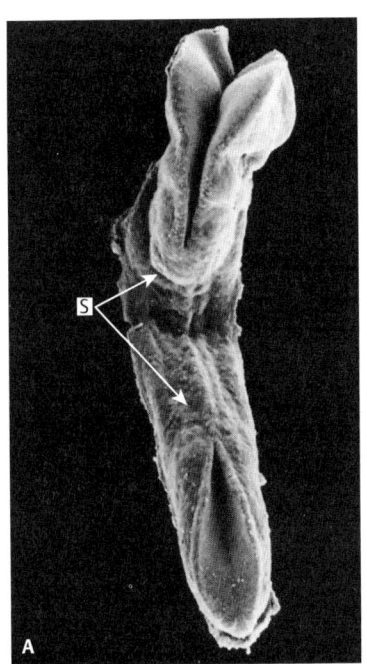
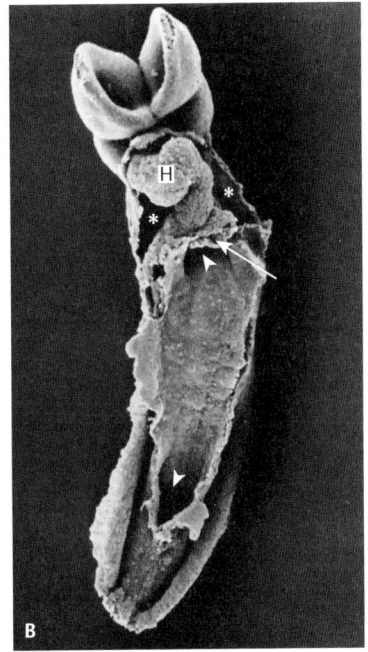

Abb. 5.5 Das Entwicklungsstadium des 22 Tage alten Mausembryos entspricht etwa einem 4 Wochen alten menschlichen Embryo. **A** Von dorsal. Der Neuralrohrschluß schreitet gleichzeitig nach kranial und nach kaudal fort. Zentral liegen beiderseits vom Neuralrohr die Somiten (S). **B** Von ventral ist die Bildung des Darmrohres mit der vorderen und hinteren Darmpforte (*Pfeilspitzen*) sichtbar. Das Herz (*H*) liegt in der Perikardhöhle (*Sternchen*), die bereits teilweise durch das Septum transversum (*Pfeil*) als Anlage des Zwerchfells von der Leibeshöhle getrennt ist (s. Kap. 11). Das Neuralrohr ist im Bereich des Vorder- und Mittelhirns noch weit offen.

In den Kanten der Neuralfalten liegt beiderseits die **Neuralleiste** (Abb. 5.2 A, B). Wenn sich die Neuralfalten zum Neuralrohr geschlossen haben, wandern die Neuralleistenzellen aktiv aus dem ektodermalen Zellverband in das darunter gelegene Mesoderm aus. Sie wandeln sich dabei von epithelialen Zellen des Neuralektoderms in mesenchymale Zellen um. Aus den Zellen der Neuralleiste entstehen die Spinalganglien, das periphere vegetative Nervensystem, Anteile der Ganglien der Schlundbogennerven, die Schwann-Zellen der peripheren Nerven, die Hirnhäute (Pia und Arachnoidea), die Melanozyten, das Nebennierenmark, Knochen und Bindegewebe des Viszeralskeletts und die Truncus- und Conuswülste im Herzen (vgl. Kap 12).

Wenn sich das Neuralrohr geschlossen hat, werden im Oberflächenektoderm der Kopfanlage zwei Verdickungen sichtbar, die **Ohrplakode** und die **Linsenplakode** (Abb. 5.7 B). Die Ohrplakode liegt dorsal von der 2. Schlundfurche. In der weiteren Entwicklung stülpt sie sich zum **Ohrgrübchen** ein. Am Ende der 4. Woche schiebt sich das Oberflächenektoderm über das Grübchen, so daß ein **Ohrbläschen** entsteht (s. Kap. 17, S. 355). Die **Linsenplakode** wird durch das Augenbläschen induziert, das seinerseits eine Aussackung des 1. Gehirnbläschens

**Etwa 24 Tage alter Embryo mit 13 Somiten**

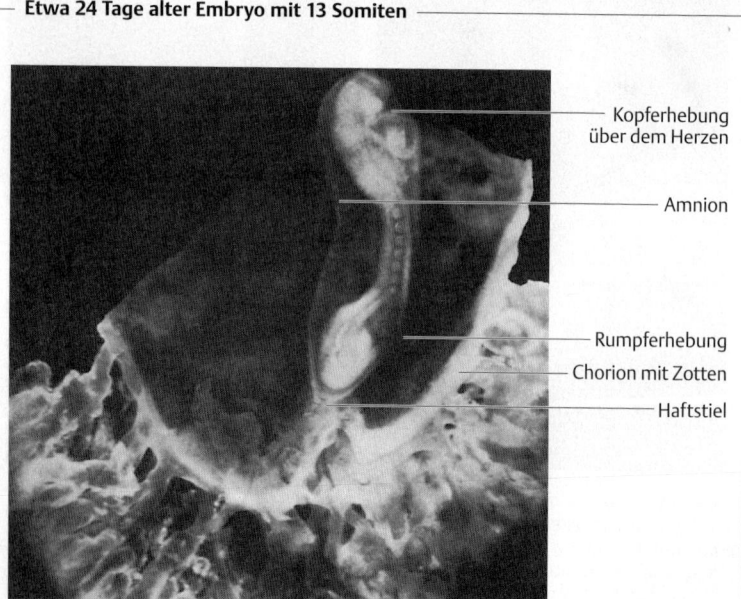

Abb. 5.**6** Der vom Amnion umgebene Embryo ist über den Haftstiel mit dem Chorion verbunden.

## Derivate des Mesoderms

**25 und 28 Tage alter Embryo**

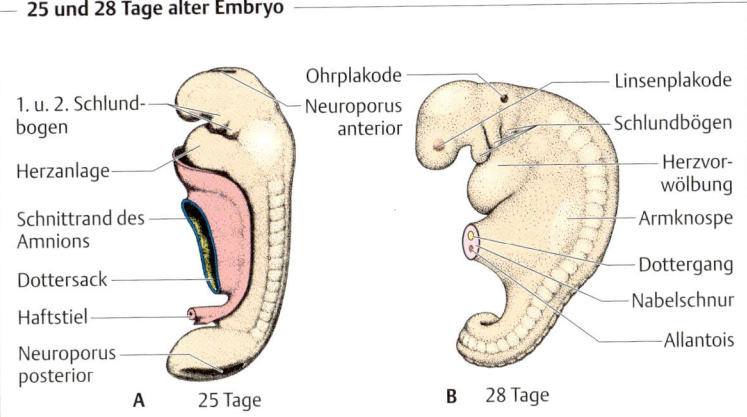

Abb. 5.7 **A** Etwa 25 Tage alter Embryo mit 14 Somiten (Lateralansicht). Beachte die Vorwölbung der Herzanlage und den 1. und 2. Schlundbogen, die durch die erste Schlundfurche voneinander getrennt sind. **B** Etwa 28 Tage alter Embryo mit 25 Somiten. Die ersten drei Schlundbögen sowie die Linsen- und Ohrplakode sind sichtbar.

darstellt. Die Linsenplakode stülpt sich ebenfalls ein und verliert im Laufe der 5. Woche ihre Verbindung zum Oberflächenektoderm. Sie wird so zum **Linsenbläschen** (s. Kap. 18, S. 368).

Ganz allgemein kann man sagen, daß aus dem **Ektoderm** die Organe und Strukturen entstehen, die den Kontakt zur Umwelt herstellen:
- das zentrale und periphere Nervensystem,
- das Sinnesepithel der Nase, des Auges und des Ohres,
- die Epidermis einschließlich der Haare und Nägel.

Außerdem leiten sich noch folgende Strukturen vom Ektoderm ab: die Talg-, Schweiß- und Duftdrüsen, die Milchdrüsen, die Hypophyse und der Zahnschmelz.

## Derivate des Mesoderms

Der Begriff **Mesoderm** bezeichnet das mittlere Keimblatt als Ganzes. Er wird aber auch für Gewebe benutzt, die aus dem mittleren Keimblatt stammen oder, wie das extraembryonale Mesoderm, ihm homolog sind. Der Begriff **Mesenchym** bezeichnet lockeres embryonales Bindegewebe, das in der Regel aus dem mittleren Keimblatt stammt. Davon gibt es Ausnahmen wie das Mesenchym im Kopfbereich, das aus der Neuralleiste entsteht.

Anfangs besteht das Mesoderm aus einer dünnen Schicht von beiderseits der Mittellinie locker angeordneten Zellen (Abb. 5.8 A). Etwa am 17. Tag proliferiert der mediale Abschnitt und bildet eine dickere Gewebsplatte, die als **paraxiales Mesoderm** bezeichnet wird (Abb. 5.8 B). Weiter lateral bleibt die Mesodermschicht dünn und heißt dort **Seitenplatte**. Die Seitenplatte teilt sich in zwei Schichten (Abb. 5.8 C, D):

- in die **parietale Mesodermschicht**, die in das extraembryonale Mesoderm übergeht, welches das Amnion bedeckt, und
- in die **viszerale Mesodermschicht**, die in das Mesoderm übergeht, das den Dottersack bedeckt.

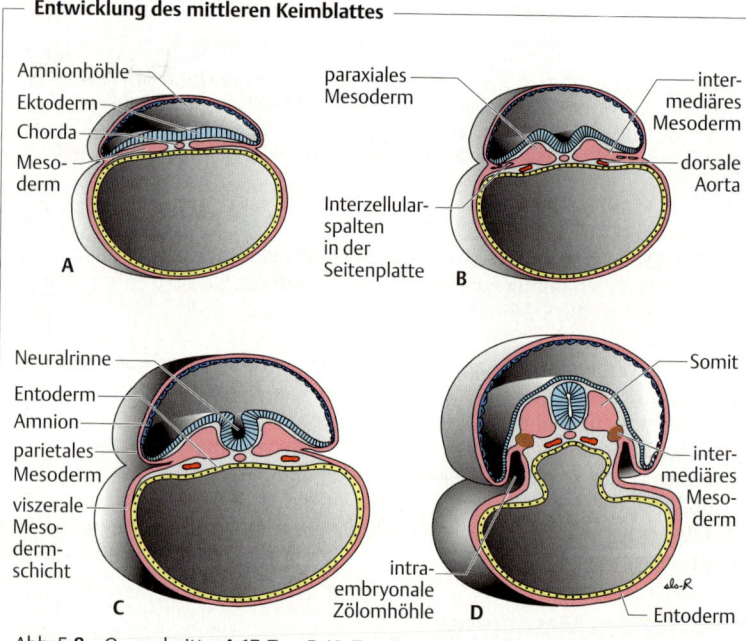

Abb. 5.8 Querschnitte. **A** 17. Tag, **B** 19. Tag, **C** 20. Tag, **D** 21. Tag. Aus der dünnen Mesodermschicht entstehen das paraxiale Mesoderm (Material für die Somiten), das intermediäre Mesoderm (Material für die exkretorischen Einheiten der Niere) und die Seitenplatte. Um den 19. Tag treten in der Seitenplatte Interzellularspalten auf. Um den 20. Tag spaltet sie sich in die parietale und die viszerale Mesodermschicht auf, die ihrerseits die intraembryonale Zölomhöhle begrenzen.

Gemeinsam begrenzen beide Schichten die neugebildete **intraembryonale Zölomhöhle**, die beiderseits mit dem extraembryonalen Zölom in Verbindung steht. Das Gewebe zwischen dem paraxialen Mesoderm und den früheren Seitenplatten heißt **intermediäres Mesoderm** (Somitenstiel) (Abb. 5.8 B, D und Abb. 5.9).

---

**Somitenregion bei der Maus**

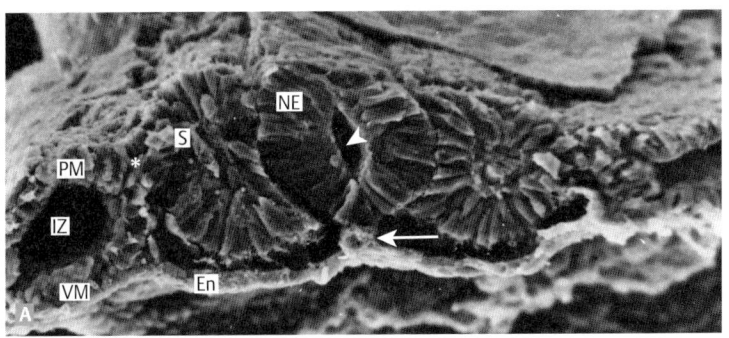

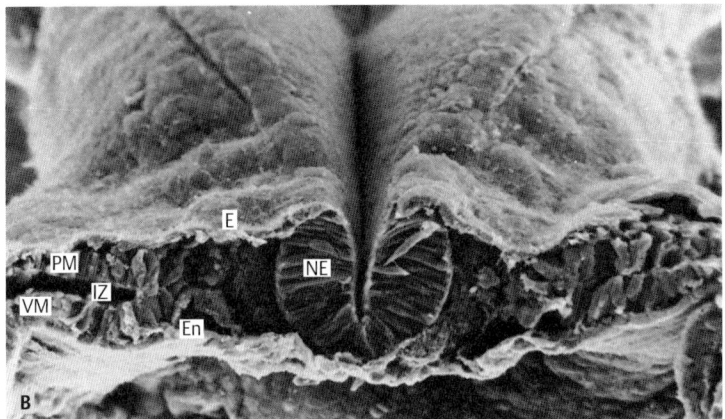

Abb. 5.**9** **A** Querschnitt in Höhe der zervikalen Somiten. **B** Schnitt zwischen den Somiten kaudal vom Rhombenzephalon. *Pfeil*: Chorda; *Pfeilkopf*: Neuralkanal; *Sternchen*: intermediäres Mesoderm; *E*: Ektoderm; *En*: Entoderm; *IZ*: intraembryonales Zölom; *NE*: Neuralektoderm; *S*: Somit; *PM*: parietales Mesoderm; *VM*: viszerales Mesoderm.

**Entstehung der Somiten:** Gegen Ende der 3. Woche gliedert sich das paraxiale Mesoderm beiderseits vom Neuralrohr in einzelne Segmente, die als Somiten bezeichnet werden. Innerhalb der Somiten bilden die Mesodermzellen vorübergehend einen epithelialen Zellverband (Abb. 5.10 A, B). Die Funktion der Somiten besteht in der Ausbildung der Grundform des embryonalen Körpers und in der segmentalen Gliederung des mesodermalen Anlagematerials. Das erste Somitenpaar entsteht im kranialen Abschnitt des Embryos. Daran anschließend werden in kraniokaudaler Richtung etwa 3 weitere Somitenpaare pro Tag gebildet. Am Ende der 5. Woche sind etwa 42 bis 44 Paare vorhanden (s. Abb. 5.4). Es entstehen 4 okzipitale, 8 zervikale, 12 thorakale, 5 lumbale, 5 sakrale und 8 bis 10 kokzygeale Somitenpaare. Das erste okzipitale und die letzten 5 bis 7 kokzygealen Paare bilden sich später wieder zurück. Während dieser Entwicklungsstadien wird das Alter des Embryos normalerweise durch die Zahl der Somiten angegeben, da sie eines der charakteristischsten äußeren Merkmale darstellen. Die Tab. 5.1 wurde nach den Embryonenbeschreibungen verschiedener Autoren zusammengestellt und gibt die Somitenzahl eines Embryos an, bezogen auf das ungefähre Alter.

Tabelle 5.1 Somitenzahl und Alter eines Embryos

| Alter (Tage) | Somitenzahl |
|---|---|
| 20 | 1 – 4 |
| 21 | 4 – 7 |
| 22 | 7 – 10 |
| 23 | 10 – 13 |
| 24 | 13 – 17 |
| 25 | 17 – 20 |
| 26 | 20 – 23 |
| 27 | 23 – 26 |
| 28 | 26 – 29 |
| 30 | 34 – 35 |

**Auflösung der Somiten:** Am Anfang der 4. Woche beginnen die Somiten sich wieder aufzulösen. Als erstes löst sich der epitheliale Zellverband in der ventralen und medialen Wand der Somiten auf. Dieser Abschnitt des Somiten wird als **Sklerotom** bezeichnet (Abb. 5.10 B). Die Sklerotomzellen bilden einen lockeren netzartigen Gewebeverband, der in dieser Form als embryonales Bindegewebe oder **Mesenchym** bezeichnet wird. Die Mesenchymzellen können sich in verschiedene Richtungen differenzieren. Sie können zu Fibroblasten werden, wie sie z. B. im Bindegewebe bei der Bildung von retikulären, kollagenen und elastischen Fasern vorkommen; oder zu Chondroblasten, die bei der Entstehung von

## Entwicklung der Somiten

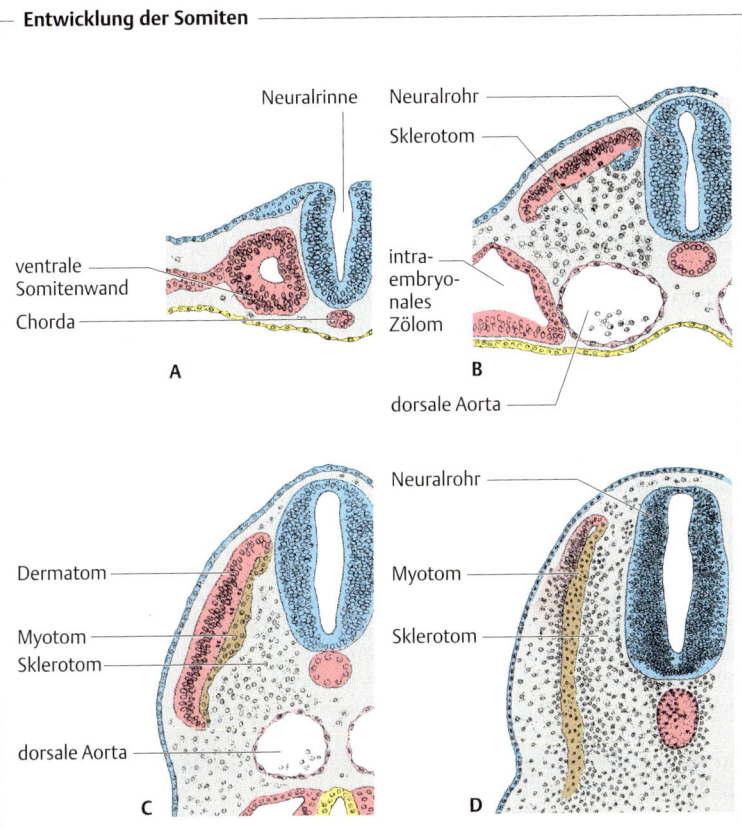

Abb. 5.10  **A** Die Mesodermzellen ordnen sich epithelartig um eine kleine Höhle an. **B** Die Zellen der ventralen und medialen Somitenwand verlieren ihre epitheliale Anordnung und wandern auf die Chorda zu. Diese Zellen werden als Sklerotom bezeichnet. **C** Aus der dorsalen Somitenwand entsteht das Dermatom und darunter das Myotom. **D** Das Myotom enthält die Muskelanlagen. Die Dermatomzellen verlieren ihre epitheliale Anordnung und breiten sich unter dem Ektoderm aus, um die Dermis zu bilden.

Knorpel auftreten; oder zu Osteoblasten bei der Knochenbildung (s. Kap. 9, S. 150 ff.). Die aus dem Sklerotom stammenden Mesenchymzellen wandern nach ventromedial auf die Chorda zu und bilden dort das Anlagematerial für die Wirbelsäule (Abb. 5.10 C, D).

Nach der Auswanderung des Sklerotoms bleibt die epitheliale dorsale Wand des Somiten als **Dermatom** zurück. Unter dem Dermatom vereinigen sich die freien Enden der Somitenwand zu einer neuen Zellplatte, die als **Myotom** bezeichnet wird (Abb. 5.10 C). Jedes Myotom enthält das Anlagenmaterial für die Muskulatur des entsprechenden Segmentes (s. Kap. 10, S. 169). In den Myotomen verschmelzen die einkernigen Myoblasten zu vielkernigen Muskelschläuchen, die innerhalb eines Segmentes parallel zum Neuralrohr angeordnet sind. Nachdem sich das Myotom unter dem Dermatom gebildet hat, verlieren die Dermatomzellen ebenfalls ihren epithelialen Charakter und breiten sich unter dem darüberliegenden Ektoderm aus (Abb. 5.10 D). Sie entwickeln sich später zur Dermis und zum subkutanen Gewebe (s. Kap. 19, S. 380 ff.). Jeder Somit bildet also ein Sklerotom als Ausgangspunkt für die knorpelige und später knöcherne Anlage der Wirbelsäule, ein Myotom mit der entsprechenden segmentalen Muskulatur, und ein Dermatom, das sich über den dazugehörigen Hautbezirk erstreckt. Zu jedem Myotom und Dermatom entwickelt sich außerdem ein segmentaler Spinalnerv.

**Intermediäres Mesoderm:** Dieser Abschnitt des mittleren Keimblattes enthält das Anlagematerial für die Harnorgane. Das intermediäre Mesoderm verbindet vorübergehend das paraxiale Mesoderm mit der Seitenplatte (Abb. 5.8 D). In der Zervikal- und oberen Thorakalregion entstehen segmental angeordnete Blasteme für jeweils eine exkretorische Einheit. Sie werden als **Nephrotome** bezeichnet. Weiter kaudal entsteht ein unsegmentiertes Blastem, der **nephrogene Strang**. Aus dem intermediären Mesoderm entstehen von kranial nach kaudal aufeinanderfolgend die Vorniere, die Urniere und die Nachniere (s. Kap. 15, S. 278 ff.).

**Parietales und viszerales Mesoderm:** Aus dem parietalen Mesoderm entstehen das Bindegewebe und die Muskulatur der Leibeswand sowie die Rippen. Aus dem viszeralen Mesoderm entstehen die Bindegewebs- und Muskelschichten des Magen-Darm-Kanals. Als ursprüngliche Begrenzung der embryonalen Zölomhöhle bilden sie außerdem die dünnen mesothelialen Zellschichten, die später als Peritoneum, Pleura sowie Peri- und Epikard die großen Leibeshöhlen auskleiden (s. Kap. 11, S. 178 ff.). Beide Mesodermschichten stammen aus der Seitenplatte und kleiden das intraembryonale Zölom aus (Abb. 5.8 C, D und 5.14 B,C).

**Blut, Blutgefäße und Herzschlauch:** Etwa in der Mitte der 3. Woche differenzieren sich im Mesoderm die ersten Blutgefäße. Sie werden als **Blutinseln** in einem halbmondförmigen Bereich vor der Prächordalplatte sichtbar (s. Abb. 12.1, S. 190, und 5.12). Die Blutinseln bestehen aus Zellnestern, die sich außen zu Endothelzellen (**Angioblasten**) und innen zu den Blutzellen differenzieren (Abb. 5.11). Durch Aussprossen der Endothelzellen verbinden sich die Blutinseln miteinander. Mit dem Einsetzen eines Blutstromes entsteht daraus ent-

### Entwicklung der Blutgefäße

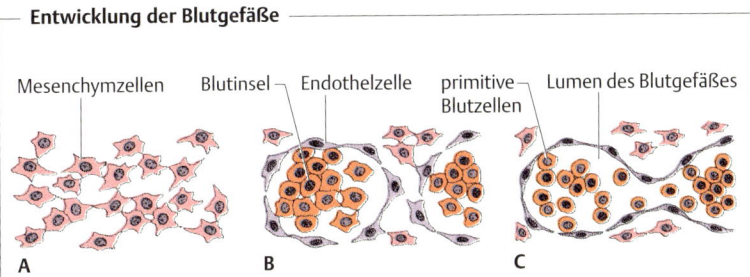

Abb. 5.11 **A** Undifferenzierte Mesenchymzellen. **B** Bildung von Blutinseln. **C** Primitive Kapillare. Die Mesenchymzellen differenzieren sich zu primitiven Blutzellen und Endothelzellen.

### Extraembryonale Blutgefäße

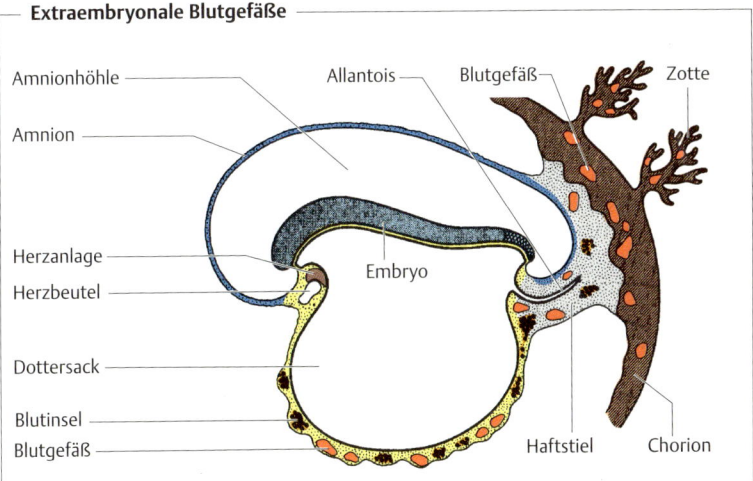

Abb. 5.12 Bei einem etwa 19 Tage alten Embryo kurz vor der Somitenbildung entwickeln sich Blutgefäße im Chorion, im Haftstiel und in der Wand des Dottersackes.

sprechend den hämodynamischen Gegebenheiten ein Gefäßnetz. Die Bildung von Blutzellen und Blutgefäßen ist nicht auf den eigentlichen Embryo beschränkt, sondern findet auch im extraembryonalen Mesoderm der Zotten, des Haftstieles und in der Wand des Dottersackes statt (Abb. 5.12). Durch weiteres Aussprossen treten die extraembryonalen Gefäße mit denen innerhalb des Embryos in Kontakt und verbinden so den Embryo mit der Plazenta.

Folgende Gewebe und Organe gehen aus dem Mesoderm hervor:
- Bindegewebe, Knorpel und Knochen;
- quergestreifte und glatte Muskulatur;
- die Stammzellen der Erythro- Myelo- und Lymphopoese, die Wandungen der Blut- und der Lymphgefäße und des Herzens sowie die Milz;
- die Nieren und Keimdrüsen mit den dazugehörigen Ausführungsgängen sowie die Nebennierenrinde.

## Derivate des Entoderms und Abfaltung des Embryos

Aus dem Entoderm entsteht das Darmrohr. Die Bildung des Darmrohres ist dabei eng mit der **kraniokaudalen Krümmung** der Embryonalanlage und mit ihrer **lateralen Abfaltung** verbunden. Die kraniokaudale Krümmung ist durch das rasche Wachstum des Neuralrohrs bedingt. Die laterale Abfaltung kommt durch die Bildung der Somiten und durch das Einschwenken der parietalen Mesodermschicht bei der Bildung der Leibeswand zustande. Gleichzeitig mit diesen Bewegungen schnürt sich das Darmrohr vom Dottersack ab und verlagert sich in die Leibeshöhle. Die ursprünglich weite Öffnung zwischen Dottersack und Darmrinne wird dabei zum engen **Dottergang** (Abb. 5.13 und 5.14).

Im Stadium der Keimscheibe besteht das Entoderm aus einer flachen Zellschicht, die das Dach des Dottersackes bildet (Abb. 5.13 A). Mit der Entwicklung und dem Wachstum der Neuralanlage wölbt sich die Embryonalanlage immer mehr in die Amnionhöhle vor und krümmt sich in kraniokaudaler Richtung. Kranial und kaudal bilden sich eine **Kopffalte** und eine **Schwanzfalte** aus (Abb. 5.13 B).

Mit der kraniokaudalen Krümmung und lateralen Abfaltung gliedert sich das Darmrohr aus dem Dach des Dotteracks aus (Abb. 5.13 C). Im kranialen Abschnitt des Embryos bildet das Entoderm den **Vorderdarm**, im kaudalen Bereich dagegen den **Hinterdarm**. Der **Mitteldarm** steht vorübergehend mit dem Dottersack über den weiten **Dottergang (Ductus omphaloentericus)** in offener Verbindung (Abb. 5.13 D). Dieser Gang ist ursprünglich sehr breit, wird aber mit dem weiteren Wachstum des Embryos schmal und lang. Die Grenze zwischen Vorderdarm und Mitteldarm ist die **vordere Darmpforte**. Entsprechend heißt der Übergang in den Hinterdarm **hintere Darmpforte**. Beide wandern im Verlauf der Abfaltung auf den Nabel zu.

Das kraniale Ende des Vorderdarms ist durch die **Rachenmembran (Bukkopharyngealmembran)** verschlossen (Abb. 5.13 C). In der Rachenmembran liegen Ektoderm und Entoderm direkt aufeinander. Am Ende der 3. Woche reißt die Rachenmembran auf. Dadurch wird eine offene Verbindung zwischen der Amnionhöhle und dem primitiven Darm hergestellt (Abb. 5.13 D). Der Hinterdarm endet entsprechend an der **Kloakenmembran** (Abb. 5.13 C). Die Kloakenmembran wird später in die Anal- und die Urogenitalmembran unterteilt, die beide erst in einem späteren Entwicklungsstadium einreißen (vgl. Abb. 14.27 und 15.28).

### Kraniokaudale Krümmung

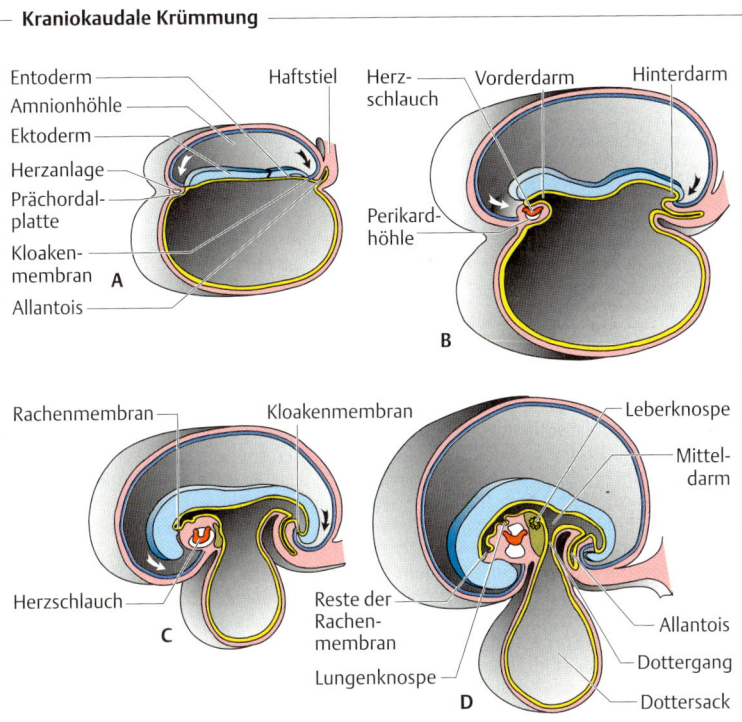

Abb. 5.13 **A** Embryo vor der Somitenbildung (18 Tage). **B** Embryo mit 7 Somiten (20 Tage). **C** Embryo mit 14 Somiten (21 Tage). **D** Am Ende des 1. Monats. Zunächst liegen die kardiogene Zone und die Perikardhöhle vor der Prächordalplatte. Die Herzanlage macht eine Drehung um 180° durch. Die gedachte querverlaufende Drehachse liegt im Bereich der Prächordalplatte Das ursprünglich am Boden der Perikardhöhle gelegene mesodermale Anlagematerial für den Herzschlauch wölbt sich schließlich von dorsal her in die Perikardhöhle vor. Beachte auch die Entwicklung des Vorder-, Mittel- und Enddarmes.

Gleichzeitig mit der kraniokaudalen Krümmung erfolgt die **laterale Abfaltung** des Embryos. Oberflächenektoderm und parietales Mesoderm schlagen sich von lateral her ein, um die ventrale Leibeswand zu bilden. In entsprechender Weise falten Entoderm und viszerales Mesoderm sich von lateral her ein und verwandeln so die Darmrinne in ein Darmrohr, das nur noch im Bereich des Nabels über den engen Dottergang mit dem jetzt extraembryonal gelegenen Dottersack in Verbindung steht (Abb. 5.13 und 5.14 A, B).

## 5. Embryonalperiode (vierte bis achte Woche)

**Laterale Abfaltung**

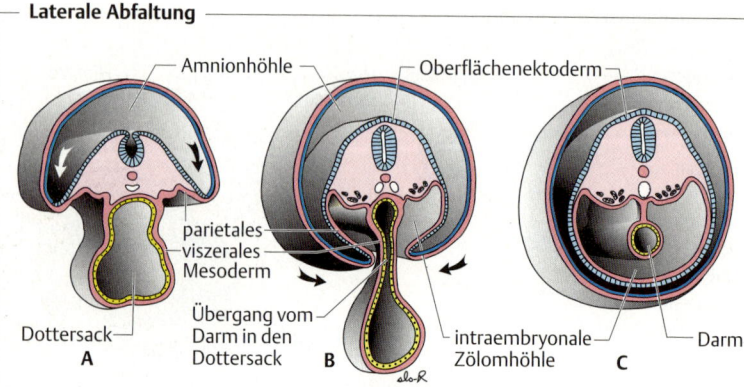

Abb. 5.14 **A** Querschnitt durch einen etwa 21 Tage alten Embryo in Höhe der Urniere. Das intraembryonale Zölom geht in die extraembryonale Chorionhöhle und die Darmrinne in den Dottersack über. **B** Die parietale Mesodermschicht und das Oberflächenektoderm falten sich ein, um die Leibeswand zu bilden. Die viszerale Mesodermschicht und das Entoderm falten sich ein, um das Darmrohr zu bilden. Das intraembryonale Zölom steht mit dem extraembryonalen Zölom in offener Verbindung. Durch von kranial und kaudal her erfolgende Verschmelzung in der Mittellinie wird die Verbindung zwischen intraembryonalem Zölom und Chorionhöhle sowie zwischen Darmrohr und Dottersack auf den Nabelbereich eingeengt. Aus der innersten Schicht des parietalen und viszeralen Mesoderms geht die Auskleidung der Leibeshöhle hervor (Peritoneum). **C** Grundform des Körpers unterhalb des Nabels am Ende der 4. Woche. Das Darmrohr ist über ein dorsales Mesenterium mit der Leibeswand verbunden. Das dorsale Mesenterium entsteht durch Aneinanderlagerung von viszeralem und parietalem Mesoderm; es erstreckt sich vom unteren Ende des Vorderdarms bis zum Enddarm. Ein ventrales Mesoderm ist nur im Bereich des Septum transversum vorhanden (nicht in dieser Schnittebene).

**Funktion des Dottersacks:** Bei den Nicht-Säugern unter den Wirbeltieren ist der Dottersack das Ernährungsorgan des Embryos. Bei den Säugern wird er durch die Plazenta ersetzt, bleibt jedoch weiterhin ein wesentliches Element in der Frühentwicklung. Aus dem Dottersack gehen die Keimzellen und die Stammzellen für die Blutbildung hervor. Vor Ausbildung der Leber ist er das entsprechende Stoffwechselorgan des Embryos. Er erreicht beim Menschen eine Größe von 5 mm (Abb. 5.16 B). Nach der Abfaltung liegt er in der Chorionhöhle (Abb. 5.18).

**Funktion der Allantois:** Bei eierlegenden Vertebraten ist die Allantois extraembryonales Speicherorgan für harnpflichtige Substanzen. Die Blutgefäße im Allantoismesoderm übernehmen die Atmungsfunktion, wenn der Dottersack im Verlauf der Entwicklung kleiner wird. Bei den meisten Säugern ist der entodermale Anteil der Allantois rudimentär ausgebildet. Aus dem mesodermalen Anteil leiten sich jedoch der Haftstiel mit den Nabelgefäßen sowie die Gefäße in den Chorionzotten und schließlich in der Plazenta ab (vgl. Abb. 5.12 und 12.27). Bei der Ausbildung der Schwanzfalte wird die Allantois teilweise in den Embryonalkörper einverleibt und wird dort zum ventralen Anteil der Kloake, aus dem die Harnblase hervorgeht (vgl. Abb. 15.11, S. 291). Der distale Anteil der Allantois verbleibt im Haftstiel (Abb. 5.13D).

> Das **Entoderm** bildet die epitheliale Auskleidung des Darmrohres, der Allantois und des Dottersackes (Abb. 5.13). Davon abgeleitete Derivate des Entoderms sind (Abb. 5.15):
> - die epitheliale Auskleidung des Respirationstraktes;
> - das Parenchym der Tonsillen, der Schilddrüse, der Nebenschilddrüse, des Thymus, der Leber und des Pankreas (s. Kap. 13, S. 238 ff.);
> - die epitheliale Auskleidung der Harnblase und der Harnröhre (s. Kap. 15, S. 277 ff.); und
> - die epitheliale Auskleidung der Paukenhöhle und der Tuba auditiva (s. Kap. 17, S. 355 ff.).

**Derivate des Entoderms**

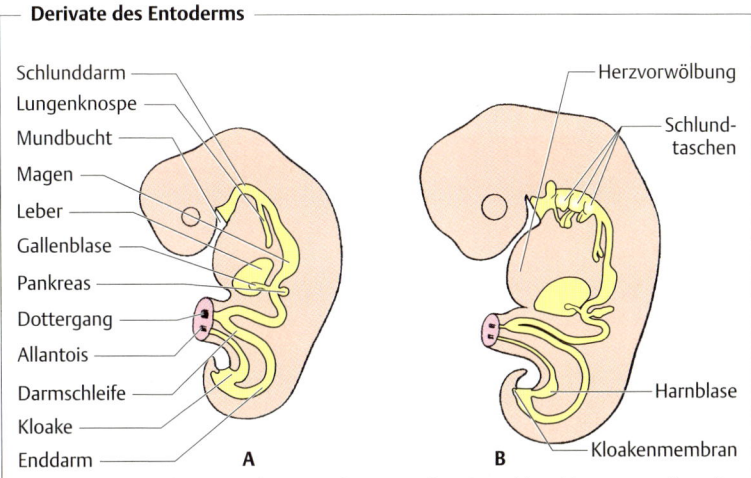

Abb. 5.15 **A** In der 4. Woche, **B** in der 5. Woche. Im Schlunddarm entstehen die Schlundtaschen, die Lungenknospen und die Trachea, im Mitteldarm Leber, Galle und Pankreas. Die Harnblase trennt sich von der Kloake ab und setzt sich in diesem Stadium noch in die Allantois fort.

## Äußere Körperform während des zweiten Monats

Gegen Ende des 1. Monats besitzt der menschliche Embryo etwa 28 Somiten. Die ventrale Leibeswand ist geschlossen. Die äußere Gestalt wird durch die Somiten und die Schlundbögen bestimmt (Abb. 5.**16** und 5.**17**). Das Entwicklungsstadium wird durch die Zahl der Somiten angegeben. Im Verlauf des 2. Monats wird das Auszählen der Somiten jedoch zunehmend schwieriger. Man geht daher zur Angabe der **Scheitel-Steiß-Länge (SSL)** in mm über. Die SSL ist das Maß vom Scheitel bis zum Mittelpunkt zwischen den beiden Gesäßerhebungen. Sie ist zunächst mit der Gesamtlänge des Embryos identisch. Da bei den einzelnen Embryonen die Rumpfbeugung verschieden stark ausgeprägt ist, stellen die Maße, die in Tab. 5.**2** wiedergegeben sind, nur eine annähernde Angabe für das wirkliche Entwicklungsstadium eines Embryos dar.

Tabelle 5.2  Scheitel-Steiß-Länge (SSL) und ungefähres Alter in Wochen

| SSL (mm) | Alter (Wochen) |
| --- | --- |
| 5– 8 | 5 |
| 10–14 | 6 |
| 17–22 | 7 |
| 28–30 | 8 |

### Embryo mit 28 Somiten

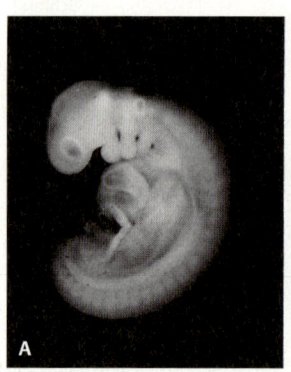
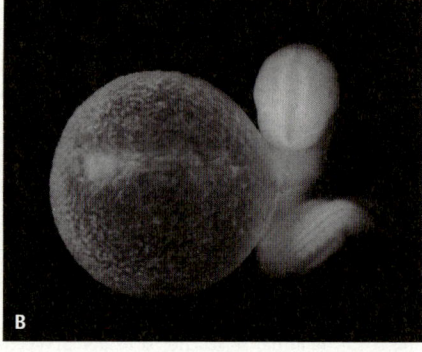

Abb. 5.**16**  **A** Von lateral, **B** von frontal. Der große Dottersack (**B**) wurde in A entfernt, um das Augenbläschen, die Schlundbögen, die Ohrplakode und die Herzvorwölbung sichtbar zu machen.

## Embryo in der 5. Woche

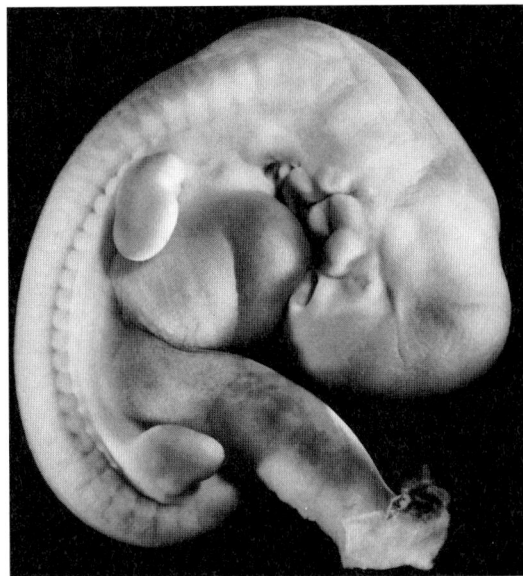

Abb. 5.**17** Der Embryo mißt 9,8 mm (SSL) und hat paddelförmige Arm- und Beinknospen.

Während des 2. Monats verändert sich das Aussehen des Embryos besonders durch das Wachstum des Kopfes und durch die Ausformung der Gliedmaßen und des Gesichtes. Zu Beginn der 5. Woche treten die oberen und unteren Gliedmaßen als paddelförmige **Extremitätenknospen** auf (Abb. 5.**17**). Die oberen liegen dorsal zur Herzvorwölbung und reichen vom 4. zervikalen bis zum 1. thorakalen Somiten, woraus sich ihre spätere Innervation durch den Plexus brachialis erklärt. Die Knospen der unteren Extremitäten treten etwas später auf, und zwar etwas kaudal von der Nabeleintrittsstelle in der Höhe der lumbalen und oberen sakralen Somiten. Mit dem weiteren Wachstum flacht sich die Endpartie der Knospen ab und wird durch eine zirkuläre Einschnürung gegen den proximalen, mehr zylindrisch geformten Anteil der Knospen abgesetzt. Bald treten am distalen Abschnitt vier radiär verlaufende Furchen auf, die fünf etwas dickere Felder gegeneinander abgrenzen. Diese sind die Anlagen für die Finger und Zehen (Abb. 5.**18** und 5.**19**). Während sich Finger und Zehen bilden, trennt

## 5. Embryonalperiode (vierte bis achte Woche)

### Embryo in der 6. Woche

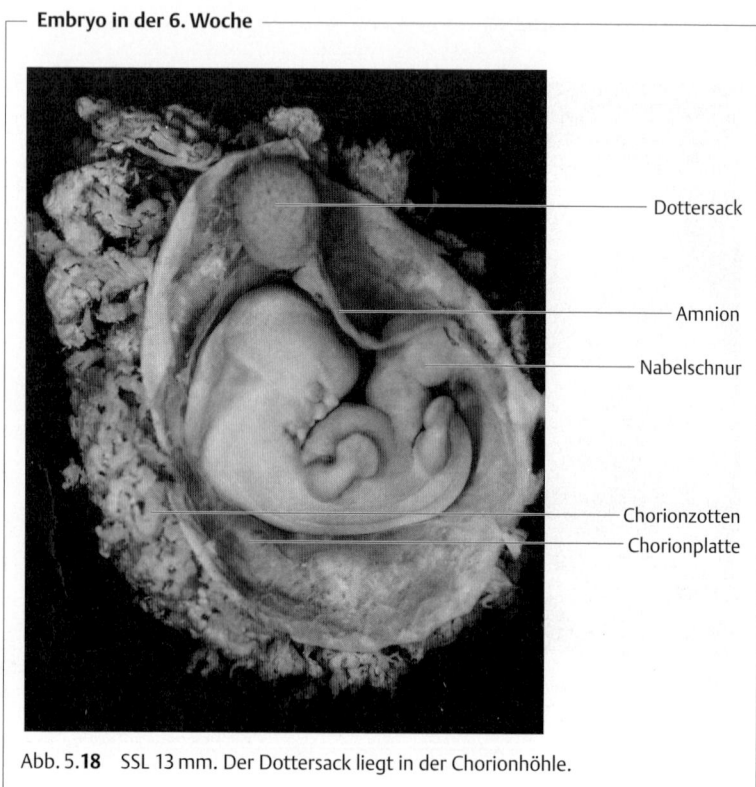

Abb. 5.**18**  SSL 13 mm. Der Dottersack liegt in der Chorionhöhle.

eine zweite Einschnürung den proximalen Anteil der Knospen in zwei weitere Abschnitte. Damit wird die typische Gliederung der Extremität in drei Abschnitte sichtbar (Abb. 5.**20**).

## Äußere Körperform während des zweiten Monats

**Embryo in der 7. Woche**

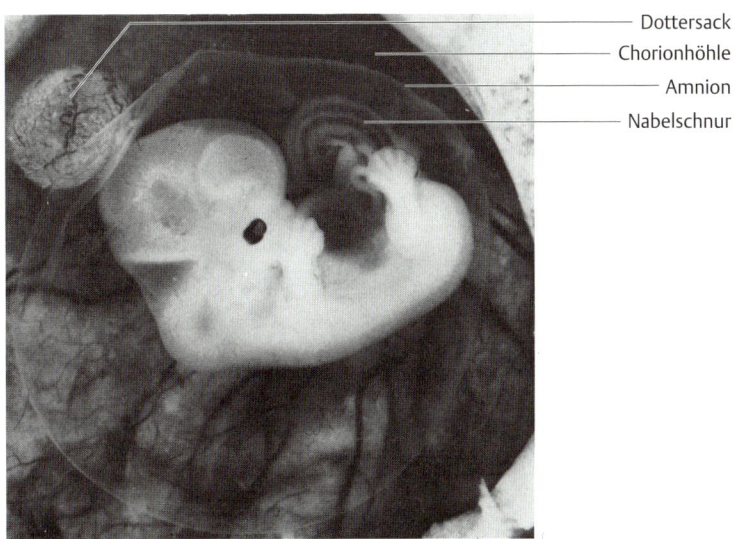

- Dottersack
- Chorionhöhle
- Amnion
- Nabelschnur

Abb. 5.**19**  SSL 21 mm. Die Chorionhöhle ist eröffnet, das Amnion noch intakt. Da der Embryo unfixiert ist, scheinen die Gehirnanlage und der pigmentierte Augenbecher durch. Man erkennt die Rautengrube, den Bogen des Mittelhirnbläschens und über dem bereits pigmentierten Auge die Anlage der rechten Großhirnhemisphäre.

### Klinische Bezüge

Aus der bisherigen Beschreibung geht hervor, daß alle größeren Organe oder Organsysteme zwischen der 4. und 8. Woche angelegt werden. Dies ist die Zeit der **Organogenese**. Während der Organogenese ist der Embryo gegenüber schädigenden Faktoren besonders anfällig. Die meisten kongenitalen Mißbildungen entstehen in dieser kritischen Entwicklungsperiode. Aufgrund dieser Zusammenhänge kann der Zeitpunkt, zu dem eine Mißbildung entstanden ist, nachträglich bestimmt werden. Bei einem Kind mit einer schweren Mißbildung des Gehirns, z. B. einer Anenzephalie, muß die Schädigung am 23.–25. Tag der Entwicklung erfolgt sein. Entsprechend müssen bei einem Kind ohne Gliedmaßen (Amelie) die Extremitätenknospen in der 5. Woche geschädigt worden sein.

## Embryo in der 7.–8. Woche

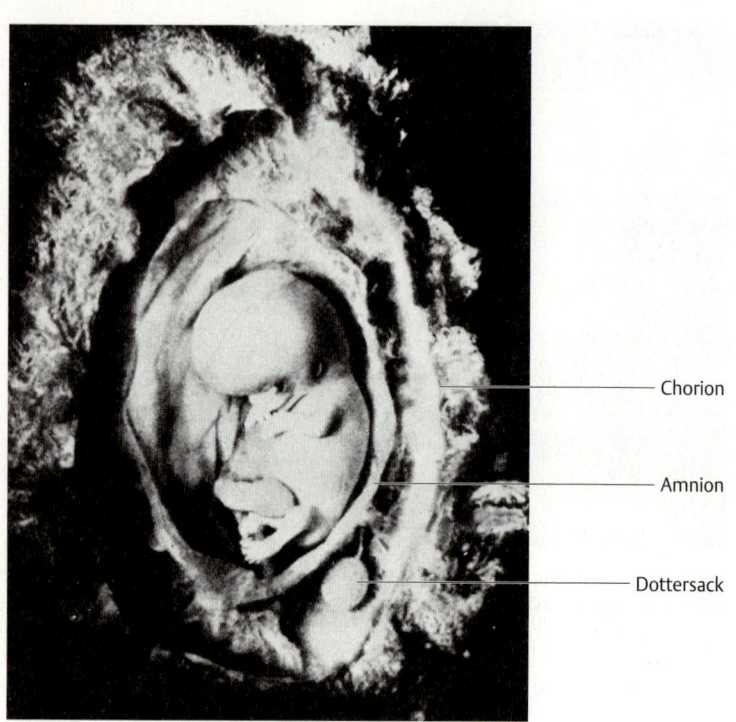

Abb. 5.**20** SSL 25 mm. Chorion und Amnion sind eröffnet. Am Ende der Embryonalperiode sind das Auge, die Ohrmuschel und die Zehen ausgebildet. Die Nabelschnur ist durch den physiologischen Nabelbruch aufgetrieben. Der Dottersack liegt noch in der Chorionhöhle.

### Zusammenfassung: Embryonalperide (vierte bis achte Woche)

#### Embryonalperiode

In der Embryonalperiode differenzieren sich die für jedes Keimblatt charakteristischen Gewebe. Die Organsysteme werden angelegt (**Organogenese**). Durch die kraniokaudale Krümmung und die Abfaltung vom Dottersack entsteht aus der Keimscheibe die Grundform des Körpers. Die Amnionhöhle weitet sich nach ventral aus und umgibt den Embryo vollständig (Abb. 5.**14**).

## Ektoderm

Aus dem Ektoderm, dem äußeren Keimblatt, entstehen die Organe, die den Kontakt zur Außenwelt aufrechterhalten: 1. das Zentralnervensystem; 2. das periphere Nervensystem; 3. die sensorischen Epithelien des Ohres; der Nase und des Auges; 4. die Epidermis mit den Haaranlagen; 5. die Hypophyse, die Milchdrüsen und die Schweißdrüsen sowie der Zahnschmelz.

## Mesoderm

Das Mesoderm, das mittlere Keimblatt, schiebt sich zwischen Ektoderm und Entoderm ein (Abb. 5.8). Die segmentale Gliederung des Körpers geht auf die Ausbildung der **Somiten** im Mesoderm zurück. Es entstehen aus den **Myotomen** der Somiten die quergestreifte Muskulatur, aus den **Sklerotomen** Knorpel und Knochen des Achsenskeletts und aus den **Dermatomen** das subkutane Bindegewebe (Abb. 5.10). Das Mesoderm kleidet die Leibeshöhle aus. Es legt sich als **parietales Mesoderm** dem Ektoderm und als **viszerales Mesoderm** dem Entoderm an (Abb. 5.8). Zudem steuert es die bindegewebige Komponente zu den aus dem Ektoderm und Entoderm abstammenden Organen bei. Aus dem Mesoderm gehen der Stütz- und Bewegungsapparat, das Blut- und Lymphgefäßsystem sowie das Urogenitalsystem hervor.

## Entoderm

Aus dem Entoderm, dem inneren Keimblatt, entstehen die epitheliale Auskleidung des **Gastrointestinaltraktes**, des **Respirationstraktes** und der **Harnblase** (Abb. 5.15). Außerdem gehen das Parenchym der Tonsillen, der Schilddrüse, der Nebenschilddrüsen, des Thymus, der Leber und des Pankreas aus dem Entoderm hervor. Die **Paukenhöhle** und die Tuba auditiva werden ebenfalls von Entoderm ausgekleidet.

Die **Keimblattlehre**, das heißt die Regeln über die Abstammung der Gewebe aus den Keimblättern, gilt nicht für den **Kopfbereich**. Hier stammt ein großer Teil des Bindegewebes aus der **Neuralleiste**, aus den Plakoden und aus der Prächordalplatte. Speziell die Knorpelspangen der Schlundbögen stammen von Neuralleistenzellen ab.

### ? *Fragen zur Vertiefung*

1. Warum sind die 4.–8. Woche der Organentwicklung für die Entwicklung von entscheidender Bedeutung und gleichzeitig so empfindlich für die Entstehung von Fehlbildungen?

## 5. Embryonalperiode (vierte bis achte Woche)

Tabelle 5.3  **Die wichtigsten Entwicklungsschritte in der Embryonalperiode**

| Tage | Somiten | Länge (mm) | Abbildung | Stadienbeschreibung |
|---|---|---|---|---|
| 14–15 | 0 | 0,2 | 4.1B | Entwicklung des Primitivstreifens |
| 16–18 | 0 | 0,4 | 4.5 | Chordafortsatz; Blutinseln im Dottersack |
| 19–20 | 0 | 1–20 | 5.1 A | Intraembryonales Mesoderm voll ausgebildet; Primitivstreifen vollständig; Ausbildung der Nabelgefäße und der kranialen Neuralfalten |
| 20–21 | 1–4 | 2,0–3,0 | 5.1 B, C | Aufrichtung der kranialen Neuralfalten und Einsenkung der Neuralrinne; Beginn der Abfaltung |
| 22–23 | 5–12 | 3,0–3,5 | 5.4, 5.5, 5.6 | Neuralrohrschluß im Halsbereich; Neuroporus ant. und post. weit offen; 1. und 2. Schlundbogen; Ausbildung der Herzschleife |
| 24–25 | 13–20 | 3,0–4,5 | 5.7 A | kraniokaudale Krümmung; der Neuroporus ant. schließt sich; Augenbläschen vorhanden, Entwicklung der Ohrplakode |
| 26–27 | 21–29 | 3,5–5,0 | 5.7 B, 5.16 | der Neuroporus post. schließt sich; die Armknospe erscheint; 3 Schlundbögen |
| 28–30 | 30–35 | 4,0–6,0 | 5.7 B | der 4. Schlundbogen entsteht; Auftreten der Beinknospen; Ohrbläschen und Riechplakode vorhanden |
| 31–35 |  | 7,0–10,0 | 5.17 | Armknospen im Paddelstadium; Riechgrübchen eingesenkt; Embryo C-förmig gekrümmt |
| 36–42 |  | 9,0–14,0 | 5.18 | Finger- und Zehenstrahlen abgegrenzt; Gehirnbläschen deutlich ausgeprägt; die Ohrmuschel entsteht aus den Ohrmuschelhöckern; Beginn des physiologischen Nabelbruchs |
| 43–49 |  | 13,0–22,0 | 5.19 | Pigmentierung des Auges sichtbar; Trennung der Finger- und Zehenstrahlen; Brustwarzen und Augenlider ausgebildet; die Oberkieferwülste verschmelzen mit den medialen Nasenwülsten bei der Bildung der Oberlippe; physiologischer Nabelbruch auf dem Höhepunkt |
| 50–56 |  | 21,0–31,0 | 5.20 | Die Extremitäten sind im Ellbogen und im Knie abgewinkelt; Finger und Zehen getrennt; bereits menschliche Gesichtszüge; der Schwanz bildet sich zurück; physiol. Nabelbruch ausgeprägt; er kehrt erst am Ende des 3. Monats in die Leibeshöhle zurück |

# 6. Fetalperiode (dritter Monat bis zur Geburt)

Der Zeitraum vom Beginn des 3. Monats bis zur Geburt heißt **Fetalperiode**. Sie zeichnet sich durch schnelles Wachstum des Körpers aus. In der Fetalperiode tritt die Differenzierung hinter der Zellvermehrung zurück. Es entstehen daher kaum noch Fehlbildungen, obwohl zytotoxische Faktoren noch zu Zelluntergang und späteren funktionellen Einbußen führen können. Verhaltensstörungen und verminderte Intelligenz können so durch eine Schädigung des Gehirns während der Fetalperiode entstanden sein.

## Entwicklung des Fetus

Das Alter des Fetus wird in der Fetalperiode durch die **Scheitel-Steiß-Länge (SSL)** oder durch die **Scheitel-Fersen-Länge (SFL)**, dem Maß vom Scheitel bis zur Ferse (Stehhöhe), ausgedrückt. Tab. 6.1 gibt das Alter des Fetus in Wochen und die entsprechenden Scheitel-Steiß-Längen wieder. Im 3. bis 5. Monat steht das Längenwachstum im Vordergrund. Eine wesentliche Gewichtszunahme erfolgt erst in den beiden letzten Schwangerschaftsmonaten.

Eine der auffälligsten Veränderungen während des Fetallebens ist die **relative Verlangsamung des Kopfwachstums** verglichen mit dem des übrigen Körpers. Zu Beginn des 3. Monats nimmt der Kopf etwa die Hälfte der Scheitel-Steiß-Länge ein (Abb. 6.1), zu Beginn des 5. Monats etwa ein Drittel der Scheitel-Steiß-Länge und zum Zeitpunkt der Geburt ein Viertel der Scheitel-Fersen-Länge (Abb. 6.2).

Tabelle 6.1 Längenwachstum und Gewichtsentwicklung in der Fetalperiode

| Alter (Wochen) | Scheitel-Steiß-Länge, SSL (cm) | Gewicht (g) |
|---|---|---|
| 9–12 | 5–8 | 10–45 |
| 13–16 | 9–14 | 60–200 |
| 17–20 | 15–19 | 250–450 |
| 21–24 | 20–23 | 500–820 |
| 25–28 | 24–27 | 900–1300 |
| 29–32 | 28–30 | 1400–2100 |
| 33–36 | 31–34 | 2200–2900 |
| 37–38 | 35–36 | 3000–3400 |

## Fetus in der 9. Woche

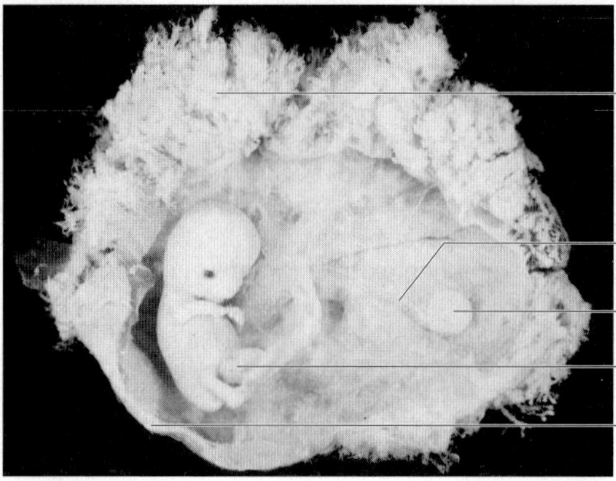

Abb. 6.1 Der Kopf ist groß im Verhältnis zum Körper. Dottersack und Dottergang liegen in der Chorionhöhle. In der Nabelschnur sind Darmschlingen zu erkennen (physiologischer Nabelbruch). Das Chorion besitzt auf der Seite der Nabelschnur viele buschige Zotten (Chorion frondosum), während es am gegenüberliegenden Pol bereits glatt ist (Chorion laeve, Chorionglatze).

Während des **3. Monats** wird das Gesicht immer menschenähnlicher. Die anfangs nach lateral gerichteten Augen verlagern sich auf die Ventralseite des Gesichtes (Abb. 6.3 und 6.4). Die Ohren nehmen allmählich ihre endgültige Lage an der Seite des Kopfes ein (Abb. 6.3). Die Gliedmaßen erreichen ihre relative Länge im Vergleich zum übrigen Körper, wenn auch die unteren Gliedmaßen immer noch ein wenig kürzer und weniger entwickelt sind als die oberen. In der 12. Woche treten Knochenkerne in den langen Röhrenknochen und im Schädel auf. Die äußeren Genitalien sind in der 12. Woche so weit entwickelt, daß das **Geschlecht** des Fetus im Ultraschall bestimmt werden kann.
Zunächst ist die Nabelschnur nur noch durch den **physiologischen Nabelbruch** aufgetrieben (Abb. 6.1). In der 11. Woche ziehen sich die Darmschlingen in die Leibeshöhle zurück. Am Ende des 3. Monats lassen sich bei abortierten Feten als Zeichen der Muskelaktivität bereits Reflexe auslösen. In utero sind die Bewegungen jedoch noch zu schwach, um von der Mutter wahrgenommen zu werden.
Im **4. und 5. Monat** wächst der Fetus rasch in die Länge, so daß seine Scheitel-Steiß-Länge am Ende der ersten Hälfte des intrauterinen Lebens etwa 15 cm beträgt, also die Hälfte der Länge des Neugeborenen. Die Gewichtszunahme ist dagegen in diesem Zeitraum sehr gering. Am Ende des 5. Monats wiegt der Fe-

## Entwicklung des Fetus

**Entwicklung der Körperproportionen bis zur Geburt**

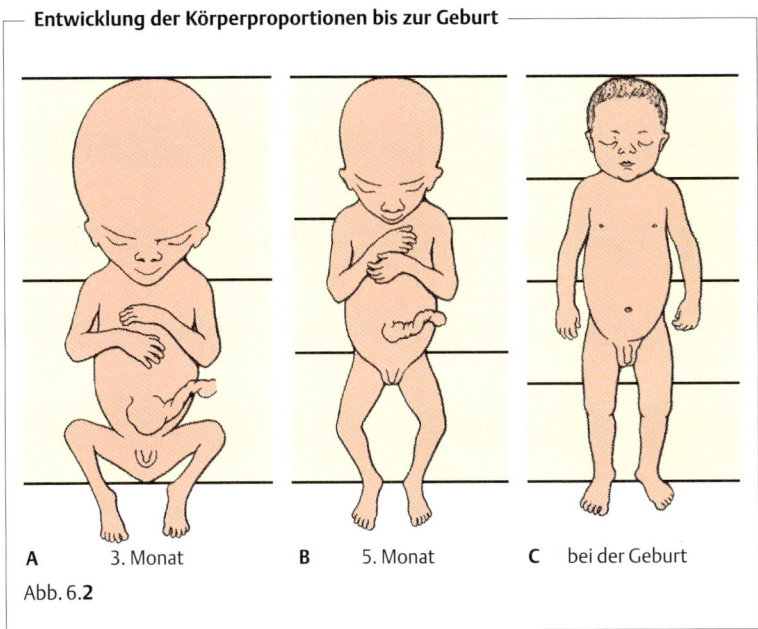

**A** 3. Monat    **B** 5. Monat    **C** bei der Geburt

Abb. 6.**2**

tus noch weniger als 500 g. An der Körperoberfläche ist die **Lanugobehaarung** ausgebildet. Augenbrauen und Haupthaar sind ebenfalls sichtbar. Im 5. Monat werden die **Kindsbewegungen** von der Mutter in der Regel deutlich wahrgenommen.

In der zweiten Hälfte der Schwangerschaft nimmt das Gewicht beträchtlich zu, vor allem während der letzten 2½ Monate, in denen 50% des Geburtsgewichtes (etwa 3200 g) hinzukommen. Im **6. Monat** hat der Fetus eine runzelige Haut, da das Unterhautfettgewebe noch fehlt. Die Haut ist rötlich gefärbt. Ein Kind, das im 6. oder zu Beginn des 7. Monats geboren wird, ist kaum lebensfähig, da die Lungen und das Zentralnervensystem noch nicht genügend ausgereift sind. Die Koordination zwischen beiden Systemen fehlt noch.

In den letzten Monaten runden sich dann seine Formen durch die Ablagerung von subkutanem Fett ab (Abb. 6.5 und 6.6). Gegen Ende der Schwangerschaft ist die Haut von einer weißlichen, fettigen Substanz, der **Vernix caseosa**, bedeckt, einem Ausscheidungsprodukt der Talgdrüsen. Mit 28 Wochen ist der Fetus im Prinzip lebensfähig (Frühgeburt).

Am Ende des **9. Monats** übertrifft der Schädel die übrigen Körperpartien an Umfang und bestimmt damit den Durchtritt der Frucht durch den Geburtskanal. Bei der Geburt wiegt der Fetus 3000–3500 g. Die SSL beträgt etwa 36 cm,

## 6. Fetalperiode (dritter Monat bis zur Geburt)

**Fetus in der 11. Woche**

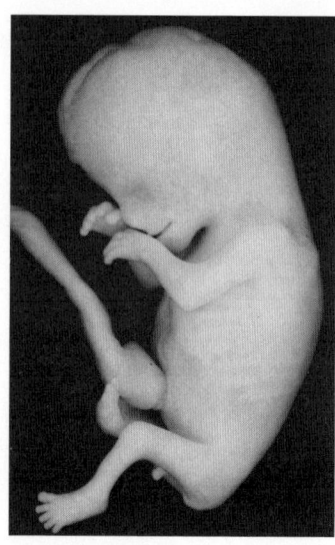

Abb. 6.**3** Der Ansatz der Nabelschnur ist noch durch Darmschlingen aufgetrieben. Normalerweise ziehen sich die Darmschlingen in der 11. Woche in die Leibeshöhle zurück. Das Geschlecht des Embryos läßt sich erkennen.

**12 Wochen alter Fetus in utero**

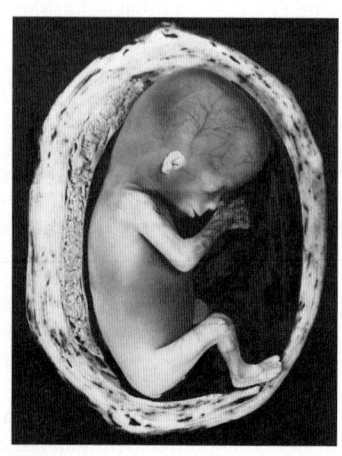

Abb. 6.**4** Die Haut ist dünn, so daß die Gefäße durchscheinen. Die Gesichtsentwicklung ist fast abgeschlossen. Die Ohrmuschel besitzt noch embryonale Charakteristika. Obwohl sich das Kind bereits früher bewegt, wird es von der Mutter zumeist erst in diesem Stadium wahrgenommen.

## Entwicklung des Fetus

### Fetus in der 18. Woche mit Nabelschnur und Plazenta

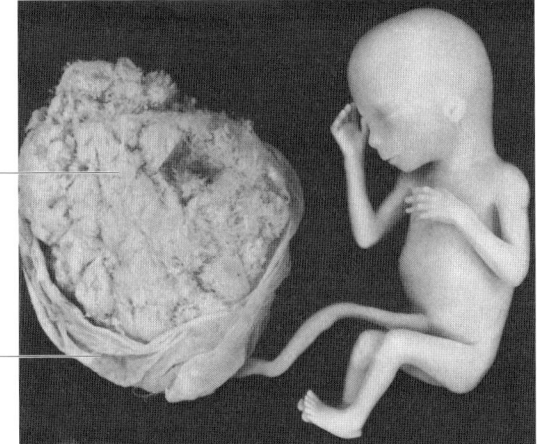

mütterliche Seite mit Kotyledonen

Amnion

Abb. 6.**5** Die Haut ist durchscheinend, da das subkutane Fett noch fehlt. Auf der mütterlichen Seite der Plazenta sind die Kotyledonen zu erkennen, die kindliche Seite wird vom Amnion bedeckt.

### Fetus im 7. Monat

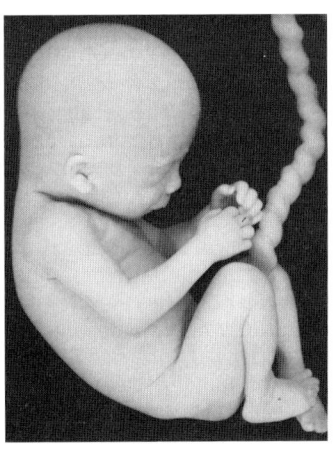

Abb. 6.**6** Dieser Fetus ist im Prinzip lebensfähig. Er zeigt durch subkutane Fettablagerung bedingte rundliche Konturen. Die Nabelschnur ist spiralig gewunden.

die SFL etwa 50 cm. Die Geschlechtsmerkmale sind voll ausgebildet. Die Hoden befinden sich normalerweise im Skrotum.

## Berechnung des Geburtstermins

Die Berechnung des Geburtstermins ist am genauesten, wenn man vom Tag der Befruchtung ausgeht und 266 Tage oder 38 Wochen hinzurechnet. Die Eizelle wird normalerweise 12 Stunden nach der Ovulation befruchtet. Der Koitus muß innerhalb von 24 Stunden vor der Befruchtung stattgefunden haben.

**Ovulations- oder Befruchtungsalter:** Vom Zeitpunkt der Ovulation oder der Befruchtung an dauert die Schwangerschaft 266 Tage oder 38 Wochen.
Eine Schwangere sucht in der Regel den Frauenarzt auf, wenn die Regel zweimal hintereinander ausgeblieben ist. Wenn keine Basaltemperaturkurve vorliegt, ist der Zeitpunkt der Ovulation oder der Befruchtung schwer zu bestimmen. Der Geburtshelfer geht daher bei der Berechnung des Geburtstermins vom 1. Tag der letzten Regel aus:

**Menstruationsalter:** Gerechnet vom 1. Tag der letzten Regel beträgt die Schwangerschaft 280 Tage oder 40 Wochen = 10 Lunarmonate = rund 9 Kalendermonate. Ein Lunarmonat dauert 28 Tage = 4 Wochen.
Die letzte Regel wird meistens genau angegeben. Bei Frauen mit regelmäßigem 28 tägigem Zyklus ist diese Berechnung sehr genau. Bei unregelmäßigem Zyklus sind jedoch Fehler möglich. Der Zeitraum zwischen Ovulation und darauffolgender Menstruation ist zwar konstant (14 ± 1 Tage), der Abstand zwischen Ovulation und der vorhergehenden Menstruation dagegen sehr variabel. Eine zusätzliche Fehlerquelle entsteht, wenn die Frau etwa 14 Tage nach der Befruchtung eine kleine Blutung hat, die durch das invasive Wachstum des Trophoblasten bei der Implantation bedingt ist (s. Kap. 3, S. 48). Trotz der möglichen Fehlerquellen bei der Bestimmung des Geburtstermins werden doch die meisten Kinder in einer Zeitspanne von 10–14 Tagen um den errechneten Termin herum geboren. Wenn die Geburt sehr viel früher erfolgt, spricht man von einer **Frühgeburt**, wenn sie wesentlich später erfolgt von einer **Übertragung**.
Das Alter einer Schwangerschaft kann anhand der Angaben zur letzten Menstruation und durch Vergleich der Länge des Fetus und seines Entwicklungsstadiums mit Normtabellen recht genau bestimmt werden. Bei der Ultraschalluntersuchung zwischen der 7. und der 14. Woche kann die Altersbestimmung über die Messung der Scheitel-Steiß-Länge mit einer Genauigkeit von 1–2 Tagen durchgeführt werden. Zwischen der 16. und 30. Woche werden mit **Ultraschall** in der Regel der biparietale Kopfdurchmesser, der Kopf- und Bauchumfang und die Femurlänge bestimmt. Die genaue Bestimmung von Größe und Alter des Fetus ist bei Vorliegen von Fehlbildungen und bei zu erwartenden Geburtskomplikationen, z. B. bei engem Becken der Mutter, besonders wichtig.

## ✚ *Klinische Bezüge*

Das Längenwachstum und die Gewichtsentwicklung zeigen eine beträchtliche Variabilität und stimmen manchmal nicht mit dem errechneten Alter des Fetus überein. Größe und Gewicht sind im wesentlichen genetisch determiniert. Umweltfaktoren können jedoch ebenfalls eine Rolle spielen. Hochgradige Unterernährung und starkes Rauchen führen zu einer Wachstumshemmung. Eine andere Ursache ist die Plazentainsuffizienz.

Von einem **intrauterinen Wachstumsrückstand („intrauterine growth retardation, IUGR")** spricht man, wenn das Gewicht im Bereich oder unterhalb der 10%-Perzentile des Normgewichtes für das entsprechende Schwangerschaftsalter liegt. Andere Bezeichnungen sind „small for date", oder „small for gestational age (SGA)". Etwa jedes 10. Kind zeigt nach dieser Definition einen Wachstumsrückstand. Es besteht ein erhöhtes Risiko für neurologische Defekte, angeborene Fehlbildungen, Mekoniumaspiration, Hypoglykämie, Hypokalzämie und das „respiratory distress syndrome (RDS)". Ursächliche Faktoren sind Chromosomenanomalien (10%), Teratogene; intrauterine Infektionen (Röteln, das Zytomegalievirus, Toxoplasmose und Syphilis), Vorerkrankungen der Mutter (Hochdruck, Nieren-und Herzinsuffizienz), der soziale Status und die Ernährungssituation der Mutter, die Belastung durch Zigaretten, Alkohol und andere Drogen. Zudem können die Plazentainsuffizienz, Zwillings- oder Mehrlingsgeburten zu einem intrauterinen Wachstumsrückstand führen. Kleine Kinder, die weniger als 500 g wiegen, haben eine geringe Überlebenschance. Bei einem Gewicht zwischen 500 und 1000 g ist eine intensive medizinische Betreuung notwendig. Bei zu kleinen Neugeborenen mit normaler Schwangerschaftsdauer liegt ein intrauteriner Wachstumsrückstand (IUGR) im engeren Sinne vor. Auf der anderen Seite sind auch Kinder mit einer verkürzten Schwangerschaftsdauer (Frühgeburten) kleiner als normal.

Mit der **Ultraschalluntersuchung** in Kombination mit anderen Untersuchungsmethoden kann heute die Entwicklung des Fetus im Uterus verfolgt werden. Viele Fehlbildungen können diagnostiziert werden. Mit Ultraschall werden die Lage und die Größe der Plazenta und des Fetus bestimmt. Mehrlingsschwangerschaften sowie Fehlbildungen des Neuralrohres, des Herzens oder der Leibeswand lassen sich erkennen (Abb. 6.7 A, B).

Bei der **Amniozentese** wird Amnionflüssigkeit für eine Untersuchung gewonnen. Unter Ultraschallkontrolle wird die Amnionhöhle mit einer Nadel durch die Bauchwand der Mutter und durch die Uteruswand hindurch punktiert. Es werden etwa 20–30 ml Flüssigkeit abgezogen. Die Amniozentese ist erst ab der 14. Schwangerschaftswoche möglich, da erst zu diesem Zeitpunkt genügend Amnionflüssigkeit vorhanden ist. Die Flüssigkeit wird auf **α-Fetoprotein (AFP)** untersucht. Es handelt sich um ein fetales Protein, das in der Amnionflüssigkeit in hohen Konzentrationen vorhanden ist, wenn ein offener Neuralrohrdefekt vorliegt, wie z. B. eine Spina bifida oder eine Anenzephalie. Ebenso ist es bei abdominellen Fehlbildungen wie der Gastroschisis und der Omphalozele erhöht (vgl. Kap. 8). (Das Protein läßt sich auch im mütterlichen Serum nachweisen, allerdings mit einer geringeren Nachweisgrenze als in der Amnionflüssigkeit.) Für den Nachweis von chromosomalen Anomalien werden aus der Amnionflüssigkeit fetale Zellen gewonnen und in der Zellkultur angezüchtet. So können chromosomale Veränderungen wie Translokationen, Chromosomenbrüche, Trisomien und Monosomien nachgewiesen werden. Mit Spezialfärbungen und der Giemsa-Grundfärbung werden

**102** 6. Fetalperiode (dritter Monat bis zur Geburt)

## Ultraschallbild von Kopf und Wirbelsäule im 7. Monat

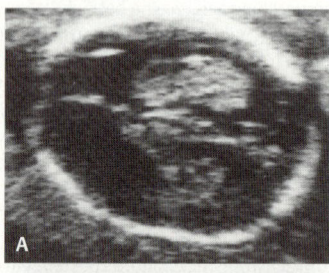
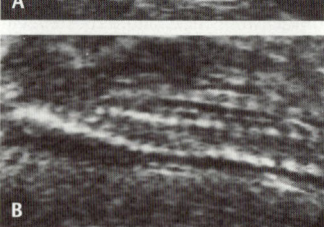

Abb. 6.7 **A** Der normale kindliche Kopf mit Mittelecho (Falx cerebri). **B** Wirbelsäule. Die Sonographie wird für die intrauterine Altersbestimmung und zur Diagnose von Fehlbildungen wie den Neuralrohrdefekten benutzt (vgl. Abb. 9.**15** und 20.**30 n**).

die spezifischen Bandenmuster für jedes Chromosom dargestellt (vgl. Kapitel 8). Für bereits sequenzierte Genorte lassen sich über das „southern blotting" spezifische Gendefekte für Stoffwechselerkrankungen diagnostizieren.

Bei der **Chorionbiopsie** wird ein kleines Gewebestück aus dem Bereich der Chorionzotten gewonnen. Das Zottengewebe enthält viele sich schnell teilende fetale Zellen, so daß die direkte Analyse von chromosomalen Anomalien oder von angeborenen Stoffwechselerkrankungen möglich ist. Die Chorionbiopsie hat den Vorteil, daß sie zu einem frühen Zeitpunkt der Schwangerschaft (in der 8. Woche) durchgeführt werden kann und daß eine direkte Untersuchung der Zellen ohne langwierige Zellkulturen möglich ist. Die frühe Diagnose von Defekten ist erwünscht für den Fall, daß eine Schwangerschaftsunterbrechung erwogen wird. Ein Nachteil der Methode ist die fehlende Nachweismöglichkeit für α-Fetoprotein.

Mit Ausnahme der Ultraschalluntersuchung wird die pränatale Diagnostik nicht routinemäßig durchgeführt, sondern bleibt den Risikoschwangerschaften vorbehalten. Indikationen sind 1. das Alter der Mutter, d. h. 35 Jahre oder älter; 2. eine Familienanamnese mit Neuralrohrdefekten; 3. Chromosomenanomalien bei einer früheren Schwangerschaft, z. B. Down-Syndrom; 4. Chromosomenanomalien bei einem Elternteil; und 5. wenn die Mutter Überträger eines schweren X-gebundenen Leidens ist. Die Komplikationsrate ist gering. Die Amniozentese hat eine Abortrate von etwa 0,5 % und die Chorionbiopsie von 0,8 %.

Manchmal sind ausgetragene Kinder größer und schwerer als normal. Dies kommt besonders bei **diabetischen Müttern** vor. Man nimmt an, daß die hyperglykämischen Episoden bei der Mutter zu einer kompensatorischen Ausschüttung von Insulin beim Fetus führen, die ihrerseits eine Wachstumssteigerung auslösen.

## Zusammenfassung: Fetalperiode (dritter Monat bis zur Geburt)

Die **Fetalperiode** (3. Monat bis zur Geburt) ist gekennzeichnet durch das Größenwachstum der Frucht und die Ausreifung der Organsysteme. Im 3., 4. und 5. Monat überwiegt das Längenwachstum (etwa 5 cm pro Monat), während in den beiden letzten Monaten der Schwangerschaft die Gewichtszunahme im Vordergrund steht (etwa 700 g pro Monat).

Die **Körperproportionen** verändern sich in charakteristischer Weise. Im 3. Monat nimmt der Kopf etwa die Hälfte und im 5. Monat etwa ein Drittel der Körperlänge (Scheitel-Steiß-Länge) ein. Bei der Geburt beträgt der Anteil des Kopfes nur noch etwa ein Viertel der Gesamtlänge (Scheitel-Fersen-Länge) (Abb. 6.**2**).

Im 5. Monat werden die **Kindsbewegungen** wahrgenommen. Der Fetus besitzt eine **Lanugobehaarung**.

Die Überlebensfähigkeit einer Frühgeburt während des 6. oder zu Beginn des 7. Monats hängt von der Ausreifung des Respirationstraktes und des Zentralnervensystems ab.

Die **Dauer der Schwangerschaft** beträgt 280 Tage oder 40 Wochen, nach dem 1. Tag der letzten Regel gerechnet (Menstruationsalter), oder genauer 266 Tage oder 38 Wochen nach der Befruchtung (Ovulations- bzw. Befruchtungsalter).

## Fragen zur Vertiefung

1. Bei einer Amniozentese wird ein erhöhter α-Fetoprotein-Spiegel festgestellt. Was kommt als Differentialdiagnose in Frage und wie kann die definitive Diagnose gestellt werden?
2. Eine 40 Jahre alte Frau befindet sich in der 8. Schwangerschaftswoche. Mit welchen Untersuchungen läßt sich das Vorliegen eines Down-Syndroms ausschließen? Welches sind die Vorteile und welches sind die Risiken der zur Verfügung stehenden Untersuchungen?
3. Warum sind pränatale Untersuchungen notwendig? Welche mütterlichen und familiären Faktoren sollten Sie zu spezifischen diagnostischen Maßnahmen bei der Schwangerschaftsuntersuchung veranlassen?

# 7. Entwicklung der Eihäute und der Plazenta

Zu Beginn des 2. Monats besitzt der **Trophoblast** eine große Zahl von sekundären und tertiären Zotten, die in charakteristischer Weise radiär angeordnet sind (Abb. 7.1). Die Zotten sind im Mesoderm der **Chorionplatte** verankert und peripher über die äußere **Zytotrophoblasthülle** mit der mütterlichen Dezidua verbunden (**Stammzotten**). Die Oberfläche der Zotten besteht aus dem Synzytium, das auf einer Schicht aus Zytotrophoblastzellen ruht, die ihrerseits einen gefäß-

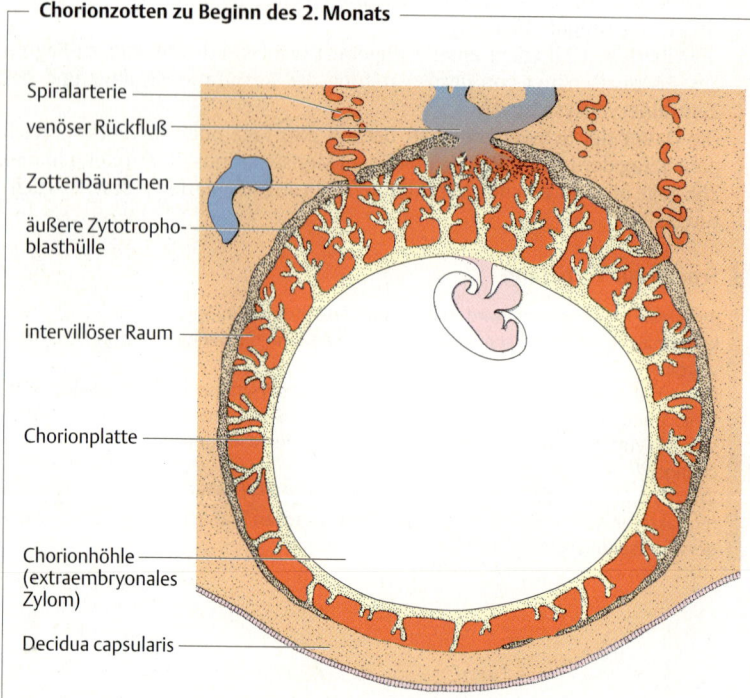

**Chorionzotten zu Beginn des 2. Monats**

- Spiralarterie
- venöser Rückfluß
- Zottenbäumchen
- äußere Zytotrophoblasthülle
- intervillöser Raum
- Chorionplatte
- Chorionhöhle (extraembryonales Zylom)
- Decidua capsularis

Abb. 7.1 Am embryonalen Pol sind die Zotten zahlreich und gut ausgebildet, am abembryonalen Pol sind sie selten und nur wenig entwickelt.

reichen mesodermalen Kern umschließt (Abb. 7.2 A, C). Das Kapillarsystem der Zotten verbindet sich mit den Gefäßen in der Chorionplatte und im Haftstiel, die über die Nabelarterien und die Nabelvene an den kindlichen Kreislauf angeschlossen sind (Abb. 4.8 D und 12.27).
In den folgenden Monaten sprossen zahlreiche Knospen aus den vorhandenen Zottenstämmen in die umgebenden **lakunären** oder **intervillösen Räume** aus. Die neugebildeten Zotten haben zuerst die gleichen Schichten wie die Stammzotten. Zu Beginn des 4. Monats verschwinden jedoch die Zytotrophoblastzellen und ein Teil der Bindegewebszellen. Von nun an trennen nur noch das Synzytium und das Endothel der Blutgefäße den mütterlichen vom fetalen Kreislauf (Abb. 7.2 B, D). Die Zytotrophoblastzellen verschwinden zuerst in den kleinen und anschließend in den größeren Zotten. In den Stammzotten bleiben jedoch immer einige Zytotrophoblastzellen erhalten. Die Blutgefäße, die im Innern der Stammzotten verlaufen, sind auch am Stoffaustausch zwischen den beiden Kreisläufen nicht direkt beteiligt (Abb. 7.2 B).

### Rückbildung des Zytotrophoblasten

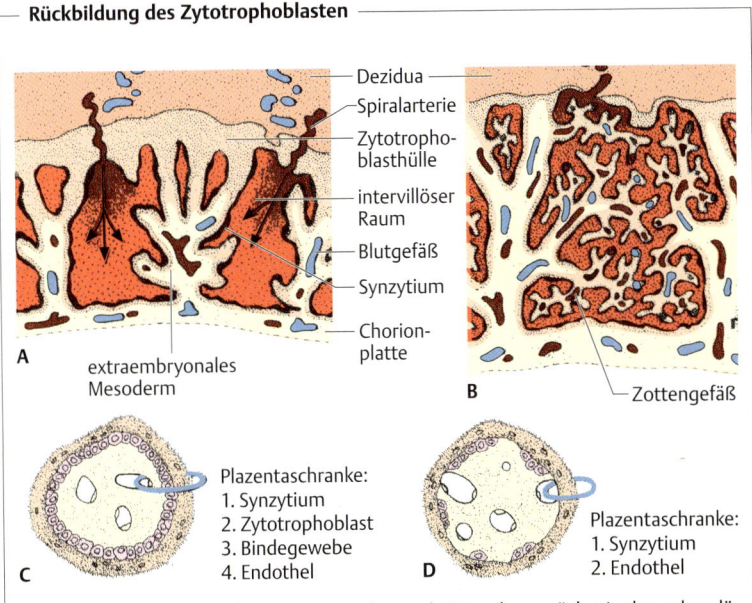

Abb. 7.2 **A** In der 4. Woche. Das extraembryonale Mesoderm wächst in den sekundären Stammzotten auf die Deziduaplatte zu. **B** Im 4. Monat. In vielen kleinen Zotten liegt die Kapillarwand direkt dem Synzytium an. **C** und **D** Entsprechende Zottenquerschnitte zu A und B.

## 7. Entwicklung der Eihäute und der Plazenta

Das Synzytium wird an vielen Stellen sehr dünn. Die zellkernhaltigen Bezirke wölben sich als Knoten vor. Derartige mehrkernige **Synzytiumknoten** können sich ablösen und in den Blutkreislauf der Mutter ausgeschwemmt werden. Sie können sich irgendwo im Kapillarsystem der Mutter festsetzen. Meistens lösen sie sich dort auf, ohne krankhafte Symptome hervorzurufen.

**Chorionblase mit Embryo in der 6. Woche**

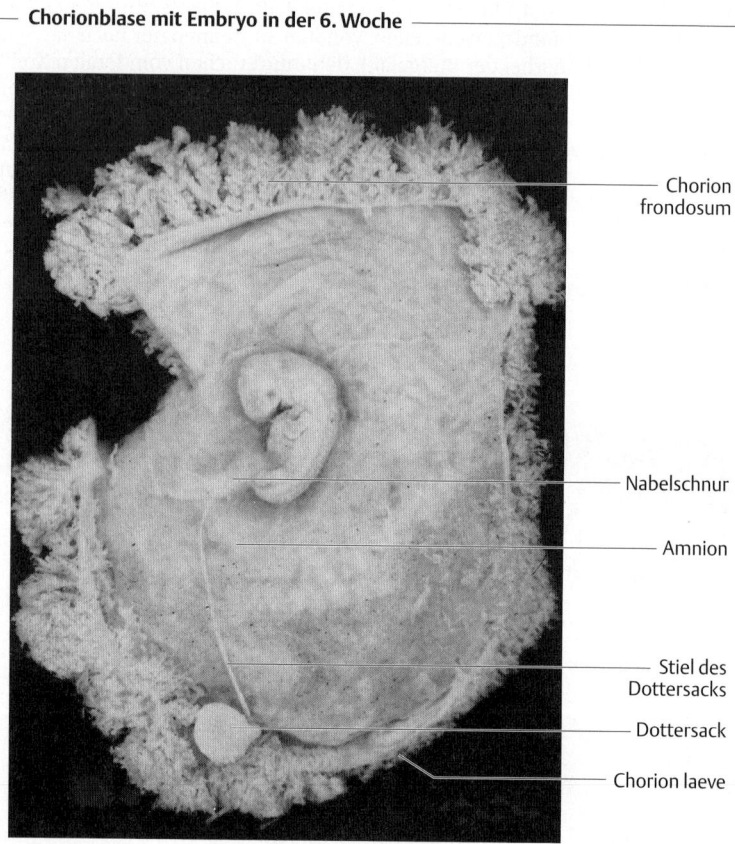

Abb. 7.3  Amnion und Chorionhöhle sind eröffnet, so daß der Embryo frei liegt. Am embryonalen Pol sind die Zotten länger und verzweigter (Chorion frondosum) als am abembryonalen Pol (Chorion laeve). Von der Nabelschnur zieht ein außergewöhnlich langer Dottersackstiel zum Dottersack, der abgedrängt zwischen Amnion und Chorion liegt.

## Chorion frondosum und Decidua basalis

In den ersten Entwicklungswochen bedecken die Zotten die gesamte Oberfläche des Chorions (Abb. 7.1). Mit dem Fortschreiten der Schwangerschaft ändert sich dies jedoch. Die Zotten am embryonalen Pol wachsen weiterhin und breiten sich aus. Sie werden zum **Chorion frondosum** (buschig); die Zotten am abembryonalen Pol dagegen gehen zugrunde. Im 3. Monat ist diese Chorionseite glatt und wird als **Chorion laeve** („Chorionglatze") bezeichnet (Abb. 7.3 und 7.4 A).

Dieser Unterschied zwischen embryonalem und abembryonalem Pol des Chorions spiegelt sich auch im Aufbau der **Dezidua** wider. Die Dezidua über dem Chorion frondosum, die **Decidua basalis**, bildet eine kompakte Schicht, die fest mit dem Chorion verbunden ist. Diese Schicht wird als **Deziduaplatte (Basalplatte)** bezeichnet. Die Deziduaschicht über dem abembryonalen Pol heißt **Decidua capsularis** (Abb. 7.4 A). Zuerst ähnelt diese Schicht der Decidua basalis. Mit dem weiteren Wachstum der Fruchtblase wird sie dünn ausgezogen und beginnt zu degenerieren. Das Chorion laeve trifft dann auf die **Decidua parietalis** auf der gegenüberliegenden Uterusseite und verschmilzt mit ihr (Abb. 7.4 bis

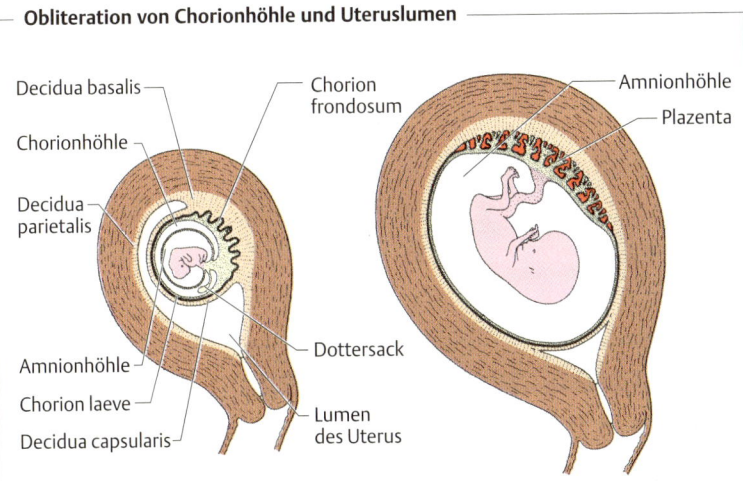

**Obliteration von Chorionhöhle und Uteruslumen**

Abb. 7.4  **A** Am Ende des 2. Monats. Beachte den Dottersack in der Chorionhöhle zwischen Amnion und Chorion. Am abembryonalen Pol sind die Zotten verschwunden (Chorion laeve). **B** Am Ende des 3. Monats. Amnion und Chorion verwachsen miteinander. Gleichzeitig mit dem Verschwinden der Chorionhöhle obliteriert auch das Uteruslumen durch die Verschmelzung von Chorion laeve und Decidua parietalis.

7.6). Damit ist das Uteruslumen vollständig obliteriert. Gleichzeitig vergrößert sich die Amnionhöhle. Amnion und Chorion verschmelzen miteinander. Die Chorionhöhle obliteriert. Dabei wird der in der Chorionhöhle liegende Rest des Dottersackes resorbiert. Als einziges funktionstüchtiges Choriongewebe bleibt das Chorion frondosum zurück, das zusammen mit der Decidua basalis die **Plazenta** bildet. Das Amnion und die aufliegenden dünn ausgezogenen Teile des Chorions („amniochorionic membrane") werden als **Eihäute** bezeichnet.

**Fetus in utero in der 19. Woche**

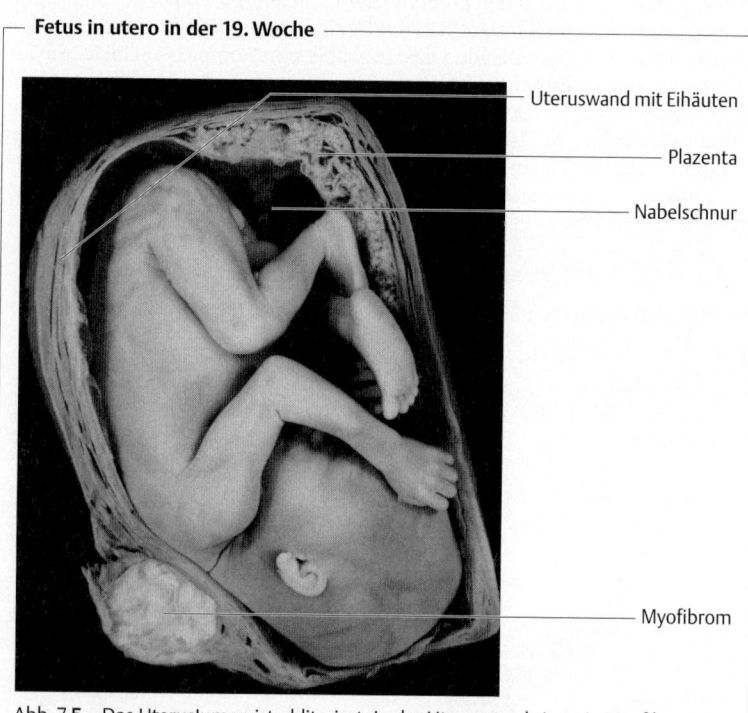

Abb. 7.5   Das Uteruslumen ist obliteriert. In der Uteruswand sitzt ein Myofibrom.

**Fetus in utero in der 23. Woche in Steißlage**

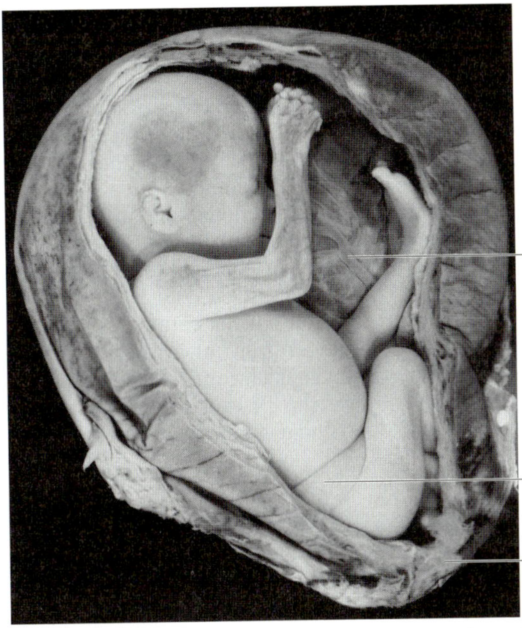

Choriongefäß

Nabelschnur

Cervix uteri

Abb. 7.**6** Ein Teil der Uteruswand und der Eihäute wurde entfernt. Die unter dem Amnion hervortretenden Choriongefäße laufen auf die nicht sichtbare Plazenta zu. Die Nabelschnur hat sich eng um den Unterleib des Fetus gelegt und ist wahrscheinlich die Ursache für die Steißlage.

## Aufbau der Plazenta

Die Plazenta besteht zu Beginn des 4. Monats aus zwei Anteilen: 1. einem **fetalen Anteil**, der vom Chorion frondosum gebildet wird, und 2. einem **mütterlichen Anteil**, der Decidua basalis. Auf der fetalen Seite wird die Plazenta durch die **Chorionplatte** begrenzt, auf der mütterlichen Seite durch die Decidua basalis, deren kompakte Schicht **Deziduaplatte** heißt und fest mit der Plazenta verwachsen ist. In der **Verbindungszone** vermischen sich Trophoblast- und Deziduazellen. Diese Zone bildet den Bereich, in dem die Trophoblastzellen in das uterine Gewebe eindringen. Sie zeichnet sich durch Riesenzellen aus, die aus der Dezidua und vom Synzytium stammen, und enthält reichlich amorphe Glukosaminoglykane. Zwischen Chorion und Deziduaplatte (Basalplatte) befinden sich die intervillösen Räume, die mit mütterlichem Blut gefüllt sind. Sie gehen aus den Lakunen des Synzytiotrophoblasten hervor (Abb. 3.3, S. 49) und sind daher von Synzytium embryonalen Ursprungs ausgekleidet. In die intervillösen Blutseen ragen die Zottenbäume hinein (Abb. 7.1 und 7.7).

Während des 4. und 5. Monats bildet die Dezidua eine Reihe von Septen, die **Deziduasepten (Plazentasepten)**, die zwischen die intervillösen Räume hineinragen, aber nicht bis zur Chorionplatte reichen (Abb. 7.7). Diese Septen haben einen Kern aus mütterlichem Gewebe; ihre Oberfläche ist jedoch von einer Schicht aus Trophoblastzellen überzogen. Infolge dieser Septenbildung wird die Plazenta in eine Reihe von Arealen oder **Kotyledonen** unterteilt (Abb. 7.8). Da die Deziduasepten nicht ganz bis zur Chorionplatte reichen, bleibt die Verbindung zwischen den intervillösen Räumen benachbarter Kotyledonen bestehen.

Mit dem fortschreitenden Wachstum des Fetus und der Vergrößerung des Uterus wächst auch die Plazenta. Ihr Größenwachstum entspricht ungefähr dem Wachstum des Uterus und beträgt während der ganzen Schwangerschaft etwa 25–30% der inneren Oberfläche des Uterus. Ihre Dickenzunahme kommt durch die Verzweigung der bestehenden Zotten und nicht durch weiteres Eindringen in die mütterlichen Gewebe zustande.

**Funktioneller Aufbau der Plazenta**

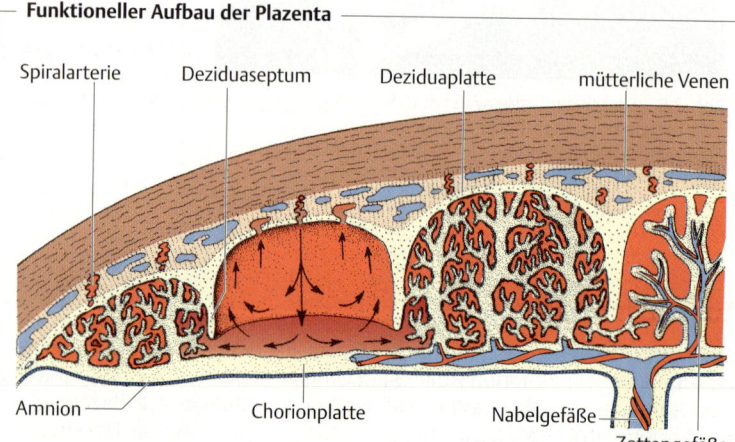

Abb. 7.7 Die Kotyledonen sind teilweise durch die Deziduasepten aus mütterlichem Gewebe voneinander getrennt. Beachte, daß der größte Teil des intervillösen Blutstroms über die Endometriumvenen in der Deziduaplatte in den mütterlichen Kreislauf zurückkehrt. Nur ein geringer Anteil tritt in benachbarte Kotyledonen ein. Die intervillösen Räume sind von Synzytium ausgekleidet.

## Plazenta nach der Geburt

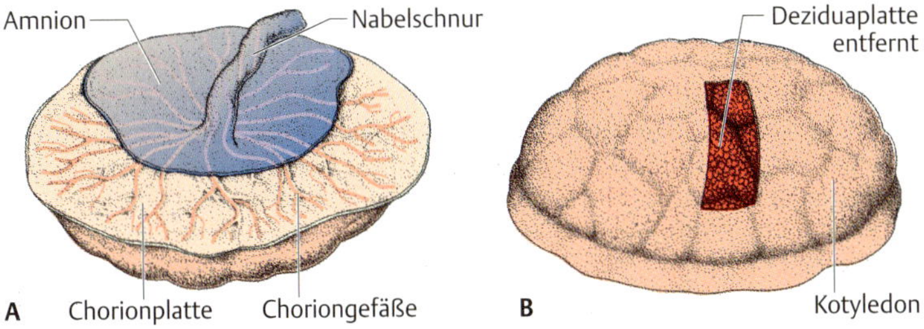

**A** Chorionplatte   Chorionngefäße   **B**   Kotyledon

Abb. 7.8   **A** Von der fetalen Seite her gesehen. Diese Seite wird vom Amnion bedeckt. **B** Von der mütterlichen Seite her gesehen. Beachte die Kotyledonen. An einer Stelle ist die Dezidua entfernt. Die mütterliche Seite der Plazenta muß nach der Geburt sorgfältig auf Vollständigkeit überprüft werden. Häufig finden sich einige weißliche Kotyledonen, bei denen die Blutzufuhr durch Fibrinoidbildung und Infarzierung bereits unterbrochen war.

# Die reife Plazenta

Am Ende der Schwangerschaft hat die Plazenta die Form einer Scheibe von 15–25 cm Durchmesser und etwa 3 cm Dicke. Sie wiegt 500–600 g. Bei der Geburt löst sie sich von der Uteruswand und wird etwa 30 Minuten nach Geburt des Kindes aus dem Uterus ausgestoßen. Bei der Betrachtung der dezidualen, **mütterlichen Seite** lassen sich 15–20 leicht erhabene Areale, die **Kotyledonen**, unterscheiden. Sie sind von einer dünnen Schicht aus Decidua basalis bedeckt (Abb. 7.8 B). Die Furchen zwischen den Kotyledonen werden durch die Deziduasepten hervorgerufen. Ein Teil der Dezidua bleibt im Uterus zurück und wird mit den anschließenden Blutungen ausgeschieden.

Die **fetale Oberfläche** der Plazenta hat keine Kotyledonenstruktur und wird von der Chorionplatte gebildet. Man sieht eine große Anzahl von Arterien und Venen, die **Chorionngefäße**, welche gegen die Nabelschnur hin konvergieren (Abb. 7.8 A). Das Chorion wiederum ist von Amnion überzogen (Abb. 7.7 und Abb. 7.8 A). Die Nabelschnur inseriert gewöhnlich exzentrisch und gelegentlich sogar marginal. Selten inseriert sie in der Chorionmembran außerhalb der Plazenta (**Insertio velamentosa**).

# Blutzirkulation in der Plazenta

Die Kotyledonen erhalten ihr Blut durch 80–100 Spiralarterien, die die Deziduaplatte durchbrechen und in mehr oder weniger regelmäßigem Abstand in die intervillösen Räume eintreten (Abb. 7.7). Beim Durchtritt durch die Deziduaplatte ist das Lumen der Spiralarterie eng. Der Strahl des sauerstoffreichen arteriellen Blutes ergießt sich in den intervillösen Raum und umströmt die Zotten. Mit abnehmendem Druck strömt das Blut zur Deziduaplatte zurück. Dort wird es von den überall unregelmäßig verteilten venösen Öffnungen wieder aufgenommen und in den mütterlichen Kreislauf zurückgeleitet (Abb. 7.7).

Auf der fetalen Seite wird – angetrieben vom kindlichen Herzen – das sauerstoffarme Blut durch zwei Nabelarterien herangeführt. Es durchströmt die Kapillaren der Zottenbäumchen. Dort wird durch das Diffusionsgefälle gegenüber dem mütterlichen Blut im intervillösen Raum Sauerstoff aufgenommen. Lösliche Abfallstoffe werden ausgeschieden. Das sauerstoffreiche Blut kehrt dann durch die Nabelvene zum Embryo zurück (Abb. 7.7).

Die intervillösen Räume der reifen Plazenta enthalten ungefähr 150 ml Blut, das sich etwa 3–4mal pro Minute erneuert. Dieses Blut umspült die Chorionzotten, deren Oberfläche etwa 4–14 qm beträgt. Dabei muß man jedoch berücksichtigen, daß der plazentare Austausch nicht über alle Zotten stattfindet, sondern nur über diejenigen, bei denen die fetalen Blutgefäße in engem Kontakt mit der sie überziehenden Synzytiumschicht stehen. Bei diesen Zotten besitzt das Synzytium oft einen Bürstensaum aus zahlreichen Mikrozotten, die den Stoffaustausch zwischen mütterlichem und kindlichem Kreislauf intensivieren (Abb. 7.2 D).

Die trennende Schicht zwischen beiden Kreislaufsystemen wird oft als **Plazentaschranke** bezeichnet und besteht ausschließlich aus fetalem Gewebe. In den Frühstadien besteht sie aus 4 Schichten:
- der endothelialen Innenauskleidung der fetalen Blutgefäße;
- dem Bindegewebe im Zottenkern;
- der Zytotrophoblastschicht;
- dem synzytialen Überzug (Abb. 7.2 C).

Vom 4. Monat an wird die Plazentaschranke wesentlich dünner, da die meisten Zotten ihre Zytotrophoblastschicht und das die fetalen Kapillaren umgebende Bindegewebe verlieren. Das Endothel der Kapillaren legt sich dann direkt an die Synzytiumschicht an, wodurch der Stoffaustausch wesentlich verbessert wird (Abb. 7.2 D). Da das mütterliche Blut in den intervillösen Räumen vom fetalen Blut durch eine Plazentaschranke aus Choriongewebe getrennt ist, wird die menschliche Plazenta als **Placenta haemochorialis** bezeichnet.

## Funktion der Plazenta

Die Hauptfunktionen der Plazenta sind:
- der **Austausch von Stoffwechselprodukten und Gasen** zwischen mütterlichem und fetalem Blut bei vollständiger Trennung der beiden Kreisläufe und
- die **Hormonbildung**.

**Gasaustausch.** Der Austausch von Gasen, wie Sauerstoff, Kohlendioxid und Kohlenmonoxid, erfolgt durch Diffusion. Gegen Ende der Schwangerschaft entnimmt der Fetus 20–30 ml Sauerstoff pro Minute aus dem mütterlichen Kreislauf. Es ist daher verständlich, daß bereits eine kurze Unterbrechung zu einer Schädigung des Fetus führt.

**Stoffwechsel.** Der Austausch von Stoffwechselprodukten, wie Aminosäuren, freien Fettsäuren, Kohlenhydraten und Vitaminen, sowie von Elektrolyten nimmt mit fortschreitender Schwangerschaft ständig zu.

**Antikörper.** Mütterliche Antikörper werden vom Synzytium durch Pinozytose aufgenommen und in die fetalen Kapillaren abgegeben. Es handelt sich um Antikörper vom Typ IgG aus der Gruppe der γ-Globuline des Serums. Auf diese Weise erhält das Kind Antikörper gegen Diphtherie, Pocken, Masern und andere Infektionskrankheiten. Gegen Windpocken und Keuchhusten werden dagegen keine Antikörper übertragen. Der transplazentare Antikörpertransfer entspricht einer passiven Immunisierung.

> ### *Klinische Bezüge*
>
> Bei der **Rhesusinkompatibilität** führt der Übertritt mütterlicher Antikörper, die gegen die roten Blutkörperchen des Fetus gerichtet sind, zum Blutzerfall beim Fetus. Wenn die Erythrozyten des Fetus das Rhesusantigen tragen (Rh-positiv) und die der Mutter nicht (rh-negativ), kann die Mutter Antikörper gegen die kindlichen Erythrozyten bilden. Die Sensibilisierung erfolgt wahrscheinlich durch kleine Blutungen an der Oberfläche der Zotten. Die von der Mutter gebildeten Antikörper gegen die fetalen Erythrozyten gelangen über die Plazenta in den Fetus und lösen dort eine Hämolyse aus **(Erythroblastose)**. Der Zerfall der kindlichen Erythrozyten kann zum Fruchttod führen. Durch die Bestimmung des Bilirubins (als Abbauprodukt aus den zerfallenden Erythrozyten) in der Amnionflüssigkeit kann das Ausmaß der Hämolyse festgestellt und, wenn notwendig, eine intrauterine Bluttransfusion in die Leibeshöhle des Fetus eingeleitet werden. Die Behandlung der Mutter mit **Rh-Immunglobulin** kann die Krankheit verhindern und hat das Auftreten der Erythroblastose und die Notwendigkeit für eine fetale Transfusion signifikant herabgesetzt.

## Hormonproduktion in der Plazenta

Am Ende des 4. Monats bildet die Plazenta soviel **Progesteron**, daß es für die Erhaltung der Schwangerschaft ausreicht, auch wenn das Corpus luteum entfernt wird oder in seiner Funktion gestört ist. Das Steroidhormon wird wahrscheinlich im Zytoplasma des Synzytiums synthetisiert. Neben dem Progesteron bildet die Plazenta in zunehmendem Maße östrogene Hormone, vorwiegend Östriol. Die Östrogenbildung erreicht gegen Ende der Schwangerschaft ihr Maximum und stimuliert das Wachstum des Uterus und der Milchdrüsen.
Der Synzytiotrophoblast bildet außerdem **Gonadotropine** („**human chorionic gonadotropin, HCG**"), das ähnlich wie das luteinisierende Hormon (LH) des Hypophysenvorderlappens wirkt. HCG wird von der Mutter über den Urin ausge-

schieden. Es wird in der frühen Schwangerschaft zum Schwangerschaftsnachweis benutzt. Ein weiteres Hormon der Plazenta ist das **Somatomammotropin** (früheres „**human placental lactogen**"). Es ähnelt dem Wachstumshormon der Hypophyse und verschafft dem Fetus Priorität in bezug auf den Blutzuckerspiegel. Es wirkt in Richtung auf eine diabetogene Stoffwechsellage bei der Mutter.

> ### ✚ *Klinische Bezüge*
>
> Die meisten mütterlichen Hormone können die Plazenta nicht passieren. Einige, wie das Thyroxin, besitzen nur eine geringe Übergangsrate. Einige synthetische Progesteronderivate sind dagegen sehr gefährlich, weil sie die Plazenta ungehindert passieren und die Maskulinisierung eines weiblichen Fetus bewirken können. Noch gefährlicher war der Einsatz des leicht plazentagängigen synthetischen Östrogens Diethylstilböstrol. Diese Verbindung führte bei Patientinnen, die vor der Geburt dem Hormon ausgesetzt waren, nach der Pubertät zu Adenomen der Vagina und Fehlbildungen der Hoden (s. Kap. 8).
>
> Die Plazentaschranke stellt gegenüber vielen schädigenden Faktoren einen Schutzmechanismus dar. Trotzdem können viele Viren die Plazentabarriere überwinden (z. B. das Röteln-, Zytomegalie-, Coxsackie-, Pocken-, Windpocken-, Masern- und Poliomyelitisvirus). Im Fetus lösen einige von ihne typische Infektionen aus, die zu Zelluntergang und kindlichen Fehlbildungen führen können (s. Kap. 8). Viele Medikamente und ihre Abbauprodukte können ebenfalls die Plazentaschranke passieren und den Embryo schädigen. Mütterlicher Mißbrauch von Heroin und Kokain kann zu einer fetalen Drogenabhängigkeit führen.

## Amnion und Nabelschnur

Infolge der kraniokaudalen Krümmung des Embryos kommt die Umschlagsfalte zwischen Amnion und Oberflächenektoderm auf die Ventralseite des Embryos zu liegen (Abb. 5.13, S. 85). Die **amnioektodermale Umschlagfalte** bildet dann eine ovale Durchtrittsstelle, die als **Nabelring** bezeichnet wird. In der Mitte des 2. Monats laufen folgende Gebilde durch den Nabelring (Abb. 7.9):

- der **Haftstiel mit der Allantois und den Nabelgefäßen**, bestehend aus zwei Arterien und einer Vene;
- der **Stiel des Dottersackes** (Dottergang), begleitet von den Dottergefäßen (Vasa omphalomesenterica); und
- der Kanal, der die intra- und extraembryonale **Zölomhöhle** miteinander verbindet (Abb. 7.9 C).

Der Dottersack selbst liegt in der **Chorionhöhle**, d. h. in dem Raum zwischen Amnion und Chorion.

Im Laufe der weiteren Entwicklung verengt sich der Nabelring. Dadurch werden die in ihm verlaufenden Gebilde dicht zusammengedrängt. Gleichzeitig vergrößert sich die Amnionhöhle auf Kosten der Chorionhöhle. Im Verlauf dieser Entwicklung schlägt sich das Amnion auf den aus dem Nabel austretenden Dottersack und auf den Haftstiel über und umhüllt sie. Dadurch entsteht die **Nabelschnur** (Abb. 7.9 B). Die Nabelschnur enthält den Dottergang mit den Dot-

### Entwicklung der Nabelschnur

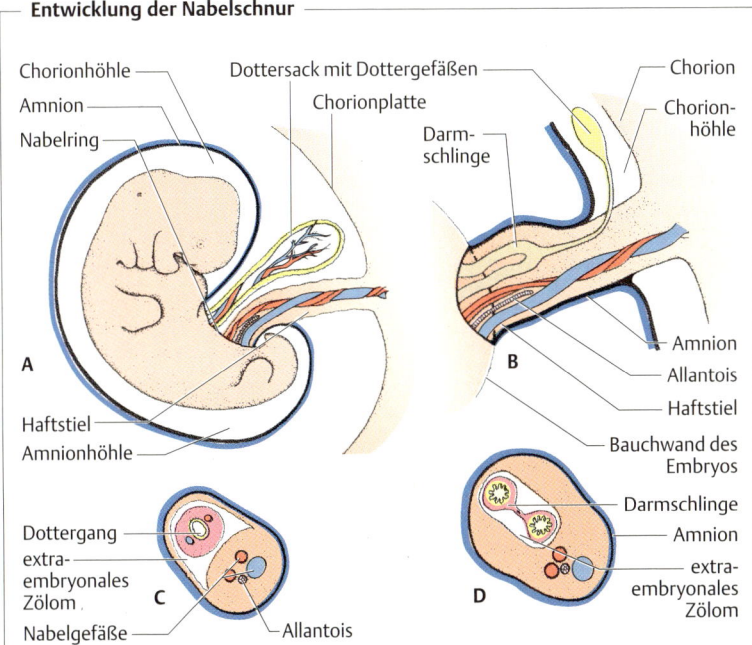

Abb. 7.9 **A** 5 Wochen alter Embryo mit den Gebilden, die durch den primitiven Nabelring treten. **B** Nabelschnur beim 10 Wochen alten Embryo. **C** Querschnitt durch die Gebilde im primitiven Nabelring. Der Dottersack mit den Dottergefäßen wird zusammen mit dem Haftstiel vom Amnion eingefaßt. **D** Entsprechender Querschnitt mit einer Darmschlinge des physiologischen Nabelbruchs im extraembryonalen Zölom der Nabelschnur.

tergefäßen sowie den ehemaligen Haftstiel mit Allantoisdivertikel und Nabelgefäßen. Der Dottersack selbst liegt in der Chorionhöhle. Am Ende des 3. Monats hat sich die Amnionhöhle auf Kosten der Chorionhöhle so sehr vergrößert, daß sich Amnion und Chorion aneinanderlegen. **Die Chorionhöhle obliteriert.** Der Dottersack geht zugrunde.
Die Leibeshöhle ist vorübergehend zu klein, um die sich rasch entwickelnden Darmschlingen aufzunehmen, so daß einige von ihnen in das extraembryonale Zölom innerhalb der Nabelschnur hinausgedrängt werden. Auf diese Weise kommt es zum sogenannten **physiologischen Nabelbruch** (s. Kap. 14). Etwa gegen Ende des 3. Monats werden die Darmschlingen in den Embryonalkörper zurückgezogen, und die Zölomhöhle in der Nabelschnur obliteriert. Nachdem

dann außerdem die Allantois, der Dottergang und die Dottergefäße obliteriert sind, bleiben nur die Nabelgefäße in der Nabelschnur zurück. Sie sind von einem sulzigen Gewebe umgeben, das wenig mesenchymale Zellen und viele Glucosaminoglykane enthält. Es wird als **Wharton-Sulze** bezeichnet und dient als prallelastische Schutzschicht für die Blutgefäße. Die Media der Arterienwände besteht aus vielen Muskelzellen und elastischen Fasern. Beide Komponenten bewirken zusammen mit den spiralenförmigen Verdickungen der endothelialen Auskleidung die rasche Konstriktion und Kontraktion der Nabelgefäße direkt nach der Geburt. Ganz selten bleibt der Dottersack bis zur Geburt erhalten. Er liegt dann zwischen Amnion und Chorion im Bereich des Nabelschnuransatzes an der Plazenta.

### ✚ *Klinische Bezüge*

In der Regel verlaufen zwei Nabelarterien und eine Nabelvene in der Nabelschnur. Mit einer Häufigkeit von 1 : 200 ist bei der Geburt nur eine Nabelarterie vorhanden. Bei diesen Kindern liegen in 20 % der Fälle weitere Herz- oder Gefäßfehlbildungen vor. Die fehlende Nabelarterie wird entweder nicht angelegt (Agenesie) oder bildet sich frühzeitig zurück.

Schnürfurchen im Amnion können sich zu **Amnionsträngen** entwickeln, die Teile des Fetus, z. B. Gliedmaßen oder Finger, abschnüren. Dadurch können Amputationen (Abb. 7.10), Ringfurchen und andere Fehlbildungen einschließlich kraniofazialer Deformitäten entstehen. Die Amnionstränge gehen wahrscheinlich auf Infektionen oder andere toxische Schädigungen zurück, die den Fetus, die Eihäute oder beide betreffen und im Amnion narbenartige Kontrakturen zurücklassen.

#### Amputation aufgrund von Amnionsträngen

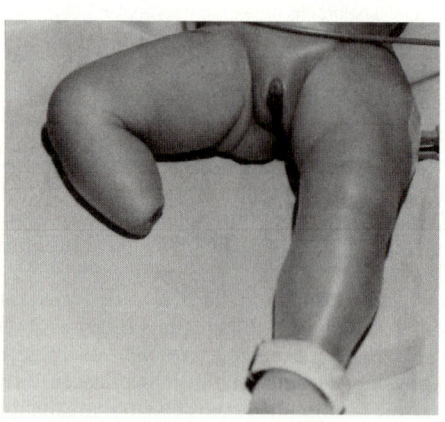

Abb. 7.**10** Durch Amnionstränge wurde der rechte Unterschenkel des Fetus abgeschnürt, so daß er sich nicht entwickeln konnte.

## Veränderungen der Plazenta vor der Geburt

Gegen Ende der Schwangerschaft treten eine Reihe von Veränderungen in der Plazenta auf, die als Anzeichen für einen verminderten Stoffaustausch aufgefaßt werden können. Diese Veränderungen umfassen: 1. eine Vermehrung des fibrösen Bindegewebes im Zottenkern; 2. die Verstärkung der Basalmembran der fetalen Kapillaren; 3. die Obliteration kleinerer Zottenkapillaren; und 4. die Ablagerung von Fibrinoid auf der Zottenoberfläche in der Verbindungszone und der Chorionplatte. Die gesteigerte Fibrinoidbildung führt häufig zur Infarzierung von einzelnen intervillösen Blutseen oder sogar ganzer Kotyledonen. Diese erhalten dann ein weißliches Aussehen.
Bei der Geburt hat die Nabelschnur einen Durchmesser von etwa 2 cm und ist 50–60 cm lang. Spiralige Windungen der Gefäße können die sog. **„falschen Knoten"** hervorrufen. Eine enorm lange Nabelschnur kann zur Einschnürung des Fetus bis zur Strangulation, eine zu kurze Nabelschnur dagegen zur vorzeitigen Plazentalösung unter der Geburt führen.

## Die Amnionflüssigkeit

Die Amnionhöhle ist mit einer klaren, wäßrigen, von den Amnionzellen erzeugten Flüssigkeit gefüllt. Die Amnionflüssigkeit (Fruchtwasser) nimmt von etwa 30 ml in der 10. Woche auf 350 ml in der 20. Woche und auf 800–1000 ml in der 37. Woche zu. In den ersten Schwangerschaftsmonaten ist der Embryo mit seiner Nabelschnur in dieser als Schutzkissen dienenden Flüssigkeit aufgehängt. Die Amnionflüssigkeit erfüllt folgende Aufgaben: 1. sie fängt Stöße auf; 2. sie verhindert Verwachsungen des Embryos mit dem Amnion; 3. sie ermöglicht fetale Bewegungen; 4. während des Geburtsvorganges bildet sie bei intakten Eihäuten einen hydrostatischen Keil, der die Eröffnung des Zervikalkanals unterstützt.
Die Amnionflüssigkeit wird etwa alle drei Stunden einmal ausgetauscht. Dies weist auf die großen Flüssigkeitsverschiebungen hin, die zwischen Amnionhöhle und mütterlichem Kreislauf stattfinden. Der Fetus schluckt vom 5. Monat an seine eigene Amnionflüssigkeit. Er trinkt pro Tag etwa 400 ml. Das ist ungefähr die Hälfte der Gesamtmenge. Normalerweise wird die Amnionflüssigkeit über den Darm des Fetus resorbiert und gelangt durch das Blut über die Plazenta wieder in den mütterlichen Kreislauf. Gegen Ende der Schwangerschaft wird täglich Urin in die Amnionflüssigkeit ausgeschieden. Der Urin ist wenig konzentriert, da die Plazenta noch als Ausscheidungsorgan fungiert.

## Klinische Bezüge

Ein **vorzeitiger Blasensprung** tritt in 10% der Schwangerschaften auf und ist die häufigste Ursache für frühzeitige Wehen. Ein **Oligohydramnion** aufgrund eines vorzeitigen Blasensprungs kann die Ursache für einen Klumpfuß oder eine Lungenhypoplasie sein. Die Genese des vorzeitigen Blasensprungs ist unbekannt. In einigen Fällen muß man an äußere Ursachen denken.

Als **Hydramnion** oder **Polyhydramnion** wird eine Vermehrung des Fruchtwassers (1500 – 2000 ml) und als **Oligohydramnion** ein Fruchtwassermangel (weniger als 200 ml) bezeichnet. Beides ist mit einer erhöhten Inzidenz von Fehlbildungen verbunden. Primäre Ursachen für ein **Hydramnion** sind idiopathische Fälle (35%), mütterlicher Diabetes (25%) und angeborene Fehlbildungen des ZNS und des Magen-Darm-Trakts. Dabei kommt die Vemehrung der Amnionflüssigkeit durch das Fehlen des Schluckvorganges z. B. aufgrund einer Ösophagusatresie oder durch das Fehlen der nervösen Steuerung des Schluckmechanismus, wie es bei einem Anenzephalus der Fall ist, zustande. Ein primäres Oligohydramnion kommt selten vor und kann auf eine Nierenagenesie hinweisen.

# Eihäute bei Zwillingen

Der Aufbau der Eihäute bei Zwillingen ist von der Art der Zwillingsbildung und bei eineiigen Zwillingen vom Zeitpunkt der Trennung der beiden Anlagen abhängig.

## Zweieiige Zwillinge

Etwa zwei Drittel aller Zwillinge sind zweieiige Zwillinge. Die Häufigkeit liegt bei 7 – 11 : 1000 Geburten und steigt mit dem Alter der Mutter an. Die Zwillingsbildung kommt dadurch zustande, daß zwei Oozyten gleichzeitig ovuliert und von zwei verschiedenen Spermatozoen befruchtet werden. Da die Genzusammensetzung bei beiden Zygoten ganz unterschiedlich ist, besteht zwischen den Zwillingen keine größere Ähnlichkeit als bei Geschwistern, die nicht gleich alt sind. Sie können das gleiche oder das entgegengesetzte Geschlecht haben. Beide Zygoten nisten sich getrennt im Uterus ein, und jede bildet ihre eigene Plazenta, ihr eigenes Amnion und ihre eigene Chorionhülle (Abb. 7.11 A).

Wenn die beiden Plazenten jedoch dicht nebeneinander sitzen, können sie miteinander verschmelzen. Durch die Verschmelzung der beiden Plazenten kann es zur Bildung einer Anastomose zwischen den Choriongefäßen und zu einem Austauch von roten Blutkörperchen zwischen beiden Zwillingen kommen (Abb. 7.11 B). Da die zweieiigen Zwillinge genetisch nicht identisch sind, besitzt dann einer oder beide Zwillinge zwei Sorten von Erythrozyten, die sich z.B. in ihren Blutgruppen voneinander unterscheiden (**Erythrozytenmosaizismus**).

## Eihäute bei zweieiigen Zwillingen

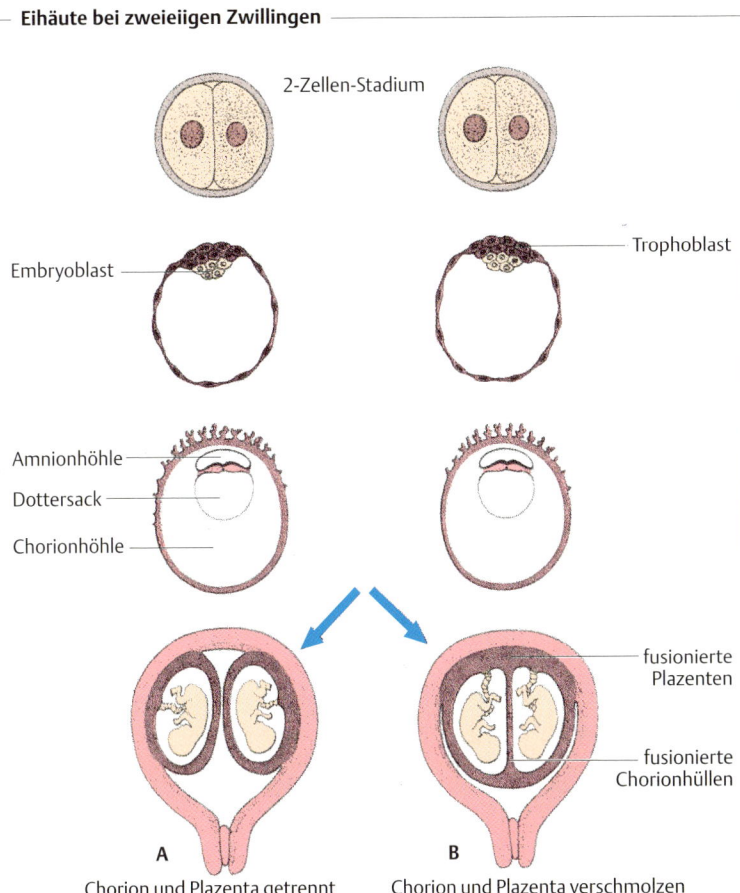

Abb. 7.11 **A** Normalerweise bildet jeder Embryo sein eigenes Amnion und Chorion sowie seine eigene Plazenta aus. **B** Manchmal sind die Plazenten jedoch miteinander verschmolzen. In der Regel erhält jeder Embryo die gleiche Blutzufuhr. Allerdings entsteht manchmal ein Ungleichgewicht, wenn über eine große Anastomose mehr Blut zu einem der Geschwister kanalisiert wird.

## 7. Entwicklung der Eihäute und der Plazenta

### Eihäute bei eineiigen Zwillingen

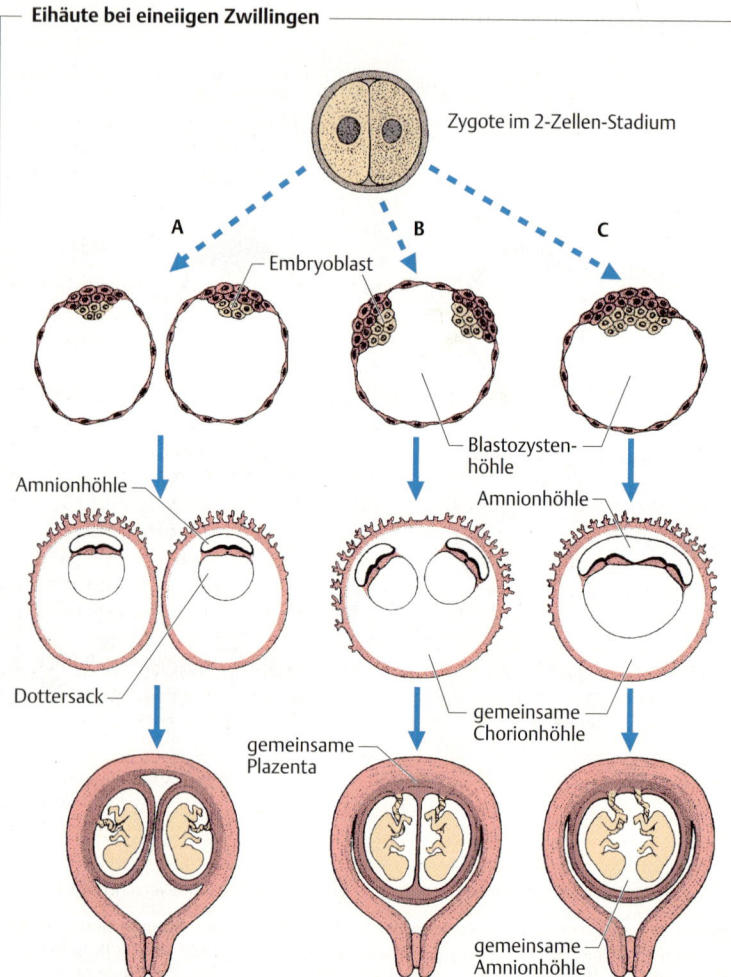

Abb. 7.12 Für die Bildung der Eihäute bei eineiigen Zwillingen gibt es drei Möglichkeiten. **A** Die Aufspaltung erfolgte im 2-Zellen-Stadium. Jeder Embryo besitzt seine eigene Plazenta sowie sein eigenes Amnion und Chorion. Nach der Implantation können die Plazenten und die Chorionhüllen miteinander verwachsen, wie bei zweieiigen Zwillingen auch. Die beiden Amnionhüllen sind jedoch immer durch Choriongewebe getrennt. **B** Aufspaltung des Embryoblasten in zwei vollständig getrennte Zellhaufen. Beide Embryonen haben eine gemeinsame Plazenta und eine gemeinsame Chorionhülle, jedoch zwei getrennte Amnionhöhlen. **C** Aufspaltung des Embryoblasten in einem späteren Entwicklungsstadium. Die Embryonen besitzen eine gemeinsame Plazenta, eine gemeinsame Amnion- und eine gemeinsame Chorionhöhle.

## Eineiige Zwillinge

Die zweite Art der Zwillingsbildung besteht darin, daß beide sich aus einer einzelnen befruchteten Eizelle entwickeln. Es handelt sich dann um **eineiige** (**identische**) **Zwillinge**. Sie entstehen dadurch, daß sich die Zygote im Laufe ihrer Entwicklung durchschnürt. Die früheste Trennung soll im 2-Zellen-Stadium vorkommen. In diesem Fall entwickeln sich zwei getrennte Zygoten innerhalb einer Zona pellucida. Nachdem sich die Zona pellucida aufgelöst hat, nisten sich beide Blastozysten getrennt ein und jeder Embryo entwickelt seine eigene Plazenta und Chorionhülle (Abb. 7.12 A). Bei diesen Zwillingen sind die Eihäute wie bei zweieiigen Zwillingen angelegt. Man kann dann jedoch noch aufgrund der genauen Übereinstimmung der Blutgruppen, der Fingerabdrücke, des Geschlechtes und der äußeren Merkmale, wie der Augen- und Haarfarbe, nachweisen, daß es sich um eineiige Zwillinge handelt.

In den meisten Fällen tritt die Durchschnürung der Zygote im frühen Blastozystenstadium auf. Innerhalb der gleichen Blastozyste spaltet sich der innen gelegene Embryoblast in zwei getrennte Zellhaufen (Abb. 7.12 B). Die beiden Embryonen besitzen dann eine gemeinsame Plazenta und eine gemeinsame Chorionhülle, jedoch getrennte Amnionhöhlen (Abb. 7.12 B). In seltenen Fällen tritt die Trennung im Stadium der zweiblättrigen Keimscheibe kurz vor dem Erscheinen des Primitivstreifens ein (Abb. 7.12 C). Auf diese Weise entstehen Zwillinge mit einer einzigen Plazenta und einer gemeinsamen Chorion- und Amnionhülle. Die Blutversorgung der Zwillinge ist in der Regel ausgewogen.

Ein **gemeinsames Chorion** kommt also nur bei eineiigen Zwillingen vor. Die Verschmelzung beider Plazenten und in entsprechender Weise die Aneinanderlagerung und Verschmelzung der Chorionhüllen kann dagegen auch bei zweieiigen Zwillingen vorkommen. In diesem Fall findet sich zwischen den beiden Amnionhäuten immer noch Choriongewebe.

**Drillinge** kommen in einer Häufigkeit von 1 : 7600 Schwangerschaften vor. Vierlinge und Fünflinge sind sehr selten. In letzter Zeit sind **Mehrlingsgeburten** häufiger vorgekommen. In den meisten Fällen ging der Mehrlingsgeburt eine Behandlung mit Gonadotropinen bei Ovulationsstörungen voraus.

### ✚ *Klinische Bezüge*

Zwillingsschwangerschaften sind mit einer höheren perinatalen Mortalität und Morbidität und einer erhöhten Neigung zur Frühgeburt verbunden. Etwa 12% der Frühgeburten gehen mit Zwillingsgeburten einher. Reifungsstörungen und geringes Geburtsgewicht bei Zwillingen führen zu einer perinatalen Mortalität von 10 – 20% gegenüber 2% bei Einzelschwangerschaften.

Einige Untersuchungen weisen darauf hin, daß die Inzidenz von Zwillingen höher ist als die von Zwillingsgeburten, da häufig ein Zwilling zugrunde geht („vanishing twin"). Nur 29% aller angelegten Zwillingsschwangerschaften sollen zur Geburt von zwei Kindern führen. Der eine Zwilling verschwindet in der Regel im ersten oder zu Beginn des zweiten Trimenons durch Resorption. Manchmal kommt es zur Mumifizierung eines Zwillings (**Fetus papyraceus**, Abb. 7.13 A).

# 7. Entwicklung der Eihäute und der Plazenta

Bei einem gemeinsamen Chorion kommt es in 5 – 15 % der Fälle zu einem **Transfusionssyndrom**. Eine nicht ausgeglichene Blutversorgung führt zu zwei ungleich großen Zwillingen (Abb. 7.13 B).

Wenn sich die Zygote in einem späteren Entwicklungsstadium spaltet, kann es zu einer unvollständigen Durchschnürung im Axialbereich der Keimscheibe kommen. Solche unvollständig getrennten Keimscheiben können sich zu **Mehrfachbildungen (Siamesische Zwillinge)** oder Doppelmißbildungen entwickeln. Je nach der Art und dem Ausmaß der Verwachsung werden sie als **Thorakopagus** (πήγνυμι = ich verbinde), als **Pygopagus** und als **Kraniopagus** bezeichnet (Abb. 7.14). In einigen Fällen sind eineiige Zwillinge nur durch eine gemeinsame Hautbrücke oder durch eine gemeinsame Leberbrücke miteinander verbunden. Einige dieser Mehrfachbildungen konnten erfolgreich operativ voneinander getrennt werden.

---

**Fetus papyraceus und Transfusionssyndrom**

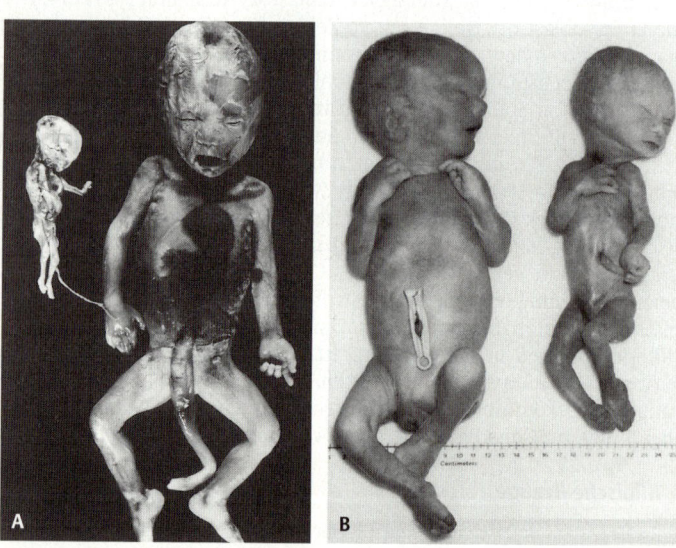

Abb. **7.13** **A** Fetus papyraceus: Ein Zwilling ist groß, während der andere zusammengedrückt und mumifiziert wurde. **B** Eineiige Zwillinge mit Transfusionssyndrom: Anastomosen in der Plazenta haben zu einem Ungleichgewicht in der Blutversorgung beider Feten geführt.

## Doppelmißbildungen nach unvollständiger Durchschnürung einer Zygote

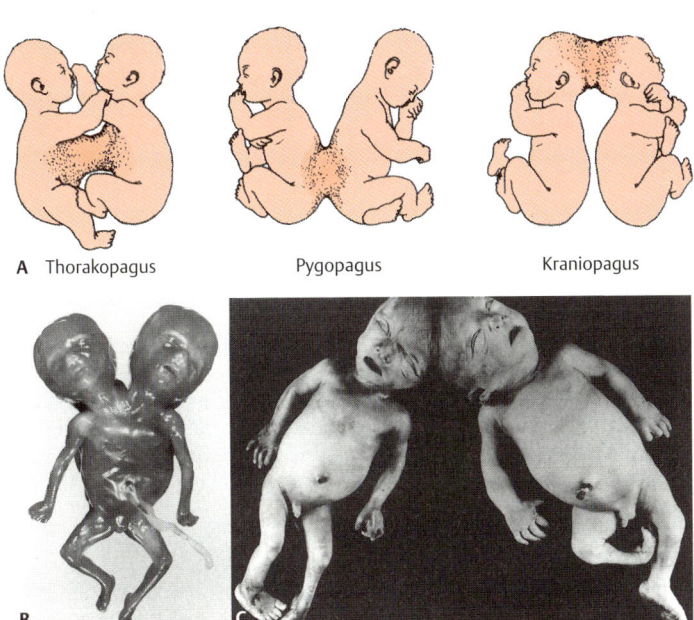

**A** Thorakopagus  Pygopagus  Kraniopagus

Abb. 7.**14** **A** Verschiedene Formen der Verschmelzung. Die Zwillinge können u. U. operativ getrennt werden, jedoch nicht, wenn lebenswichtige Organe nur einfach angelegt sind. **B** Siamesische Zwillinge mit zwei Köpfen, einem gemeinsamen Thorax, zwei Wirbelsäulen, zwei teilweise miteinander verschmolzenen Herzen, mit vier Lungen und einem bis zum Ileum gedoppeltem Darmrohr. **C** Zwillinge, die im Kopfbereich verwachsen sind (Kraniopagus) mit multiplen Fehlbildungen der Gliedmaßen.

## Zusammenfassung: Eihäute und Plazenta

### Chorion und Chorionzotten
Bei der Implantation in der 2. Woche bildet der **Zytotrophoblast** durch Zellfusion eine „Riesenfreßzelle", das **Synzytium**, mit der er sich in die Uterusschleimhaut hineinfrißt. Im Synzytium entstehen Lakunen (**lakunäres Stadium**), in die mütterliches Blut hineinfließt. Der Zytotrophoblast dringt in die Synzytiumtrabekel zwischen den Lakunen ein und wandelt sie in **primäre Zotten** um. Durch Konfluation der durchgewanderten Zytotrophoblastanteile entsteht eine **Zytotrophoblasthülle**, die den Trophoblast gegen das mütterliche Gewebe abgrenzt (Abb. 4.8 D, S. 67, und Abb. 7.1).

Durch die Auskleidung mit **extraembryonalem Mesoderm** wird die Trophoblasthöhle zur **Chorionhöhle** und der Trophoblast zum **Chorion**. Das Chorionmesoderm dringt in die primären Zotten ein und wandelt sie in **sekundäre Zotten** um. Mit der Ausbildung von Gefäßen im mesodermalen Kern entstehen die **Tertiärzotten**.

**Stammzotten** sind in der Chorionplatte auf der einen Seite und in der äußeren Zytotrophoblasthülle auf der anderen Seite verankert. Von ihnen abgehend flottieren die Zottenaufzweigungen und Verästelungen im mütterlichen Blut, das die **intervillösen Räume**, die ehemaligen Lakunen, durchströmt (Abb. 7.1 und 7.2).

### Die Eihäute in der Fetalperiode
Im **2. Monat** bilden sich die Chorionzotten am abembryonalen Pol zurück („**Chorionglatze**", **Chorion laeve**), während sie im Bereich der Plazenta erhalten bleiben (**Chorion frondosum**) (Abb. 7.4 A).
Im **3. Monat** verschmilzt das Amnion mit dem Chorion. **Die Chorionhöhle obliteriert. Die Decidua capsularis verschmilzt mit der Decidua parietalis. Das Uteruslumen obliteriert** (Abb. 7.4 B). Die **Nabelschnur** wird nun von Amnion bedeckt und enthält die Reste des Dottersackes sowie die Gebilde des Haftstiels mit den Nabelgefäßen (Abb. 7.9 B, C).

### Die Plazenta
Die Plazenta besteht aus zwei Anteilen: 1. einem **fetalen Anteil**, der die Zottenbäumchen des Chorions enthält, und 2. einem **mütterlichen Anteil**, der von der Decidua basalis abstammt. Die Spiralarterien durchbrechen die **Basalplatte** (**Deziduaplatte**) der Plazenta. Der Bereich einer Spiralarterie ist durch Deziduasepten, die von der Basalplatte ausgehen, abgegrenzt. Im Blutstrom der Spiralarterie baden die Zottenverästelungen einer **Kotyledone**, die den Bereich einer Spiralarterie ausfüllt. Das Blut strömt durch mütterliche Sinusoide in der Basalplatte zurück (Abb. 7.7). Im 4. Monat verschwinden die Zytotrophoblastschicht und das fetale Bindegewebe zwischen den fetalen Kapillaren und dem Synzytium (Abb. 7.2 B, D). Da das mütterliche Blut direkt mit dem Synzytium des Chorion in Kontakt kommt, ist die menschliche Plazenta eine **Placenta haemochorialis**.

### Zwillinge
**Zweieiige Zwillinge** stammen von zwei getrennt befruchteten Eizellen ab. Sie besitzen getrennte Amnion- und Chorionhöhlen sowie getrennte Plazenten, die jedoch verschmolzen sein können (Abb. 7.11). **Eineiige Zwillinge** können in Abhängigkeit vom Zeitpunkt der Auftrennung eines Keimes in zwei Embryonalanlagen bereits eine gemeinsame Amnionhöhle, nur ein gemeinsames Chorion oder nur eine gemeinsame Plazenta besitzen. Sie können auch wie zweieiige Zwillinge vollständig voneinander getrennt sein (Abb. 7.12).

### ❓ *Fragen zur Vertiefung*

1. Bei einer Ultraschalluntersuchung im 7. Monat ist die Amnionhöhle stark vergrößert. Mit welchem Fachausdruck wird dieser Zustand bezeichnet, und was sind seine möglichen Ursachen?
2. Eine Schwangere realisiert zu einem späteren Zeitpunkt, daß sie in der 3. Schwangerschaftswoche möglicherweise am Arbeitsplatz erhöhten Toluol-Konzentrationen ausgesetzt war. Sie äußert gegenüber einer Arbeitskollegin, daß sie sich keine Sorgen mache, da ihr Kind ja durch die Plazentaschranke vor einer toxischen Schädigung geschützt gewesen sei. Ist ihre Annahme richtig?

# 8. Angeborene Fehlbildungen und ihre Ursachen

## Definition und Häufigkeit

**Angeborene Fehlbildungen** sind primär auffallende morphologische Defekte, die zum Zeitpunkt der Geburt vorliegen. Sie umfassen heute jedoch neben den morphologisch definierten Krankheitsbildern auch Verhaltensstörungen, funktionelle Defekte und Stoffwechselkrankheiten, die zum Zeitpunkt der Geburt bereits vorhanden sind. Neben dem Begriff der angeborenen Fehlbildungen oder Mißbildungen („congenital malformations") spricht man auch von angeborenen Anomalien („congenital anomalies") oder Geburtsfehlern („birth defects"). Die Wissenschaft, die sich mit den Ursachen der angeborenen Erkrankungen beschäftigt, ist die **Teratologie** (von dem griechischen „teratos", Ungeheuer, Monster).

**Funktionell bedeutsame Fehlbildungen** anatomischer Strukturen finden sich bei 2–3% aller Neugeborenen. Bis zum Alter von 5 Jahren werden weitere 2–3% diagnostiziert, so daß die Inzidenz auf 4–6% ansteigt. Fehlbildungen sind mit 21% die häufigste Ursache für die Kindersterblichkeit. Sie stehen als Todesursache bis zum Alter von 65 Jahren an fünfter Stelle und sind die Hauptursache für Behinderungen. Bei der Todesursachenstatistik bestehen in den USA in bezug auf Fehlbildungen keine Unterschiede zwischen den Volksgruppen (Asiaten, Afroamerikaner, Lateinamerikaner, Kaukasier und Indianer).

In 40–60% aller angeborenen Fehlbildungen ist die Ursache unbekannt. Für etwa 15% sind genetische Faktoren (Chromosomenanomalien und Mutationen) verantwortlich. Etwa 10% haben äußere Ursachen. Etwa 20–25% werden durch eine Kombination von äußeren und genetischen Faktoren verursacht, und 0,5–1% treten bei der Zwillingsbildung auf.

**Kleinere Anomalien** treten bei etwa 15% der Neugeborenen auf. Derartige morphologische Anomalien, wie Mikrotie (kleine Ohren), Pigmentflecken oder eine verengte Lidspalte, haben selbst keinen Krankheitswert, sind jedoch häufig mit schwerwiegenden Fehlbildungen verbunden. Bei Kindern mit einer kleinen Anomalie findet sich in 3% der Fälle auch eine schwerwiegende Fehlbildung. Bei zwei kleinen Anomalien sind es 10% und bei drei oder mehr kleinen Anomalien sind es 20%. Die kleinen Anomalien sind daher Begleitsymptome, die auf schwerwiegende Defekte hinweisen.

Man kann die Fehlbildungen in 4 große Gruppen einteilen:

- **Primäre Fehlbildungen** entstehen während der **Organogenese** (4. bis 8. Woche) und führen zum totalen oder teilweisen Fehlen oder zu Veränderungen im Aufbau einer Organanlage. Als Ursachen kommen äußere Faktoren (Teratogene) oder genetische Faktoren in Frage.

- **Sekundäre Fehlbildungen** kommen durch die Zerstörung oder Veränderung bereits angelegter Organe zustande. Beispiele sind die Darmatresie aufgrund von Gefäßveränderungen (s. Kap. 12) oder die durch Amnionstränge verursachten Defekte (s. Kap. 9).
- **Deformierungen** kommen durch mechanische Kräfte zustande, die Teile des Fetus über längere Zeit verformen. Ein Beispiel ist der Klumpfuß bei zu enger Amnionhöhle. Die Deformationen betreffen in der Regel den Bewegungsapparat und sind nach der Geburt bedingt reversibel.
- Als **Syndrome** werden Krankheitsbilder bezeichnet, bei denen mehrere Fehlbildungen in einer charakteristischen Kombination auftreten, die eine gemeinsame Ursache haben. Im Gegensatz zu einem Syndrom ist eine **Assoziation** das gehäufte Vorkommen einer Kombination von zwei oder mehreren Fehlbildungen, deren gemeinsame Ursache nicht bekannt ist. Beispiele sind die **CHARGE-Assoziation** („**c**oloboma, **h**eart defects, **a**tresia of choanae, **r**etarded growth, **g**enital anomalies and **e**ar abnormalities") und die **VACTERL-Assoziation** („**v**ertebral, **a**nal, **c**ardiac, **t**racheo-**e**sophageal, **r**enal, and **l**imb anomalies"). Obwohl Assoziationen keine eindeutige Diagnose darstellen, ist ihre Kenntnis hilfreich bei der Suche nach weiteren Fehlbildungen, wenn eine charakteristische Fehlbildung entdeckt wurde.

# Schädigung des Embryos durch äußere Faktoren

Bis in die frühen 40er Jahre ging man davon aus, daß angeborene Fehlbildungen im wesentlichen erblich bedingt sind. Mit der Entdeckung von Gregg, daß Röteln in der Frühschwangerschaft Mißbildungen beim Embryo verursachen, wurde klar, daß angeborene Fehlbildungen beim Menschen auch durch äußere Faktoren entstehen können. 1961 beobachtete der Humangenetiker Lenz, daß zwischen dem gehäuften Auftreten einer sonst seltenen Extremitätenmißbildung (der Amelie) und dem neu eingeführten Sedativum **Thalidomid** ein Zusammenhang bestand. Medikamente können also die Plazenta passieren und Fehlbildungen erzeugen. In der Folge wurden viele andere Substanzen als **Teratogene** identifiziert (s. Tab. 8.1, S. 144f).

## Infektiöse Ursachen

**Röteln (Rubeola):** Gregg hat 1941 als erster darauf hingewiesen, daß Röteln, wenn sie bei Frauen im Frühstadium einer Schwangerschaft auftreten, zu angeborenen Fehlbildungen führen können. Es ist heute erwiesen, daß das **Rubeola-Virus** Fehlbildungen des Auges (Katarakt und Mikrophthalmie), des Innenohres (angeborene Taubheit infolge Zerstörung des Corti-Organs), des Herzens (Persistenz des Ductus arteriosus sowie Vorhof- und Kammerseptumdefekte) und gelegentlich der Zähne (Zahnschmelz) hervorrufen kann. Das Virus soll in einigen Fällen auch für Fehlbildungen des Gehirns und geistige Behinderung verantwortlich sein. In letzter Zeit wurde bekannt, daß das Virus einen intrauterinen Wachstumsrückstand, Myokardschäden und Gefäßfehlbildungen verursacht.

Die Art der Fehlbildung hängt vom embryonalen Entwicklungsstadium ab, in dem die Infektion stattfindet. Katarakte z. B. entstehen durch Infektion in der 6. Schwangerschaftswoche, Taubheit durch Infektion in der 9. Woche. Herzfehlbildungen treten nach einer Infektion in der 5. bis 10. Woche, Zahndeformitäten nach einer Infektion in der 6. bis 9. Woche auf. Eine funktionelle Schädigung des Zentralnervensystems (z. B. zentrale Taubheit) kann noch nach einer Infektion im zweiten Trimenon auftreten.

Über das Ausmaß der Fehlbildungen von Kindern infizierter Mütter Voraussagen zu machen, ist außerordentlich schwierig, da Röteln einen milden Verlauf haben und übersehen werden können. Auch können sie von ungewöhnlichen klinischen Symptomen begleitet sein und deshalb unerkannt bleiben. Ferner gibt es, worauf bereits hingewiesen wurde, angeborene Fehlbildungen, die erst entdeckt werden, wenn das Kind ein Alter von 2–4 Jahren erreicht hat. Andererseits können Hautausschläge, die von anderen Viren verursacht werden, fälschlicherweise für Röteln gehalten werden.

In einer prospektiven Studie zum Röteln-Virus wurde das Risiko von Fehlbildungen bei Säuglingen, die unmittelbar nach der Geburt untersucht werden, mit 47% angegeben, wenn die Infektion während der ersten 4 Schwangerschaftswochen eintrat. Bei einer Infektion in der 5. bis 8. Woche sind es 22%, bei einer Infektion in der 9. bis 12. Woche 7% und bei einer Infektion in der 13. bis 16. Woche 6%.

Wenn man Fehlentwicklungen wie geistige Behinderung und Zahndefekte, die oft erst im späteren Leben zutage treten, mit einbezieht, sind die Zahlen vermutlich höher (65% der Fälle von angeborener Taubheit aufgrund einer Rubeola-Infektion werden erst im 4. Lebensjahr entdeckt).

In den letzten Jahren sind zwei wesentliche Fortschritte erzielt worden, die für die Röteln-Embryopathie von Bedeutung sind: Zum einen stehen Labormethoden zur Verfügung, mit denen bei den Patienten das Virus nachgewiesen und der Antikörperspiegel im Blut bestimmt werden kann. Ein wichtiger Anwendungsbereich dieser Nachweismethoden besteht darin, daß man bei einer Patientin die Immunität nachweisen und damit das Auftreten von Röteln während der Schwangerschaft nicht fürchten muß. Nach einer epidemiologischen Studie besitzen 85% der Frauen im gebärfähigen Alter Antikörper. Zum zweiten kann heute die Infektionskette vorbeugend unterbrochen werden. Der Fetus kann über die Plazenta infiziert werden, ohne daß eine Fehlbildung entsteht. Die Infektion kann dann beim Kind noch einige Monate oder Jahre fortbestehen. Diese Kinder zeigen gewöhnlich keine Krankheitssymptome und können das Virus auf das Krankenhauspersonal, d. h. auf Schwestern, Ärzte und andere Pflegepersonen, übertragen. Heute steht ein sicherer und wirksamer Impfstoff zur Verfügung, mit dem Frauen, die noch keine Röteln durchgemacht haben, aktiv immunisiert werden können.

**Zytomegalie-Virus:** Die kongenitale Zytomegalie beruht aller Wahrscheinlichkeit nach auf einer intrauterinen Infektion mit einem beim Menschen vorkommenden Zytomegalie-Virus durch die symptomlos erkrankte Mutter. Durch die Infektion kommt es unter anderem zur Mikrozephalie, zu zerebralen Verkalkungen, zu Blindheit und Chorioretinitis sowie zu Hepatosplenomegalie. Bei einigen Kindern finden sich ein Kernikterus und multiple Hautblutungen. Früher wurde das Krankheitsbild nur nach Autopsie aufgrund von Riesenzellen mit großen Kernen und Einschlußkörperchen diagnostiziert. Die Einschlußkörperchen treten besonders in den Nierenepithelien auf und können in den Urin übertreten. Eine Infektion des Embryos oder Fetus führt oft zum Fruchttod. Beim Überlebenden kann durch die zerstörende Meningoenzephalitis eine schwere zerebrale Schädigung zurückbleiben. Da das Krankheitsbild bei der Schwangeren zumeist nicht diagnostiziert wird, weiß man nicht, welche Schäden durch eine Infektion in einem frühen Entwicklungsstadium und welche durch eine spätere Infektion entstehen. Eine Infektion des Embryos in einem frühen Entwicklungsstadium führt wahrscheinlich zu einer so schweren Schädigung, daß es zum Fruchtabgang kommt. In den Fällen, die diagnostiziert werden können, handelt es sich wahrscheinlich nur um Feten, die in der Spätschwangerschaft infiziert worden sind.

**Herpes-simplex-Virus:** Es gibt einige Berichte über intrauterine Infektionen mit Herpes simplex. Die Infektion erfolgt in der späten Schwangerschaft. Als Schädigungen wurden Mikrozephalie, Hepatosplenomegalie und Schwachsinn beschrieben. Meistens wird das Kind, wie bei Geschlechtskrankheiten, bei der Geburt infiziert. Die Krankheitssymptome entwickeln sich dann als typische entzündliche Reaktionen während der ersten drei Lebenswochen.

**Windpocken (Varizellen):** Bei einer Infektion mit **Windpocken** im ersten Trimenon beträgt die Wahrscheinlichkeit für das Auftreten von Fehlbildungen etwa 20%. Als Schädigungen treten unter anderem Extremitätenfehlbildungen, geistige Behinderung und Muskelatrophie auf.

**HIV („human immunodeficiency virus"):** Das Virus verursacht **AIDS** („aquired immunodeficiency syndrome") und kann auf den Fetus übertragen werden. HIV scheint kein bedeutendes Teratogen zu sein, obwohl ihm Mikrozephalie, Wachstumsrückstand und Gesichtsanomalien zugeschrieben worden sind.

**Andere Virusinfektionen und Hyperthermie:** Fehlbildungen nach einer Infektion der Schwangeren mit Masern, Mumps, Hepatitis, Poliomyelitis, Echo-Viren und Coxsackie-Viren sind beschrieben worden. Prospektive Studien lassen jedoch erkennen, daß wahrscheinlich keine von ihnen Fehlbildungen verursacht. Problematisch bei diesen und anderen Infektionen ist die erhöhte Temperatur, weil eine erhöhte Körpertemperatur (**Hyperthermie**) möglicherweise einen teratogenen Faktor darstellt. In einer Veröffentlichung wird bei Anenzephalie in 7 von 63 Fällen (11%) über einen Zusammenhang mit Hyperthermie-Episoden zum Zeitpunkt des Neuralrohrschlusses berichtet (Miller P. et al., Lancet 1:519, 1978). In zwei Fällen war die Hyperthermie nicht durch eine Infektion, sondern durch die Sauna bedingt.

**Toxoplasmose:** Es ist nachgewiesen worden, daß eine Infektion der Mutter mit dem Protozoon **Toxoplasma gondii** (über ungenügend erhitztes Fleisch, Haustiere, besonders Katzen, oder mit Faeces verunreinigten Boden) angeborene Fehlbildungen verursacht. Das betroffene Kind kann zerebrale Verkalkung, Hydrozephalus oder geistige Behinderung aufweisen. Auch über Chorioretinitis, Mikrophthalmus und andere Augenfehlbildungen wurde berichtet. Genaue Zahlen über die Häufigkeit von Fehlbildungen infolge einer Toxoplasmoseinfektion sind nicht zu erhalten, da die Erkrankung der Schwangeren wie bei der Zytomegalie gewöhnlich unentdeckt bleibt.

**Syphilis:** Die Inzidenz der Syphilis nimmt wieder zu. Sie kann in utero zu angeborener Taubheit und zu geistiger Behinderung führen. Außerdem tritt in vielen anderen Organen, z. B. in der Lunge und in der Leber, eine charakteristische diffuse Fibrose auf.

**Strahlen:** Die teratogene Wirkung von **ionisierenden Strahlen** ist seit vielen Jahren bekannt. Man weiß, daß Mikrozephalie, Schädelfehlbildungen, Spina bifida, Blindheit, Gaumenspalte und Fehlbildungen der Extremitäten nach der Behandlung schwangerer Frauen mit großen Dosen von Röntgenstrahlen oder mit Radium auftreten. Beim Menschen ist die Dosis, die noch als ungefährlich angesehen werden kann, nicht bekannt. Bei Mäusen ist es jedoch möglich, den Fetus schon mit so kleinen Dosen wie 5 rad zu schädigen. Dabei hängt die Art der Fehlbildung von der Strahlendosis ab und von dem Entwicklungsstadium, in dem die Bestrahlung stattfindet.
Untersuchungen der Nachkommenschaft von japanischen Frauen, die zur Zeit der Atomexplosion über Hiroshima und Nagasaki schwanger waren, zeigten, daß von den Überlebenden 28% eine Fehlgeburt hatten, 25% Kinder zur Welt brachten, die innerhalb des ersten Lebensjahres starben und 25% der überlebenden Kinder Fehlbildungen des Zentralnervensystems wie Mikrozephalie und geistige Behinderung aufwiesen.
Außer der direkten Strahlenwirkung auf den Embryo müssen auch die indirekten Wirkungen auf die Keimzellen in Betracht gezogen werden. Tatsächlich konnte nachgewiesen werden, daß relativ kleine Strahlungsdosen bei Mäusen Mutationen verursachen, die ihrerseits zum Auftreten von angeborenen Fehlbildungen in den folgenden Generationen führen.

**Medikamente und Drogen:** Die Rolle chemischer Verbindungen und Arzneimittel bei der Entstehung von Fehlbildungen beim Menschen ist schwer zu beurteilen, da die auf diesem Gebiet durchgeführten Untersuchungen zwangsläufig retrospektiv sind. Auf der anderen Seite hat sich gezeigt, daß viele schwangere Frauen Medikamente einnehmen. Eine Studie der NIH (National Institutes of Health) ergab, daß von Schwangeren 900 verschiedene Medikamente eingenommen werden, davon im Durchschnitt vier gleichzeitig. Nur 20% der Frauen nahmen während der Schwangerschaft keine Medikamente ein. Von den vielen eingenommenen Medikamenten haben sich jedoch nur wenige tatsächlich als teratogen erwiesen.

Das beste Beispiel ist **Thalidomid (Contergan)**, ein zur Behandlung von Übelkeit und Schlaflosigkeit angewandtes Medikament. 1961 beobachtete man in Westdeutschland, daß **Amelie** und **Meromelie** (völliges oder partielles Fehlen der Extremitäten, s. Abb. 9.11, S. 162), zwei seltene hereditäre Fehlbildungen, plötzlich häufiger auftraten. Die Durchsicht der vorgeburtlichen Krankengeschichten der betreffenden Kinder führte daraufhin zu der Entdeckung, daß viele der Mütter in der frühen Schwangerschaft Thalidomid eingenommen hatten. Die Aufdeckung des kausalen Zusammenhanges zwischen Thalidomid und Meromelie war nur deshalb möglich, weil das Medikament eine so ungewöhnliche Art der Fehlbildung hervorrief. Bei einem häufiger auftretenden Defekt, wie der Hasenscharte oder einer Herzfehlbildung, hätte der Zusammenhang mit dem Arzneimittel leicht übersehen werden können.

Die durch Thalidomid hervorgerufenen Schäden sind: Fehlen oder schwere Deformitäten der langen Röhrenknochen, intestinale Atresie und Herzfehlbildungen. Nachdem die direkte Beziehung zwischen Thalidomid und Meromelie bekannt geworden war, wurde das Medikament sofort aus dem Handel gezogen. Die Häufigkeit der Meromelie hat danach schlagartig abgenommen.

Alle in der Karzinomtherapie eingesetzten **Zytostatika** sind Teratogene. Sie schädigen durch gezielte Eingriffe in die DNS-Synthese oder die Mitose schnell wachsende Zellpopulationen. Ein Beispiel ist **Aminopterin**. Diese Verbindung gehört zu der Gruppe der Antimetaboliten und ist ein Folsäureantagonist. Die festgestellten Defekte waren Anenzephalie, Meningozele, Mikrozephalus, Lippen- und Gaumenspalte.

Zu den Medikamenten mit teratogenem Potential gehören **Antiepileptika**, die von Epileptikerinnen während der Schwangerschaft eingenommen werden. In einer retrospektiven Studie über 427 Schwangerschaften bei 186 Epileptikerinnen war die Häufigkeit von auffälligen Fehlbildungen, wie Herzfehlern, Kiefer-Gaumen-Spalten und Mikrozephalie, doppelt so hoch wie erwartet. Speziell **Diphenylhydantoin** ruft ein breites Spektrum an Fehlbildungen hervor, wie kraniofaziale Defekte, Hypoplasien der Finger und Nägel, Wachstumsstörungen und Schwachsinn. Alle Defekte zusammengenommen ergeben ein typisches Krankheitsbild, das als „**fetales Hydantoin-Syndrom**" bezeichnet wird. Das Antiepileptikum **Valproinsäure** kann Fehlbildungen des Neuralrohrs, des Herzens, der Extremitäten und des Gesichtsschädels hervorrufen.

**Trimethadion**, das zur Behandlung von Petit-mal-Anfällen eingesetzt wird, scheint ebenfalls teratogen zu sein. Die Verbindung ruft ein charakteristisches Syndrom hervor, das mit Ohrfehlbildungen, Gaumenspalten, Herzfehlbildun-

gen sowie Anomalien im Urogenitalbereich und im Skelettsystem einhergeht (**Trimethadionsyndrom**). Wie beim Diphenylhydantoin ist es mit einer verzögerten körperlichen und geistigen Entwicklung verbunden.
**Neuroleptika** und **Tranquilizer** stehen im Verdacht, Fehlbildungen zu erzeugen. Insbesondere **Phenothiazine** und **Lithium** werden als Teratogene diskutiert. Auf jeden Fall ist die Behandlung mit diesen Medikamenten während der Schwangerschaft mit einem hohen Risiko verbunden. Entsprechende Beobachtungen liegen für die Tranquilizer **Meprobamat**, **Chlordiazepoxid** und **Diazepam (Valium)** vor. In einer prospektiven Studie traten bei 12% der Kinder von mit Meprobamat behandelten Müttern und 11% von mit Chlordiazepoxid behandelten Müttern schwere Fehlbildungen auf, im Vergleich zu 2,6% in der Kontrollgruppe. Ebenso haben retrospektive Untersuchungen für Diazepam gezeigt, daß die Inzidenz der Lippenspalte und Gaumenspalte bei Kindern von Müttern, die Diazepam während der Schwangerschaft eingenommen haben, auf das 4fache erhöht ist.
Neben den aufgeführten Medikamenten sind möglicherweise eine Reihe anderer Verbindungen ebenfalls schädlich für den Embryo oder Fetus. Hierzu gehören **Propylthiouracil** und **Kaliumjodid** (Struma und geistige Behinderung), **Streptomyzin** (Taubheit), **Sulfonamide** (Kernikterus), das Antidepressivum **Imipramin** (Extremitätenfehlbildungen), **Tetrazykline** (Knochen- und Zahnanomalien), **Amphetamine** (Lippen- und Gaumenspalten sowie Anomalien des Herz-Kreislauf-Systems), das Antikoagulans **Cumarin** (Chondrodysplasie und Mikrozephalie) sowie **Chinin** (Taubheit). Schließlich mehren sich die Anhaltspunkte dafür, daß **Aspirin** (Salizylsäure), das häufigste in der Schwangerschaft eingenommene Medikament, möglicherweise die Frucht schädigen kann, wenn es in hohen Dosen eingenommen wird. **Antihypertensiva** vom Typ der **ACE-Hemmer** (angiotensin-converting enzyme) können Wachstumsrückstand, Nierenfehlfunktion und ein Oligohydramnion verursachen.
Ein Problem von zunehmender Bedeutung für die heutige Gesellschaft stellt die Wirkung der **sozialen Drogen** dar, wie **LSD** (Lysergsäurediäthylamid), **PCP** (Phencyclidin, „angel dust"), **Marihuana**, **Alkohol** und **Cocain**. Beim LSD sollen Extremitätenfehlbildungen und Schädigungen des Zentralnervensystems vorkommen. Eine Zusammenfassung von mehr als 100 Publikationen zu diesem Thema kommt jedoch zu der Auffassung, daß reines LSD, ebenso wie Marihuana und PCP, in geringen Dosen nicht teratogen ist und keine genetischen Folgeschäden erzeugt. Cocain soll zu Spontanabort, Wachstumsrückstand, Mikrozephalie, Verhaltensstörungen, Urogenitalfehlbildungen und Gastroschisis führen. Dabei spielt möglicherweise die vasokonstriktorische Wirkung mit nachfolgender Hypoxie eine Rolle.
Der Zusammenhang zwischen **Alkoholkonsum** der Mutter und angeborenen Fehlbildungen ist inzwischen sehr gut dokumentiert. Zu den typischen Defekten gehören kraniofaziale Anomalien (verkürzte Augenspalte und Hypoplasien des Oberkiefers), Deformationen der Extremitäten (beeinträchtigte Mobilität der Gelenke und der Haltung) sowie kardiovaskuläre Fehlbildungen, wie der

Ventrikel-Septum-Defekt. Mit geistiger Behinderung und Wachstumsstörungen werden diese Fehlbildungen als „**fetales Alkoholsyndrom**" zusammengefaßt (Abb. 8.1). Möglicherweise hat bereits ein mäßiger Alkoholkonsum während der Schwangerschaft einen schädlichen Einfluß auf die Embryonalentwicklung.

Für **Zigarettenrauchen** ist ein Zusammenhang mit Fehlbildungen nicht nachgewiesen. Es ist jedoch unbestritten, daß starkes Rauchen während der Schwangerschaft zu einer Verringerung des Geburtsgewichtes und möglicherweise zu einer Störung der Gehirnentwicklung mit nachfolgenden Verhaltensstörungen führt.

In neuerer Zeit ist ein neues Fehlbildungssyndrom, die **Vitamin-A-Embryopathie**, entdeckt worden, das durch Isotretinoin (13-cis-Retinsäure, ein Derivat des Vitamin A) verursacht wird. Das Medikament wird bei Akne und anderen chronischen Dermatosen verordnet und ist stark teratogen. Die Vitamin-A-Embryopathie geht einher mit kleinen oder fehlgebildeten Ohren, einem flachen Nasenrücken, einer Unterkieferhypoplasie, mit Gaumenspalten, Hydrozephalus, Neuralrohrdefekten und Herzfehlbildungen im Conus und Truncusbereich.

**Fetales Alkohol-Syndrom**

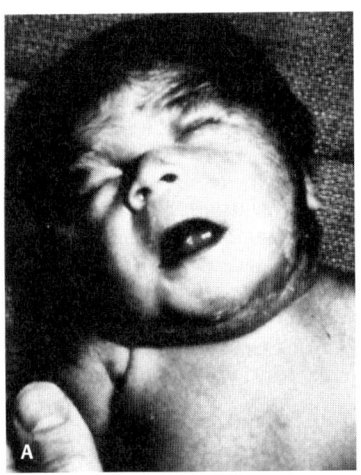
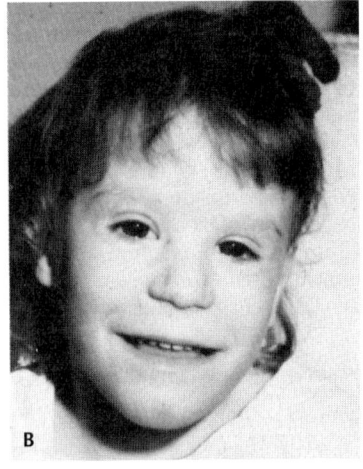

Abb. 8.1 **A** Schwerer Fall. **B** Leichte Symptomatik. In beiden Fällen ist eine verkürzte Augenspalte und eine Hypoplasie des Oberkiefers vorhanden. In der Regel sind mit dem Defekt weitere kraniofaziale Anomalien verbunden. Kardiovaskuläre Defekte und Extremitätenfehlbildungen sind ebenfalls häufig.

## Hormone

**Gestagene mit androgener Wirkung:** Synthetische Gestagene wurden vor einigen Jahren zur Abortprophylaxe angewandt. Aus der Gruppe der Gestagene haben Ethisteron und Norethisteron eine deutliche androgene Wirkungskomponente, die in vielen Fällen zur Maskulinisierung der Genitalien in weiblichen Embryonen geführt hat. Die Klitoris war vergrößert, und die Labioskrotalfalten waren teilweise miteinander verschmolzen.

**Diethylstilböstrol:** Das synthetische Östrogen Diethylstilböstrol wurde zwischen 1940 und 1950 ebenfalls bei drohendem Abort während der ersten drei Schwangerschaftsmonate gegeben. Bei jungen Frauen im Alter von 16 bis 22 Jahren, die in utero einer Stilböstrolbehandlung ausgesetzt waren, wurde gehäuft ein adenomatöser Tumor der Vagina gefunden. Diese Tumoren sind offenbar bereits in der embryonalen Anlage der Vagina erzeugt worden. Darüber hinaus leidet ein hoher Prozentsatz dieser Frauen an Fertilitätsstörungen, die zumindest teilweise auf kongenitalen Fehlbildungen des Uterus, der Tuben und der oberen Vagina zurückgehen. Männliche Embryonen, die in utero einer Diethylstilböstrol-Behandlung ausgesetzt waren, sind ebenfalls betroffen. Es findet sich eine erhöhte Rate an Hodenfehlbildungen und an abnormen Spermabefunden. Im Gegensatz zu Frauen konnte jedoch bei Männern kein erhöhtes Risiko für Karzinome des Genitaltraktes nachgewiesen werden.

**Orale Kontrazeptiva: Ovulationshemmer** enthalten Östrogene und Gestagene. Sie haben daher möglicherweise ein – wenn auch sehr niedriges – teratogenes Potential. Da andere Sexualhormone wie das Diethylstilböstrol Fehlbildungen erzeugen können, sollten die oralen Kontrazeptiva abgesetzt werden, wenn eine Schwangerschaft eingetreten ist.

**Cortison:** Experimentelle Untersuchungen haben wiederholt gezeigt, daß Cortison, wenn es Mäusen und Kaninchen in bestimmten Schwangerschaftsstadien injiziert wird, bei der Nachkommenschaft einen hohen Prozentsatz von Gaumenspalten erzeugen kann. Der Nachweis, daß Cortison auch beim Menschen Gaumenspalten hervorruft, ließ sich jedoch nicht erbringen.

## Erkrankungen der Mutter

**Diabetes:** Störungen im Kohlenhydratstoffwechsel während der Schwangerschaft aufgrund eines mütterlichen Diabetes sind die Ursache für ein gehäuftes Auftreten von Totgeburten, perinatalen Todesfällen, übergroßen Kindern und von Fehlbildungen. Das Risiko für kongenitale Anomalien ist bei diabetischen Müttern 3- bis 4mal so hoch wie bei nichtdiabetischen Müttern. Bei Diabetikerinnen mit langer Anamnese soll es auf 80% ansteigen. Eine Vielzahl von Fehlbildungen mit Anomalien des Herzens, des Skelettsystems und des Zentralnervensystems wurde beschrieben. Defektbildungen des Skeletts sind besonders häufig. Sie bestehen in einer teilweisen oder vollständigen Agenesie der Sakralwirbel in Verbindung mit einer Hypoplasie der unteren Extremitäten (**kaudales Regressionssyndrom**).

Die für diese Fehlbildungen verantwortlichen Faktoren ließen sich noch nicht abgrenzen, obwohl es Hinweise gibt, daß veränderte **Glucosespiegel**, *nicht* jedoch das Insulin, eine Rolle spielen. Es besteht eine signifikante Korrelation zwischen Schweregrad und Dauer der mütterlichen Erkrankung und der Inzidenz von Fehlbildungen.

Die konsequente Kontrolle des mütterlichen Stoffwechsels und die Einstellung mit Insulin reduziert das Risiko für Fehlbildungen. Die Therapie kann auf der anderen Seite das Auftreten schwerer **hypoglykämischer Episoden** provozieren. Eine Reihe von experimentellen Studien haben gezeigt, daß der Säugerembryo im Primitivstreifenstadium auf die Zufuhr von Glucose angewiesen ist, so daß schon kurze hypoglykämische Episoden teratogen sind. Daher muß ein Diabetes während der Schwangerschaft sorgfältig behandelt und bereits vor der Konzeption richtig eingestellt werden.

Beim nicht insulinpflichtigen Diabetes werden **orale Antidiabetika** wie die Sulfunylharnstoffe und die Biguanidide eingesetzt. Für beide Stoffklassen wird eine teratogene Wirkung diskutiert, so daß sie mit Vorsicht verwendet werden sollten.

**Mütterliche Phenylketonurie (PKU):** Mütter mit Phenylketonurie, bei denen das Enzym Phenylalaninhydroxylase defekt ist und zu erhöhten Serumspiegeln von Phenylalanin führt, haben ein erhöhtes Risiko, Kinder mit geistiger Behinderung, Mikrozephalie und Herzfehlbildungen zu bekommen. Das Fehlbildungsrisiko geht bei einer richtigen Einstellung des Phenylalaninspiegels auf normale Werte zurück.

**Mangelernährung:** Obgleich sich viele Ernährungsstörungen, insbesondere Avitaminosen, in der experimentellen Forschung als teratogen erwiesen haben, gibt es noch keinen endgültigen Beweis, daß sie beim Menschen teratogen sind. Mit Ausnahme des **endemischen Kretinismus**, der mit mütterlichem **Jodmangel** zusammenhängt, sind beim Menschen keine Analogien zu den Tierexperimenten beobachtet worden.

**Hypoxie:** Bei vielen Versuchstieren erzeugt Hypoxie Fehlbildungen. Ob das gleiche für den Menschen gilt, muß noch abgewartet werden. Kinder, die in relativ großen Höhen geboren werden, sind gewöhnlich leichter und kleiner als Kinder, die nahe dem Meeresspiegel zur Welt kommen. Die Häufigkeit kongenitaler Fehlbildungen ist jedoch die gleiche. Frauen mit zyanotischen Herzkrankheiten bringen deshalb oft kleine Kinder zur Welt, die aber gewöhnlich keine schweren Fehlbildungen zeigen.

## Chemikalien in der Umwelt

Vor einigen Jahren fiel in Japan auf, daß Mütter, die sich im wesentlichen von Fisch ernährt hatten, Kinder mit multiplen neurologischen Symptomen im Sinne von zentralen Lähmungen zur Welt brachten. Die nähere Untersuchung zeigte, daß die Fische eine ungewöhnlich große Menge an **organischem Quecksilber** enthielten, das durch die Großindustrie in die Minamata-Bucht und andere Küstengewässer Japans eingeleitet worden war. Die meisten Mütter zeigten selbst keine Krankheitssymptome. Daraus geht hervor, daß der Fetus gegenüber Quecksilber empfindlicher ist als die Mutter. Ein ähnliches Syndrom wurde in den Vereinigten Staaten beobachtet, nachdem mit quecksilberhaltigen Fungiziden behandeltes Saatgut an Schweine verfüttert und anschließend das Fleisch auf den Markt gebracht worden war. Ebenso wurden im Irak mehrere tausend Neugeborene geschädigt, nachdem die Mütter mit quecksilberhaltigen Fungiziden behandeltes Korn als Nahrungsmittel verwendet hatten.

Auch **Blei** wurde mit einer erhöhten Abortrate, Wachstumsrückstand und neurologischen Auffälligkeiten in Zusammenhang gebracht.

Unter den **Herbiziden** wurde das Entlaubungsmittel 2,4,5-T (**agent orange**) für Fehlbildungen verantwortlich gemacht. Die Vermutungen über die Embryotoxizität stammten aus Vietnam, schwedisch Lappland und Arizona. Eine daraufhin eingeleitete gründliche Untersuchung der Wirkungen von 2,4,5-T auf die Fortpflanzung von Säugern konnte jedoch keinen Nachweis über die Teratogenität des Herbizids erbringen.

## Allgemeine Regeln zur Wirkungsweise von Teratogenen

Aus experimentellen und klinischen Studien lassen sich allgemeingültige Regeln zur Wirkungsweise teratogener Faktoren aufstellen. Diese **Prinzipien der Teratologie** wurden zum ersten Mal von Wilson 1959 formuliert und haben ihre Gültigkeit bis heute behalten:

- Die Empfindlichkeit für Teratogene ist von der **genetischen Konstitution** des Fetus abhängig. Sie bestimmt, wie er auf äußere Faktoren reagiert. Das mütterliche Genom ist ebenfalls von Bedeutung bei der Empfindlichkeit gegenüber Arzneimitteln, Infektionen und anderen Faktoren, die den Konzeptus schädigen können.
- Die Empfindlichkeit gegenüber Teratogenen ist vom **Entwicklungsstadium** abhängig. Am empfindlichsten ist die Embryonalperiode zwischen der 4. und 8. Woche. Ein Organsystem kann eine oder mehrere empfindliche Phasen durchlaufen. Z. B. können Gaumenspalten im Stadium der Blastozyste (Tag 6), während der Primitivstreifenbildung (Tag 14), im frühen Extremitätenknospenstadium (5. Woche) oder während der Aufrichtung der Gaumenplatten (7. Woche) induziert werden. Obwohl die meisten Fehlbildungen während der Embryonalperiode entstehen, können Defekte auch vor oder nach dieser

Periode induziert werden, so daß in keinem Entwicklungsstadium eine Schädigung des Embryos vollständig ausgeschlossen ist.
- Die Ausprägung einer Fehlbildung ist abhängig von der Einwirkungsdauer und der Dosis des Teratogens.
- Jedes Teratogen besitzt einen **spezifischen Wirkungsmechanismus** auf zellulärer Ebene. Er führt zu spezifischen, von der Organanlage abhängigen Fehlbildungen (**Pathogenese**).
- Eine Fehlbildung hat abgestufte **Schweregrade der Ausprägung**. Sie kann sich im Fruchttod, in der Entwicklung von Fehlbildungen, in einem Wachstumsrückstand oder in funktionellen Beeinträchtigungen wie neurologischen Defekten und Verhaltensstörungen manifestieren.

### *Klinische Bezüge*

Viele angeborene Fehlbildungen können bei entsprechender Vorsorge verhindert werden. Die Jodierung des Trinkwassers oder des Speisesalzes verhindert z. B. die durch den **Kretinismus** bedingte Entwicklungsstörung des Gehirns und des Skelettsystems. Die korrekte Stoffwechseleinstellung bei Phenylketonurie und bei mütterlichem Diabetes senkt die Fehlbildungsrate in dieser Gruppe. **Folsäuresubstitution** senkt die Inzidenz von Neuralrohrdefekten wie Spina bifida und Anenzephalie. Ebenso wird das Fehlbildungsrisiko durch die Abstinenz von Alkohol und anderen Drogen während der gesamten Schwangerschaft gesenkt.

Der Arzt muß bei der Verschreibung von Medikamenten an Frauen im gebärfähigen Alter an das Vorliegen einer Schwangerschaft und an mögliche teratogene Effekte des Arzneimittels denken. Ein Beispiel ist die Verschreibung von Vitamin-A-Derivaten (Isotretinoin, 13-cis-Retinsäure und für die lokale Behandlung Retin A), die bei Akne und zur Reduzierung der Faltenbildung eingesetzt werden. Nach einer derartigen Behandlung wurden viele Kinder mit schweren kraniofazialen Mißbildungen, Herzfehlern und Neuralrohrdefekten geboren (**Vitamin-A-Embryopathie**). Oral verabreicht sind Vitamin-A-Derivate hoch teratogen. Wie bereits erwähnt, legen neuere Untersuchen nahe, daß auch die örtliche Anwendung Fehlbildungen erzeugen kann. Da Patienten mit Akne in der Regel jung und sexuell aktiv sind, muß man bei der Behandlung entsprechend vorsichtig sein.

## Chromosomale und genetische Faktoren

**Chromosomale Störungen** werden in **numerische** (abnorme Anzahl der Chromosomen) und **strukturelle** (strukturelle Veränderung der Chromosomen) eingeteilt. Beide sind häufige Ursachen für Fehlbildungen und Spontanaborte. Man schätzt, daß 50 % aller Konzeptionen in einem Spontanabort enden und daß 50 % der Aborte durch chromosomale Störungen bedingt sind. Man kann daher davon ausgehen, daß 25 % aller Konzeptionen größere chromosomale Defekte aufweisen. Die häufigsten Defekte sind 45,X (Turner-Syndrom), Triploidie und Trisomie 16. Chomosomale Defekte sind für 7 % der kongenitalen Fehlbildungen, Mutationen für weitere 7 % verantwortlich.

## Numerische Aberrationen

Normale somatische Zellen enthalten beim Menschen 46 und die Gameten 23 Chromosomen. Normale somatische Zellen sind **diploid** oder **2n**, normale Gameten **haploid** oder **1n**. Mit **euploid** wird jedes Vielfache von n bezeichnet, z. B. diploid oder triploid. Mit **aneuploid** wird jede nicht euploide Chromosomenzahl bezeichnet, z. B. wenn ein zusätzliches Chromosom vorhanden ist (**Trisomie**) oder wenn eines fehlt (**Monosomie**). Aneuploidie entsteht durch **Non-disjunction** während der Meiose oder der Mitose (s. Kap. 1) und betrifft die Autosomen und die Geschlechtschromosomen.

**Trisomie 21 (Down-Syndrom):** Die Trisomie 21 ruft den Mongolismus (Down-Syndrom) hervor. Klinisch zeigen Kinder mit Down-Syndrom folgende Symptome: Wachstumsrückstand, unterschiedliche Grade der geistigen Behinderung, kraniofaziale Anomalien wie schräg stehende Augen mit Epikanthus (eine zusätzliche Hautfalte im medialen Augenwinkel), ein flaches Gesicht, kleine Ohren, Herzfehler und Hypotonie (Abb. 8.2). In 95% der Fälle wird die Trisomie 21 durch Non-disjunction während der Meiose verursacht. Die Non-disjunction tritt wiederum in 75% der Fälle in der Oogenese auf. Bei Müttern, die älter als 35 Jahre sind, besteht ein erhöhtes Risiko.

**Down-Syndrom (Trisomie 21, Mongolismus)**

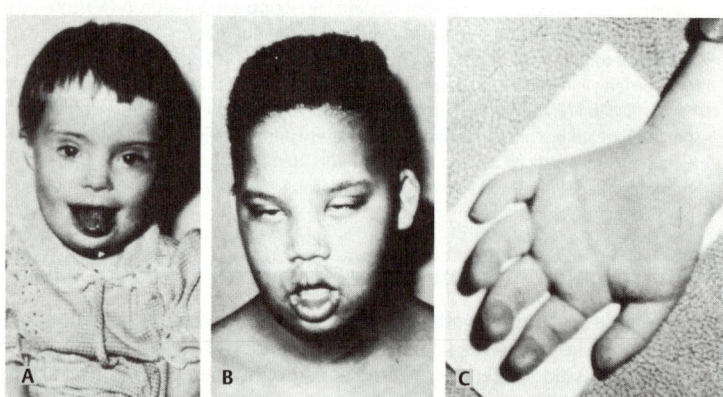

Abb. 8.2 Typische Symptome sind breites Gesicht, große Zunge, wulstige Unterlippe, breite Hände mit einer einzelnen querverlaufenden Furche (Affenhand [C]). Der charakteristische Ausdruck der Augen entsteht durch den Epikanthus, eine sichelförmige Hautfalte am inneren Rand des oberen Augenlids. Die Kinder sind in der Regel schwachsinnig und haben häufig angeborene Herzmißbildungen.

Bei 4% der Patienten mit Down-Syndrom liegt eine nicht balanzierte Translokation zwischen Chromosom 21 und einem der Chromosomen 13, 14 oder 15 vor. Bei den restlichen 1% besteht ein Mosaizismus aufgrund einer Non-disjuction während der Mitose (vgl. Kap. 1, S. 7 f.). Diese Patienten besitzen sowohl normale als auch aneuploide Zellen. In Abhängigkeit von der Anzahl aneuploider Zellen sind mehr oder weniger der typischen Symptome des Down-Syndroms zu beobachten.

**Trisomie 18:** Kinder mit dieser Chromosomenanordnung zeigen folgende, auf ein einheitliches Krankheitsbild hinweisende Symptome: geistige Behinderung, angeborene Herzfehler, tiefsitzende Ohren und Abknickung der Finger und Hände (Abb. 8.3). Oft findet man noch zusätzlich Mikrognathie, Nierenfehlbildungen, Syndaktylie und Fehlbildungen am Skelettsystem. Die Häufigkeit beträgt 1 : 5000 Geburten. Die Kinder sterben in den meisten Fällen im Alter von 2 Monaten.

**Trisomie 13:** Die wichtigsten Defekte bei diesem Syndrom sind Schwachsinn, angeborene Herzfehler, Taubheit, Lippen- und Gaumenspalte und Augenmißbildungen wie Mikrophthalmie, Anophthalmie und Kolobom (Abb. 8.4). Die Häufigkeit der Aberration beträgt 1 : 15 000 Geburten. Die Kinder sterben meist im Alter von 3 Monaten.

**Chromosomale Defekte bei Fehlgeburten:** In den letzten Jahren sind eine Reihe von zytogenetischen Untersuchungen bei Spontanaborten durchgeführt worden, um die Beziehung zwischen Chromosomenaberrationen und Fehlgeburten aufzuklären. Chromosomenaberrationen sollen bei Aborten in einer

**Trisomie 18**

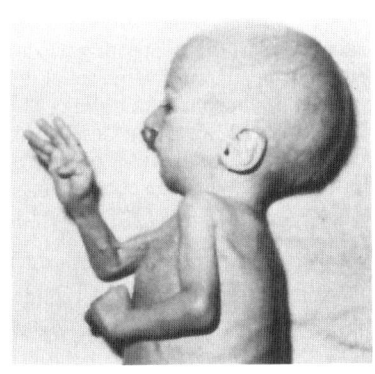

Abb. 8.3 Charakteristisch ist das vorstehende Hinterhaupt, Vorliegen einer Lippenspalte, fliehender Unterkiefer, tiefer Ohrenansatz und einer oder mehrere spastisch gebeugte Finger.

## Trisomie 13–15

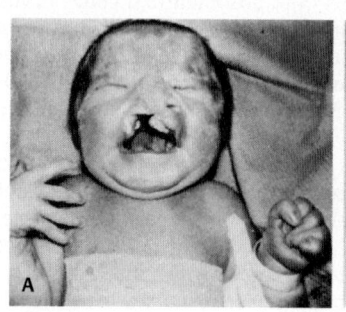
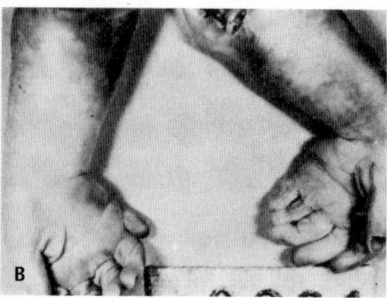

Abb. 8.4 **A** Das Kind zeigt eine Kiefer-Gaumen-Spalte, fliehende Stirnpartie und Mikrophthalmie. **B** Häufig ist das Syndrom auch mit Polydaktylie verbunden.

Häufigkeit von 10–64% vorkommen. Wenn man auch den genauen Prozentsatz nicht kennt, so kann man doch sagen, daß Chromosomenaberrationen bei Fehlgeburten etwa 50mal häufiger sind als bei ausgetragenen Kindern. Die Chromosomenaberrationen betreffen sowohl die Autosomen als auch die Geschlechtschromosomen. Die Monosomie für das X-Chromosom scheint dabei eine der häufigsten Anomalien zu sein.

**Aberrationen der Geschlechtschromosomen:** Die Chromosomenanalyse zeigt, daß eine Infertilität auf einer abnormen Anzahl von Geschlechtschromosomen beruhen kann. Wahrscheinlich entstehen die Geschlechtschromosomenanomalien ebenfalls durch Non-disjunction während der Meiose.

**Klinefelter-Syndrom:** Das Syndrom ist charakterisiert durch Sterilität, Hodenatrophie, hyaline Degeneration der Samenkanälchen und in den meisten Fällen einer Gynäkomastie. Die Patienten haben 47 Chromosomen mit einem XXY-Geschlechtschromosomen-Komplement. In 80% der Fälle ist ein Geschlechtschromatin-Körperchen nachweisbar. In der Gesamtbevölkerung beträgt die Häufigkeit 1:500 Männer. Unter Schwachsinnigen steigt die Häufigkeit auf 1:100 an. Die häufigste Ursache scheint Non-disjunction der XX-Chromosomen zu sein. Gelegentlich weisen Patienten mit Klinefelter-Syndrom 48 Chromosomen auf, d. h. 44 Autosomen und 4 Geschlechtschromosomen (XXXY). Eine geistige Behinderung ist nicht in jedem Fall mit dem Syndrom verbunden, wird jedoch mit einer steigenden Anzahl von X-Chromosomen häufiger angetroffen.

**Turner-Syndrom:** Bei diesem Krankheitsbild ist nur ein X-Chromosom vorhanden. Es liegt also der Chromosomensatz 45,X0 vor. Es handelt sich um Frauen von kleiner Statur mit zweifelsfrei weiblichem Äußeren bei fehlenden Ovarien (**Gonadendysgenesie**). Weitere häufig auftretende Symptome sind Pterygium colli (Abb. 8.5), Lymphödem der Extremitäten, Fehlbildungen des Skelettsystems und ein breiter Brustkorb mit weit auseinander stehenden Brustwarzen (s. auch Abb. 15.33, S. 313). Die Intelligenz ist jedoch normal. Bei etwa 55 % der Patientinnen fehlt das zweite X-Chromosom aufgrund einer Non-disjunction. Diese Non-disjunction tritt wiederum in 75 % der Fälle bei der männlichen Meiose auf. In den übrigen Fällen wird das Syndrom durch strukturelle Veränderungen des X-Chromosoms (15 %) oder durch Mosaizismus (30 %) verursacht.

---

**Turner-Syndrom**

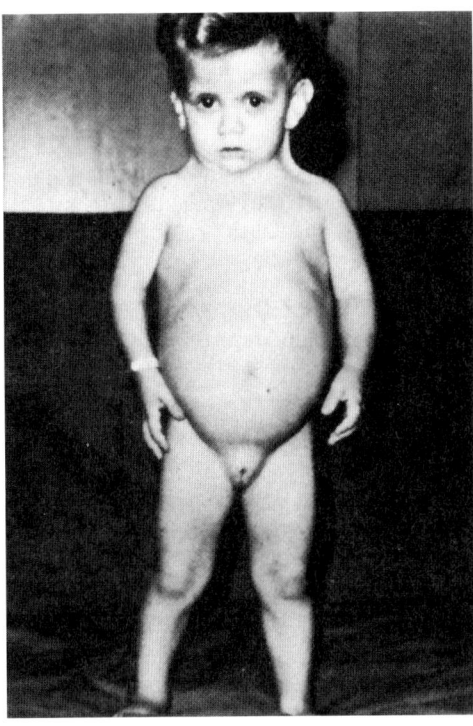

Abb. 8.**5** Die auffälligen Zeichen sind die Hautfalten zwischen Warzenfortsatz und Akromion (Pterygium colli), gedrungener Körperbau, rechteckiger Brustkorb und das Ausbleiben der Pubertät (s. auch Abb. 15.**33**, S. 313).

**Triple-X-Syndrom:** Patientinnen mit Triple-X-Syndrom sind infantil, mehr oder weniger geistig behindert und haben schwache Menses. Sie besitzen in ihren Zellen zwei Geschlechtschromatin-Körperchen.

## Strukturanomalien der Chromosomen

Strukturanomalien der Chromosomen entstehen nach Chromosomenbrüchen und können ein einzelnes oder mehrere Chromosomen betreffen. Chromosomenbrüche können durch Viren, durch Strahlung oder durch Medikamente verursacht werden. Entscheidend ist, was mit dem Bruchstück passiert. Häufig geht das kleinere Bruchstück eines Chromosoms verloren. Es entsteht eine **partielle Deletion**. Ein bekanntes Beispiel ist das **Cri-du-chat-Syndrom**, bei dem eine partielle Deletion am Chromosom 5 besteht. Das Weinen der Kinder erinnert an das Schreien von Katzen. Das Syndrom geht mit Mikrozephalie, geistiger Behinderung und Herzfehlern einher. Es sind viele relativ seltene Syndrome bekannt, die durch das Fehlen kleiner Chromosomenstücke entstehen.

**Mikrodeletionen,** die nur wenige zusammenhängende Gensequenzen betreffen, können durch die hochauflösende Chromosomenbänderung identifiziert werden (s. Kap. 1, S. 9 f). Ein Beispiel für eine Mikrodeletion betrifft den langen Arm von Chromosom 15 (15q11 – 15q13). Die Vererbung der Deletion mit dem mütterlichen Chromosom führt zum **Angelman-Syndrom**. Die Kinder sind geistig behindert, können nicht sprechen, zeigen eine verzögerte motorische Entwicklung und neigen zu unmotivierten Lachanfällen (Abb. 8.6 A, B). Wird der Defekt über das väterliche Chromosom vererbt, entsteht das **Prader-Willi-Syndrom**, das durch Hypotonie, Übergewicht, geistige Behinderung, Hypogonadismus und Kryptorchismus charakterisiert ist (Abb. 8.6 C). Die unterschiedliche Expression eines Krankheitsbildes in Abhängigkeit von der Vererbung über das mütterliche oder das väterliche Chromosom ist ein Beispiel für genetische Prägung („genetic imprinting").

**Fragile Chromosomenabschnitte** sind Regionen, die eine Neigung zu Chromosomenbrüchen unter bestimmten Belastungen der Zelle aufweisen. Zum Beispiel kommt es in einer Lymphozytenkultur in einem Folat-Mangelmedium zu einem vermehrten Auftreten von fragilen Chromosomenabschnitten. Ein fragiler Abschnitt auf dem langen Arm des X-Chromosoms (Xq27) geht mit einem abnormen Phänotyp einher, der als **Fragiles-X-Syndrom** bezeichnet wird. Das Syndrom ist durch geistige Behinderung, große Ohren, einen vorstehenden Unterkiefer und eine blasse blaue Iris charakterisiert. Männer sind häufiger betroffen als Frauen (4 : 2000 gegenüber 1 : 2000). Dadurch erklärt sich das häufigere Auftreten von geistiger Behinderung im männlichen Geschlecht. Nach dem Down-Syndrom ist das Fragiles-X-Syndrom die zweithäufigste chromosomale Ursache für geistige Behinderung.

### Angelman-Syndrom und Prader-Willi-Syndrom

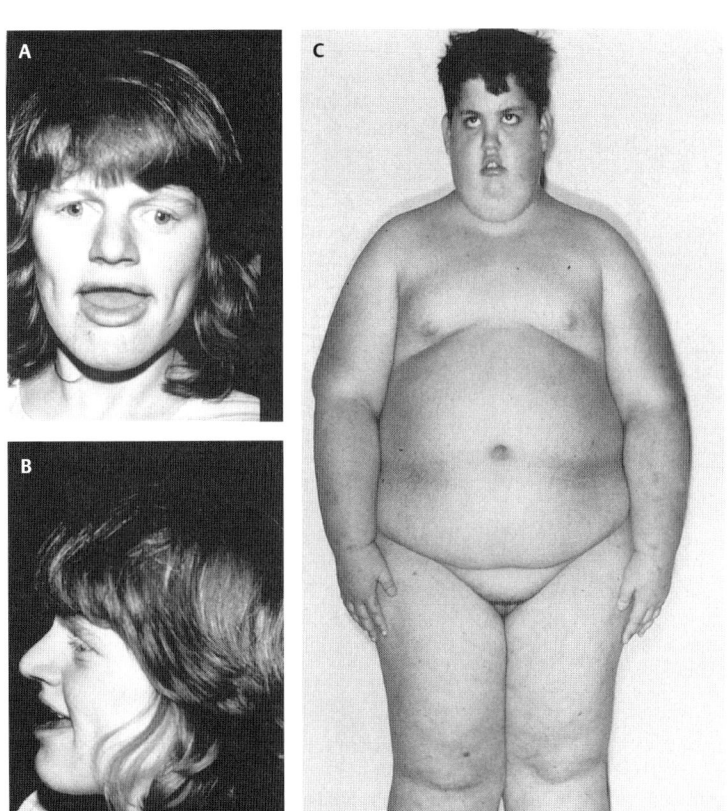

Abb. 8.**6** **A** und **B** Patientin mit Angelman-Syndrom, das durch eine Mikrodeletion auf dem mütterlichen Chromosom 15 entsteht. Wenn der Defekt mit dem väterlichen Chromosom 15 vererbt wird, entsteht ein Prader-Willi-Syndrom (**C**).

## Gendefekte

Es ist seit langem bekannt, daß viele angeborene Fehlbildungen beim Menschen erblich sind und daß einige eindeutig nach den Mendel-Regeln vererbt werden. In vielen Fällen kann man die Fehlbildung direkt einer Veränderung eines einzelnen Gens zuordnen, so daß man von einer **Einzelgenmutation** spricht. Diese Art der Fehlbildung macht schätzungsweise 8% aller Fehlbildungen beim Menschen aus.

Mit Ausnahme des X- und Y-Chromosoms im männlichen Geschlecht kommen die Gene als paarige Allele vor, so daß für jede genetische Determinante eine Gendosis von der Mutter und eine vom Vater vorhanden ist. Wenn ein mutiertes Gen in der Einzeldosis bereits unabhängig vom Vorhandensein des normalen Allels einen fehlerhaften Phänotyp hervorruft, spricht man von einer **dominanten Mutation**. Wenn beide Allele verändert sein müssen (doppelte Dosis) spricht man von einer **rezessiven Mutation**. Die Expression von Mutationen kann durch modifizierende Faktoren beeinflußt werden.

Neben angeborenen Fehlbildungen können Gendefekte eine große Zahl von angeborenen Stoffwechselstörungen verursachen. Diese Krankheiten, von denen die Phenylketonurie, die Homozystinurie und die Galaktosämie am besten bekannt sind, sind häufig mit einem unterschiedlichen Grad der geistigen Behinderung verbunden.

Mit dem Fortschreiten der Kartierung des menschlichen Genoms wird die Zuordnung spezifischer Genorte zu normalen Funktionen und zu deren Abweichungen immer präziser. Neue molekulare Techniken wie die **Fluoreszenz-in-situ-Hybridisierung** (**FISH**), bei denen spezifische DNA-Sonden zur Identifikation von kleinen Deletionen benutzt werden, ermöglichen bereits heute den Nachweis von defekten Genen.

Tabelle 8.1 **Teratogene, die beim Menschen Fehlbildungen hervorrufen**

| Teratogen | Angeborene Fehlbildung |
|---|---|
| **Infektionen** | |
| Röteln (Rubeola Virus) | Katarakt, Glaukom, Herzfehler, Taubheit |
| Zytomegalievirus | Mikrozephalie, Blindheit, geistige Behinderung |
| Herpes-simplex-Virus | Mikrophthalmie, Mikrozephalie, Dysplasie der Retina |
| Windpocken (Varicella Virus) | Hypoplasie der Extremitäten, geistige Behinderung, Muskelatrophie |
| AIDS (HIV) | Mikrozephalie, Wachstumsrückstand |
| Toxoplasmose | Hydrozephalus, Verkalkungen im Gehirn, Mikrophthalmie |
| Syphilis | geistige Behinderung, Taubheit |

Tabelle 8.1 (Fortsetzung)

| Teratogen | Angeborene Fehlbildung |
|---|---|
| **Physikalische Schädigung** | |
| Röntgenstrahlen | Mikrozephalie, Spina bifida, Gaumenspalten, Extremitätenfehlbildungen |
| Hyperthermie | Anenzephalie |
| **Chemische Faktoren** | |
| Thalidomid | Extremitätenfehlbildungen, Herzfehler |
| Aminopterin | Anenzephalie, Hydrozephalus, Lippen- und Gaumenspalten |
| Diphenylhydantoin | Fetales Hydantoin-Syndrom: Gesichtsdefekte, geistige Behinderung |
| Valproinsäure | Neuralrohrdefekte, Herzfehler, kraniofaziale Fehlbildungen, Extremitätenfehlbildungen |
| Trimethadion | Gaumenspalten, Herzfehler, Fehlbildungen des Urogenital- und Skelettsystems |
| Lithium | Herzfehler |
| Amphetamine | Lippen-Gaumen-Spalten, Herzfehler |
| Cumarin (Warfarin) | Chondrodysplasie, Mikrozephalie |
| ACE-Hemmer | Wachstumsrückstand, Kindstod |
| LSD | Extremitäten- und ZNS-Fehlbildungen |
| Cocain | Wachstumsrückstand, Mikrozephalie, Verhaltensstörungen, Gastroschisis |
| Alkohol | Fetales Alkohol-Syndrom, verkürzte Lidspalte, Oberkieferhypoplasie, Herzfehler, geistige Behinderung |
| Isotretinoin (Vitamin A) | Vitamin-A-Embryopathie: kleine, verformte Ohren, Unterkieferhypoplasie, Gaumenspalte, Herzfehler |
| organisches Quecksilber | multiple neurologische Symptome: spastische Gehirnschädigung |
| Blei | Wachstumsrückstand, neurologische Ausfälle |
| **Hormone** | |
| Steroidhormone mit androgener Wirkung (Ethisteron, Norethisteron) | Maskulinisierung der weiblichen Genitalien: Verschmelzung der kleinen Labien, Klitorishypertrophie |
| Diethylstilböstrol (DES) | Fehlbildungen des Uterus, der Eileiter und der oberen Vagina; Tumoren der Vagina, fehlgebildete Hoden |
| mütterlicher Diabetes | vielfältige Fehlbildungen; Herzfehler und Neuralrohrdefekte |

## ⇨ Zusammenfassung: Angeborene Fehlbildungen und ihre Ursachen

Fehlbildungen sind definiert als **auffallende morphologische Defekte, die zum Zeitpunkt der Geburt vorliegen**. Eine teratogene Wirkung kann so stark sein oder ein für die Embryonalentwicklung vitales System betreffen, daß die Frucht abstirbt. Auf der anderen Seite kann die Frucht so geringgradig geschädigt sein, daß ein Überleben und die Regulation des Defekts möglich sind. Eine derartige Schädigung kann jedoch auch die Ursache für eine allgemeine **Wachstumsstörung** oder für eine **funktionelle Beeinträchtigung** im Sinne einer geistigen Behinderung sein.

### Ursachen
Kongenitale Fehlbildungen (Tab. 8.1) treten in etwa 2 bis 3 % aller lebendgeborenen Kinder auf. Als bekannte Ursachen kommen in Frage: **Viren** (z. B. Röteln- und Zytomegalievirus), **Strahlen**, **Medikamente** (z. B. Thalidomid, Aminopterin, Antikonvulsiva, Neuroleptika und Tranquilizer), **Drogen** (z. B. PCP, Zigaretten und Alkohol), **Hormone** (z. B. Diethylstilböstrol), der **mütterliche Diabetes** und **chromosomale Aberrationen** (z. B. Trisomie 21 [Down-Syndrom]).

### Art der Fehlbildung
Sie hängt vom **mütterlichen und fetalen Genotyp** ab, von dem **Stadium der Entwicklung**, in dem die Schädigung auftritt (Stadienspezifität), sowie von der **Dosis und der Dauer der Exposition**.
Im **Vorkeimblattstadium** von der 1. bis zur 3. Woche kommt es zum Absterben des Keimes oder zur Regulation des Defektes, so daß keine Mißbildungen beobachtet werden.
In der **Embryonalperiode** von der 4. bis zur 8. Woche werden typische Schädigungsmuster beobachtet. Die Art der Schädigung hängt davon ab, welche Organanlagen sich zum Zeitpunkt der teratogenen Wirkung gerade im Blastemstadium befinden.
In der **Fetalperiode** vom 3. bis zum 10. Monat nimmt die Empfindlichkeit gegen Teratogene rasch ab.
Es gibt jedoch keine Schwangerschaftsperiode, in der kein Risiko für eine Fehlbildung besteht. Die Verhütung vieler Fehlbildungen ist möglich, wenn sich Ärzte und Frauen im gebärfähigen Alter der Risiken bewußt sind.

## ? *Fragen zur Vertiefung*

1. Welche Faktoren sind für teratogene Effekte von Bedeutung?
2. Bei einer Schwangeren in der 3. Woche tritt Fieber bis zu 40 °C auf, sie verweigert jedoch die Einnahme von Medikamenten, um ihr Kind nicht zu schädigen. Ist das richtig?
3. Besteht bei Frauen über 35 Jahren ein erhöhtes Risiko für angeborene Fehlbildungen? Welche in der pränatalen Diagnostik zur Verfügung stehenden Untersuchungen sind angezeigt?
4. Eine junge Frau mit insulinpflichtigem Diabetes äußert im Rahmen der Familienplanung die Sorge, daß die Krankheit für ihr zukünftiges Kind eine Gefährdung darstellt. Sind ihre Bedenken gerechtfertigt, und was würden Sie vorschlagen?

# II
# Spezielle Embryologie

# 9. Skelettsystem

Das Skelettsystem entwickelt sich im **paraxialen** und **parietalen Mesoderm** und im Kopfbereich zusätzlich aus der **Neuralleiste**. Beiderseits vom Neuralrohr entstehen im paraxialen Mesoderm Segmente, die im Kopfbereich als **Somitomere** und unterhalb der Nackenbeuge als **Somiten** bezeichnet werden. Der ventromediale Anteil der Somiten wird zum **Sklerotom**, dessen Zellen gegen Ende der 4. Woche als lockeres **Mesenchym** auf die Chorda zuwandern, um die Wirbelsäule zu bilden (s. Abb. 5.**10** A und B, S. 81). Die Mesenchymzellen differenzieren sich zu Fibroblasten, Chondroblasten und **Osteoblasten** (knochenbildende Zellen). Die Knochenbildung ist nicht auf das Mesenchym der Sklerotome beschränkt, sondern findet auch im somatischen Mesoderm in der Leibeswand statt. Dort entstehen die Rippen, der Schulter- und Beckengürtel und das Extremitätenskelett. Wesentliche Anteile des Kopfmesenchyms gehen aus der Neuralleiste hervor, so daß die Neuralleiste neben den okzipitalen Somiten und den Somitomeren an der Bildung des Schädeldaches, der Schädelbasis und des Gesichtsskeletts beteiligt ist.

Knochen kann direkt aus dem mesenchymalen Bindegewebe entstehen. Man spricht von **desmaler Ossifikation** (Abb. 9.**1**). Ein Beispiel hierfür sind die Deckknochen des Schädels. Die meisten Skelettelemente werden jedoch als hyaline Knorpel (**Knorpelmodelle**) angelegt, die dann über die **enchondrale Ossifikation** (Abb. 9.**4** und 9.**9**) in Knochen umgewandelt werden. Im folgenden wird die Entwicklung einiger wichtiger Knochenelemente und ihre Fehlbildungen dargestellt.

## Schädel

Am Schädel lassen sich zwei Bereiche unterscheiden: das **Neurokranium**, das eine schützende Kapsel um das Gehirn bildet, und das **Viszerokranium**, welches das Gesichtsskelett umfaßt.

### Neurokranium

Das Neurokranium wird am besten in zwei Abschnitte eingeteilt:

- die **Deckknochen**, die desmal verknöchern und die Gehirnkapsel bilden, und
- das enchondral verknöchernde **Chondrokranium**, aus dem die **Schädelbasis** entsteht.

**Desmales Neurokranium:** Die flachen Deckknochen der Schädelkapsel entwickeln sich direkt aus dem mesenchymalen Bindegewebe, das die Anlage des Gehirns umgibt (**desmale Ossifikation**). Die Mesenchymzellen verdichten sich und differenzieren sich zu Osteoblasten. Die Osteoblasten formieren sich in regelmäßigen Reihen und beginnen, kollagene Fasern und eine Grundsubstanz aus Eiweiß und Schleimstoffen zu sezernieren. Es entsteht Vorknochen oder Osteoid. In einiger Entfernung von den Osteoblasten verkalkt der Vorknochen. Die Osteoblasten werden vom Knochen eingeschlossen und werden zu Knochenzellen (Osteozyten). Es entstehen **nadelförmige Knochenbälkchen**, die sich vom primären Ossifikationszentrum strahlenförmig gegen die Peripherie ausbreiten (Abb. 9.1).

Die desmal verknöcherten Deckknochen der Schädelkapsel vergrößern sich durch appositionelles Wachstum. An der äußeren Oberfläche bilden die Osteoblasten neue Knochenschichten, während gleichzeitig Knochenbälkchen an der Innenseite durch vielkernige Osteoklasten resorbiert werden.

**Der Schädel des Neugeborenen:** Zum Zeitpunkt der Geburt sind die Deckknochen in den **Schädelnähten** (**Suturen**) noch durch Bindegewebe voneinander getrennt. Dort, wo mehr als zwei Knochen aneinandergrenzen, weiten sich die Nähte zu den **Fontanellen** aus. In der **großen Fontanelle** treffen sich die beiden Stirn- und Scheitelbeine, in der **kleinen Fontanelle** die beiden Scheitelbeine und das Hinterhauptsbein (Abb. 9.2). Während des Geburtsvorgangs schieben sich die Deckknochen in den Nähten und Fontanellen übereinander und verrin-

---

**Schädelknochen eines 3 Monate alten Embryos**

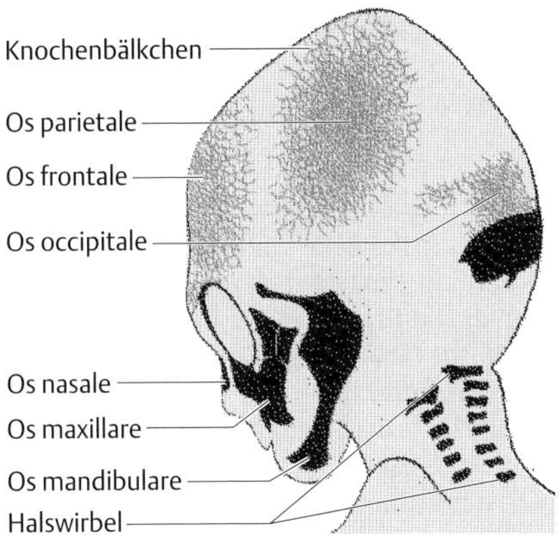

- Knochenbälkchen
- Os parietale
- Os frontale
- Os occipitale
- Os nasale
- Os maxillare
- Os mandibulare
- Halswirbel

Abb. 9.1 Beachte, wie sich die Knochenbälkchen von dem primären Ossifikationszentrum der flachen Schädelknochen ausbreiten.

## 9. Skelettsystem

### Schädel eines Neugeborenen

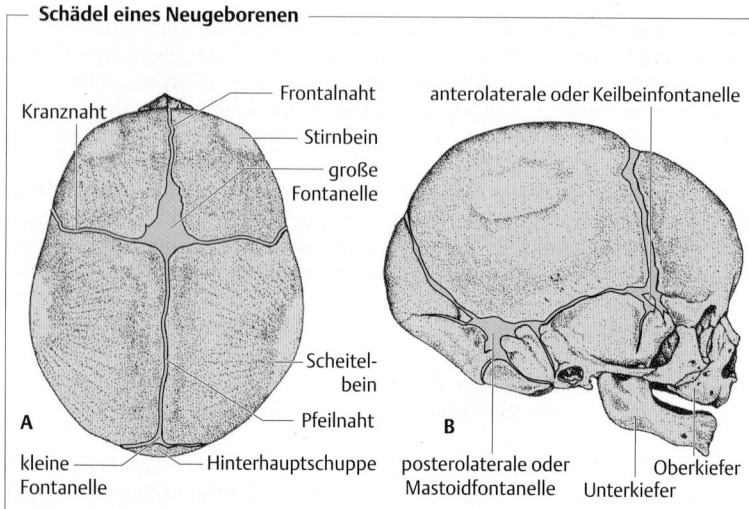

Abb. 9.2  **A** Ansicht von oben. **B** Von lateral. Die kleine Fontanelle schließt sich etwa drei Monate nach der Geburt, die große Fontanelle im 2. Lebensjahr. Durch Verknöcherung verschwinden beim Erwachsenen viele der Schädelnähte vollständig.

gern dadurch den Kopfdurchmesser im Geburtskanal. Beim Neugeborenen ist der Hirnschädel um ein vielfaches größer als der Gesichtsschädel (Abb. 9.2 B). Im 1. Lebensjahr zeigen die Deckknochen ein besonders starkes Wachstum, das sich noch bis zum 7. Lebensjahr fortsetzt. Es entspricht der Größenzunahme des Gehirns. Die kleine Fontanelle schließt sich etwa im 3. Monat nach der Geburt, die große Fontanelle im 2. Lebensjahr. Obwohl bei einem 5 bis 7jährigen Kind der Schädel fast ausgewachsen ist, verknöchern ein Teil der Nähte erst im Erwachsenenalter.

**Chondrokranium:** Die Knochen der Schädelbasis entstehen als knorpelige Anlagen, die erst später verknöchern. Die vor dem rostralen Ende der Chorda gelegenen Knorpelanlagen stammen von Neuralleistenzellen ab und werden als **prächordales Chondrokranium** bezeichnet. Die Chorda endet in Höhe der Hypophyse in der Sella turcica. Die hinter dieser Linie gelegenen knorpeligen Anlagen entstehen aus paraxialem Mesoderm und bilden das **chordale Chondrokranium**. Durch Fusion und enchondrale Ossifikation der Knorpelmodelle entsteht die Schädelbasis.

Das Mesenchym, das den kranialen Abschnitt der Chorda umgibt, differenziert sich zu **parachordalem Knorpel**. Die dadurch entstehende Knorpelplatte ist die Anlage der Pars basilaris des Hinterhauptsbeines (Abb. 9.3). An den parachorda-

### Adulte Schädelbasis (Chondrokranium) von innen

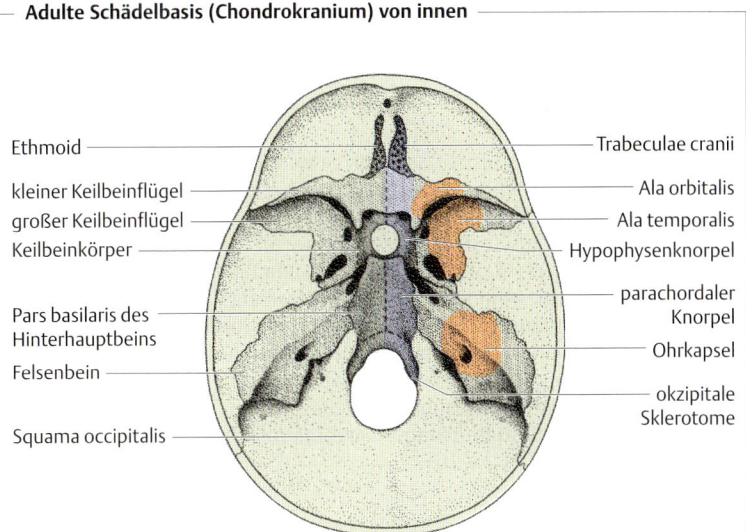

Linke Seite (Beschriftungen):
- Ethmoid
- kleiner Keilbeinflügel
- großer Keilbeinflügel
- Keilbeinkörper
- Pars basilaris des Hinterhauptbeins
- Felsenbein
- Squama occipitalis

Rechte Seite (Beschriftungen):
- Trabeculae cranii
- Ala orbitalis
- Ala temporalis
- Hypophysenknorpel
- parachordaler Knorpel
- Ohrkapsel
- okzipitale Sklerotome

Abb. 9.3  Auf der rechten Seite sind in *blau* die medianen Elemente des embryonalen Chondrokraniums und in *rot* die lateralen Elemente eingezeichnet. Links sind die definitiven Knochen bezeichnet. Die Knochenanlagen rostral der Sella turcica entstehen aus Neuralleistenmaterial und bilden das prächordale (vor der Chorda gelegene) Chondrokranium. Die kaudal gelegenen Anlagen entstehen aus paraxialem Mesoderm (chordales Chondrokranium).

len Knorpel schließen sich nach kaudal drei okzipitale Sklerotome an, die sich mit dem parachordalen Knorpel vereinigen und damit die Anlage der Pars basilaris bis zum Hinterhauptsloch bilden. Rostral vom Parachordalknorpel liegen die **Hypophysenknorpel** und die **Trabeculae cranii**. Sie verschmelzen miteinander und bilden den Körper des Keilbeins (**Os sphenoidale**) und des Siebbeins (**Os ethmoidale**). Auf diese Weise entsteht eine langgestreckte mediale Knorpelplatte, die von der Nasenregion bis zur vorderen Begrenzung des **Foramen magnum** reicht.

Beiderseits der medialen Platte entstehen weitere Knorpelkerne. Der am weitesten rostral gelegene bildet als **Ala orbitalis** den kleinen Flügel des Keilbeins. Kaudal folgt die **Ala temporalis**, der spätere große Keilbeinflügel. Eine dritte Komponente, die lateral vom Parachordalknorpel entsteht, ist die knorpelig angelegte **Ohrkapsel**. Sie umgibt das Ohrbläschen. Aus ihr entsteht die Pars petrosa (Felsenbein) des Schläfenbeins, die mit der Anlage der Squama temporalis zum definitiven Schläfenbein (Os temporale) verschmilzt. Diese Teile verschmelzen anschließend mit der medialen Platte (Abb. 9.3). Nur die Austrittstellen der Gehirnnerven und die Durchtritte der Gefäße bleiben frei.

## Viszerokranium

Das Viszerokranium (der Gesichtsschädel) geht im wesentlichen aus dem Material der ersten beiden Schlundbögen hervor (Abb. 9.4, s. auch Kap. 16, S. 322 ff.). Aus dem ersten, dem Mandibularbogen, entsteht als dorsaler Abschnitt der **Oberkieferfortsatz**, der sich nach vorne bis unter die Augenregion erstreckt und aus dem der **Oberkiefer (Maxilla)**, das Jochbein und Teile des **Schläfenbeins** hervorgehen. Der ventrale Teil heißt **Unterkieferfortsatz**. Er enthält die Knorpelspange des 1. Schlundbogens, den **Meckel-Knorpel**. Durch desmale Ossifikation entsteht um den Meckel-Knorpel herum der definitive **Unterkiefer**. Der Meckelknorpel bildet sich bis auf einen Rest, das **Lig. sphenomandibulare**, zurück. Aus dem dorsalen Ende des Mandibularfortsatzes und dem Ende des 2. Schlundbogens gehen **Incus**, **Malleus** und **Stapes** hervor (s. Abb. 16.7, S. 329). Die Ossifika-

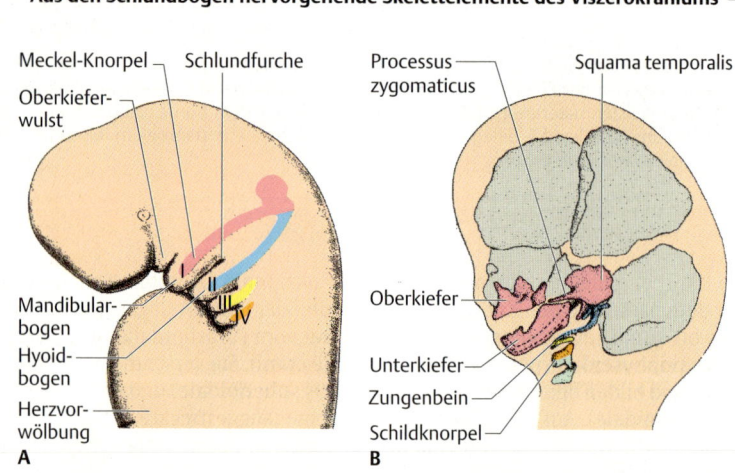

**Aus den Schlundbögen hervorgehende Skelettelemente des Viszerokraniums**

1 Abb. 9.4  **A** Seitenansicht der Kopf- und Halsregion eines 4 Wochen alten Embryos. Die Schlundbogenknorpel, die an der Skelettbildung von Gesicht und Hals teilnehmen, sind farbig gekennzeichnet. **B** Die aus den Schlundbögen hervorgegangenen Skelettelemente in einem etwas späteren Entwicklungsstadium. Einige der Elemente verknöchern, während andere sich in Bänder umwandeln oder sich ganz zurückbilden. Der Oberkieferfortsatz und der Meckel-Knorpel werden vom definitiven Oberkiefer und Unterkiefer ersetzt, die durch desmale Ossifikation entstehen.

## Skelettelemente von Kopf und Gesicht

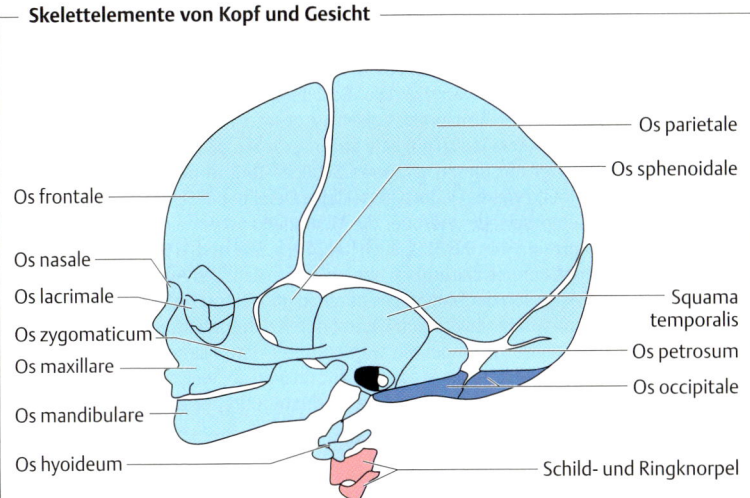

Abb. 9.5 Das Mesenchym für diese Strukturen stammt aus der Neuralleiste (*hellblau*), aus der Seitenplatte (*rot*) und aus dem paraxialen Mesoderm (Somiten und Somitomere, *dunkelblau*).

tion der Gehörknöchelchen beginnt im 4. Monat, so daß sie die ersten voll verknöcherten Skelettelemente sind. Das Mesenchym für die Gesichtsknochen, einschließlich des Nasen- und Tränenbeins, stammt aus der Neuralleiste (Abb. 9.5). Das Viszerokranium ist im Verhältnis zum Neurokranium zunächst sehr klein. Dies kommt durch das Fehlen der Nasennebenhöhlen und die kleinen Knochenanlagen der Kiefer zustande. Erst mit dem Durchbruch der Zähne und der postnatalen Entfaltung der Nasennebenhöhlen erhält das Gesicht seine charakteristische Ausprägung.

### Klinische Bezüge

Beim Kleinkind kann durch **Palpation der Fontanellen** geprüft werden, ob die Verknöcherung normal verläuft oder ob, wie z. B. beim Hydrozephalus, der intrakranielle Druck erhöht ist.

Der **Processus mastoideus** des Schläfenbeins entwickelt sich erst nach der Geburt. Infolgedessen liegt der N. facialis, der aus dem Foramen stylomastoideum austritt, bei der Geburt noch ungeschützt an der Oberfläche und kann bei einer Zangenentbindung leicht verletzt werden.

Das Gesichtsskelett und ein großer Teil des Schädels werden von Neuralleistenzellen gebildet, die aus dem Neuroektoderm auswandern. In der Phase der Auswanderung ist die Population der Neuralleistenzellen besonders sensibel und wird daher häufig von Teratogenen beeinflußt. Störungen im kraniofazialen Bereich machen einen hohen Anteil der angeborenen Fehlbildungen aus (s. Kap. 16).

Eine **Anenzephalie** entsteht, wenn sich das Schädeldach nicht ausbildet (Kranioschisis) und das Hirngewebe der Amnionflüssigkeit ausgesetzt ist und deshalb degeneriert (Abb. 9.6 A). Der Defekt läßt sich auf eine Störung im Schluß des Neuroporus cranialis zurückführen. Kinder mit diesen schweren Schädel- und Hirndefekten sind nicht lebensfähig. Sehr häufig werden jedoch auch kleine Defekte der Schädelkapsel beobachtet, durch die Gehirngewebe und/oder die Meningen austreten (**Enzephalozele** oder **kraniale Meningozele**, Abb. 9.6 B) (s. auch Kap. 20, S. 398 und 416). Die bruchsackartigen Vorwölbungen können chirurgisch behandelt werden. Das Ausmaß der neurologischen Defekte hängt von der Menge des geschädigten Hirngewebes ab.

Eine zweite Gruppe von Fehlbildungen kommt durch den vorzeitigen Schluß einer oder mehrerer Schädelnähte zustande. Sie werden unter dem Namen **Kraniosynostosen** zusammengefaßt. Die Form des Schädels hängt davon ab, welche Naht sich vorzeitig geschlossen hat. Der vorzeitige Schluß der Pfeilnaht führt zur Ausdehnung des Schä-

---

**Anenzephalie und Meningozele**

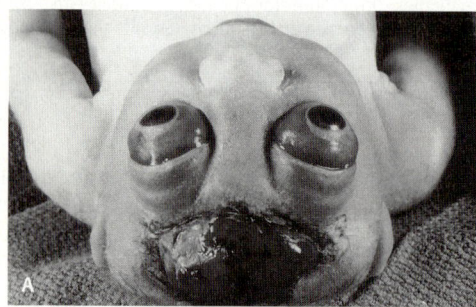

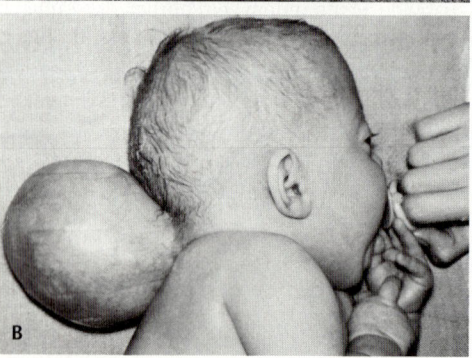

Abb. 9.6  **A** Ein Kind mit Anenzephalie. Die kranialen Neuralfalten richten sich nicht auf und verschmelzen nicht miteinander, so daß der Neuroporus anterior offen bleibt. Es bildet sich keine Schädelkapsel, und das Hirngewebe geht zugrunde. **B** Ein Patient mit Meningozele. Es handelt sich um eine häufige Fehlbildung, die operiert werden kann.

dels in der Frontal- und Okzipitalpartie. Der Schädel wird lang und schmal (**Skaphozephalie**, Abb. 9.7 A). Der vorzeitige Schluß der Kranznaht führt zur Bildung eines **Turmschädels** (**Akrozephalie**, Abb. 9.7 B). Wenn die Kranz- und die Lambdanaht sich nur auf einer Seite vorzeitig schließen, entsteht eine asymmetrische Kraniosynostose, die als **Plagiozephalie** bezeichnet wird (Abb. 9.7 C).

Die operative Behandlung der Kraniosynostosen ist mit einer Tendenz zum Rezidiv belastet. Die operativ geöffneten Schädelnähte neigen dazu, sich wieder zu verschließen. Man entfernt daher bei der Operation die gesamte Schädeldecke, zerkleinert sie und setzt die Bruchstücke so ein, daß große Zwischenräume entstehen. Die Zwischenräume schließen sich durch Knochenwachstum an den Rändern der Bruchstücke, so daß sich schließlich wieder eine geschlossene Schädeldecke ausbildet.

Bei der **Mikrozephalie** bleibt das Wachstum des Gehirns aus. Die Schädelveränderungen sind sekundär. Kinder mir Mikrozephalie sind in der geistigen Entwicklung zurückgeblieben (s. Kap. 20, S. 419).

### Skaphozephalie, Akrozephalie, Plagiozephalie

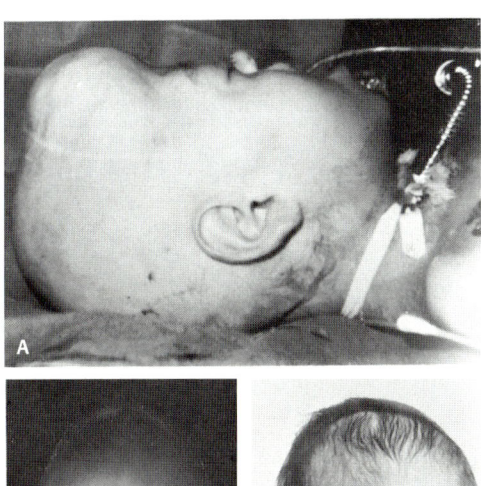
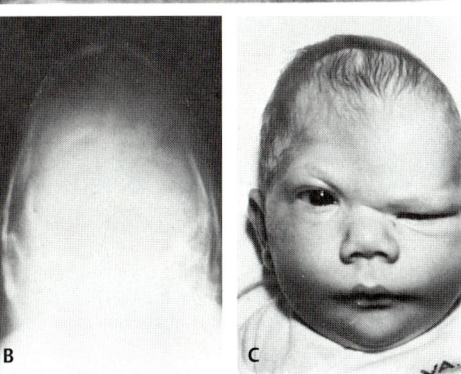

Abb. 9.7 **A** Ein Kind mit Skaphozephalie bei frühzeitigem Verschluß der Pfeilnaht. Beachte die frontalen und okzipitalen Vorwölbungen. **B** Röntgenbild eines Kindes mit Akrozephalie (Turmschädel) bei frühzeitigem Verschluß der Kranznaht. **C** Kind mit Plagiozephalie bei frühzeitigem einseitigem Verschluß der Kranznaht und der Lambda-Naht.

## Extremitätenskelett

Die paddelförmigen Extremitätenknospen werden am Anfang der 5. Woche sichtbar. Die Beinknospen treten etwas später auf als die Armknospen und bleiben auch weiterhin in der Entwicklung etwas zurück (Abb. 9.8 A). Die Knospen bestehen aus einem mesenchymalen Kern, der vom parietalen Mesoderm der Leibeswand abstammt, und werden von Ektoderm bedeckt. An der Spitze ist das Ektoderm zur **Randleiste** verdickt (Abb. 9.9 A). Die Randleiste induziert im Mesenchym das weitere Wachstum der Knospe. Auf diese Weise bleibt unter der Randleiste eine undifferenzierte, schnell proliferierende Zellpopulation erhalten. In einiger Entfernung von der Randleiste differenzieren sich die Zellen und beginnen, einen zentralen Knorpelkern zu bilden. So schreitet die Entwicklung der Extremitätenknospen von proximal nach distal fort.

Bei 6 Wochen alten Embryonen grenzt sich distal die **Hand-** bzw. die **Fußplatte** durch eine zirkuläre Einschnürung ab (Abb. 9.8 B). Die Finger- und Zehenstrahlen entstehen dadurch, daß sich die Zellen der Randleiste durch **programmierten Zelltod** in fünf Segmente aufteilen (Abb. 9.10 A). Die fünf Randleistensegmente induzieren das weitere Auswachsen der Finger- und Zehenstrahlen und die Kondensation des Mesenchyms zu den zentralen Skelettelementen, während zwischen den Strahlen das Gewebe zugrunde geht (Abb. 9.10 B und C). Die Musterbildung in der Extremität hängt von einer Zellgruppe ab, die kaudal an

---

**Entwicklung der Extremitätenknospen**

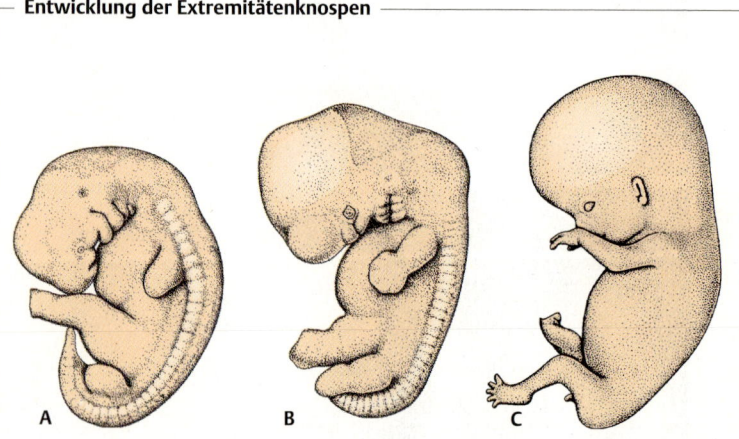

Abb. 9.8  **A** Menschlicher Embryo im Alter von 5 Wochen, **B** 6 Wochen, **C** 7 Wochen. Die Beinknospen liegen in der Entwicklung immer etwas hinter den Armknospen zurück.

## Knorpelmodelle der unteren Extremität

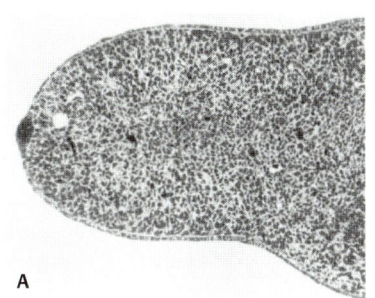

**A**

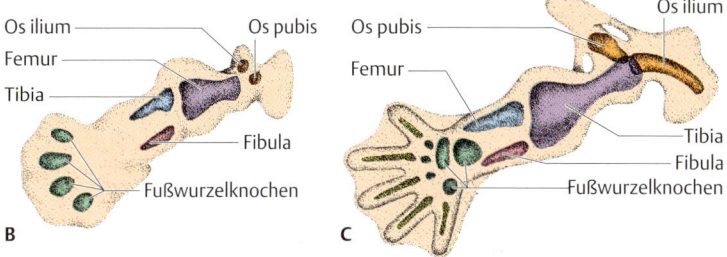

**B** **C**

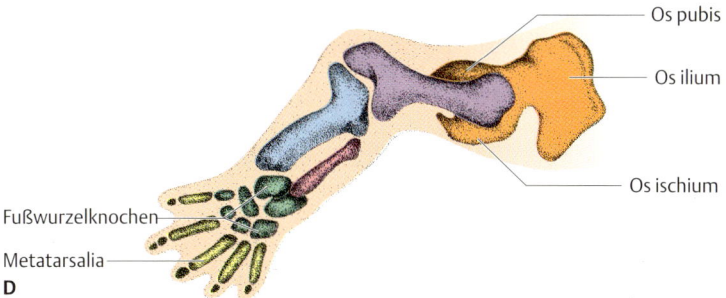

**D**

Abb. 9.**9** **A** Längsschnitt durch die Extremitätenknospe eines Mausembryos. Der mesodermale Kern wird von Ektoderm bedeckt, das an der Spitze zur Randleiste verdickt ist. Beim Menschen wird dieses Stadium in der 5. Woche erreicht. **B** Beinanlage bei einem 6 Wochen alten menschlichen Embryo. Auftreten der Knorpelanlagen. **C** und **D** Knorpelmodelle des gesamten Beinskeletts am Ende der 6. Woche und am Anfang der 8. Woche.

## Die Hand des menschlichen Embryos

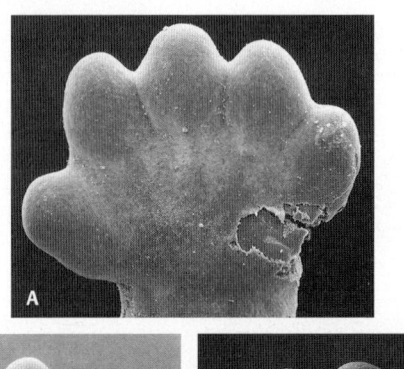
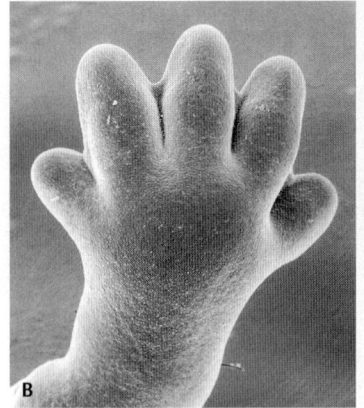
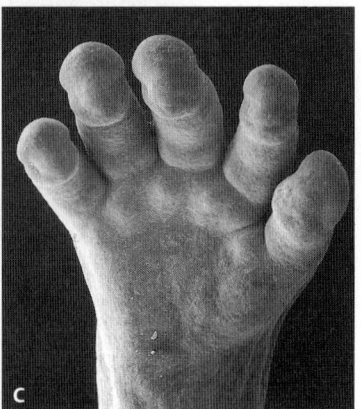

Abb. 9.**10** Rasterelektronenoptische Aufnahmen. **A** Mit 48 Tagen: Zelluntergang in der Randleiste führt zur Bildung von separaten Leisten für die Finger. **B** Mit 51 Tagen: Zelluntergang zwischen den Fingerstrahlen führt zur Trennung der Finger. **C** Mit 56 Tagen: Die Fingerstrahlen sind vollständig getrennt. Beachte die Fingerkuppen, an denen die Hautleisten für den Fingerabdruck entstehen.

der Wurzel der Extremitätenknospen sitzt und als „**zone of polarizing activity (ZPA)**" bezeichnet wird. Die Zellen bilden einen Gradienten aus einer diffusiblen Substanz, einem Morphogen, bei dem es sich wahrscheinlich um **Retinsäure (Vitamin A)** handelt. Dabei wird eine Serie von Homeobox-Genen angeschaltet, die das normale Muster der Knochenelemente determinieren.

Die Entwicklung der Beinknospen ist gegenüber den Armknospen um etwa 1–2 Tage nach hinten verschoben. Auch erfolgt während der 7. Schwangerschaftswoche eine entgegengesetzte Rotation der Extremitätenanlagen: Bei Annahme einer Supinationsbewegung der Hand in die anatomische Normstellung rotiert die obere Extremität um 90° nach lateral, so daß die Extensoren auf der lateralen und hinteren Oberfläche und die Daumen lateral liegen. Die unteren Extremitäten rotieren dagegen etwa um 90° nach medial, so daß die Extensoren auf der vorderen Oberfläche liegen und die großen Zehen nach medial gerichtet sind (fixierte Pronationsstellung).

Während sich die äußere Form ausbildet, verdichtet sich das Mesenchym im Inneren der Anlagen und bildet in der 6. Woche die ersten **Modelle aus hyalinem Knorpel**, die das Muster der definitiven Knochen bereits erkennen lassen (Abb. 9.9). Die **enchondrale Ossifikation** des Extremitätenskeletts beginnt gegen Ende der Embryonalperiode. In der 12. Woche sind primäre Knochenkerne in allen langen Röhrenknochen vorhanden. Von den **primären Knochenkernen** in der **Diaphyse** schreitet die enchondrale Ossifikation in Richtung auf die Enden der Knorpelmodelle fort.

Bei der Geburt ist die Diaphyse der Röhrenknochen in der Regel vollkommen verknöchert. Die Endabschnitte (die **Epiphysen**) bestehen noch aus Knorpel. Kurz darauf entstehen auch in den Epiphysen Knochenkerne. Zwischen den Knochenkernen der Diaphyse und der Epiphysen bleibt vorübergehend eine Knorpelplatte erhalten. Diese Platte wird als Epiphysenplatte oder **Epiphysenfuge** bezeichnet und spielt eine wichtige Rolle beim Längenwachstum der Knochen. Auf beiden Seiten der Fuge schreitet die enchondrale Ossifikation fort. Mit dem Abschluß des Längenwachstums verschwindet die Epiphysenfuge. Die knöcherne Epiphyse verbindet sich mit dem Knochenschaft.

Lange Röhrenknochen besitzen an jedem Ende eine Epiphysenfuge. In kleineren Knochen wie den Phalangen findet sich nur an einem Ende eine Fuge. In anderen Knochen, wie z. B. den Wirbeln, sind eine oder mehrere primäre und häufig mehrere sekundäre Knochenkerne vorhanden.

### *Klinische Bezüge*

Das Auftreten der Knochenkerne, z. B. in den Handwurzelknochen, kann röntgenologisch oder während der Schwangerschaft durch Ultraschall nachgewiesen und zur Bestimmung des Knochenalters bei Kindern benutzt werden.

Die Extremitätenfehlbildungen sind sehr verschiedenartig. Es können ganze Gliedmaßen (**Amelie**, Abb. 9.11 A) oder einzelne Elemente (**Meromelie**) fehlen, oder die Gliedmaßen bestehen nur aus Händen und Füßen, die durch kleine, unregelmäßig geformte Knochen am Stamm befestigt sind (**Phocomelie**). Manchmal sind zwar alle Abschnitte vorhanden, sie sind aber ungewöhnlich kurz (**Mikromelie**).

Gliedmaßenfehlbildungen, wie Meromelie und Amelie, sind meist genetisch bedingt. Als in den Jahren 1957 bis 1962 jedoch in Westdeutschland gehäuft Kinder mit Phocomelie geboren wurden, fiel bei genauem Studium der vorgeburtlichen Geschichte der Betroffenen auf, daß viele der Mütter **Thalidomid**, ein neues, sehr verbreitetes Arzneimittel gegen Schlaflosigkeit und Übelkeit, eingenommen hatten (s. auch S. 131). Es ist heute erwiesen, daß Thalidomid, wenn es im Frühstadium der Schwangerschaft einge-

## Amelie und Meromelie

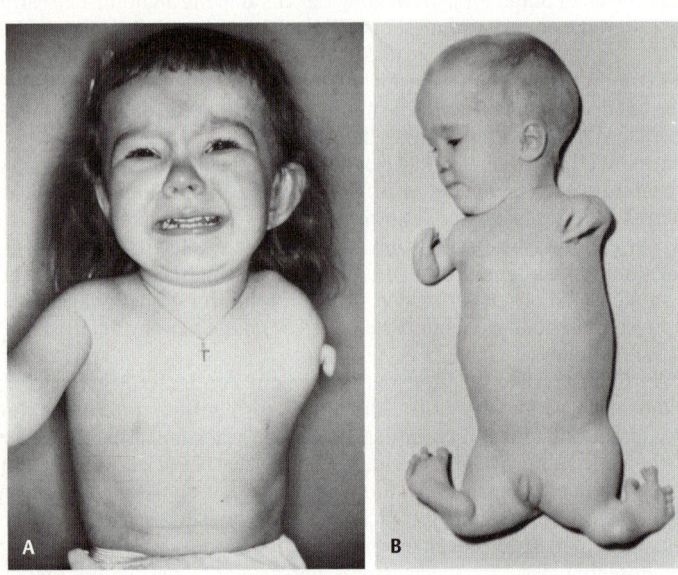

Abb. 9.11 **A** Kind mit einseitiger Amelie. **B** Kind mit Meromelie: Hände und Füße sind durch unregelmäßig geformte Knochen mit dem Rumpf verbunden.

nommen wird, ein charakteristisches Fehlbildungssyndrom erzeugen kann, das sich durch das Fehlen oder eine hochgradige Verformung der langen Röhrenknochen, durch intestinale Atresien und durch Herzfehlbildungen auszeichnet. Die Nachuntersuchung ergab, daß die sensible Phase für die Schädigung der Gliedmaßen die **4.** und **5. Woche** der Entwicklung ist. Nachdem Thalidomid vom Markt zurückgezogen worden war, nahm die Häufigkeit des Syndroms schlagartig ab.

Das Vorhandensein von überzähligen Fingern oder Zehen wird als **Polydaktylie** bezeichnet (Abb. 9.12 A). Das überzählige Endglied besitzt meist keine funktionsfähige Muskulatur. Fehlbildungen, die in dem Fehlen eines Knochens oder eines Knochenabschnittes bestehen, betreffen meist nur eine Extremität. Fehlbildungen mit überzähligen Knochen kommen meist bilateral vor. So ist das Fehlen eines Strahls **(Ektrodaktylie)**, z. B. eines Daumens, meist einseitig, seine Duplikation jedoch oft beidseitig. Polydaktylie kann dominant vererbt oder durch Teratogene induziert sein.

Bei der **Syndaktylie** sind Finger oder Zehen miteinander verwachsen (Abb. 9.12 B). Normalerweise entwickelt sich zwischen den einzelnen Strahlen in der Hand- bzw. Fußplatte eine physiologische Nekrose, die zur Trennung der Finger und Zehen führt (s. o.).

## Beispiele für Finger- und Zehenfehlbildungen

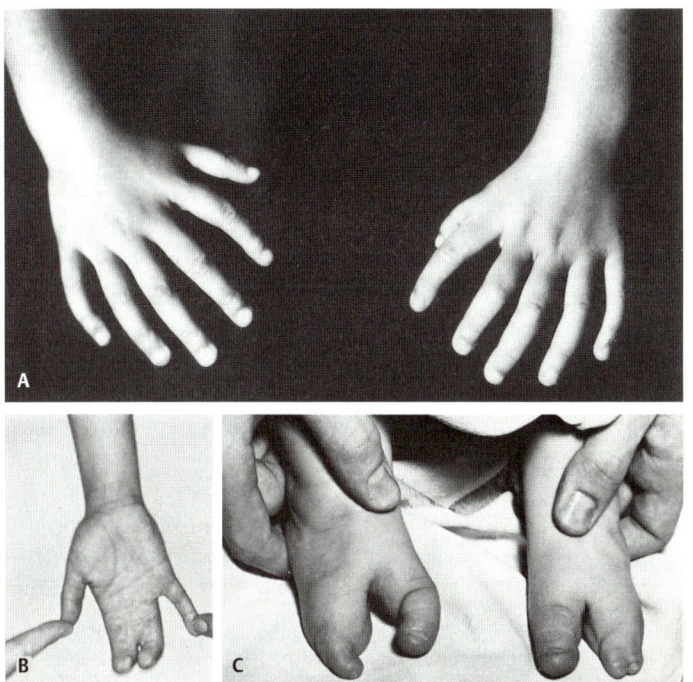

Abb. 9.12 **A** Polydaktylie mit zusätzlichen Fingerstrahlen. **B** Syndaktylie der Hand. **C** Spaltfuß beiderseits: Der 3. Strahl fehlt, der 1. und der 2. sowie der 4. und der 5. Strahl sind miteinander verwachsen.

Bei der Syndaktylie bleibt die Trennung aus (1:2000 Geburten). Es kann dabei zur Verschmelzung der Knochenanlagen kommen.
Bei der **Spalthand** oder dem **Spaltfuß** kommt es zu einer abnormen Spaltbildung zwischen den mittleren Metakarpal- oder Metatarsalknochen und den entsprechenden Weichteilen. Meistens fehlt der 3. Strahl vollständig. Der 1. und 2. Strahl auf der einen Seite und der 4. und 5. Strahl auf der anderen Seite sind miteinander verschmolzen (Abb. 9.12 C).
Der **Klumpfuß** ist häufig mit Syndaktylie kombiniert. Er findet sich meistens bei Jungen. Der Fuß ist plantarflektiert (verkürzte Achillessehne) und der Vorfuß nach einwärts gerichtet (supiniert), so daß das Kind auf der äußeren Fußkante laufen würde. Es

## Amputation von Finger- und Zehengliedern durch Amnionstränge

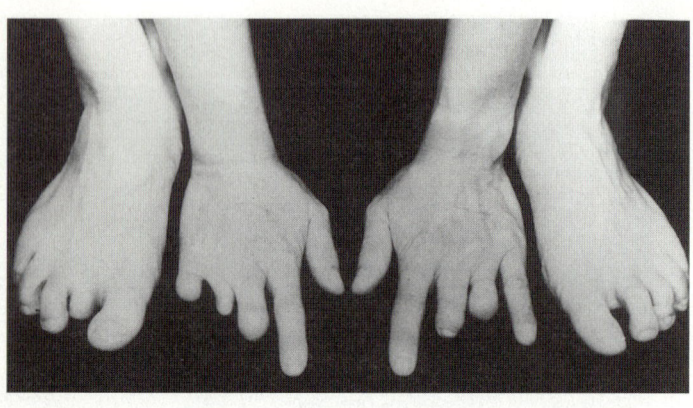

Abb. 9.**13**

gibt eine erbliche und eine sporadische Form. Dabei kommt als Ursache auch eine abnorme Lage im Uterus in Frage. Die Behandlung muß in den ersten Lebensmonaten durchgeführt werden.

Das kongenitale Fehlen des Radius (**Radiusaplasie**) ist in der Regel eine genetisch bedingte Fehlbildung, die in Syndromen auftritt, z.B. dem **Craniosynostosis-Radiusaplasie-Syndrom.** Häufig sind zusätzliche Defekte an den Fingern, das Fehlen der Daumen und eine gebogene kurze Ulna.

**Amnionstränge** können zu ringförmigen Einschnürungen an den Extremitäten bis hin zur Amputation führen (Abb. 9.13). Die Ursache für Amnionstränge ist noch unklar. Eine Hypothese ist, daß sich das Amnion an fehlgebildete Strukturen anlegt, eine andere, daß sich Zugfalten im Amnion ablösen und um die Glieder des Fetus schlingen.

Die kongenitale **Hüftgelenksluxation** kommt bei Mädchen gehäuft vor. Meist besteht eine erbliche Belastung. Es handelt sich um eine Hypoplasie oder verspätete Ausbildung des Pfannendaches und des Hüftgelenkskopfes bei schlaffer Gelenkkapsel. Die Diagnose bei oder kurz nach der Geburt ist wichtig, da eine sofortige Behandlung (Spreizhöschen) die Ausbildung der Luxation verhindern kann.

## Wirbelsäule

In der 4. Entwicklungswoche wandern die Zellen des Sklerotoms nach medial aus und umgeben die Anlage des Rückenmarks und die Chorda (Abb. 5.**10** A und B, S. 81). Auf diese Weise entsteht eine lange Säule aus Mesenchym. In der Säule bleiben noch Spuren ihres ursprünglichen segmentalen Aufbaus erhalten, da die Sklerotomblöcke durch weniger dichte Zonen getrennt sind, in denen die **Intersegmentalarterien** verlaufen (Abb. 9.14 A).

In der weiteren Entwicklung verdichtet sich der kaudale Abschnitt eines jeden Sklerotomsegments und verbindet sich mit dem kranialen Abschnitt des folgenden Sklerotoms, so daß das intersegmentale Gewebe in der Anlage des **Wirbelkörpers aus Vorknorpel** eingeschlossen wird (Abb. 9.14 B). Der Wirbelkörper entwickelt sich also als intersegmentales Gebilde.

Zellen aus dem kranialen Abschnitt der Sklerotomsegmente füllen jeweils den Raum zwischen den aus Vorknorpel bestehenden Wirbelkörpern auf und tragen auf diese Weise zur Bildung der **Zwischenwirbelscheibe** bei (Abb. 9.14 B). Während die Chorda im Bereich der Wirbelkörper völlig verschwindet, bleibt sie im Bereich der Zwischenwirbelscheiben erhalten. Hier vergrößert sie sich noch und wandelt sich in den **Nucleus pulposus** um, den die Fasern des **Anulus fibrosus** umgeben (Abb. 9.14 B).

Die neue Anordnung der Sklerotome zu den endgültigen Wirbeln hat zur Folge, daß die **Myotome** die Zwischenwirbelscheiben überbrücken. Durch diese Anordnung erhalten sie die Möglichkeit, die Wirbelsäule zu bewegen (Abb. 9.14 C). Aus dem gleichen Grund verlaufen jetzt die Intersegmentalarterien, die zuerst zwischen den Sklerotomen lagen, mitten über die Wirbelkörper. Die Spinalnerven dagegen liegen in Höhe der Zwischenwirbelscheiben und ver-

**Entwicklung der Wirbelsäule**

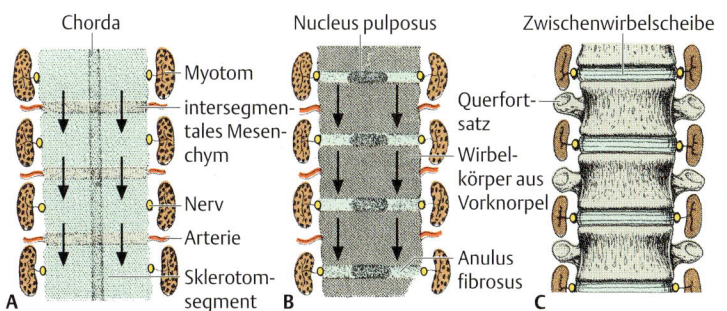

Abb. 9.14 **A** In der 4. Entwicklungswoche liegen zwischen den Sklerotomsegmenten weniger dichte intersegmentale Gewebeabschnitte. Beachte die Lage der Myotome, der Intersegmentalarterien und der segmentalen Nerven. **B** Die aus Vorknorpel bestehenden Anlagen der Wirbelkörper werden von den oberen und unteren Hälften zweier aufeinanderfolgender Sklerotome und von dem intersegmentalen Gewebe gebildet. Die Chorda bleibt nur im Bereich der Zwischenwirbelscheiben erhalten und wird dort zum Nucleus pulposus. **C** Die Wirbelsäule beim Erwachsenen. Die Myotome überbrücken die Zwischenwirbelscheiben.

lassen die Wirbelsäule durch die Foramina intervertebralia. In die knorpeligen Wirbelkörper dringt von dorsal eine Gefäßknospe vor, die die enchondrale Verknöcherung einleitet. Die Knochenkerne werden im 3. Monat sichtbar.

### Klinische Bezüge

Die Bildung und anschließende Umordnung der segmentalen Sklerotome zu den endgültigen Wirbeln ist ein komplizierter und daher störungsanfälliger Vorgang. Häufig vereinigen sich zwei aufeinanderfolgende Wirbel asymmetrisch, oder es fehlt ein halber Wirbel. Auch kommt es nicht selten vor, daß die Anzahl der Wirbel gegenüber der Norm vermehrt oder vermindert ist. Ein typisches Beispiel für diese Anomalie ist das **Klippel-Feil-Syndrom**, das u.a. mit einer reduzierten Anzahl und der Verschmelzungen von Halswirbeln einhergeht.

Ernst zu nehmende Fehlbildungen können vorliegen, wenn sich die Wirbelbögen nicht oder nur unvollständig schließen. Eine **Wirbelbogenspalte (Spina bifida)** kann auf die Wirbelsäule beschränkt sein, ist jedoch häufig von Fehlbildungen des Rückenmarks begleitet, das bruchartig vorfallen und schließlich an der Oberfläche bloßliegen kann (s. Abb. 20.27 B, S. 417).

Bei einer geringgradigen Ausprägung sind keine neurologischen Symptome vorhanden. Der knöcherne Defekt wird von Haut bedeckt **(Spina bifida occulta)**. Bei stärkerer Ausprägung liegt eine **Spina bifida cystica** vor. Das Neuralrohr hat sich nicht geschlossen. Die Wirbelbögen fehlen, und das Neuralgewebe liegt frei. Die neurologischen Ausfälle hängen von der Segmenthöhe und vom Ausmaß der Läsion ab. Die Inzidenz be-

#### Spina bifida im Ultraschallbild

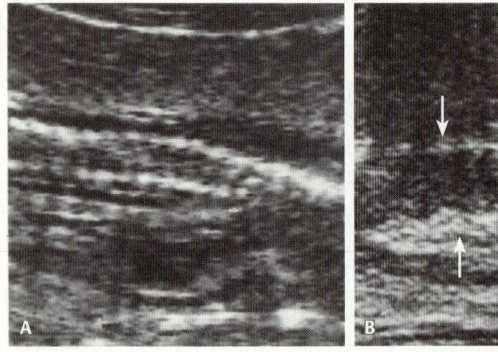

Abb. 9.**15** Ultraschall der Wirbelsäule bei einem normalen Kind (**A**) und bei Spina bifida (**B**) im Alter von 4 Monaten. Die Spaltwirbel sind deutlich zu erkennen (*Pfeile*).

trägt 1:1000 Geburten. Eine Prävention soll durch Verabreichung von Folsäure an die Mütter vor der Konzeption möglich sein. Die Spina bifida kann pränatal durch Ultraschall diagnostiziert werden (Abb. 9.15). Wenn das Neuralgewebe Kontakt mit der Amnionflüssigkeit hat, findet sich bei der Amniozentese erhöhte Alphafetoprotein-Spiegel (AFP). (Zu den Formen der Spina bifida s. auch Abb. 20.10 und 20.11, S. 398 f.).
**Generalisierte Wachstumsstörungen.** Die bekannteste generalisierte Fehlbildung des Skelettsystems ist die **Achondroplasie** oder **Chondrodystrophie**. Die enchondrale Ossifikation ist gestört, während die desmale Ossifikation normal verläuft. Die Wachstumsstörung betrifft daher die Epiphysenfugen und die enchondral verknöchernde Schädelbasis, nicht dagegen die Deckknochen. Es entsteht ein Zwergwuchs mit extrem kurzen Röhrenknochen, einem verkleinerten Gesicht bei normal großem oder leicht vergrößertem Schädel (Abb. 9.16). Die geistige Entwicklung ist normal, die Intelligenz zum Teil hoch. Die Achondroplasie wird dominant vererbt und hat eine Häufigkeit von 1:10 000.
Eine **Akromegalie** wird durch eine kongenitale Hypophysenüberfunktion mit erhöhter Produktion von Wachstumshormon hervorgerufen. Die Fehlbildung ist charakterisiert durch disproportionales Wachstum von Gesicht, Händen und Füßen. Die Akromegalie kann auch zu einem symmetrischen Wachstum mit Gigantismus führen.

### Achondroplasie

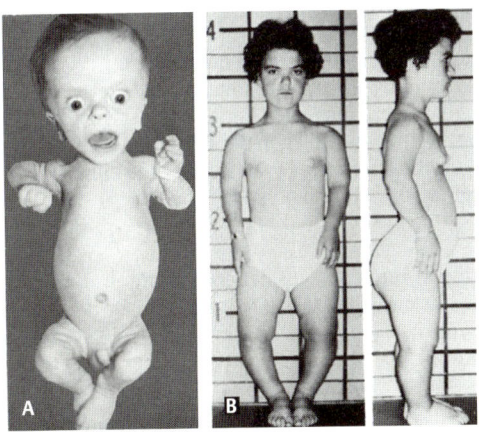

Abb. 9.**16** **A** 3 Monate altes Kind mit Achondroplasie. Beachte den relativ großen Hirnschädel bei verkürzten Extremitäten. **B** 15jähriges Mädchen mit Achondroplasie. Es besteht ein Zwergwuchs mit verkürzten und nach auswärts gebogenen Extremitäten mit einer kompensatorischen Lendenlordose. Aufgrund der gestörten enchondralen Verknöcherung in der Schädelbasis ist der Gesichtsschädel klein bei relativ großem Hirnschädel.

## Zusammenfassung: Skelettsystem

Das Skelett entwickelt sich aus dem Mesenchym, das aus dem mittleren Keimblatt, dem Mesoderm, und im Kopfbereich aus der Neuralleiste hervorgeht. Ein Teil der Knochen, wie die Deckknochen des Schädels, entsteht direkt durch **desmale Ossifikation**. Die meisten Knochen, wie die Schädelbasis und die langen Röhrenknochen der Extremitäten, werden zunächst als **Knorpelmodelle** angelegt und verknöchern sekundär durch **enchondrale Ossifikation**.

### Schädel

Das **Neurokranium** (Hirnschädel) entwickelt sich aus der enchondral verknöchernden Schädelbasis und den desmal verknöchernden Deckknochen des Schädeldachs (Abb. 9.1). Die Fontanellen schließen sich erst nach der Geburt (Abb. 9.2).

Das **Viszerokranium** (Gesichtsschädel) entwickelt sich aus dem Material des ersten Schlundbogens, aus dem der Oberkieferfortsatz und der Unterkieferfortsatz hervorgehen (Abb. 9.4). Die Knochen des Oberkiefers und des Unterkiefers entstehen sekundär durch desmale Ossifikation. Die Knorpelspange des 1. Schlundbogens im Unterkiefer (Meckel-Knorpel) bildet sich zurück.

### Extremitäten

Die langen Röhrenknochen der Extremitäten entstehen durch enchondrale Ossifikation. Nach Ausbildung eines primären Knochenkerns in der **Diaphyse** erfolgt das Längenwachstum an den Enden der Anlage in der knorpeligen Wachstumszone. Wenn schließlich in der **Epiphyse** ebenfalls ein Knochenkern entsteht, wird die knorpelige Wachstumszone zur **Epiphysenfuge**. Die Epiphysenfugen verknöchern nach der Pubertät.

### Wirbelsäule

Die Wirbel und die Rippen entstehen aus den **Sklerotomen**, den ventromedialen Abschnitten der Somiten. Ein Wirbelkörper geht aus der Verschmelzung des kaudalen und des kranialen Abschnittes zweier benachbarter Sklerotome hervor (Abb. 9.14).

## Fragen zur Vertiefung

1. Welche Funktion haben die Schädelnähte? Welche Fehlbildungen hängen mit dem Schluß der Schädelnähte zusammen?
2. Warum muß beim Vorliegen einer Radiusaplasie oder von Fingerdefekten wie Fehlen eines Daumens oder Polydaktylie nach weiteren Fehlbildungen gesucht werden?
3. Wie kann eine Skoliose als kongenitale Fehlbildung der Wirbelsäule entstehen?

# 10. Muskelsystem

Die Muskelzellen der **Skelettmuskulatur**, die **glatte Muskulatur** und die **Herzmuskulatur** entstehen aus dem mittleren Keimblatt, dem Mesoderm. Eine Ausnahme bilden innere Augenmuskeln in der Iris, die aus dem Ektoderm des Augenbechers hervorgehen (s. Kap. 18, S. 368 ff.). Die quergestreifte Skelettmuskulatur geht aus dem **paraxialen Mesoderm** hervor, das im Bereich der Wirbelsäule die Somiten und im Kopfbereich die Somitomeren bildet. Die glatte Muskulatur differenziert sich im **viszeralen Mesoderm**, welches das Darmrohr und seine Derivate umgibt. Die Herzmuskulatur differenziert sich im viszeralen Mesoderm, das den Herzschlauch umgibt.

## Quergestreifte Muskulatur

Die Muskulatur des Achsenskeletts, der Leibeswand, der Extremitäten und des Kopfes geht aus den **Somiten** und **Somitomeren** hervor. **Somiten** bilden sich von der Okzipitalregion nach kaudal und differenzieren sich zu Sklerotomen und Dermatomyotomen (Abb. 10.1 A). Die **Myoblasten** für die Leibeswand und die Gliedmaßen lösen sich von den Myotomen ab und wandern in ihre Zielregionen aus. Dort nehmen sie ihre charakteristische spindelförmige Gestalt an und fusionieren zu langen, vielkernigen Muskelfasern. Anschließend werden die Myofibrillen im Zytoplasma sichtbar. Gegen Ende des 3. Monats ist die typische Querstreifung zu erkennen. In den **Somitomeren**, die sich in der Kopfregion rostal an die okzipitalen Somiten anschließen, verläuft die Entwicklung ähnlich. Die Somitomere besitzen eine lockere Struktur und differenzieren sich nicht in Sklerotom und Dermatomyotom.

Die definitive Gestalt der Muskeln wird vom lokalen Bindegewebe bestimmt, in das die Myoblasten einwandern. In der Kopfregion stammt dieses Bindegewebe von Neuralleistenzellen ab; in der zervikalen und okzipitalen Region stammt das Gewebe aus dem Somitenmesoderm; in der Leibeswand und in den Extremitäten geht das Bindegewebe aus der parietalen Mesodermschicht hervor (Abb. 10.1 B).

Am Ende der 5. Woche teilen sich die Myotome in einen dorsalen Anteil, das **Epimer**, und in einen ventralen Anteil, das **Hypomer** (Abb. 10.2 A). Der **Spinalnerv**, der die segmentale Muskulatur versorgt, teilt sich ebenfalls in einen **R. dorsalis** für das Epimer und einen **R. ventralis** für das Hypomer (Abb. 10.2 B).

Aus den Muskelanlagen des Epimers entsteht die dorsale Rückenmuskulatur (Extensoren der Wirbelsäule), aus dem Hypomer gehen die Muskeln der **ventralen Leibeswand** hervor (laterale und ventrale Flexoren der Wirbelsäule)

## Wanderung der Sklerotom- und Myotomzellen

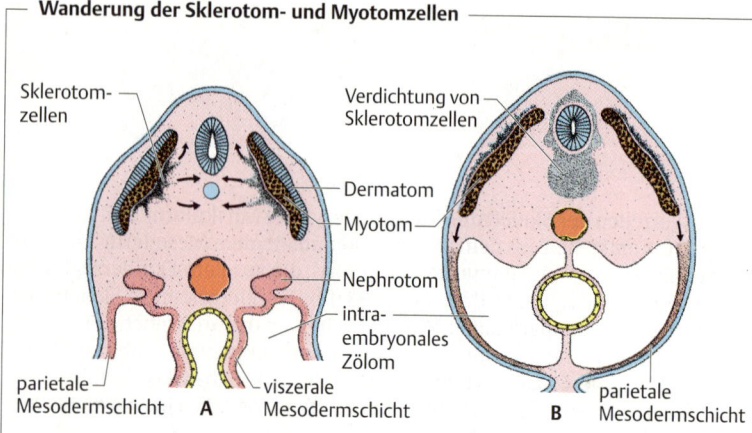

Abb. 10.1 **A** Querschnitt durch einen 4 Wochen alten Embryo, der die Auswanderung der Sklerotomzellen zeigt. Die Zellen des Myotoms bilden eine zusammenhängende Schicht, die mit dem Dermatom eng verbunden ist. **B** Entsprechender Schnitt wie in A, der die Verdichtung des Mesenchyms in der Umgebung des Rückenmarkes und die Wanderung der Dermatomzellen unterhalb des Ektoderms zeigt. Die Myotomzellen wandern nach ventral bis an die intraembryonale Zölomhöhle heran.

(Abb. 10.2 B). Das Hypomer spaltet sich in drei Schichten auf, die im Thoraxbereich die äußere und innere interkostale sowie die tiefe intrathorakale oder transversale Thoraxmuskulatur bilden. In der Bauchwand bestehen die drei Muskelschichten aus den **Mm. obliquus externus**, **obliquus internus** und **transversus abdominis**. Bei den Muskeln in der Thoraxwand bleibt der segmentale Charakter durch die Anordnung der Rippen erhalten. In der Bauchwand dagegen verschmelzen die segmentalen Muskelanlagen zu großen Muskelplatten. Aus den zervikalen Hypomeren entstehen die Mm. scalenus, die Muskulatur des Mundbodens sowie M. genioglossus und prävertebrale Muskulatur. Aus den lumbalen Segmenten gehen der N. quadratus lumborum und im Sakral- und Kokzygealbereich die quergestreifte Muskulatur des Beckenbodens hervor. Außer den oben beschriebenen drei Muskelschichten entsteht an der ventralen Spitze der Hypomere eine ventrale longitudinale Muskelsäule (Abb. 10.2 B). Im Abdominalbereich besteht diese Säule aus dem **M. rectus abdominis** und in der Zervikalregion aus der **Infrahyalmuskulatur**. Im Thorakalbereich bildet sich der longitudinale Muskelstrang normalerweise zurück. Gelegentlich bleibt er jedoch auch hier als **M. sternalis** erhalten.

## Bildung von Epimer und Hypomer

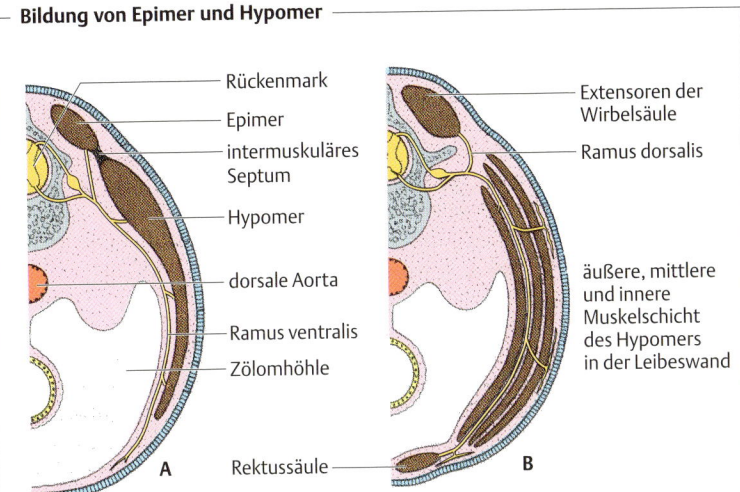

Abb. 10.2 **A** Querschnitt durch den Thoraxbereich eines 5 Wochen alten Embryo. Der dorsale Anteil der Muskulatur der Körperwand (Epimer) ist mit dem ventralen Anteil (Hypomer) durch ein bindegewebiges intermuskuläres Septum verbunden. Der entsprechende Nerv teilt sich in einen dorsalen Ast für das Epimer und einen ventralen Ast für das Hypomer. **B** Entsprechender Schnitt wie in A in einem späteren Entwicklungsstadium. Das Hypomer hat drei getrennte Muskelschichten und ventral einen Längsmuskel gebildet.

## Kopfmuskulatur

Alle willkürlichen Muskeln im Kopfbereich stammen aus dem paraxialen Mesoderm (Somitomere und Somiten), einschließlich der Muskulatur der Zunge, der äußeren Augenmuskeln (die inneren Augenmuskeln der Iris stammen vom Ektoderm des Augenbechers ab) und der den Schlundbögen zugeordneten Muskeln (Tab. 10.1). Die Gestalt der individuellen Muskeln wird von der bindegewebigen Komponente bestimmt, die von Zellen der Neuralleiste gebildet wird.

## Extremitätenmuskulatur

Die Anlage der Extremitätenmuskulatur ist in der 7. Entwicklungswoche als Kondensation im Mesenchym an der Wurzel der Extremitätenknospe erkennbar (Abb. 10.3 A). Die Stammzellen für die quergestreifte Muskulatur wandern als undifferenzierte Zellen aus den Dermatomyotomen der Somiten in die Extremitätenknospen ein. Die Extremitätenknospen selbst entstehen aus der lateralen Leibeswand. Ein quergestreifter Muskel besteht daher schließlich aus

## Tabelle 10.1  Herkunft der kraniofazialen Muskeln

| Mesodermale Herkunft | Muskeln | Innervation |
|---|---|---|
| Somitomere 1,2 | Mm. recti sup., med. und inf. | N. oculomotorius (III) |
| Somitomer 3 | M. obliquus sup. | N. trochlearis (IV) |
| Somitomer 4 | Kaumuskulatur (Schließer im Kiefergelenk) | N. trigeminus (V) |
| Somitomer 5 | M. rectus lat. | N. abducens (VI) |
| Somitomer 6 | Öffner im Kiefergelenk, Muskeln des 2. Schlundbogens | N. facialis (VII) |
| Somitomer 7 | M. stylopharyngeus | N. glossopharyngeus (IX) |
| Somiten 1, 2 | innere Kehlkopfmuskeln | N. vagus (X) |
| Somiten 2–5* | Zungenmuskulatur | N. hypoglossus (XII) |

* Somiten 2–5 sind okzipitale Somiten (Somit 1 bildet sich zum größten Teil zurück).

### Myotome in Kopf-, Hals- und Thoraxbereich und Extremitätenmuskulatur

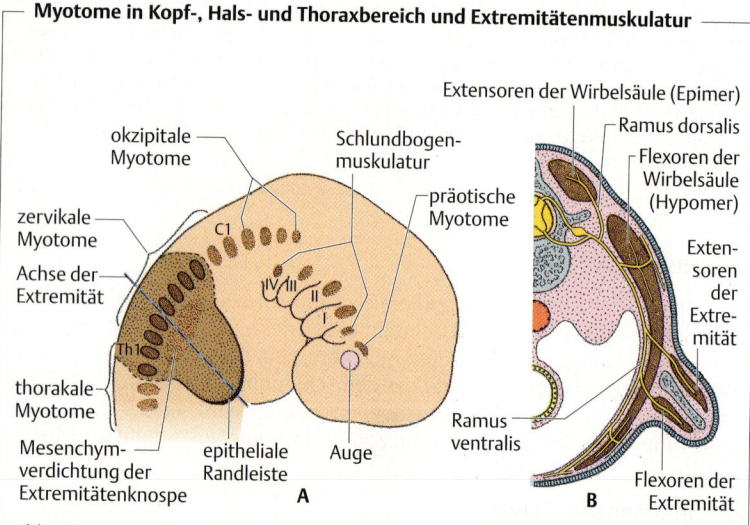

Abb. 10.3  **A** 5 Wochen alter Embryo. Die obere Extremitätenknospe geht in Höhe der unteren sechs zervikalen und oberen zwei thorakalen Segmente ab. Beachte die Lage der präotischen und okzipitalen Myotome sowie die Mesenchymverdichtung am Abgang der Extremitätenknospe. **B** Querschnitt im Bereich einer Extremitätenknospe. Beachte die dorsale (Extensoren) und die ventrale Muskulatur (Flexoren) der Extremität.

## Quergestreifte Muskulatur

**Dermatome im Bereich der Arm- und Beinknospe**

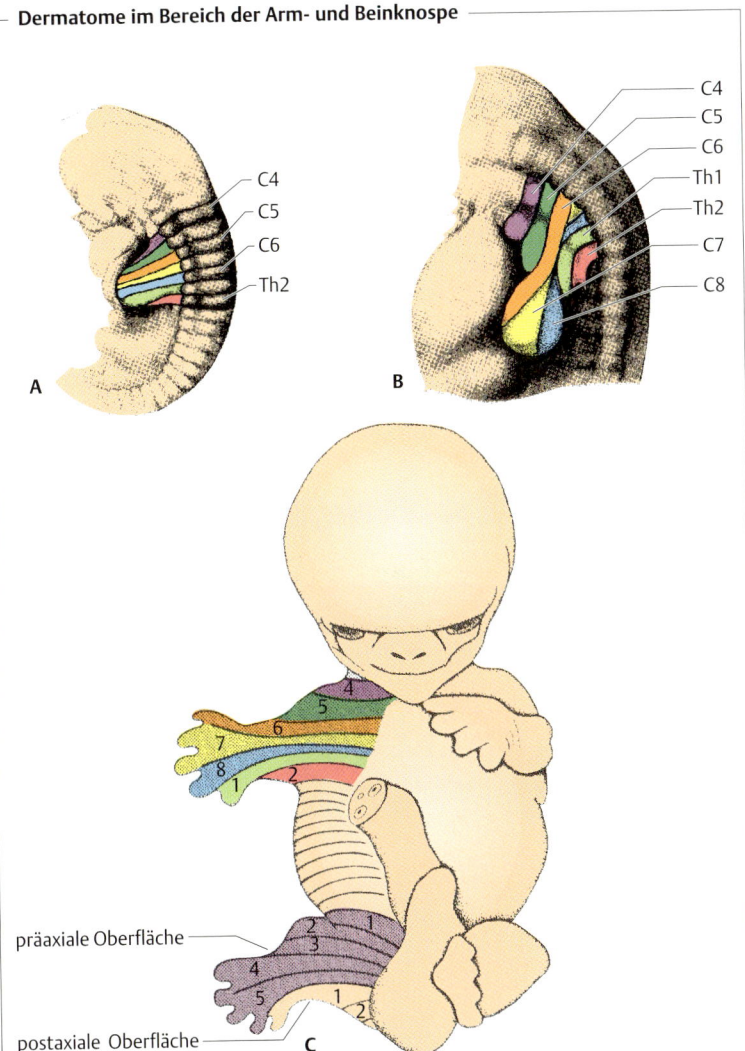

Abb. 10.4  Die Dermatome spiegeln die auf die Somiten zurückgehende segmentale Gliederung wider. In der weiteren Entwicklung verschwindet das primäre Muster. Eine systematische Anordnung läßt sich jedoch auch noch beim Erwachsenen erkennen. **A** Armknospe mit 5 Wochen. **B** Armknospe mit 6 Wochen. **C** Dermatome mit 7 Wochen.

Muskelzellen, die aus den Somiten kommen, und aus Sehnen- und Bindegewebe, das aus der lateralen Leibeswand stammt.

Mit der Verlängerung der Extremitätenknospe gliedert sich das Muskelgewebe in ein dorsales Blastem für die Extensoren und ein ventrales Blastem für die Flexoren (Abb. 10.3 B). In der Armanlage wird die Gliederung des ursprünglich segmentalen Muskelmaterials in Flexoren und Extensoren von den Nervenfasern im Armplexus nachvollzogen.

Die obere Extremitätenknospe liegt urspünglich in Höhe der unteren fünf Zervikal- und der oberen zwei Thorakalsegmente (Abb. 10.4 A, B) und die untere in Höhe der unteren vier Lumbal- und oberen zwei Sakralsegmente (Abb. 10.4 C). Mit dem Auswachsen der Extremitätenknospe dringen die Spinalnerven in die Anlage ein (Abb. 10.5). Aus den übereinander gelegenen ventralen Ästen der Spinalnerven gehen vor der A. axillaris gelegene Nerven für die Flexoren (**N. musculocutaneus, N. medianus** und **N. ulnaris**) und hinter der A. axillaris gelegene Nerven für die Extensoren (**N. axillaris** und **N. radialis**) hervor.

Die Spinalnerven spielen nicht nur bei der Differenzierung und motorischen Innervation der Extremitätenmuskulatur eine wichtige Rolle, sondern sie sind

**Obere Extremitätenknospe eines Mausembryos**

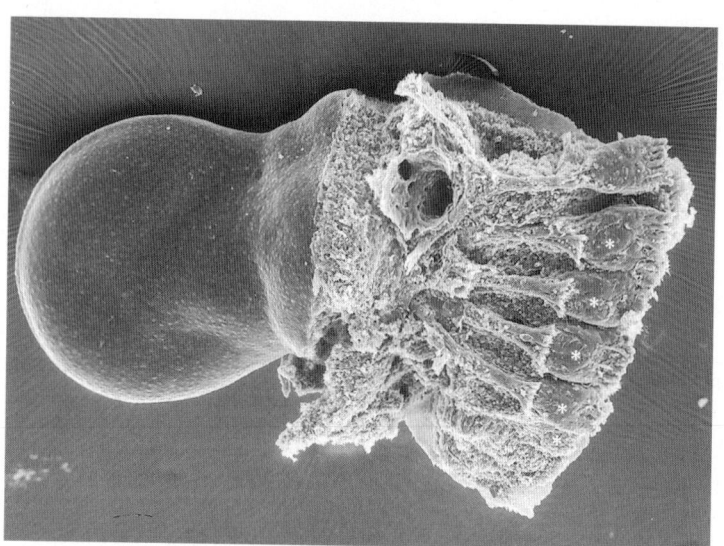

Abb. 10.**5**  Auf der rasterelektronenmikroskopischen Aufnahme sind die in die Knospe eintretenden Spinalnerven und ihre Spinalganglien (*Sternchen*) zu erkennen.

auch für die sensible Innervation der **Dermatome** verantwortlich. Da das Dermatomgewebe aber nicht über die Segmentgrenzen hinauswandert, spiegelt die sensible Versorgung der Körperoberfläche direkt die primitive segmentale Anordnung wider (Abb. 10.4). Obwohl sich im Bereich der Extremitätenknospen die ursprüngliche Anordnung der Dermatome mit dem weiteren Wachstum noch stark verändert, läßt sich die ursprüngliche Anordnung doch noch beim Erwachsenen erkennen. Die kranial gelegenen Spinalnerven versorgen die präaxiale Oberfläche der Gliedmaßen, die kaudalen die postaxiale Oberfläche und die dazwischen gelegenen Spinalnerven die distalen Partien der Extremität.

### Klinische Bezüge

Das teilweise oder vollständige Fehlen eines oder mehrerer Muskeln kommt relativ häufig vor. Bekannt ist das **Fehlen des M. pectoralis major**. Ebenso können der M. palmaris longus, der M. serratus ant. oder der M. quadratus femoris ganz oder teilweise fehlen.

Das teilweise oder vollständige Fehlen der Bauchwandmuskulatur führt zum **Prune-Belly-Syndrom** (Abb. 10.6). In der Regel ist die Bauchwand so dünn, daß die Organe hindurchscheinen und leicht zu palpieren sind. Der Defekt geht in der Regel mit Fehlbildungen der Blase und des Urogenitalsystems einher.

#### Prune-Belly-Syndrom

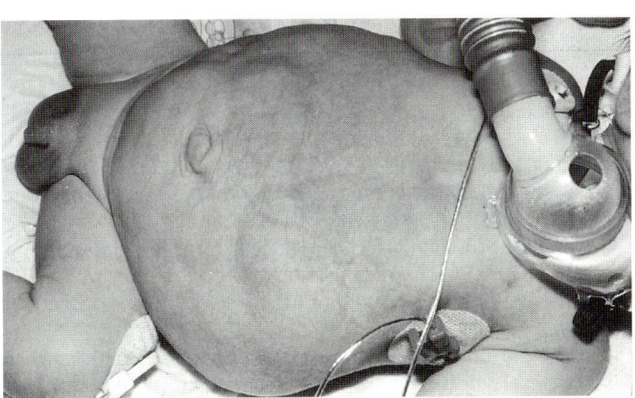

Abb. 10.6  Die Aplasie der Bauchwandmuskulatur führt zu einem aufgetriebenen Abdomen.

## Glatte Muskulatur

Glattes Muskelgewebe entwickelt sich hauptsächlich aus der Mesodermschicht, die den Gastrointestinaltrakt und seine Anhangsorgane umgibt. Die Mesodermzellen bilden die Muskelschichten des Darms, der Trachea und der Bronchien, aber auch der Blutgefäße in den Mesenterien. Die Blutgefäße, die sich in den Extremitätenknospen, im Kopf und in der Körperwand entwickeln, erhalten ihre Muskelhülle aus dem örtlichen Mesenchym. Das Mesenchym ist ganz allgemein überall im Organismus eine potentielle Quelle für glattes Muskelgewebe.

Die glatte Muskulatur der Iris (innere Augenmuskeln) bildet eine Ausnahme. Diese Muskeln, der **M. sphincter** und der **M. dilatator pupillae**, sollen aus dem Ektoderm des Augenbechers stammen (s. Kap. 18, S. 373).

## Herzmuskulatur

Die Herzmuskulatur entwickelt sich aus der viszeralen Mesodermschicht, die den endothelialen Herzschlauch umgibt (Abb. 12.2 und 12.4, S. 191 ff.). Die Myoblasten sind durch Kontaktzonen miteinander verbunden, aus denen sich die **Glanzstreifen** entwickeln. Die Myofibrillen zeigen Querstreifung wie in der Skelettmuskulatur, die Myoblasten fusionieren jedoch nicht. Die fibrillenarmen spezialisierten Muskelzellen des Reizleitungssystems (**Purkinje-Fasern**) werden erst später sichtbar.

> ### Zusammenfassung: Muskelsystem
>
> Die Muskulatur entsteht aus dem mittleren Keimblatt, dem **Mesoderm**.
>
> **Quergestreifte Skelettmuskulatur**
> Die quergestreifte Muskulatur stammt aus dem **paraxialen Mesoderm**, das sich im Bereich des Rumpfes in die **Somiten** und im Kopfbereich in die **Somitomere** gliedert. Die mehrkernigen Muskelfasern entstehen durch Fusion von einkernigen Myoblasten.
>
> Die **dorsale Rumpfmuskulatur** entwickelt sich aus den dorsalen Abschnitten (den **Epimeren**) der **Myotome** (Abb. 10.2). Sie besitzt z.T. noch die ursprüngliche metamere Anordnung und wird von den dorsalen Ästen der Spinalnerven versorgt.
>
> Die **ventrale Rumpfmuskulatur** entwickelt sich aus den ventralen Abschnitten (den **Hypomeren**) der Myotome und wird von den ventralen Ästen der Spinalnerven versorgt (Abb. 10.2).
>
> Die Muskulatur der **Extremitäten** entsteht aus Myoblasten, die frühzeitig die Somiten verlassen und in die Extremitätenknospen einwandern (Abb. 10.3). Aus der motorischen Innervation läßt sich die ursprüngliche segmentale Herkunft der Muskeln zurückverfolgen. Die sensiblen Innerva-

tionsgebiete der Spinalnerven entsprechen den von den Dermatomen der Somiten besiedelten Hautbezirken (Abb. 10.4). Sie werden daher kurz als „Dermatome" bezeichnet.

Die quergestreifte **Kaumuskulatur** sowie die Muskulatur der **Zunge** und des **Pharynx** stammen aus den Schlundbögen und werden von den entsprechenden Schlundbogennerven innerviert.

**Glatte Muskulatur**
Die glatte Muskulatur des Magen-Darm-Traktes entwickelt sich aus dem viszeralen Mesoderm.

**Herzmuskulatur**
Die Herzmuskulatur entsteht innerhalb der viszeralen Mesodermschicht, die den endothelialen Herzschlauch umgibt (Abb. 12.2 und 12.4).

### ? *Fragen zur Vertiefung*

1. Bei der Untersuchung eines neugeborenen Mädchens liegt die rechte Brustwarze niedriger als die linke. Die rechte vordere Achselfalte ist verstrichen. An welche Diagnose muß man denken?
2. Von welchem Gewebe hängt die Ausgestaltung der einzelnen Muskelindividuen ab?

# 11. Leibeshöhlen

## Ausbildung des intraembryonalen Zöloms

Am Ende der 3. Entwicklungswoche gliedert sich das intraembryonale Mesoderm beiderseits der Mittellinie in das paraxiale Mesoderm, das intermediäre Mesoderm und die Seitenplatte (Abb. 11.1 A). Anschließend treten zahlreiche Interzellularspalten in der Seitenplatte auf und unterteilen sie in zwei Schichten: in das **parietale Mesoderm** und in das **viszerale Mesoderm**. Der von diesen beiden Schichten begrenzte Raum stellt das **intraembryonale Zölom** (die Anlage der Leibeshöhle) dar (Abb 11.1 B).

Anfangs stehen die rechte und linke intraembryonale Zölomhöhle in offener Verbindung mit dem extraembryonalen Zölom (Chorionhöhle). Diese Verbindung geht jedoch bei der kraniokaudalen und der seitlichen Abfaltung des Embryonalkörpers verloren (s. Abb. 5.14, S. 86). Das Zölom stellt eine zusammenhängende intraembryonale Höhle dar, die sich von der Thorax- bis in die Beckenregion erstreckt (s. Abb. 5.14 C).

**Entwicklung des intraembryonalen Zöloms**

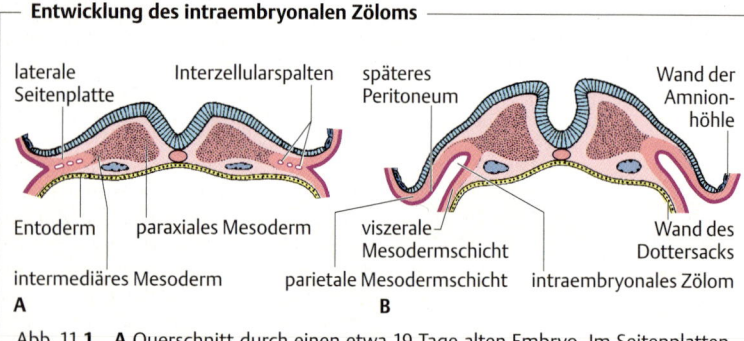

Abb. 11.1  **A** Querschnitt durch einen etwa 19 Tage alten Embryo. Im Seitenplattenmesoderm treten Interzellularspalten auf. **B** Schnitt durch einen etwa 20 Tage alten Embryo. Die Seitenplatte ist in eine parietale und eine viszerale Mesodermschicht unterteilt, zwischen denen das intraembryonale Zölom liegt. Aus dem Gewebe, welches das intraembryonale Zölom begrenzt, entsteht das Peritoneum.

## ✚ Klinische Bezüge

Defekte in der ventralen Leibeswand können im Bereich des Thorax oder des Abdomens vorkommen und das Herz, die Baucheingeweide oder die Organe des Urogenitalsystems betreffen. Sie gehen auf Störungen bei der Abfaltung zurück, bei der eine oder mehrere der vier Falten (eine kraniale, eine kaudale und zwei laterale), die für den Verschluß der ventralen Leibeswand verantwortlich sind, den Nabel nicht ganz erreichen. Eine andere Ursache ist die unvollständige Ausbildung einer der Komponenten der Leibeswand, der Muskeln, der Knochen oder der Haut.

Eine **Sternalspalte** entsteht, wenn die beidseitig angelegten Mesodermstränge, aus denen das Sternum entsteht, nicht miteinander verschmelzen. Bei einem Defekt im Sternum (Sternalspalte oder Fehlen des unteren Drittels des Sternums) kann das Herz außerhalb des Brustkorbes liegen **(Ectopia cordis)** (Abb. 11.2 A). Wenn der Defekt der Leibeswand sich auf Thorax und Abdomen erstreckt, kann eine Reihe von Fehlbildungen entstehen, die als **Cantrell-Pentalogie** bezeichnet wird. Sie umfaßt eine Sternalspalte, eine Ectopia cordis, eine Omphalocele, eine Zwerchfellhernie im vorderen Bereich und Fehlbildungen des Herzens (Ventrikelseptumdefekt, Fallot-Tetralogie). Bei Defekten mit Ectopia cordis sind wahrscheinlich das Wachstum der Kranialfalte und der Lateralfalten gestört.

**Omphalozele** (Abb. 11.2 B): Manchmal ziehen sich die Darmschlingen nicht aus der Nabelschnur in die Leibeshöhle zurück. Die Schlingen bleiben dann im extraembryonalen Zölom der Nabelschnur liegen. Bei der Geburt führen die ausgetretenen Darmschlingen zu einer starken Auftreibung der Nabelschnur. Sie werden nur von Amnion bedeckt. Eine derartige Auftreibung wird als Omphalozele bezeichnet. Die Fehlbildung tritt mit einer Häufigkeit von 2,5 : 10 000 Geburten auf und ist mit einer hohen Mortalität (25%) belastet. Sie ist mit anderen schweren Fehlbildungen, z. B. Herzfehlern (50%) und Neuralrohrdefekten (40%), kombiniert. Bei 50% der lebend geborenen Kinder mit einer Omphalozele sind abnorme Chromosomen vorhanden.

**Gastroschisis**: Bei der Gastroschisis (Abb. 11.2 D) tritt Inhalt der Leibeshöhle durch die ventrale Leibeswand direkt in die Amnionhöhle aus. Der Defekt liegt lateral vom Nabel, in der Regel auf der rechten Seite, einer Region, die durch die Rückbildung der rechten Nabelvene eine Schwachstelle in der Leibeswand darstellt. Die Eingeweide sind nicht von Peritoneum oder Amnion bedeckt und können daher durch den direkten Kontakt mit Amnionflüssigkeit geschädigt werden. Gastroschisis kommt mit einer Häufigkeit von 1 : 10 000 Geburten vor. Die Häufigkeit nimmt besonders bei jungen Frauen zu. Es wird ein Zusammenhang mit Cocainmißbrauch vermutet. Anders als die Omphalozele ist die Gastroschisis nicht mit Chromosomenanomalien oder anderen schweren Fehlbildungen kombiniert. Die Prognose ist daher gut. Als Komplikation kann ein Volvulus (Drehung einer Darmschlinge) zur Unterbrechung der Blutversorgung eines Darmabschnittes und damit zum Kindstod führen.

## 11. Leibeshöhlen

### Beispiele für Defekte der ventralen Leibeswand

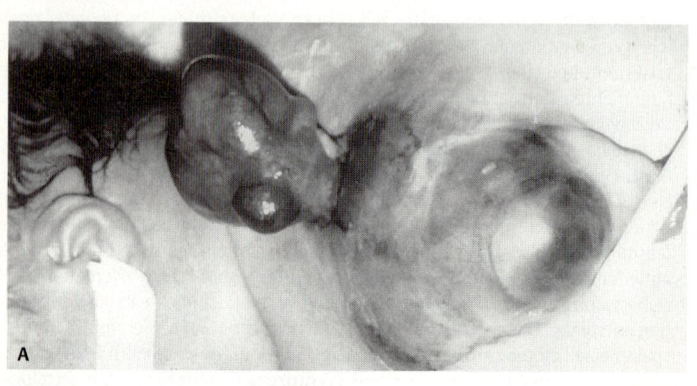

A

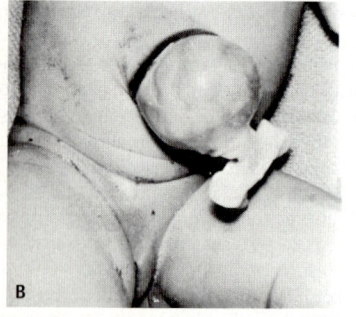

B

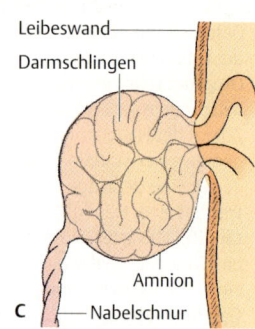

Leibeswand
Darmschlingen
Amnion
Nabelschnur

C

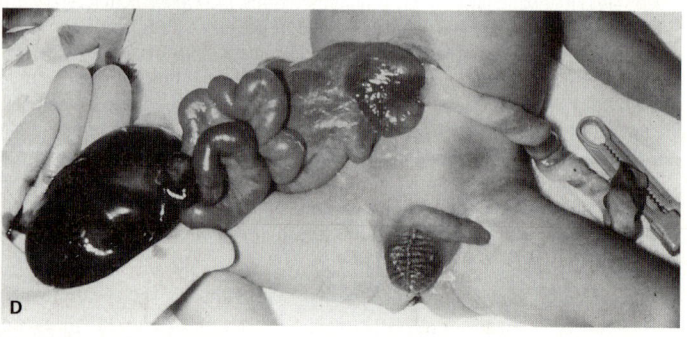

D

◄ Abb. 11.2   **A** Ein Kind mit Ectopia cordis. Das Mesoderm für das Sternum ist nicht fusioniert, so daß das Herz außerhalb des Körpers liegt. **B** Omphalozele beim Neugeborenen. **C** Schematische Darstellung einer Omphalozele. Die Darmschlingen sind nach dem physiologischen Nabelbruch nicht in den Bauchraum zurückgekehrt. Der Bruchsack wird vom Amnion gebildet. **D** Neugeborenes mit Gastroschisis. Die Darmschlingen kehren in die Leibeshöhle zurück, um dann erneut durch die Körperwand herauszutreten, in der Regel rechts vom Nabel, am Ort der rückgebildeten rechten Nabelvene. Im Gegensatz zur Omphalozele ist der Bruch nicht von Amnion bedeckt.

Das parietale Mesoderm, das die intraembryonale Zölomhöhle auskleidet, bildet eine mesotheliale Zellschicht, aus der das **parietale Peritoneum**, die **parietale Pleura** und das **Perikard** hervorgehen. In gleicher Weise entsteht aus der viszeralen Mesodermschicht das **viszerale Peritoneum**, die **viszerale Pleura** und das **Epikard**, die die Eingeweide, die Lungen und das Herz überziehen. Die parietale und viszerale Auskleidung der Leibeshöhle steht über das **dorsale Mesenterium**, an dem das Darmrohr aufgehängt ist, miteinander in Verbindung (s. Abb 5.14 C, S. 86). Ursprünglich ist des dorsale Mesenterium eine relativ dicke Gewebebrücke, die sich zwischen Darmrohr und dorsaler Leibeswand vom Vorderdarm bis zum Enddarm erstreckt. Ein **ventrales Mesenterium** ist nur vom unteren Vorderdarm bis zum oberen Duodenum vorhanden und entsteht durch die Verschmälerung des mesodermalen **Septum transversum** (s. Kap. 14). Die Mesenterien sind Peritonealduplikaturen, die als Zugangswege für Gefäße, Nerven und Lymphbahnen dienen, welche zu den Eingeweiden ziehen.

## Zwerchfell und Brusthöhle

Das **Septum transversum** ist eine dicke Mesodermplatte, die zwischen der Perikardhöhle und dem Dottergang liegt (Abb. 11.3 A, s. auch Abb. 5.5 B, S. 75). Das Septum transversum trennt den Brustraum nicht vollständig von der Bauchhöhle, sondern es bleibt auf beiden Seiten neben dem Vorderdarm in Gestalt der **Perikardioperitonealkanäle** (**Zölomkanäle**) ein Durchgang frei (Abb. 11.3 A).
Die Lungenknospen wachsen nach kaudal und lateral in die Perikardioperitonealkanäle vor (Abb. 11.3 B, s. auch Abb. 13.6, S. 243). Die Lungen wachsen so schnell, daß die Kanäle bald zu eng sind und die Lungen sich nach dorsal, lateral und ventral in das Mesenchym der Leibeswand ausdehnen (Abb. 11.3 B, kleine Pfeile). Die Ausdehnung nach ventral und lateral erfolgt parallel zu den **Pleuroperikardialfalten**. Die Falten treten zunächst als kleine Leisten auf, die in die noch ungeteilte Brusthöhle hineinragen (Abb. 11.3 B). Mit der Ausdehnung der Lunge wird die Leibeswand in zwei Komponenten unterteilt (Abb. 11.4): 1. in die definitive Thoraxwand und 2. die **Pleuroperikardialmembran**, eine dünne Mesodermschicht, in der der Stamm der Kardinalvenen und der N. phrenicus verläuft. Anschließend wird der Stamm der Kardinalvenen durch den Deszensus

## Auswachsen der Lungenknospen in die Zölomkanäle

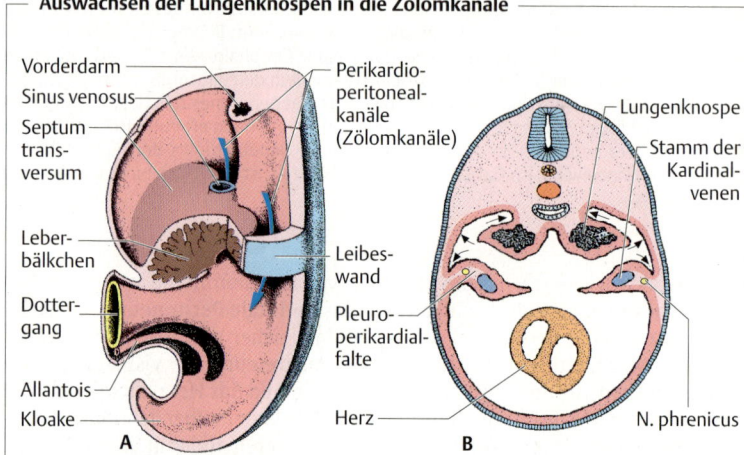

Abb. 11.3 **A** Embryo im Alter von etwa 5 Wochen (vgl. die EM-Aufnahme eines Mausembryos in Abb. 5.5 B). Teile der Körperwand und des Septum transversum sind entfernt, so daß die Perikardioperitonealkanäle freiliegen. Beachte die Lage und Ausdehnung des Septum transversum, in dessen Mesenchym die Leberzellbälkchen eindringen. **C** Einwachsen der Lungen in die Perikardioperitonealkanäle (Zölomkanäle). Beachte die Pleuroperikardialfalten. Die Pfeile deuten die Ausdehnung der Lungenknospen an.

des Herzens und den Aszensus des Sinus venosus in die Mittellinie verlagert, und die Pleuroperikardialmembranen werden beiderseits wie Mesenterien dünn ausgezogen (Abb. 11.4 A). Schließlich verschmelzen sie miteinander und mit der Lungenwurzel. Die Brusthöhle wird so in die **Perikardhöhle** und die beiden **Pleurahöhlen** unterteilt (Abb. 11.4 B). Beim Erwachsenen werden die Pleuroperikardialmembranen zum **fibrösen Perikard**.

Nachdem die Pleurahöhlen sich gegen die Perikardhöhle abgegrenzt haben, stehen sie vorübergehend noch in offener Verbindung mit der Leibeshöhle, weil das Zwerchfell sich noch nicht vollständig ausgebildet hat. Nach kaudal wird die Pleurahöhle durch eine sichelförmige Falte, die **Pleuroperitonealfalte**, begrenzt. Diese Falte wölbt sich in den in der Bauchhöhle mündenden Abschnitt der Perikardioperitonealkanäle vor (Abb. 11.5 A). In der weiteren Entwicklung dehnt sich die Falte nach medial und ventral aus, bis sie in der 7. Woche mit dem Mesenterium des Ösophagus und mit dem Septum transversum verschmilzt. Auf diese Weise wird die **Verbindung zwischen dem thorakalen Zölomabschnitt und der eigentlichen Bauchhöhle durch die Pleuroperitonealmembranen verschlossen**. Die weitere Ausweitung der Pleurahöhlen im Mesen-

## Zwerchfell und Brusthöhle 183

**Abgrenzung der Pleurahöhlen von der Perikardhöhle**

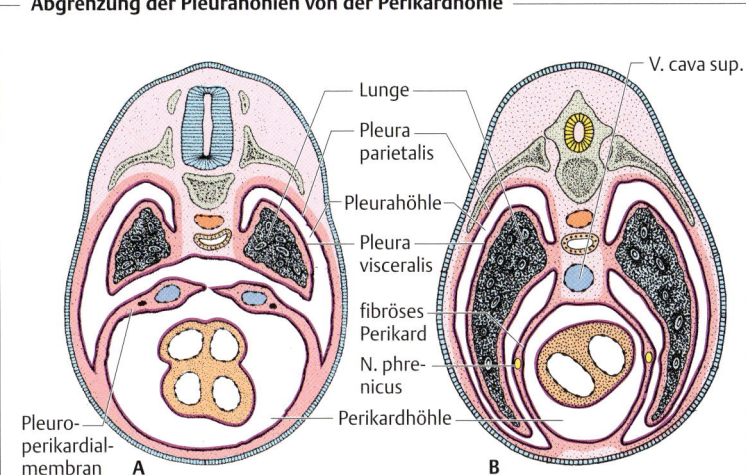

Abb. 11.**4** Entwicklung der Perikakardioperitonealkanäle (Zölomkanäle) zu den primitiven Pleurahöhlen und die Ausbildung der Pleuroperikardialmembranen in zwei aufeinanderfolgenden Entwicklungsstadien. **A** Der Stamm der Kardinalvenen verläuft innerhalb der Pleuroperikardialfalte. Durch die Ausweitung der Perikardioperitonealkanäle wird das Mesenchym der Körperwand in die Pleuroperikardialmembran und die definitive Körperwand aufgespalten. Die Pfeile deuten die Ausdehnung der Pleurahöhlen an. **B** Querschnitt im Bereich des Thorax. Die Pleuroperikardialmembranen sind miteinander und mit der Lungenwurzel verschmolzen. Der N. phrenicus verläuft im Bindegewebe des Perikardbeutels.

chym der Leibeswand führt dazu, daß die Pleuroperitonealmembranen noch um eine periphere Leiste vergrößert werden (Abb. 11.5 C). Mit der Ausbildung dieser Leiste dringen Myoblasten aus der Körperwand in die Membranen ein und bilden den muskulären Anteil des Zwerchfells.

Das Zwerchfell des Erwachsenen besteht also aus folgenden Gebilden:

- dem Septum transversum, das zum Centrum tendineum wird,
- den beiden Pleuroperitonealmembranen,
- Muskelanlagen aus der lateralen und dorsalen Körperwand und
- dem Mesenterium des Ösophagus, in dem sich die **Zwerchfellschenkel** entwickeln (Abb. 11.5 C).

## Entwicklung des Zwerchfells

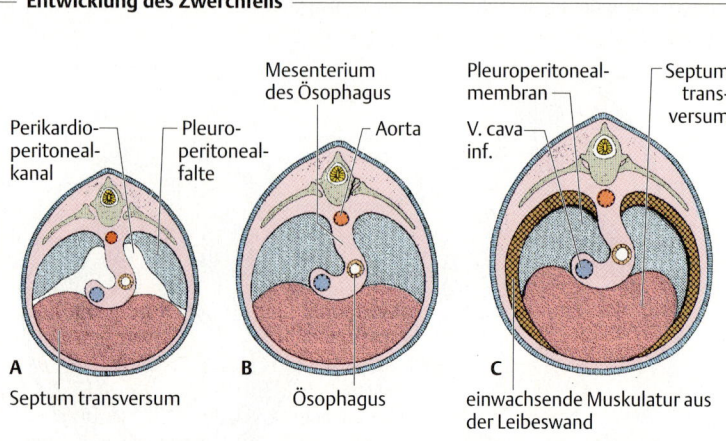

**A** Septum transversum  **B** Ösophagus  **C** einwachsende Muskulatur aus der Leibeswand

Abb. 11.5  **A** Die Pleuroperitonealfalten beginnen in der 6. Woche, die Perikardioperitonealkanäle nach unten abzuschließen. **B** In der 7. Woche vereinigen sie sich mit dem Septum transversum und dem dorsalen Mesenterium des Ösophagus. Die Pleurahöhlen sind damit gegen die Leibeshöhle abgeschlossen. **C** Im 4. Monat schließt nach peripher noch ein Abschnitt an, der von der Leibeswand stammt und Muskelanlagen enthält.

## Lage und Innervation des Zwerchfells

Ursprünglich liegt das Septum transversum in Höhe der zervikalen Somiten, so daß Anteile des **3., 4. und 5. zervikalen Spinalnervs** in das Septum einwachsen. Sie bilden zusammen den **N. phrenicus**, der in der Pleuroperikardialfalte verläuft (Abb. 11.3 B). Mit der weiteren Ausdehnung der Lungen und der Verlagerung des Zwerchfells nach kaudal kommt der N. phrenicus beiderseits im Perikard zu liegen (Abb. 11.4). Bei der Ausdehnung der Pleurahöhlen in die Thoraxwand hinein vergrößert sich das Zwerchfell durch Einbeziehung von Material aus der Leibeswand. Die entsprechenden Muskelabschnitte des Zwerchfells werden von Interkostalnerven versorgt.

In der 4. Woche liegt das Septum transversum in Höhe der Zervikalsegmente. In der 6. Woche hat es sich bereits als Anlage des Zwerchfells bis auf die Höhe der thorakalen Somiten verlagert. Der **Deszensus des Zwerchfells** wird offenbar durch das im Vergleich zu den ventralen Strukturen sehr viel stärkere Wachstum der dorsal gelegenen Achsenorgane verursacht. Zu Beginn des 3. Monats entspringen die dorsalen Zwerchfellpfeiler in Höhe des 1. Lendenwirbels.

Das Zwerchfell wird motorisch und sensibel vom N. phrenicus innerviert. Da die peripheren Anteile des Zwerchfells aus dem Mesenchym der Thoraxwand hervorgehen, ist es verständlich, daß einige der unteren Interkostalnerven zur sensiblen Versorgung des Zwerchfells beitragen.

## *Klinische Bezüge*

**Zwerchfellhernien:** Die Zwerchfellhernie ist eine der bekannteren Mißbildungen beim Neugeborenen (1:2000). Ihre häufigste Ursache liegt darin, daß die Pleuroperitonealmembran den Perikardioperitonealkanal nicht verschlossen hat. Das Peritoneum und die parietale Pleura gehen dann an der hinteren Körperwand ohne Trennung ineinander über. Bei einem solchen Defekt, der **angeborenen Zwerchfellhernie** (Bochdalek-Hernie), können die Baucheingeweide in die Pleurahöhle eintreten. In 85–90% der Fälle befindet sich die Hernie auf der linken Seite, so daß Magen, Milz und ein Teil der Leber in den Thorax eintreten können (Abb. 11.6 A–C). Die Baucheingeweide in der Brusthöhle drängen das Herz nach vorn, während die Lungen komprimiert werden und oft hypoplastisch sind. Bei einem großen Defekt ist die Mortalität hoch (75%).

Manchmal wird der defekte Zwerchfellabschnitt von einer Membran, die aus Pleura und Peritoneum besteht, überdeckt. In solchen Fällen ist der Bauchinhalt, der in die Thoraxhöhle eindringt, in den serösen Häuten eingehüllt.

Gelegentlich unterbleibt die Entwicklung eines kleineren Teiles der Zwerchfellmuskulatur. Eine entsprechende Hernie kann unentdeckt bleiben, bis das Kind mehrere Jahre alt ist. Sie wird häufig im vorderen Abschnitt beobachtet und heißt dann **parasternale Hernie** (Morgagni-Hernie) (Abb. 11.6 A). Eine kleine Peritonealtasche mit Darmschlingen kann dort in den Brustraum eindringen.

Eine weitere Form des Zwerchfellbruches ist die **Ösophagushernie**. Sie soll durch einen zu kurzen Ösophagus hervorgerufen werden. Kardia und oberer Abschnitt des Magens werden im Thorax zurückgehalten. Der Magen wird auf der Höhe des Zwerchfells eingeschnürt.

## Angeborene Zwerchfellhernie

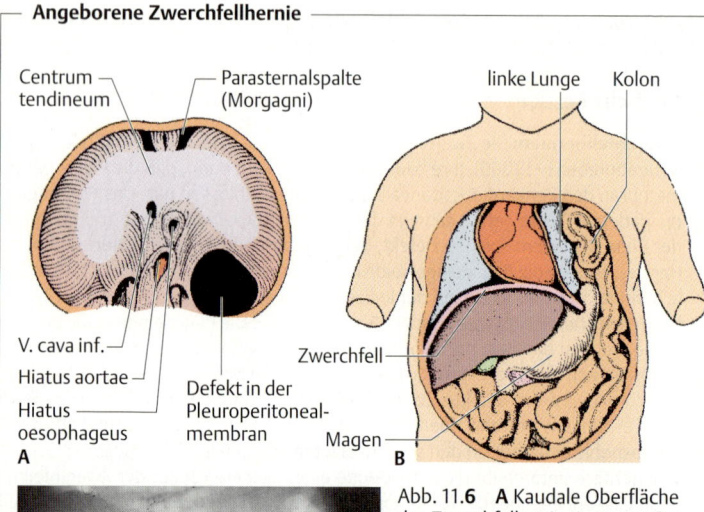

**A** Centrum tendineum — Parasternalspalte (Morgagni) — V. cava inf. — Hiatus aortae — Hiatus oesophageus — Defekt in der Pleuroperitonealmembran

**B** linke Lunge — Kolon — Zwerchfell — Magen

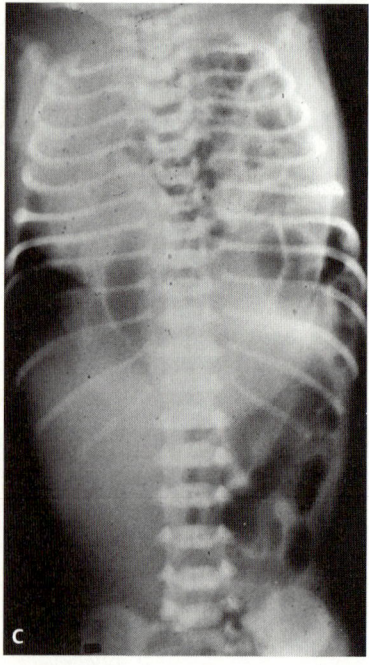

Abb. 11.**6** **A** Kaudale Oberfläche des Zwerchfells mit einem großen Defekt in der Pleuroperitonealmembran auf der linken Seite.
**B** Hernie mit Darmschlingen und einem Teil des Magens in der linken Pleurahöhle. Es kommt häufig zur Kompression der linken Lunge und zur Verlagerung des Herzens und des Mediastinums nach rechts.
**C** Röntgenbild eines Neugeborenen mit einem großen Zwerchfelldefekt auf der linken Seite. Baucheingeweide sind durch den Defekt in die Brusthöhle eingetreten.

## Zusammenfassung: Zölom und Mesenterien

### Zölom
Das **intraembryonale Zölom** erscheint am Ende der 3. Woche zwischen der dem Entoderm anliegenden **viszeralen Mesodermschicht** und der dem Ektoderm anliegenden **parietalen Mesodermschicht** (Abb. 11.1). Lateral steht das intraembryonale Zölom mit der Chorionhöhle (extraembryonales Zölom) in offener Verbindung. Aus der parietalen Mesodermschicht geht das **Perikard**, die **parietale Pleura** und das **parietale Peritoneum** hervor, aus der viszeralen Mesodermschicht das **Epikard**, die **viszerale Pleura** und das **viszerale Peritoneum**.

### Perikardhöhle
Aus dem unpaaren kranialen Abschnitt des Zöloms entsteht die Perikardhöhle. Mit der kraniokaudalen Krümmung des Embryos verlagert sich die Perikardhöhle unter den Vorderdarm (s. Abb. 12.4, S. 193). Die Perikardhöhle steht über die **Perikardioperitonealkanäle** (Abb. 11.3 A) mit der Peritonealhöhle in Verbindung.

### Pleurahöhlen
Die Lungenknospen wachsen in die Perikardioperitonealkanäle hinein (Abb. 11.3 B und 11.4). Die **Perikardioperitonealkanäle** werden zu den **Pleurahöhlen**. Sie schließen sich nach ventral und oben (gegen die Perikardhöhle) durch die **Pleuroperikardialmembranen** und nach unten (gegen die Leibeshöhle) durch die **Pleuroperitonealmembranen** ab.

### Zwerchfell
Das Zwerchfell entsteht aus dem **Septum transversum**, den **Pleuroperitonealmembranen** und einer Leiste, die aus der Leibeswand abstammt und die Muskelanlagen des Zwerchfells enthält.

### Peritonealhöhle
Die eigentliche Leibeshöhle grenzt sich mit dem Verschluß der ventralen Bauchwand von der Chorionhöhle ab (s. Abb. 5.14, S. 86).

### Dorsales und ventrales Mesenterium
Das **dorsale Mesenterium** (Abb. 5.14) befestigt den Magen-Darm-Kanal über seine gesamte Länge an der dorsalen Leibeswand und bildet den Zugangsweg für Gefäße und Nerven zum Darm. Das **ventrale Mesenterium** erstreckt sich vom Zwerchfell bis zum oberen Abschnitt des Duodenums.

## ? *Fragen zur Vertiefung*

1. Nach der Geburt beginnt das Neugeborene nicht zu atmen und stirbt. Die Sektion ergibt einen großen Zwerchfelldefekt auf der linken Seite. Magen- und Darmschlingen füllen die linke Thoraxhälfte aus. Beide Lungen sind hochgradig hypoplastisch. Wie läßt sich dieser Defekt embryologisch erklären?
2. Ein Kind kommt mit einem großen Defekt in der Leibeswand lateral vom Nabel zur Welt. Der größte Teil des Dünndarms ist durch den Defekt ausgetreten und wird nicht von Amnion umhüllt. Was ist embryologisch die Ursache der Fehlbildung? Muß man damit rechnen, daß weitere Fehlbildungen vorhanden sind?

# 12. Herz und Gefäße

## Entwicklung des Herzens

Das Gefäßsystem des menschlichen Embryos entsteht in der Mitte der 3. Woche. In diesem Stadium kann der Embryo seinen Ernährungsbedarf nicht mehr allein durch Diffusion decken. Kurz vor dem Auftreten der Somiten werden vom Entoderm im benachbarten viszeralen Mesoderm **Angioblasten** induziert. Durch Proliferation entstehen isolierte Nester aus Endothelzellen (Abb. 12.1).

Das **angiogenetische Material** breitet sich zunächst beiderseits des Embryos nach kranial aus und bildet schließlich einen **hufeisenförmigen Plexus** aus kleinen Gefäßen. Der vordere zentrale Abschnitt des Plexus ist die **kardiogene Zone**. Sie liegt am Boden der Zölomhöhle, die sich an dieser Stelle zur **Perikardhöhle** entwickelt (Abb. 12.1 C).

Die **dorsalen Aorten** entstehen aus angiogenetischem Material beiderseits von der Chorda und vereinigen sich später zur definitiven dorsalen Aorta. Unter dem Einfluß der Pulsationen im Herzschlauch verbinden sich die intraembryonalen Blutinseln zu durchgehenden Gefäßen.

### Entwicklung und Lage des Herzschlauches

Ursprünglich liegt die **kardiogene Zone** zentral vor der Prächordalplatte und der Neuralplatte (s. Abb. 5.13, S. 85). Mit dem Neuralrohrschluß und der Ausbildung der Gehirnbläschen wächst das Zentralnervensystem jedoch so stark nach kranial, daß es sich über die kardiogene Zone und die spätere Perikardhöhle hinwegschiebt (Abb. 5.13). Durch das Wachstum der Kopfanlage und die kraniale Abfaltung des Embryos wird die Prächordalplatte (die spätere **Rachenmembran** oder **Buccopharyngealmembran**) nach vorne verlagert, während das Herz und die Perikardhöhle in den Halsbereich des Embryos und später in den Thorax zu liegen kommen.

Der Embryo bildet nicht nur die Kopffalte aus, sondern faltet sich auch lateral ab (Abb. 12.2, s. auch Abb. 5.14, S. 86). Bei der **lateralen Abfaltung** verschmelzen die beiden Endothelrohre in den Schenkeln des hufeseinförmigen kardiogenen Bezirkes miteinander. Gleichzeitig verlängert sich die Herzanlage und bildet die spätere Ausflußbahn und die Anlage der Herzventrikel. Auf diese Weise wird die Herzanlage zum **Herzschlauch**, der das an seinem kaudalen Ende zusammenfließende venöse Blut durch den ersten Aortenbogen in die dorsale Aorta pumpt (Abb. 12.3 und 12.4).

Der Herzschlauch wölbt sich mehr und mehr in die Perikardhöhle vor. Zunächst ist der Schlauch in der Perikardhöhle an einem dorsalen **Mesokard** aus meso-

## 12. Herz und Gefäße

### Entstehung der Herzanlage im 18 Tage alten Embryo

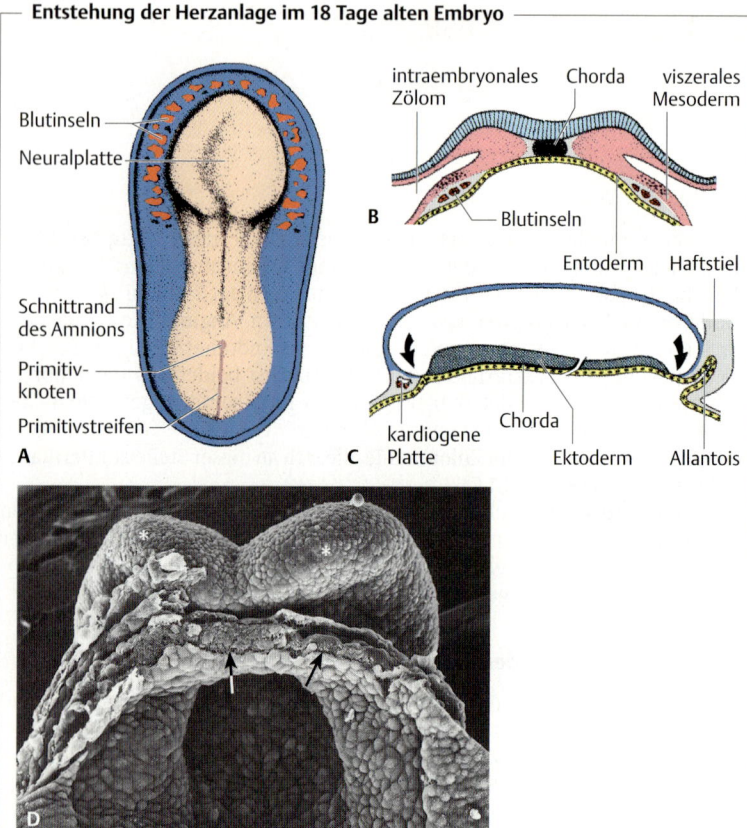

Abb 12.1  **A** Dorsalansicht eines Präsomitenembryos (etwa 18 Tage) nach Entfernung des Amnions. Die Blutinseln in der viszeralen Mesodermschicht vor der Neuralplatte und beiderseits des Embryos schimmern durch das Ektoderm und die parietale Mesodermschicht hindurch. **B** Querschnitt: Angiogenetisches Material in der viszeralen Mesodermschicht. **C** Sagittalschicht: Die Perikardhöhle liegt vor der Prächordalplatte. Die angiogenetischen Zellen fließen zum hufeisenförmigen Herzschlauch zusammen, der unter den Neuralfalten des Kopfes liegt (s. Abb. 12.**3** A).

## Entwicklung des Herzschlauches im Verlauf der Abfaltung

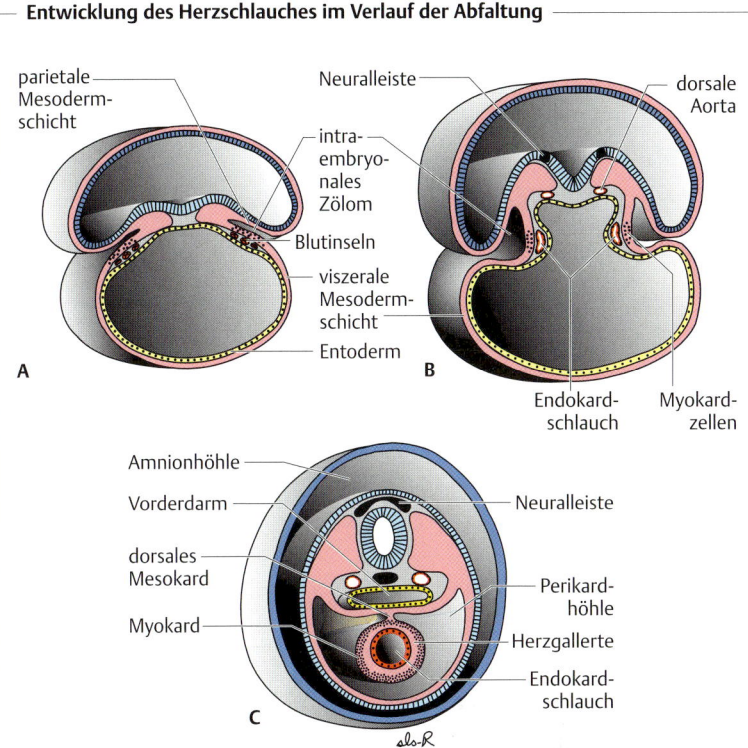

Abb. 12.**2** Der einheitliche Herzschlauch entsteht aus zwei paarigen Anlagen. **A** Frühes Präsomitenstadium (17 Tage). **B** Spätes Präsomitenstadium (18 Tage). **C** 8-Somitenstadium (22 Tage). Die Fusion erfolgt nur in dem kaudalen Abschnitt des hufeisenförmigen Schlauches (vgl. Abb. 12.**3**). Die Ausflußbahn und der größte Teil der Kammerregion entstehen durch Ausdehnung und Wachstum des mittleren Abschnitts des Hufeisens.

dermalem Gewebe aufgehängt (Abb. 12.**2** und 12.**4**). Ein ventrales Mesokard ist zu keinem Zeitpunkt vorhanden. In der weiteren Entwicklung verschwindet das dorsale Mesokard, so daß zwischen Einfluß- und Ausflußbahn des Herzens ein **Sinus transversus** entsteht, der beide Seiten der Perikardhöhle miteinander verbindet. Das Herz ist nun nur an der Einfluß- und an der Ausflußbahn in der Perikardhöhle befestigt (Abb. 12.**4**).

Das die Endokardschläuche umgebende Mesoderm bildet das **Myokard** (Abb. 12.**2** und 12.**4**). Das Myokard scheidet eine Hyaluronsäure-reiche extra-

## Herzanlage beim Mausembryo

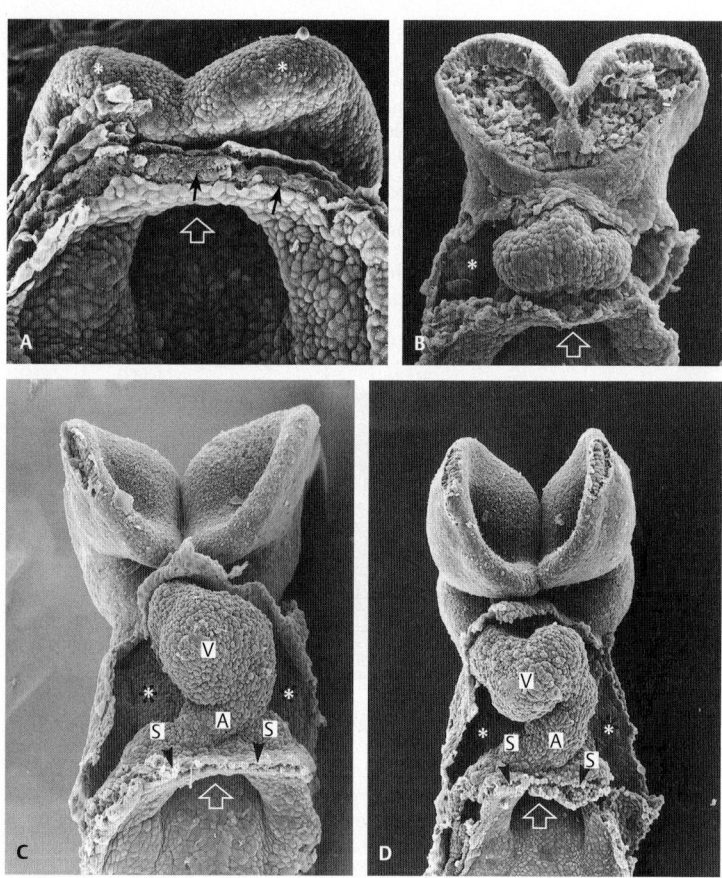

Abb. 12.**3** Rasterelektronenmikroskopische Aufnahmen von Mausembryonen, die den Tagen 19, 20, 21 und 22 der menschlichen Entwicklung entsprechen. **A** Der Herzschlauch *(Pfeile)* liegt hufeisenförmig in der Perikardhöhle unter den Neuralfalten *(Sternchen)*. **B** Der Scheitel des Hufeisens erweitert sich zur Anlage der Kammer und der Ausflußbahn. Die kaudalen (venösen) Abschnitte des Hufeisens werden durch die laterale Abfaltung zusammengeführt (vgl. Abb. 12.**2**). **C** Die Verschmelzung der kaudalen Abschnitte beginnt. Der Herzschlauch ist kurz und fast gerade. **D** Die Verschmelzung der kaudalen Abschnitte ist vollständig. Die kaudalen Enden sind in das Septum transversum eingebettet *(Pfeilköpfe)*. Mit der Verlängerung des Herzschlauches entsteht die Herzschleife. Die Vorhofregion verlagert sich nach kranial und dorsal hinter den Ventrikelabschnitt. *Sternchen*: Perikardhöhle; *A*: Vorhofabschnitt; *S*: Sinus venosus; *V*: Ventrikel; *großer Pfeil*: vordere Darmpforte.

## Herzanlage im frühen Somitenstadium

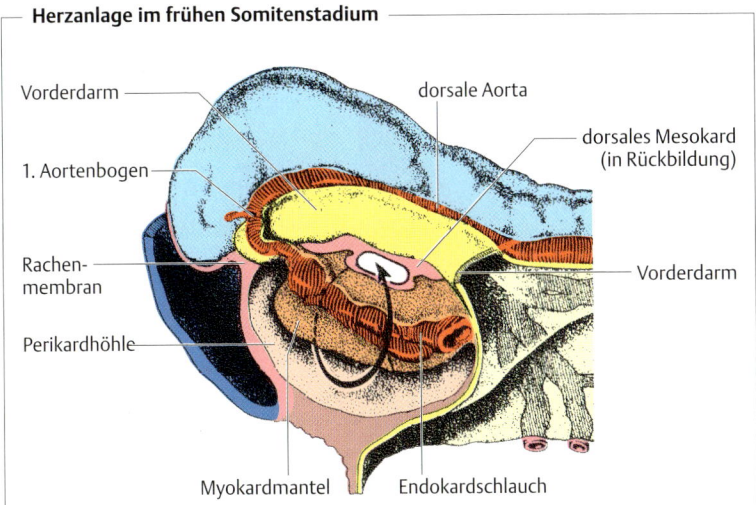

Abb. 12.4 Der Herzschlauch aus Endokard mit der umgebenden Herzwand wölbt sich in die Perikardhöhle vor. Beachte die Rückbildung des dorsalen Mesokards.

zelluläre Matrix aus, die sich zwischen Myokard und Endothelschlauch einschiebt (**Herzgallerte**). Das **Epikard** wird von Mesothelzellen gebildet, die sich aus der Sinus-venosus-Region über das gesamte Herz ausbreiten. Der Herzschlauch besteht somit aus 3 Schichten:

- dem **Endokard**, das die innere Endothelauskleidung des Herzens bildet;
- dem **Myokard**, der Muskelschicht des Herzens, und
- dem **Epikard** oder dem **viszeralen Perikard**, das den Herzschlauch von außen bedeckt.

**Bildung der Herzschleife:** Der Herzschlauch verlängert sich am Tag 23 weiter. Der kraniale Abschnitt des Herzschlauches krümmt sich nach ventral und kaudal sowie nach rechts (Abb. 12.5 B, C), während der kaudale Vorhofabschnitt sich nach dorsokranial und nach links verlagert (Abb. 12.5 und 12.6 A). Durch die Krümmung entsteht die **Herzschleife**. Die Ausbildung der Herzschleife ist am 28. Tag abgeschlossen. Die treibende Kraft sind dabei wahrscheinlich die Zellen des Myokards, die ihre Gestalt aktiv verändern.
Während sich die Herzschleife ausbildet, entstehen lokale Erweiterungen des Herzschlauches. Der **Vorhofabschnitt** ist ursprünglich eine paarige Anlage außerhalb der Perikardhöhle. Er bildet nun ein **einheitliches Atrium** und wird in die Perikardhöhle einbezogen (Abb. 12.6 A). Der Übergang zwischen Vorhofab-

## Entwicklung der Herzschleife

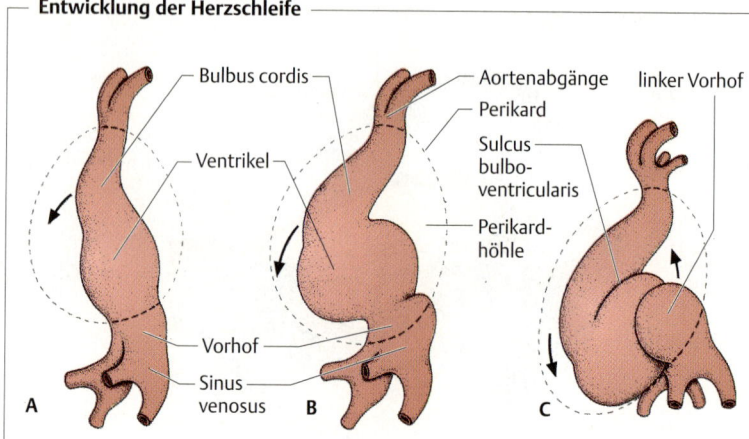

Abb. 12.5 **A** Mit 8 Somiten. **B** Mit 11 Somiten. **C** Mit 16 Somiten. Die gestrichelte Linie zeigt den Verlauf des Perikards. Vgl. auch die elektronenmikroskopischen Aufnahmen in Abb. 12.3 **C** und **D**.

schnitt und Ventrikelanlage bleibt eng und wird zum **Atrioventrikularkanal**, der das einheitliche Atrium und den embryonalen Ventrikel verbindet (Abb. 12.7). Aus dem proximalen Abschnitt des **Bulbus cordis** entsteht der trabekuläre Teil des **rechten Ventrikels** (Abb. 12.6 B und 12.7). Der mittlere Abschnitt des Bulbus, der **Conus cordis**, wird zur Ausflußbahn beider Ventrikel. Der distale Abschnitt des Bulbus, der **Truncus arteriosus**, wird zur Wurzel der aufsteigenden Aorta und der A. pulmonalis (Abb. 12.7). Die Grenze zwischen der Anlage des linken Ventrikels und dem Bulbus cordis (späterer rechter Ventrikel) ist äußerlich als **Sulcus bulboventricularis** sichtbar (Abb. 12.5 C). Innen entspricht sie dem **Foramen interventriculare primum** (Abb. 12.7).

Nach Ausbildung der Herzschleife entstehen in dem bisher glattwandigen Herzschlauch in zwei deutlich abgegrenzten Zonen direkt vor und direkt hinter dem **Foramen interventriculare** primitive Trabekel (Abb. 12.7). Der Vorhofabschnitt und der Bulbus in der Ausflußbahn des Herzens behalten zunächst ihre glatte Wand. Der jetzt mit **Trabekeln** versehene **embryonale Ventrikel** wird zum primitiven linken Ventrikel. Das trabekuläre proximale Drittel des **Bulbus cordis** kann bereits als primitiver rechter Ventrikel bezeichnet werden (Abb. 12.7).

Der Conus-Truncus-Abschnitt des Herzschlauches liegt ursprünglich rechts in der Perikardhöhle. Er verlagert sich nun nach medial. Die Verlagerung kommt durch die Ausweitung des Vorhofabschnitts zustande, der sich beiderseits des Bulbus cordis vorwölbt (Abb. 12.6 B und 12.7).

## Herz eines 5-mm-Embryos (etwa 28 Tage)

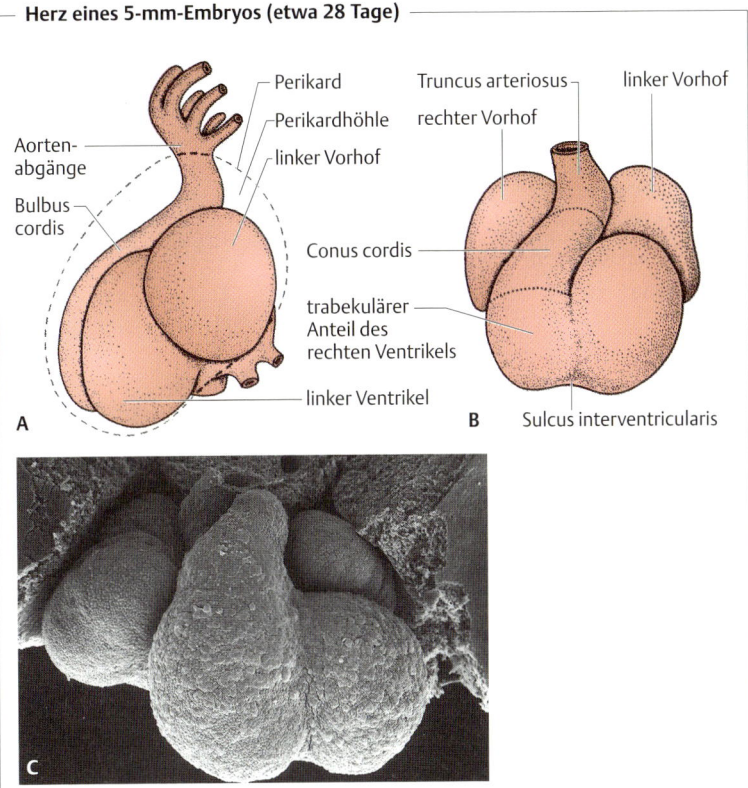

Abb. 12.**6** **A** Von links. **B** Von frontal. Beachte, daß sich im Bulbus cordis der Truncus arteriosus, der Conus cordis und der trabekuläre Anteil des rechten Ventrikels gegeneinander abgrenzen. Gestrichelte Linie: Perikard. **C** Rasterelektronenmikroskopische Aufnahme des Herzens eines Mausembryos im entsprechenden Entwicklungsstadium; Ansicht wie in B.

**Entwicklung des Sinus venosus:** In der 4. Woche erhält der **Sinus venosus** venöses Blut aus dem **rechten** und dem **linken Sinushorn** (Abb. 12.8 A). In jedes Horn münden 3 große Venen ein: 1. die **Dottervene**, 2. die **Nabelvene** und 3. der **Stamm der Kardinalvenen** (s. auch Abb. 12.**27**, S. 218). Ursprünglich besteht eine weite Verbindung zwischen dem Sinus und dem Vorhofabschnitt. Die Eintrittstelle des Sinus verlagert sich jedoch bald nach rechts (Abb. 12.8 B). Die Verlagerung wird primär durch die Verlagerung des Blutstroms nach rechts

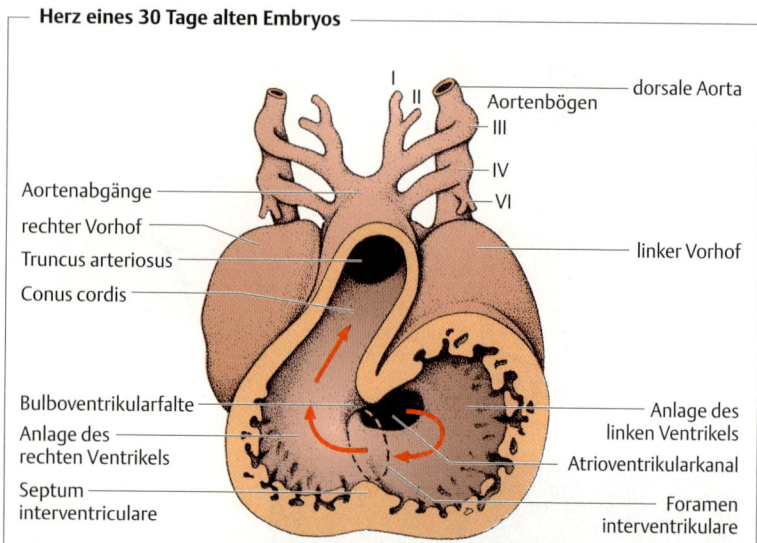

**Herz eines 30 Tage alten Embryos**

Abb. 12.**7** Im Frontalschnitt sind das Foramen interventriculare primum und die Einmündung des Vorhofs in den primitiven linken Ventrikel zu sehen. Beachte die Bulboventrikularfalte. Die Pfeile zeigen die Strömungsrichtung des Blutes an.

hervorgerufen (Links-rechts-Shunt), die im embryonalen Venensystem in der 4. und 5. Woche stattfindet.
Mit der Obliteration der rechten Nabelvene und der linken Dottervene in der 5. Woche verliert das linke Sinushorn schnell an Bedeutung (Abb. 12.8 B). Wenn sich schließlich der linke Stamm der Kardinalvenen in der 10. Woche zurückbildet, bleiben vom linken Sinushorn nur noch die **Vena obliqua des linken Vorhofs** und der **Sinus coronarius** zurück (Abb. 12.9).
Durch den Shunt des Blutstroms von links nach rechts vergrößern sich das rechte Sinushorn und die rechten Venen beträchtlich. Das rechte Sinushorn bildet nun die einzige Verbindung zwischen dem ursprünglichen Sinus venosus und dem Vorhofabschnitt. Es wird in den rechten Vorhof einbezogen und bildet den glatten Venenwandabschnitt des rechten Vorhofs (Abb. 12.10). Die **Einmündung des Sinus in den Vorhof** wird von einer rechten und linken Venenklappe eingerahmt (Abb. 12. 10 A). Dorsokranial verschmelzen die Venenklappen zu einer Leiste, die als **Septum spurium** bezeichnet wird. Ursprünglich sind die Klappen gut ausgebildet. Bei der Einbeziehung des rechten Sinushorns in die Wand des Vorhofes verschmelzen die linke Venenklappe und das Septum spurium jedoch mit dem sich entwickelnden Vorhofseptum (Abb. 12.10 C). Der obere

# Entwicklung des Herzens    197

## Entwicklung des Sinus venosus

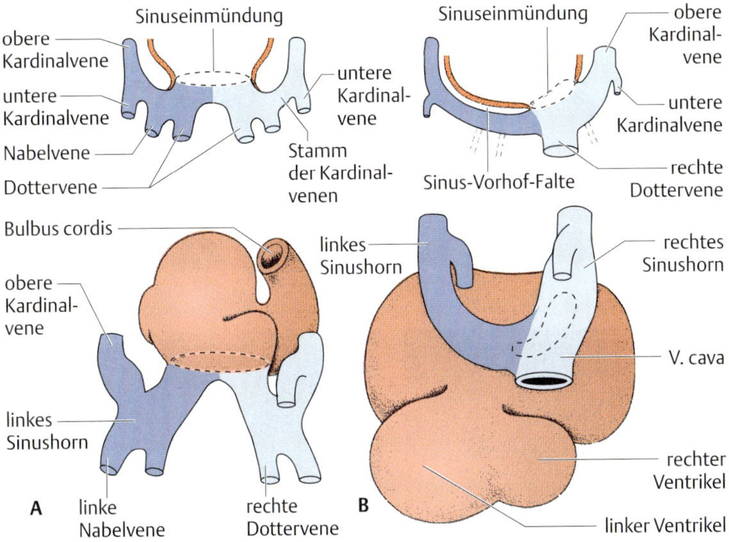

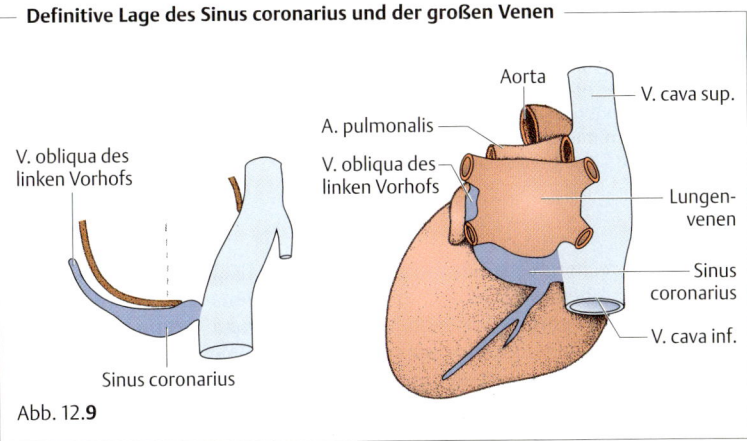

Abb. 12.8 Dorsalansicht. Die gestrichelte Linie zeigt die Einmündung des Sinus in den Vorhof an. Die Verlagerung der Einflußbahn nach dorsal und kranial ist innerhalb des Herzens mit einer Verlagerung der Einmündung des Sinus in den Vorhof nach rechts verbunden. **A** Mit 18 Somiten (etwa 24 Tage). **B** Mit etwa 35 Tagen. (Vgl. Abb. 12.9 und 12.27.)

## Definitive Lage des Sinus coronarius und der großen Venen

Abb. 12.9

## Einbeziehung von Venenwand in die Vorhöfe

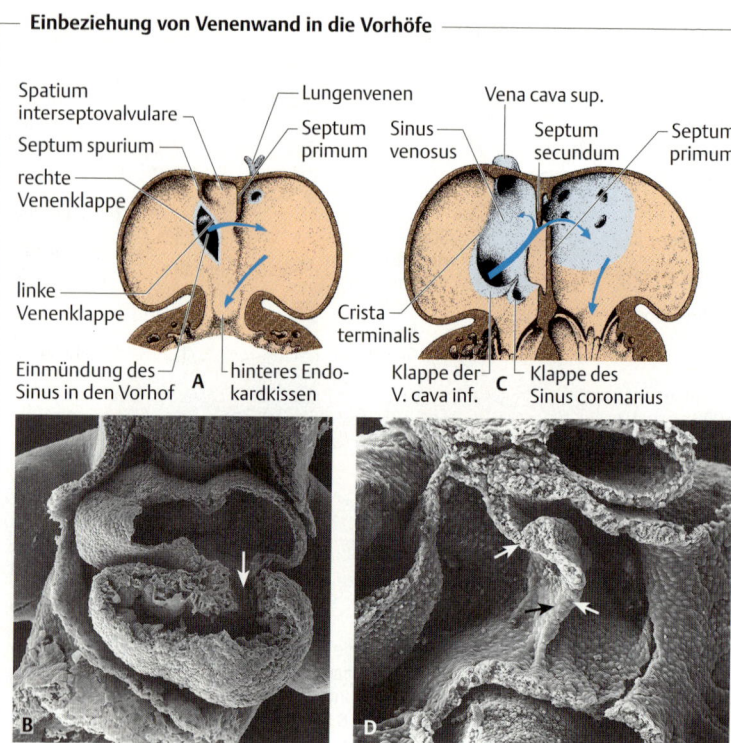

Abb. 12.**10** Frontalschnitt durch das Herz in Höhe des Atrioventrikularkanals, gesehen von ventral. **A** Mit 5 Wochen. **B** Rasterelektronenmikroskopische Aufnahme des Herzens eines Mausembryos. Oben entsteht das Septum primum (das Septum spurium ist nicht sichtbar). Der Pfeil zeigt in den Atrioventrikularkanal. **C** Verhältnisse in der Fetalzeit und Einbeziehung der Venenwandabschnitte in den rechten und linken Vorhof: Auf der rechten Seite wird das rechte Sinushorn und auf der linken Seite der Stamm der Lungenvenen in die Vorhofwand einbezogen *(blaue Bereiche)*. Die Pfeile zeigen die Blutströmung an. **D** Vergrößerung des Vorhofseptums *(Pfeile)* beim Mausembryo in einem C entsprechenden Stadium. Das Foramen ovale ist nicht sichtbar.

Abschnitt der rechten Venenklappe verschwindet vollständig. Aus dem unteren Abschnitt entstehen zwei Gebilde: die **Klappe der Vena cava inferior** und die **Klappe des Sinus coronarius** (Abb. 12.**10**C). Die **Crista terminalis** bildet die Grenze zwischen dem ursprünglich trabekulären Teil des rechten Vorhofs und dem glatten Wandabschnitt, der aus dem rechten Sinushorn hervorgegangen ist.

## Entwicklung der Herzsepten

Die Herzscheidewände entwickeln sich zwischen dem 27. und 37. Entwicklungstag. In diesem Zeitraum nimmt die Länge des Embryos von 5 mm auf etwa 16–17 mm zu. Bevor die Bildung der einzelnen Scheidewände beschrieben wird, sollen die beiden Möglichkeiten, durch die eine Unterteilung des Herzens erreicht werden kann, geschildert werden.

Zwei Gewebskissen (**Endokardkissen**) können als Leisten oder Wülste aufeinander zuwachsen, bis sie miteinander verschmelzen und dadurch einen Teil des Herzschlauches in zwei getrennte Räume unterteilen (Abb. 12.11 A, B). Die Gewebskissen entstehen durch Vermehrung des Mesenchyms unter dem Endothel. Ein derartiges Septum muß nicht immer von zwei einander gegenüberliegenden Leisten ausgehen, sondern kann auch aus einem einzelnen Wulst entstehen (Abb. 12.11 C).

**Mechanismen der Septumbildung**

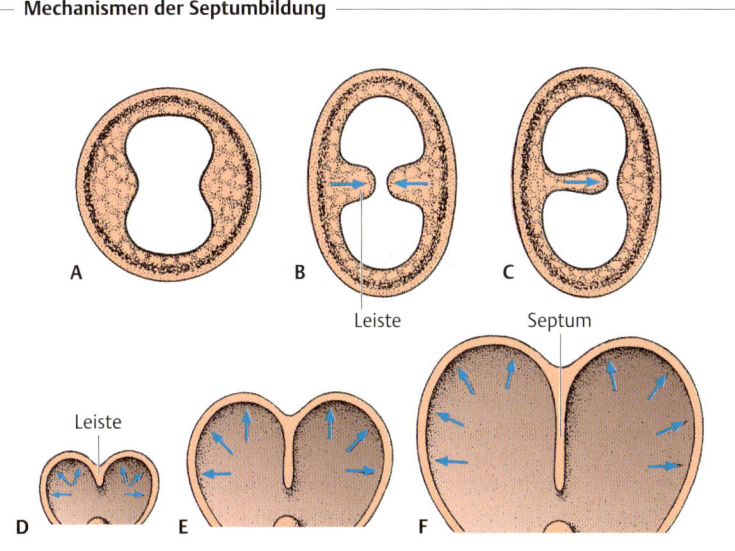

Abb. 12.**11** **A** und **B** Septumbildung durch zwei Gewebeleisten, die miteinander verschmelzen. **C** Das Septum kann auch von einer einzelnen Leiste gebildet werden. **D–F** Septumbildung durch Verschmelzung von aufeinanderliegenden Wandabschnitten in Verbindung mit der Expansion benachbarter Herzabschnitte. Die ursprüngliche Öffnung bleibt zunächst noch erhalten.

Die Bildung von Endokardkissen geht mit der Synthese und Ablagerung von Interzellularsubstanz und mit Zellproliferation einher. Endokardkissen entwickeln sich im Atrioventrikularkanal und in der Ausflußbahn von Conus und Truncus. Sie tragen zur Bildung des **Vorhof-** und **Kammerseptums** (membranöser Teil) bei und sind für die Unterteilung des **Atrioventrikularkanals** sowie die Unterteilung der Ausflußbahn in **Aorta** und **A. pulmonalis** verantwortlich. Die zweite Möglichkeit für die Anlage eines Septums ist das **unterschiedliche Wachstum benachbarter Abschnitte des Herzens**. Wenn zwei Bereiche sich stark ausdehnen, während ein schmaler Streifen zwischen ihnen nicht mitwächst, entsteht eine Unterteilung (Abb. 12.11 D–F). Die Wände der sich ausweitenden Abschnitte legen sich aneinander und können verschmelzen. Die verschmolzenen Wandabschnitte bilden ein Septum, das jedoch nicht zu einer vollständigen Trennung führt (Abb. 12.11 F). Die verbleibende Durchtrittsöffnung kann sekundär durch Proliferation geschlossen werden. Diese Art der Septumbildung erfolgt bei der Unterteilung der Vorhöfe und Kammern.

> *Klinische Bezüge*
>
> Störungen bei der Entwicklung der Endokardkissen spielen eine Schlüsselrolle für viele Herzfehlbildungen (**Vorhof- oder Kammerseptum-Defekte, Transposition der großen Gefäße, Fallot-Tetralogie**). An der Bildung der Endokardkissen im Conus- und Truncusbereich des Herzens sind auch **Neuralleistenzellen** beteiligt. Daher sind Herzfehlbildungen häufig mit kraniofazialen Defekten kombiniert, die durch Neuralleistendefekte entstehen (vgl. Kap. 16).

### Entwicklung der Septen im Vorhof

Gegen Ende der 4. Woche wächst das **Septum primum** (Abb. 12.10 und Abb. 12.12 A, B) vom Dach des noch ungeteilten Vorhofs sichelförmig auf die Endokardkissen im **Atrioventrikularkanal** herab. Der verbleibende Durchgang heißt Foramen primum oder **Ostium primum** (Abb. 12.12 A, B). Das Ostium primum wird durch die Verschmelzung des Septum primum mit den Endokardkissen in der Atrioventrikularebene verschlossen (Abb. 12.12 C, D). Kurz vor dem vollständigen Verschluß des Ostium primum reißt das Septum primum oben ein, um den Blutstrom aus der V. cava inferior in den linken Vorhof weiterhin zu ermöglichen. Das Loch im Septum primum heißt Foramen secundum oder **Ostium secundum** und entsteht durch physiologische Nekrose im oberen Abschnitt des Septum primum (Abb. 12.12 B–D).

Mit der Ausweitung des rechten Vorhofs, die durch die Einbeziehung des rechten Sinushorns erfolgt, bildet sich eine neue sichelförmige Falte. Das **Septum secundum** schiebt sich ebenfalls vom Vorhofdach ausgehend rechts vom Septum primum kulissenartig über das Ostium secundum (Abb. 12.10 B und 12.12 C–G). Es wächst nicht ganz bis zur Atrioventrikularebene vor, sondern läßt an seinem unteren sichelförmigen Rand das **Foramen ovale** frei

### Entwicklung der Septen im Vorhof

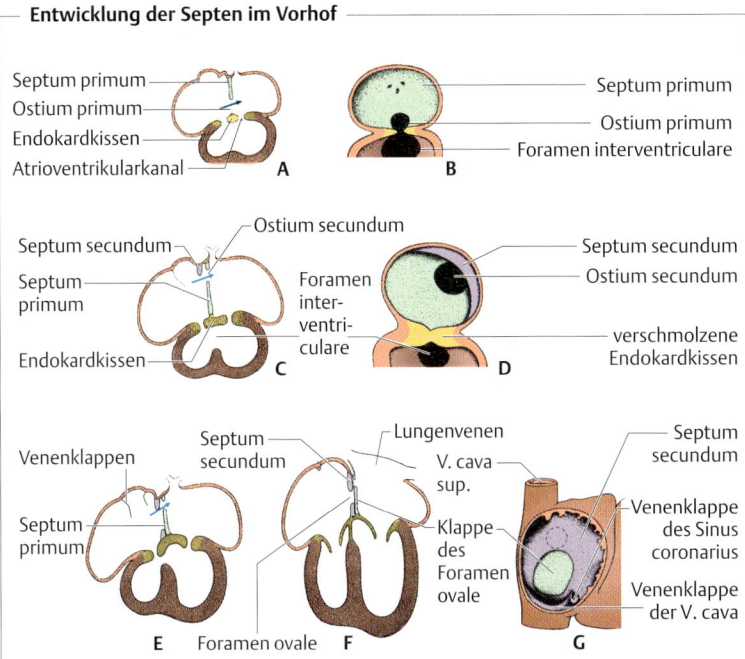

Abb. 12.12  **A** Etwa 30 Tage (6 mm). **B** Wie A, jedoch in der Ansicht von rechts. **C** Etwa 33 Tage (9 mm). **D** Gleiches Stadium wie C in der Ansicht von rechts. **E** Etwa 37 Tage (14 mm). **F** Beim Neugeborenen. **G** Ansicht des Vorhofseptums beim Neugeborenen von rechts. Die Pfeile zeigen den Blutstrom aus dem rechten in den linken Vorhof an.

(Abb. 12.12 E–G). Der Blutstrom aus der V. cava inferior kann daher weiterhin durch das Foramen ovale und das Ostium secundum in den linken Vorhof gelangen (Pfeile in Abb. 12.10 B und 12.12 E).

Wenn **nach der Geburt** der Lungenkreislauf einsetzt und damit der Druck im linken Vorhof steigt, wird die obere Kante des Septum primum gegen das Septum secundum gepreßt. Dadurch wird das **Foramen ovale** verschlossen und der rechte und linke Vorhof werden voneinander getrennt (Abb. 12.12 G).

Bei etwa 20 % der Neugeborenen erfolgt keine vollständige Verschmelzung der beiden Septen. Im Vorhofseptum bleibt eine schrägverlaufende schmale Spaltöffnung zurück. Man spricht von einer **Sondendurchgängigkeit** des Foramen ovale. Das Foramen ist funktionell verschlossen, und es entsteht kein intrakardialer Shunt.

**Die weitere Entwicklung der Vorhöfe:** Während sich der rechte Vorhof durch die Einbeziehung des rechten Sinushorns erweitert, dehnt sich auch der linke Vorhof in entsprechender Weise aus. Zunächst bildet sich eine einzelne embryonale **Lungenvene**. Sie sproßt aus der Hinterwand des linken Vorhofs links vom Septum primum aus (Abb. 12.**10** A). Diese Vene gewinnt Anschluß an die Venen der sich entwickelnden Lungenknospen. In der weiteren Entwicklung werden die Lungenvene und ihre Äste in den linken Vorhof einbezogen und bilden den **glattwandigen Abschnitt** des definitiven linken Vorhofs. Die Einbeziehung des Lungenvenenstamms führt dazu, daß schließlich 4 Hauptäste als die 4 Lungenvenen in den Vorhof einmünden (Abb 12.**10** B).

Im definitiven Herz ist der ursprüngliche embryonale linke Vorhof nur noch durch das mit Trabekeln ausgekleidete **Herzohr** repräsentiert, während der glattwandige Anteil auf die Einbeziehung der Lungenvene zurückgeht (Abb. 12.**10** B). Auf der rechten Seite wird der embryonale Vorhof ebenfalls zum mit Muskeltrabekeln ausgekleideten Herzohr, während der glattwandige Abschnitt vom rechten Sinushorn des Sinus venosus abstammt.

### Unterteilung des Atrioventrikularkanals

Der **Atrioventrikularkanal** ist der eng gebliebene Teil des Herzschlauches zwischen dem Vorhof- und dem Kammerabschnitt. Bei der Ausbildung der Herzschleife wird er mit der Einflußbahn nach kranial und dorsal verlagert und liegt dann in einer etwas nach vorn geneigten Frontalebene hinter und über dem Ventrikelabschnitt (Abb. 12.**7**).

Am Ende der 4. Woche entwickeln sich ein oberes und ein unteres **Endokardkissen im Atrioventrikularkanal**. Zunächst öffnet sich der Atrioventrikularkanal nur in den primitiven linken Ventrikel und ist vom Bulbus cordis durch die **Bulboventrikularfalte** getrennt (Abb. 12.**7**). Während der Unterteilung des Atrioventrikularkanals muß sich die Spitze der Bulboventrikularfalte zurückbilden, damit der Blutstrom aus den Vorhöfen auch direkt in den primitiven rechten Ventrikel (den proximalen Abschnitt des Bulbus cordis) gelangen kann. Gegen Ende der 5. Woche reicht der hintere Ausläufer der Falte gerade bis zur Mitte der Ansatzfläche des oberen Endokardkissens und ragt sehr viel weniger vor als im vorhergehenden Stadium (Abb. 12.**14**). Da der Atrioventrikularkanal sich gleichzeitig nach rechts ausweitet, besitzt der aus dem Vorhofbereich eintretende Blutstrom einen direkten Zugang zum primitiven linken und rechten Ventrikel.

Zusatzlich zu den oberen und unteren Endokardkissen treten am rechten und linken Rand des Kanals **laterale Atrioventrikularkissen** auf (Abb. 12.**13** und 12.**14**). Oberes und unteres Kissen wölben sich inzwischen weiter in das Lumen vor, verschmelzen miteinander und führen gegen Ende der 5. Woche zu einer vollständigen Unterteilung des Kanals in ein rechtes und ein linkes Ostium.

## Entwicklung der Herzsepten

**Unterteilung des Atrioventrikularkanals**

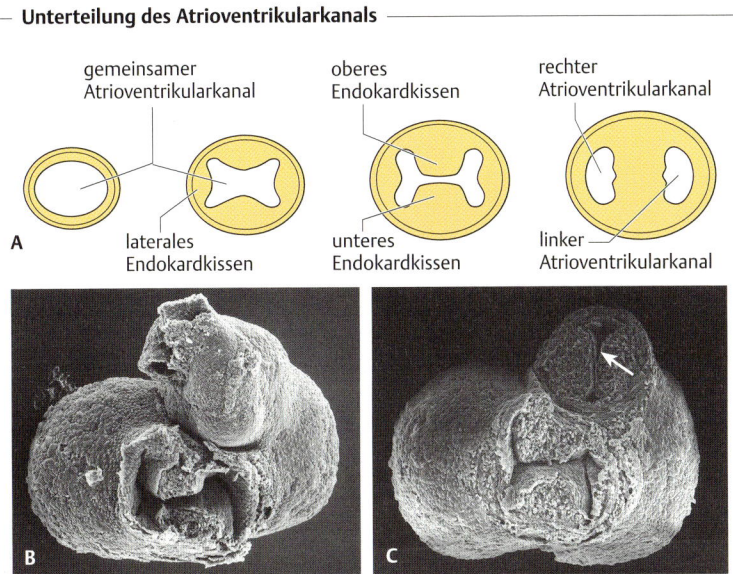

Abb. 12.**13** **A** In der Reihenfolge von links nach rechts mit 23, 26, 31 und 35 Tagen. **B** und **C** Rasterelektronenmikroskopische Aufnahmen des Herzens bei der Maus, die das Wachstum und die Verschmelzung der oberen und unteren Endokardkissen im Atrioventrikularkanal zeigen. In C ist die Verschmelzung der Endokardleisten in der Ausflußbahn zu sehen.

**Atrioventrikularklappen:** Nachdem durch die Verschmelzung der Endokardkissen der Atrioventrikularkanal in ein rechtes und linkes Ostium unterteilt worden ist, kommt es zu lokalisierten Mesenchymproliferationen um jedes Ostium herum (Abb. 12.15 A). Anschließend werden diese Mesenchympolster auf der Ventrikelseite ausgehöhlt, so daß die neugebildeten Klappen nur noch durch Muskelstränge mit der Ventrikelwand verbunden sind (Abb. 12.15 B). Schließlich degeneriert das Muskelgewebe in den Strängen auf der Ventrikelseite der Klappen und wird durch dichtes Bindegewebe ersetzt. Die Klappen bestehen dann aus von Endokard überzogenem Bindegewebe und sind durch die **Chordae tendineae** über die aus verdickten Trabekeln bestehenden **Papillarmuskeln** in der Ventrikelwand befestigt (Abb. 12.**15** C). Auf diese Weise bilden sich im linken Ostium atrioventriculare zwei Klappensegel (**Bikuspidal**- oder **Mitralklappe**) und auf der rechten Seite drei Klappensegel (**Trikuspidalklappe**) aus.

## Truncus- und Conuswülste beim 35 Tage alten Embryo

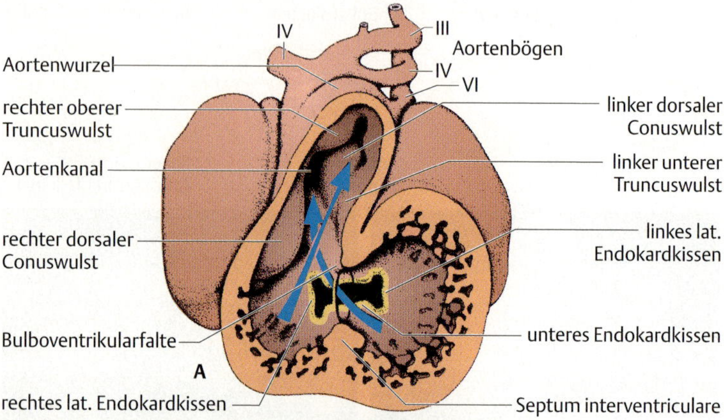

Aortenwurzel
rechter oberer Truncuswulst
Aortenkanal

rechter dorsaler Conuswulst

Bulboventrikularfalte

rechtes lat. Endokardkissen

IV — III Aortenbögen
IV VI

linker dorsaler Conuswulst
linker unterer Truncuswulst
linkes lat. Endokardkissen
unteres Endokardkissen
Septum interventriculare

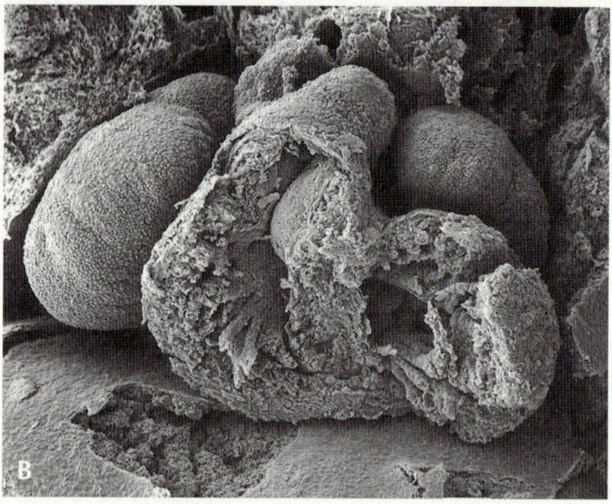

Abb. 12.14 Frontalschnitt. **A** In diesem Stadium fließt das Blut aus dem Vorhof sowohl in den linken als auch in den rechten Ventrikel. Beachte die Entwicklung der Endokardkissen im Atrioventrikularkanal. Die Wülste im Truncus und Conus sind ebenfalls zu erkennen. Der Ring deutet das Foramen interventrikulare an, die Pfeile zeigen den Blutstrom. **B** Rasterelektronenmikroskopische Aufnahme eines Mausherzens in einem etwas späteren Stadium, auf der die Verschmelzung der Endokardkissen im Atrioventrikularkanal und ihre Verbindung mit den Wülsten in der Ausflußbahn zu sehen ist.

## Entwicklung der Atrioventrikularklappen

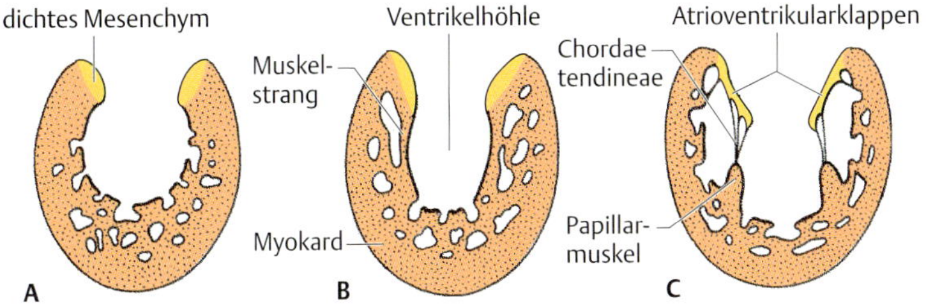

**Abb. 12.15** Die Klappen werden von der Ventrikelseite her ausgehöhlt, bleiben jedoch mit der Ventrikelwand über die Chordae tendineae verbunden.

## Klinische Bezüge

**Vorhofseptumdefekte** sind häufige angeborene Herzfehlbildungen, die mit einer Inzidenz von 6,4 : 10 000 Geburten auftreten. Mädchen sind doppelt so häufig betroffen wie Knaben. Beim **Ostium-secundum-Defekt** besteht eine große Öffnung zwischen dem linken und rechten Vorhof. Die Ursache ist entweder eine übermäßige Resorption des Septum primum (Abb. 12.16 B, C) oder eine unzulängliche Entwicklung des Septum secundum (Abb. 12.16 D, E). Das intrakardiale Shuntvolumen kann erheblich sein; es hängt von der Größe der Öffnung ab.

Bei der schwersten Anomalie dieser Gruppe fehlt die Septenbildung im Vorhof vollständig (Abb. 12.16 F). Man spricht dann von einem gemeinsamen Vorhof oder einem **Cor triloculare biventriculare**. Das Krankheitsbild ist gewöhnlich mit anderen Herzfehlbildungen verbunden.

Gelegentlich schließt sich das Foramen ovale schon vor der Geburt. Der **vorzeitige Schluß des Foramen ovale** führt zu massiver Hypertrophie des rechten Vorhofs und der rechten Kammer bei gleichzeitiger Unterentwicklung des linken Herzens. Der Tod tritt gewöhnlich kurz nach der Geburt ein.

Die **Endokardkissen** im Atrioventrikularkanal unterteilen den Kanal nicht nur in ein rechtes und in ein linkes Ostium, sondern nehmen auch an der Bildung des membranösen Anteils des Septum interventriculare und am Verschluß des Ostium primum teil. Im Ultraschall stellt sich die Region als Kreuzstruktur dar, bei der das Septum im Vorhof und im Ventrikel den Längsbalken und die Endokardkissen im Atrioventrikularkanal den Querbalken bilden. Die regelrechte Darstellung der Kreuzstruktur im Ultraschallbild des Herzens ist ein wichtiges diagnostisches Zeichen (Abb. 12.23 C, S. 214). Wenn die Endokardkissen nicht regelrecht miteinander verschmelzen, führt dies zu einem **persistierenden Atrioventrikularkanal**, der mit einem Defekt in den Herzsepten kombiniert ist (Abb. 12.17 A). Der Septumdefekt besitzt eine Vorhof und eine Ventrikelkomponente. Zwischen beiden liegen fehlgebildete Klappensegel und ein nicht unterteilter Atrioventrikularkanal (Abb. 12.17 C).

## Vorhofseptumdefekte

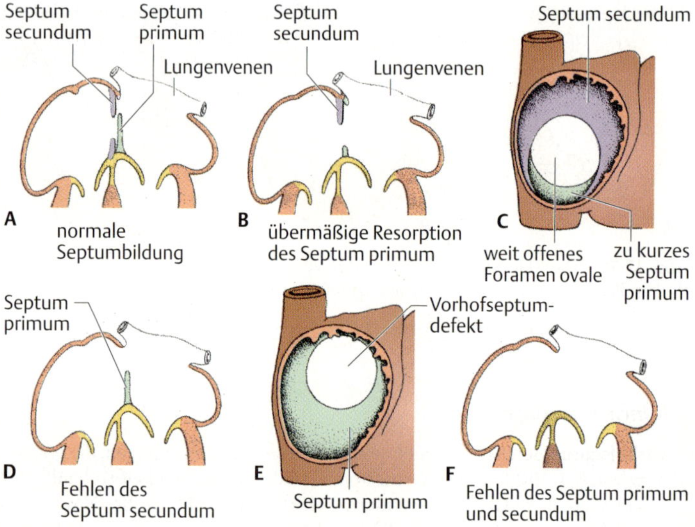

**Abb. 12.16** **A** Normale Septenbildung im Vorhof. **B** und **C** Ostium-secundum-Defekt, der durch übermäßige Resorption des Septum primum entstanden ist. **D** und **E** Entsprechender Defekt, der jedoch auf dem Fehlen des Septum secundum beruht. **F** Atrium communis oder Cor triloculare biventriculare: Vollständiges Fehlen des Septum primum und Septum secundum.

Gelegentlich verschmelzen die Endokardpolster im Atrioventrikularkanal nur teilweise. Wie in der zuvor beschriebenen Anomalie besteht dann ein Vorhofseptumdefekt. Das Septum interventriculare ist jedoch geschlossen (Abb. 12.17 D, E). Dieser Defekt, ein **Ostium-primum-Defekt**, ist gewöhnlich mit einer Spaltung des vorderen Segels der Mitralklappe und des am Septum sitzenden Segels der Trikuspidalklappe kombiniert (Abb. 12.17 C).

Eine weitere Fehlbildung im Atrioventrikularkanal ist die **Trikuspidalatresie** (12.18 B). Das rechte Ostium atrioventriculare wird entweder nicht angelegt, oder die Trikuspidalklappen verschmelzen sekundär miteinander. Da die Trikuspidalklappen nicht vorhanden oder verschlossen sind, fließt das Blut aus dem rechten Vorhof durch ein offenes Foramen ovale in den linken Vorhof. Die Lunge wird über einen Defekt im Kammerseptum oder rückläufig über einen offenen Ductus arteriosus von der Aorta her versorgt. Der rechte Ventrikel ist unterentwickelt, der linke Ventrikel hypertrophiert.

## Persistierender Atrioventrikularkanal

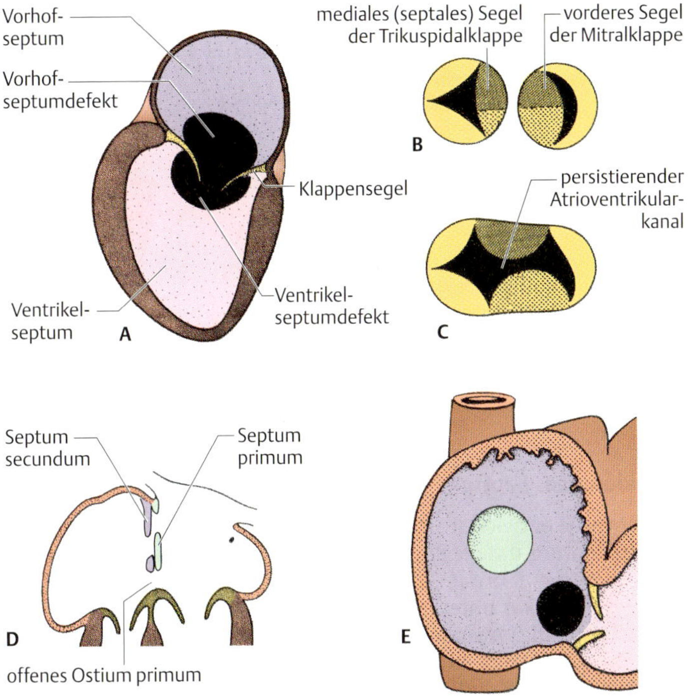

Abb. 12.**17** **A** Diese Mißbildung ist immer mit einem Vorhofseptumdefekt sowie mit einem partiellen Ventrikelseptumdefekt kombiniert. **B** Die Klappen im Atrioventrikularkanal bei normaler Entwicklung, **C** bei einem persistierenden Atrioventrikularkanal. **D** und **E** Ostium-primum-Defekt, der auf einer unvollständigen Verschmelzung der Endokardkissen im Atrioventrikularkanal beruht.

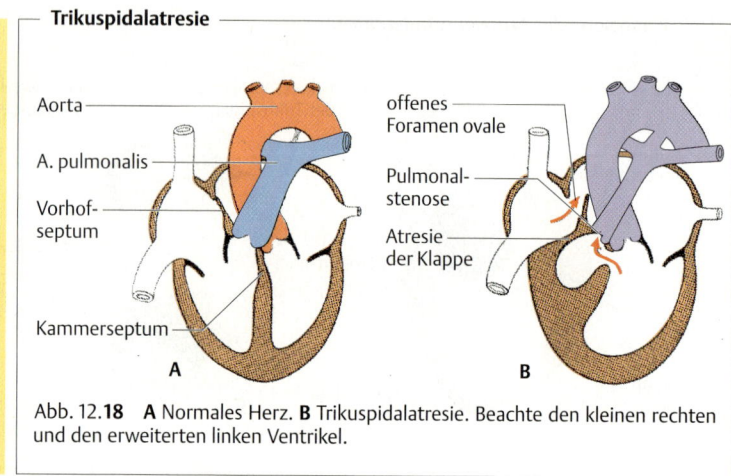

Abb. 12.**18** **A** Normales Herz. **B** Trikuspidalatresie. Beachte den kleinen rechten und den erweiterten linken Ventrikel.

## Entwicklung des Septums im Truncus arteriosus und Conus cordis

In der 5. Woche entwickelt sich im Truncus und Conus des Herzens ein spiralig gedrehtes Septum, das die Blutströme im Truncus pulmonalis und in der Aorta voneinander trennt. In der Gefäßwandung treten ein **rechter oberer Truncuswulst** und ein **linker unterer Truncuswulst** auf (Abb. 12.14). Die Wülste verdrehen sich spiralig umeinander, während sie sich nach oben und unten verlängern (Abb. 12.20). Nach ihrer Verschmelzung trennen sie als **Septum aorticopulmonale** die **Aorta** und **A. pulmonalis** voneinander.

Etwa gleichzeitig mit dem Auftreten der Wülste im Truncus arteriosus entwickeln sich entsprechende Wülste an der rechten dorsalen und linken ventralen Wand des **Conus cordis** (Abb. 12.14 und Abb. 12.20 A–C). Sie wachsen zunächst langsamer als die Truncuswülste. Nach Ausbildung des Truncusseptums geht der rechte dorsale Conuswulst in den rechten oberen Truncuswulst und der linke ventrale Conuswulst in den linken unteren Truncuswulst über.

Durch die Verschmelzung der Conuswülste wird der Conus cordis in zwei Abschnitte unterteilt. Der anterolaterale Abschnitt bildet die Ausflußbahn des rechten Ventrikels (Abb 12.19 A). Der posteromediale Abschnitt bildet die Ausflußbahn des linken Ventrikels (Abb. 12.19 B).

**Bildung des Ventrikelseptums:** Am Ende der 4. Woche beginnen sich die primitiven Ventrikel zu erweitern. Dies geschieht durch stetiges Wachstum des Myokards an der Außenfläche und gleichzeitige Aushöhlung und Trabekelbildung an der Innenfläche (Abb. 12.7, 12.14 und 12.19).

**Herz eines Embryos in der 7. Woche**

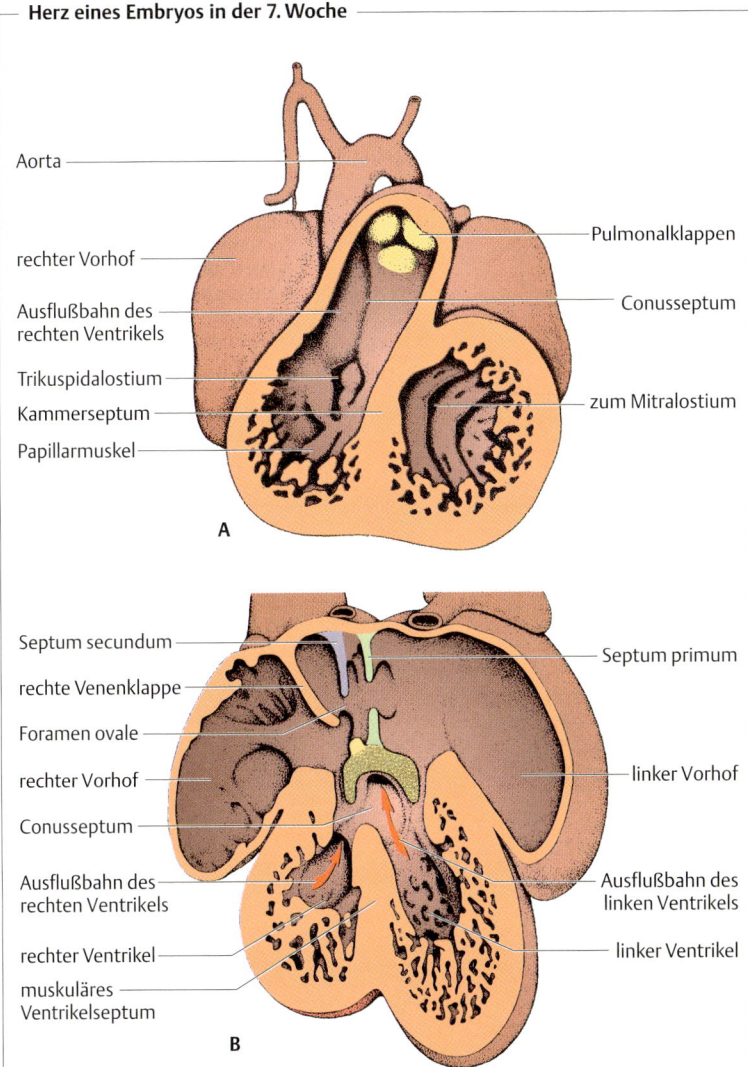

Abb. 12.**19 A** Frontalschnitt durch das Herz eines 7 Wochen alten Embryos. Beachte das Conusseptum und die Lage der Pulmonalklappen. **B** Am Ende der 7. Woche: Das Conusseptum ist vollständig, so daß das Blut aus dem linken Ventrikel in die Aorta fließt. Das untere Ende des Septums ist in der Atrioventrikularebene sichtbar.

## Bildung des spiraligen Septums im Conus und Truncus

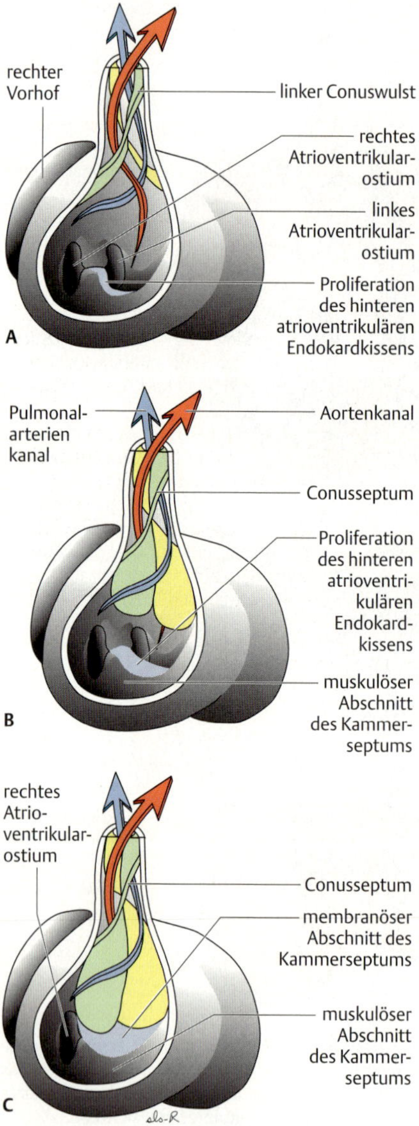

**A**
- rechter Vorhof
- linker Conuswulst
- rechtes Atrioventrikularostium
- linkes Atrioventrikularostium
- Proliferation des hinteren atrioventrikulären Endokardkissens

**B**
- Pulmonalarterienkanal
- Aortenkanal
- Conusseptum
- Proliferation des hinteren atrioventrikulären Endokardkissens
- muskulöser Abschnitt des Kammerseptums

**C**
- rechtes Atrioventrikularostium
- Conusseptum
- membranöser Abschnitt des Kammerseptums
- muskulöser Abschnitt des Kammerseptums

Abb. 12.**20 A–C** Proliferationszonen am rechten und linken Conuswulst sowie am hinteren Atrioventrikularkissen verschließen allmählich das Foramen interventriculare und bilden den membranösen Abschnitt des Septums interventriculare.
**A** Mit 6 Wochen (12 mm).
**B** Anfang der 7. Woche (14,5 mm).
**C** Am Ende der 7. Woche (20 mm).

## Bildung der Conus-Truncus-Leisten

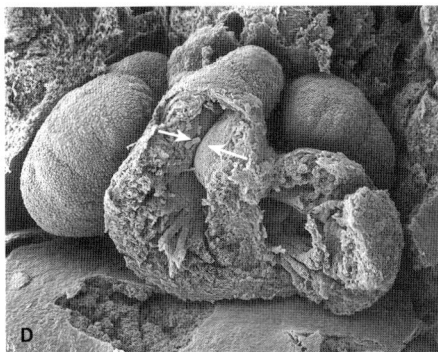

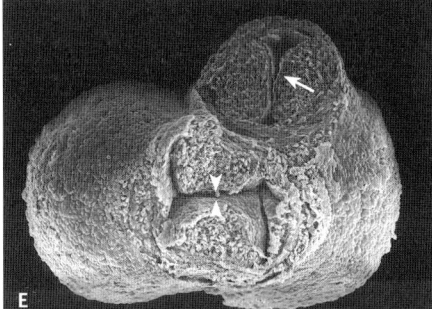

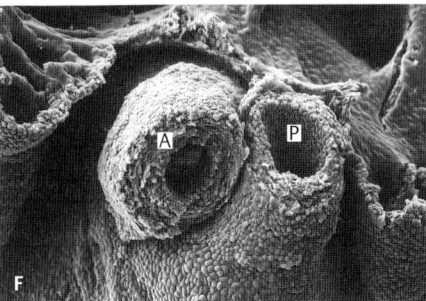

Abb. 12.**20 D–F** Herzen von Mausembryonen, in denen die Bildung der Conus-Truncus-Leisten zu sehen ist. Sie bilden das Septum in der Ausflußbahn und unterteilen sie in Aorta und A. pulmonalis.
**D** Frontalschnitt. Die Conus-Truncus-Leisten (*Pfeile*) in der Ausflußbahn berühren sich.
**E** Querschnitt durch den Atrioventrikularkanal (*Pfeilköpfe*) und die Ausflußbahn (*Pfeil*). Die Endokardpolster in beiden Regionen berühren sich.
**F** Querschnitt durch die Aorta (*A*) und die A. pulmonalis (*P*). Nach Verschmelzung der Conus-Truncus-Leisten drehen sich die Gefäße spiralig umeinander. Die Wand der Aorta ist dicker als die der A. pulmonalis.

Die mittleren Wandabschnitte der sich ausweitenden Ventrikel legen sich aneinander, verschmelzen und bilden so den größten Teil des **muskulären Kammerseptums** (Abb. 12.19 B). Manchmal ist die Verschmelzung der Kammerwände bei der Bildung des muskulären Kammerseptums unvollständig, so daß auf der Außenfläche des Herzens eine mehr oder weniger tiefe Spalte zwischen beiden Ventrikeln entsteht. Über dem freien Rand des muskulären Septums bleibt zwischen beiden Ventrikeln eine Verbindung erhalten. Der membranöse Teil des Septum interventriculare wird etwas später im Zusammenhang mit der Unterteilung des Conus cordis gebildet.

Das **Foramen interventriculare**, das über dem muskulären Kammerseptum liegt, wird durch die Bildung des **Conusseptums** verkleinert (Abb. 12.20 B, C). In der weiteren Entwicklung wird diese Öffnung durch Gewebematerial verschlossen, das vom hinteren Endokardkissen ausgehend am oberen Rand des muskulären Kammerseptums vorwächst (Abb. 12.20 C). Dieses Gewebematerial verschmilzt mit den angrenzenden Teilen des Conusseptums. Das Foramen interventriculare wird auf diese Weise durch die **Pars membranacea des Septum interventriculare** vollständig verschlossen.

**Semilunarklappen:** Wenn die Unterteilung des Truncus fast abgeschlossen ist, werden die Anlagen der Semilunarklappen als kleine Höckerchen sichtbar. Die-

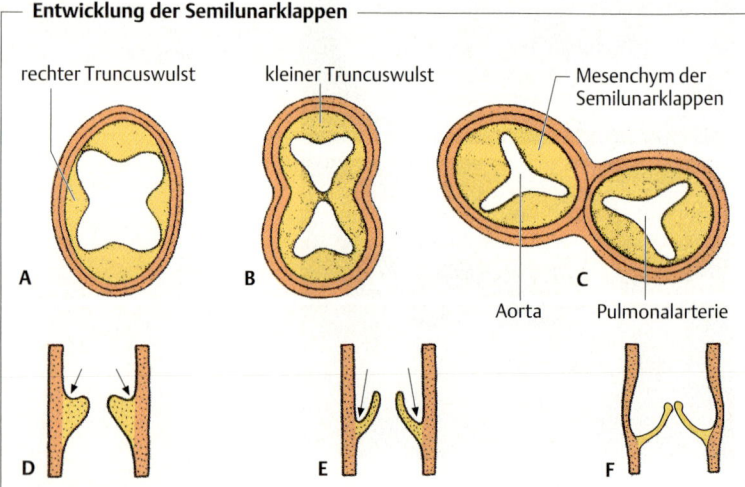

**Entwicklung der Semilunarklappen**

Abb. 12.**21** **A–C** Querschnitte durch den Truncus arteriosus in Höhe der Semilunarklappen im Alter von 5, 6 und 7 Wochen. **D–F** Längsschnitte durch die Semilunarklappen in der 6., 7. und 9. Entwicklungswoche.

se Höckerchen sitzen auf den Truncuswülsten, und zwar so, daß ein Paar in die Bahn der A. pulmonalis und ein Paar in die Aorta hineinragt (Abb. 12.21 A–C). Gegenüber von den miteinander verschmolzenen Truncuswülsten erscheint in beiden Strombahnen ein drittes Höckerchen. Die Höckerchen höhlen sich allmählich an ihrer oberen Oberfläche aus und bilden die Semilunarklappen (Abb. 12.21 D–F).

### *Klinische Bezüge*

**Ventrikelseptumdefekte (VSD)** im membranösen Abschnitt des Ventrikelseptums (Abb. 12.22) sind die häufigsten angeborenen Herzfehlbildungen und kommen in der isolierten Form bei 12 von 10 000 Geburten vor. Darüber hinaus tritt der Ventrikelseptumdefekt häufig in Kombination mit Störungen bei der Unterteilung der Conus-Truncus-Region auf. In Abhängigkeit von der Größe des Defekts kann die A. pulmonalis 1,2 mal soviel Blut führen wie die Aorta. In seltenen Fällen ist nicht nur der membranöse, sondern auch der muskuläre Abschnitt des Kammerseptums betroffen.

Die häufigste Fehlbildung in diesem Herzabschnitt ist die **Fallot-Tetralogie** (Abb. 12.23). In ihrer klassischen Form besteht sie aus: 1. Pulmonalstenose, 2. Ventrikelseptumdefekt, 3. reitende Aorta und 4. Hypertrophie des rechten Ventrikels. Daher die Bezeichnung „Tetralogie". Der zugrundeliegende Defekt ist eine ungleiche Teilung des Conus durch eine Verlagerung des Septum aorticopulmonale nach vorn. Die Folge davon ist ein verengtes rechtes Kammerausflußgebiet, d. h. eine **pulmonale Infundibulumstenose**, und ein großer Defekt im Septum interventriculare. Die Aorta ent-

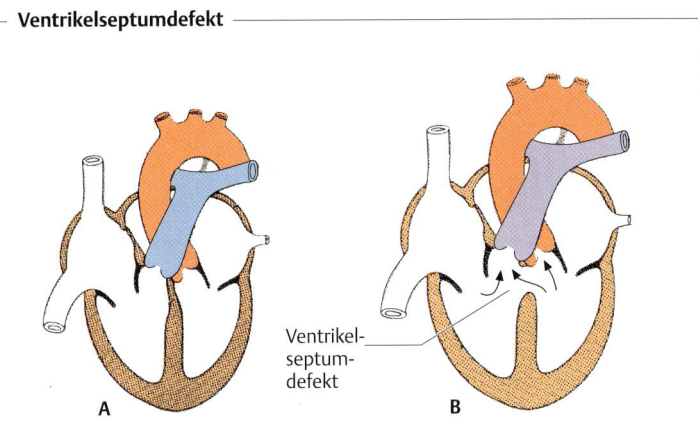

Abb. 12.22  **A** Normales Herz. **B** Defekt im membranösen Anteil des Interventrikularseptums. Beachte den Blutstrom vom linken Ventrikel in den rechten durch das Foramen interventriculare.

## Fallot-Tetralogie

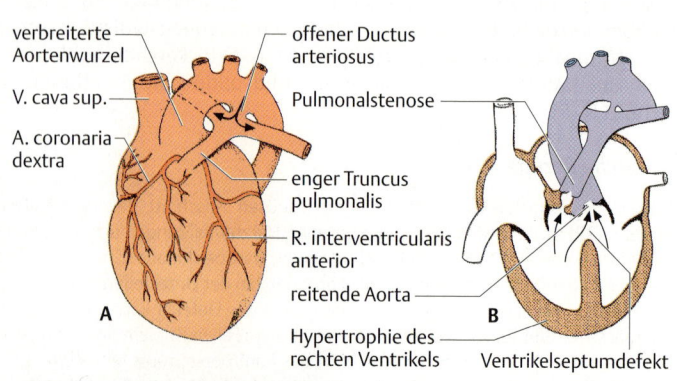

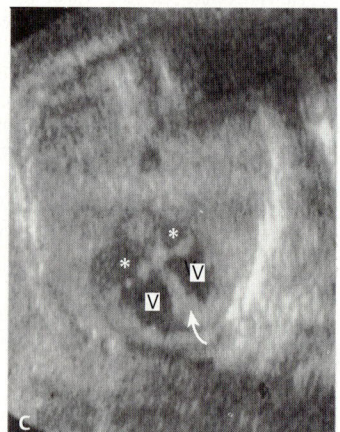

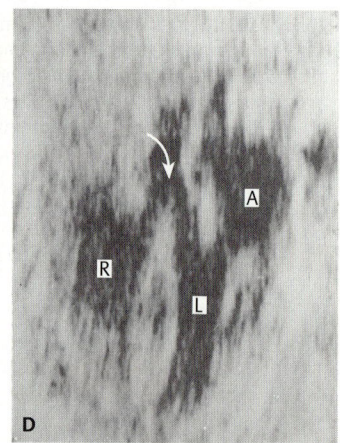

Abb. 12.**23** **A** Ansicht der Herzoberfläche. **B** Die vier Komponenten des Defektes: Pulmonalstenose, reitende Aorta, Ventrikelseptumdefekt und Hypertrophie des rechten Ventrikels. **C** Ultraschallaufnahme eines normalen Herzens mit dem typischen Kreuz aus Vorhöfen (*Sternchen*) und Ventrikeln (*V*). Der Pfeil kennzeichnet das Septum interventrikulare. **D** Ultraschallaufnahme eines Herzens mit Fallot-Tetralogie: Hypertrophie des rechten Ventrikels (*R*) und reitende Aorta (*Pfeil*). *A*: Atrium; *L*: linker Ventrikel.

springt direkt über dem Septumdefekt aus beiden Herzkammern. Der resultierende erhöhte Blutdruck im rechten Herzen verursacht eine Hypertrophie der rechten Kammerwand. Die Fallot-Tetralogie ist der wichtigste mit Zyanose einhergehende angeborene Herzfehler. Sie tritt mit einer Häufigkeit von 9,6 : 10 000 Geburten auf. Die Kinder sind nach der Geburt lebensfähig.

Ein **persistierender Truncus arteriosus** entsteht, wenn die Conus-Truncus-Leisten nicht verschmelzen und nicht bis zu den Ventrikeln herunterwachsen (Abb. 12.24). Die Inzidenz beträgt 0,8 auf 10 000 Geburten. Die Arteria pulmonalis entspringt in einigem Abstand über dem nicht unterteilten Truncus. Da die Septenbildung im Truncus mit der Bildung des Septum interventriculare verbunden ist, geht ein persistierender Truncus immer mit einem Ventrikelseptumdefekt einher. Der nicht unterteilte Truncus reitet über beiden Ventrikeln und erhält Blut von beiden Seiten.

Eine **Transposition der großen Gefäße** entsteht, wenn das Conus-Truncus-Septum sich nicht spiralig windet sondern gerade herunterwächst (Abb. 12.25 A). Die Aorta entspringt dann aus dem rechten und die A. pulmonalis aus dem linken Ventrikel. Die Inzidenz beträgt 4,8 auf 10 000 Geburten. Die Fehlbildung kann mit einem Ventrikelseptumdefekt assoziiert sein. Sie ist immer mit einem offenen Ductus arteriosus verbunden. Da an der Bildung der Endokardkissen im Truncus Neuralleistenzellen beteiligt sind, kann eine Schädigung der Neuralleiste zur Entwicklung von Fehlbildungen in der Ausflußbahn des Herzens führen.

**Persistierender Truncus arteriosus**

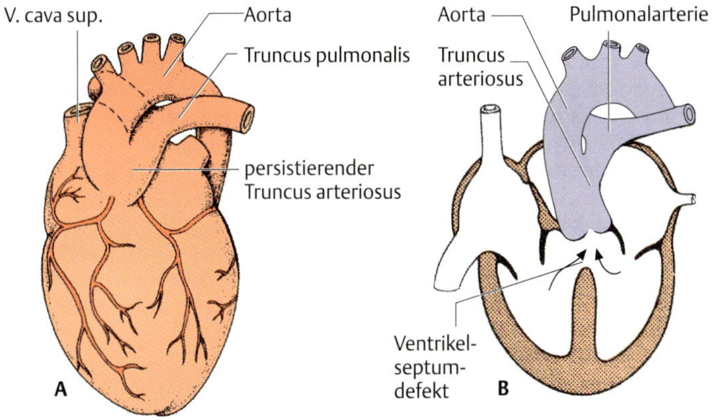

Abb. 12.**24** Die Pulmonalarterie entspringt aus dem gemeinsamen Truncus. Das Septum in Truncus und Conus hat sich nicht gebildet. Die Mißbildung ist immer mit einem Ventrikelseptumdefekt kombiniert.

## Transposition der großen Gefäße und Pulmonalatresie

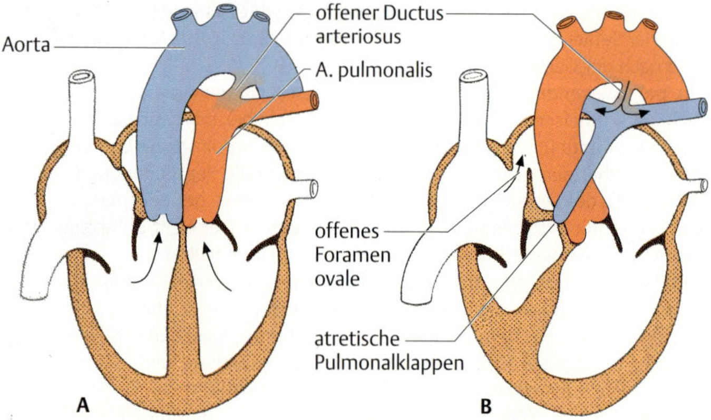

Abb. 12.**25** **A** Transposition der großen Gefäße. **B** Pulmonalatresie bei normaler Aortenwurzel. Der Zufluß zu den Lungen erfolgt nur über den offenen Ductus arteriosus.

Eine **Pulmonal-** oder **Aortenklappenstenose** entsteht, wenn die Semilunarklappen teilweise miteinander verschmolzen sind. Für beide Fehlbildungen beträgt die Inzidenz etwa 3 – 4 auf 10 000 Geburten. Bei der **Pulmonalstenose** ist der Stamm der A. pulmonalis eng oder sogar atretisch (Abb. 12.**25** B). Das offene Foramen ovale bildet dann die einzige Ausflußbahn für das Blut aus dem rechten Herzen. Der Ductus arteriosus ist immer offen, weil nur über diesen Weg die Lungen durchblutet werden können.

Bei der **Aortenstenose** (Abb. 12.26 A) kann die Verschmelzung der verdickten Klappen so weit gehen, daß nur eine stecknadelkopfgroße Öffnung übrig bleibt. Die absteigende Aorta ist dabei in der Regel nicht verkleinert.

Wenn die Semilunarklappen in der Aorta vollständig verschmolzen sind, spricht man von einer **Aortenklappenatresie** (Abb. 12.26 B). Die Aorta, der linke Ventrikel und der linke Vorhof sind deutlich unterentwickelt. Die Fehlbildung ist gewöhnlich mit einem offenen Ductus arteriosus vergesellschaftet, über den das Blut in die absteigende Aorta gelangen kann.

Eine Dextrokardie entsteht, wenn die Herzschleife nach links anstatt nach rechts gerichtet ist. Das Herz liegt dann in der rechten Thoraxhälfte. Die Fehlbildung geht in der Regel mit einem totalen oder partiellen **Situs inversus** einher (Transposition der Eingeweide).

Die **Ectopia cordis** ist eine seltene Anomalie, bei der das Herz außerhalb des Brustraumes liegt. Die Fehlbildung entsteht, wenn der Schluß der ventralen Leibeswand gestört ist (s. Kap. 11, Abb. 11.**2**).

## Aortenklappenstenose und Aortenklappenatresie

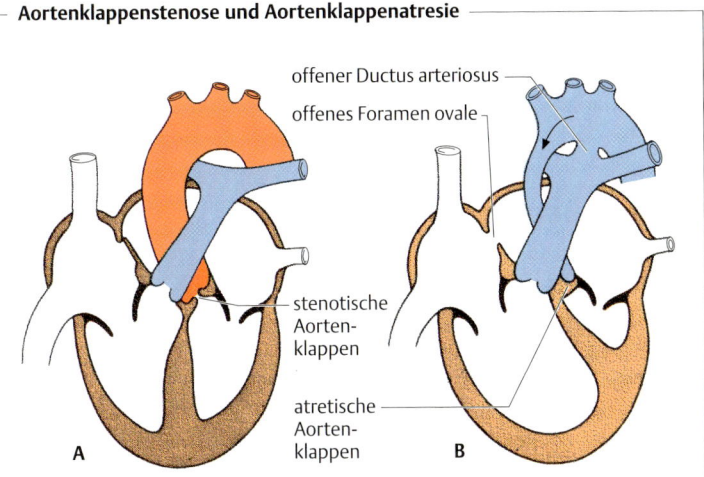

Abb. 12.**26** **A** Aortenklappenstenose. **B** Aortenklappenatresie. Der Pfeil im Aortenbogen gibt die Richtung des Blutstromes an. Die Koronararterien werden über diesen Rückfluß versorgt. Der linke Ventrikel ist klein, der rechte groß.

Man schätzt, daß etwa 8% aller Herzfehlbildungen durch genetische Faktoren, 2% durch Umwelteinflüsse und die restlichen 90% durch eine komplexe Interaktion von genetischen und Umweltfaktoren verursacht werden (**multifaktorielle Genese**). Bekannte Beispiele für Umweltfaktoren sind das **Röteln-Virus** und **Thalidomid,** aber auch in **Isotretinoin (Vitamin A)**, **Alkohol** und viele andere Verbindungen. Mütterliche Faktoren wie insulinpflichtiger **Diabetes** und **Bluthochdruck** sind ebenfalls mit Herzfehlbildungen in Zusammenhang gebracht worden. 6–8% der Neugeborenen mit Herzfehlbildungen weisen unbalanzierte chromosomale Anomalien auf. 33% aller Kinder mit chromosomalen Anomalien haben einen angeborenen Herzfehler. Bei der Trisomie 18 beträgt die Inzidenz nahezu 100%. Schließlich kommen Herzfehlbildungen bei einer Reihe von genetisch determinierten Syndromen vor, wie z.B. **DiGeorge-**, **Goldenhaar-** und **Down-Syndrom** (s. Kap. 8).

## Entwicklung des Reizleitungssystems des Herzens

Ursprünglich liegt der Schrittmacher des Herzens auf der linken Seite im caudalen Abschnitt des Herzschlauches. Später übernimmt der Sinus venosus diese Funktion. Nach der Einbeziehung des Sinus venosus in den rechten Vorhof liegt das **Schrittmachergewebe** an der Einmündung der oberen Hohlvene. Dort entsteht der **Sinusknoten**.

Der **Atrioventrikularknoten** und das **His-Bündel** stammen von Zellen in der Wand des linken Sinus venosus und von Zellen aus dem Artrioventrikularkanal ab. Nach der Einbeziehung des Sinus venosus in den rechten Vorhof kommt das Zellmaterial in seiner definitiven Position an der Basis des Vorhofseptums zu liegen.

# Gefäßsystem

## Entwicklung der Arterien

### Aortenbögen

Mit der Entwicklung der Schlundbögen während der 4. und 5. Woche erhält jeder Schlundbogen seinen eigenen Schlundbogennerv und seine eigene Arterie (s. Kap. 16). Die Schlundbogenarterien werden auch als **Aortenbögen** bezeichnet. Sie entspringen aus der Aortenwurzel, dem distalen Abschnitt des Truncus arteriosus (Abb. 12.7 und 12.27). Die Aortenbögen verlaufen durch das Mesenchym der Schlundbögen und münden in die rechte und linke dorsale Aorta

**Gefäßsystem am Ende der 4. Woche**

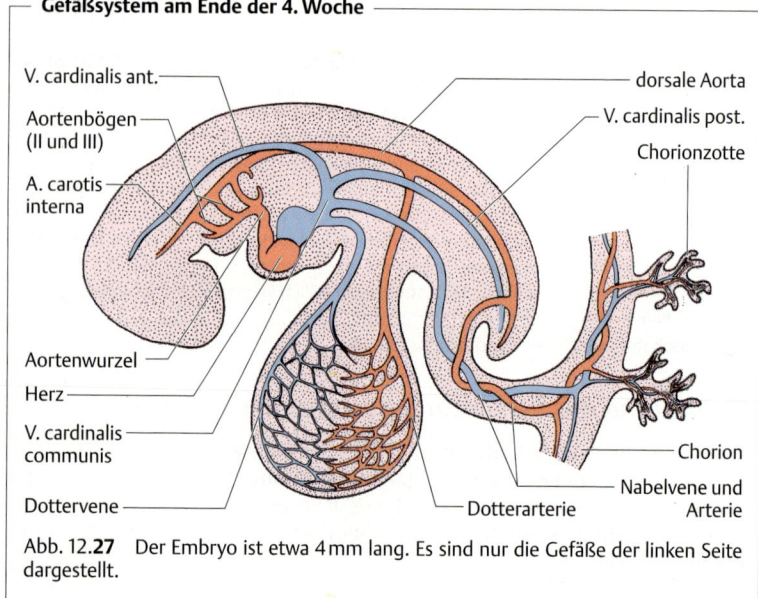

Abb. 12.**27** Der Embryo ist etwa 4 mm lang. Es sind nur die Gefäße der linken Seite dargestellt.

ein. (Im Bereich der Aortenbögen bleiben die paarigen dorsalen Aorten erhalten, während sie weiter kaudal zur absteigenden Aorta verschmelzen.) Die Schlundbögen und ihre Gefäße entwickeln sich von kranial nach kaudal fortschreitend. Sie sind nicht alle gleichzeitig vorhanden. Die Aortenwurzel gibt für jeden sich neu bildenden Bogen einen Ast ab, so daß schließlich insgesamt 5 Aortenbogenpaare gebildet werden. (Der 5. Bogen bildet sich gar nicht oder nur unvollständig aus. Entsprechend werden die 5 Bögen I, II, III, IV und VI durchnumeriert [Abb. 12.28].) In der weiteren Entwicklung werden die Aortenbögen stark abgewandelt. Ein Teil der Aortenbögen bildet sich vollständig zurück.

Der Truncus arteriosus wird durch das Septum aorticopulmonale unterteilt, so daß in der Ausflußbahn des Herzens die ventrale Aorta und die A. pulmonalis entstehen. Aus der aufsteigenden ventralen Aorta geht dann nach rechts der **Truncus brachiocephalicus** und nach links der **Aortenbogen** ab (Abb. 12.29 B, C).

Am Tag 27 ist der **1. Aortenbogen** bereits größtenteils verschwunden (Abb. 12.28 A). Ein kleiner Abschnitt ist noch vorhanden und kann als **A. maxillaris** bezeichnet werden. Der **2. Bogen** verschwindet ebenfalls bald. Die zurückbleibenden Abschnitte dieses Bogens bilden die **A. hyoidea** und **A. stapedia**. Der 3. Bogen ist gut ausgebildet. Der 4. und 6. Bogen entstehen gerade. Obwohl der

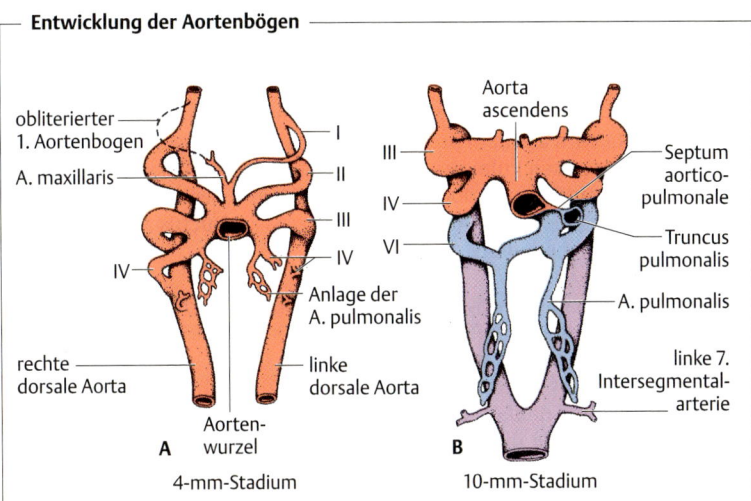

Entwicklung der Aortenbögen

Abb. 12.28 **A** Ende der 4. Woche: Der 1. Aortenbogen ist obliteriert, bevor der 6. sich voll entwickelt hat. **B** Anfang der 6. Woche. Beachte das Septum aorticopulmonale und die weiten Pulmonalarterien.

6. Bogen noch nicht vollständig ist, besitzt er bereits in der primitiven **A. pulmonalis** einen Hauptast (Abb. 12.28 A).
Am Tag 29 sind die ersten beiden Aortenbögen verschwunden (Abb. 12.28 B). Der 3., 4. und 6. Bogen sind gut ausgebildet. Die Aortenwurzel (der Truncus arteriosus) hat sich geteilt, so daß die beiden 6. Bögen jetzt in den Truncus pulmonalis übergehen.
In der weiteren Entwicklung verliert das Aortenbogensystem seine ursprüngliche Symmetrie. Der definitive Gefäßverlauf läßt sich bereits erkennen (Abb. 12.29 B, C).
Folgende Veränderungen finden statt:

- Der **3. Aortenbogen** bildet die **A. carotis communis** und den ersten Abschnitt der **A. carotis interna**. Der Rest der Carotis interna geht aus dem kranialen Abschnitt der dorsalen Aorta hervor. Die **A. carotis externa** leitet sich von einem der ventralen Aorta analogen Gefäß ab.
- Der **4. Aortenbogen** bleibt auf beiden Seiten erhalten, entwickelt sich jedoch links anders als rechts. Auf der linken Seite bildet er zwischen der linken A. carotis communis und der linken A. subclavia einen Teil des Aortenbogens. Auf der rechten Seite entsteht aus ihm der proximale Abschnitt der A. subclavia dextra. Der distale Abschnitt der rechten Subclavia geht aus einem Abschnitt der rechten dorsalen Aorta und der 7. Intersegmentalarterie hervor (Abb. 12.29 B).
- Der **5. Aortenbogen** ist unvollständig entwickelt und nur vorübergehend vorhanden.
- Der **6. Aortenbogen** wird auch als **Pulmonalbogen** bezeichnet. Er gibt einen wichtigen Ast ab, der auf die Lungenknospe zuwächst (Abb. 12.28 B). Auf der rechten Seite wird aus dem proximalen Abschnitt des Bogens das proximale Segment der rechten Pulmonalarterie. Der distale Anteil dieses Bogens verliert seine Verbindung zur dorsalen Aorta und bildet sich zurück. Auf der linken Seite bleibt der distale Abschnitt des Bogens als **Ductus arteriosus** während der Fetalzeit erhalten.

**Weitere Veränderungen im System der Aortenbögen:** Gleichzeitig mit den Veränderungen im System der Aortenbögen finden noch eine Reihe anderer Umwandlungen statt: 1. Die dorsale Aorta zwischen dem 3. und 4. Aortenbogen, der **Ductus caroticus**, obliteriert (Abb. 12.29 B). 2. Die rechte dorsale Aorta verschwindet zwischen dem Abgang der rechten 7. Intersegmentalarterie und ihrer Einmündungsstelle in die linke dorsale Aorta. 3. Bei der Entwicklung des Halses deszendiert das Herz aus seiner ursprünglich zervikalen Lage in die Thoraxhöhle. Die A. carotis und der Truncus brachiocephalicus müssen deshalb bedeutend länger werden (Abb. 12.29 C). Als weitere Folge des Deszensus verlagert die linke A. subclavia, die an ihrem distalen Ende in der Armknospe fixiert ist, allmählich ihre Abgangsstelle aus der Aorta auf der Höhe der 7. Intersegmentalarterie immer weiter nach oben, bis sie in die Nähe der Abgangsstelle

## Umbildung der Aortenbögen zum definitiven Gefäßsystem

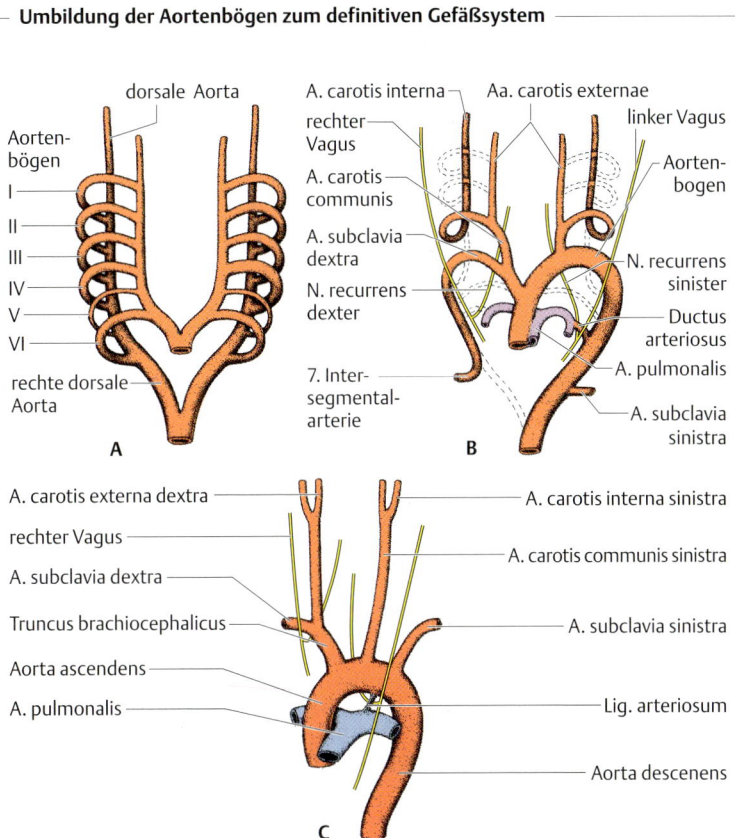

Abb. 12.29 **A** Aortenbögen und dorsale Aorten vor der Umbildung zum definitiven Gefäßsystem. **B** Aortenbögen und dorsale Aorten nach der Umbildung. Die obliterierten Abschnitte sind gestrichelt eingezeichnet. Beachte den offenen Ductus arteriosus und die Lage der 7. Intersegmentalarterie auf der linken Seite. **C** Die großen Arterien beim Erwachsenen. Vergleiche den Abstand zwischen dem Abgang der linken A. carotis communis und der linken A. subclavia in B und C. Nach der Rückbildung des distalen Abschnitts des 6. Aortenbogens (die 5. Bögen werden nicht vollständig angelegt) schlingt sich der rechte N. laryngeus recurrens um die rechte A. subclavia. Auf der linken Seite verläuft die Nervenschlinge in ihrer ursprünglichen Position um das Lig. arteriosum herum.

der A. carotis communis sinistra zu liegen kommt (Abb. 12.29 B, C). 4. Infolge des Deszensus des Herzens und der asymmetrischen Entwicklung der rechten und der linken Aortenbögen entsteht eine Seitendifferenz beim **N. laryngeus recurrens**. Ursprünglich versorgen die Nerven beider Seiten als Äste des Vagus den 6. Schlundbogen. Mit dem Deszensus des Herzens schlingen sie sich um den 6. Aortenbogen herum, um wieder zum Larynx zurückzulaufen (daher die Bezeichung „recurrens"). Auf der rechten Seite bilden sich der distale Abschnitt des 6. Bogens und der 5. Bogen zurück, so daß der N. laryngeus recurrens nach oben verlagert wird und sich nun um die rechte Arteria subclavia schlingt. Auf der linken Seite wird der Nerv durch den distalen Abschnitt des 6. Aortenbogens, der als **Ductus arteriosus** erhalten bleibt und sich später zum **Ligamentum arteriosum** umwandelt, in seiner Lage fixiert.

## Dottersack- und Nabelarterien

Die **Dotterarterien** sind ursprünglich eine Anzahl von paarig angelegten Gefäßen zur Versorgung des Dottersackes (Abb. 12.27). Sie verschmelzen allmählich und bilden die Arterien im dorsalen Mesenterium des Darmes. Beim Erwachsenen sind es der **Truncus coeliacus** und die **A. mesenterica superior** und **inferior**. Diese Gefäße versorgen die Anhangsorgane des Vorderdarms, Mitteldarms und Enddarms.

Die **Nabelarterien** sind ursprünglich paarig angelegte ventrale Äste der dorsalen Aorten. Sie verlaufen in Verbindung mit der Allantois zur Plazenta (Abb. 12.27). Während der 4. Woche gewinnt dann jede Arterie sekundär Anschluß an einen dorsalen Ast der Aorta, die **A. iliaca communis**, und verliert ihre Verbindung mit der Ursprungsstelle. Nach der Geburt bleiben die proximalen Abschnitte der Nabelarterien als **A. iliaca interna** und **A. vesicalis superior** erhalten, während die distalen Abschnitte obliterieren und beiderseits das **Lig. umbilicale mediale** bilden.

### Klinische Bezüge

Unter normalen Bedingungen schließt sich der **Ductus arteriosus** funktionell kurz nach der Geburt durch die Kontraktion seiner Wandmuskulatur und bildet das **Lig. arteriosum**. Der anatomische Verschluß durch Intimaproliferation dauert dann noch 1–3 Monate. Ein **offener Ductus arteriosus**, eine der häufigsten Anomalien der großen Gefäße (8 : 10 000 Geburten) besonders bei Frühgeburten, kann sowohl isoliert als auch in Kombination mit anderen Herzanomalien auftreten (Abb. 12.23 A und Abb. 12.25). Fehlbildungen mit einem großen Druckgefälle zwischen dem rechten und linken Herz können mit einem erhöhten Blutstrom durch den Ductus einhergehen und so den normalen Verschluß verhindern.

Bei der **Aortenisthmusstenose** (**Coarctatio aortae**, Abb. 12.30) ist die Lichtung der Aorta unterhalb des Ursprungs der linken A. subclavia deutlich verengt. Die Verengung kann über oder unter der Einmündung des Ductus arteriosus gelegen sein. Daher unterscheidet man bei der Aortenisthmusstenose die **präduktale** und die **postduktale**

**Aortenisthmusstenose**

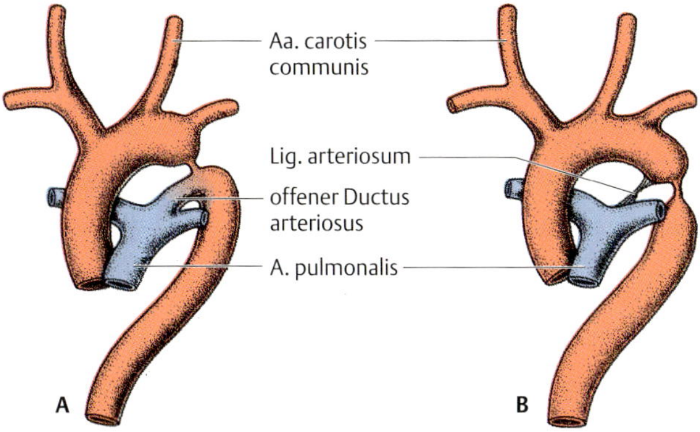

- Aa. carotis communis
- Lig. arteriosum
- offener Ductus arteriosus
- A. pulmonalis

Abb. 12.**30** **A** Präduktale Form. **B** Postduktale Form. Der kaudale Körperabschnitt wird über große, hypertrophierte Interkostalarterien und die Aa. thoracicae versorgt.

Form. Die Ursache der Aortenverengung ist primär eine Mediaveränderung in der Aorta mit anschließenden Intimaproliferationen. Bei der präduktalen Form persistiert der Ductus arteriosus, bei der postduktalen ist er gewöhnlich obliteriert. Bei der postduktalen Form wird ein Kollateralkreislauf zwischen dem proximalen und distalen Anteil der Aorta über erweiterte Interkostalarterien und die A. thoracica interna hergestellt. Nur so kann die untere Körperhälfte mit Blut versorgt werden.

**Abnormer Abgang der rechten A. subclavia:** Bei dieser Fehlbildung (Abb. 12.31) wird die A. subclavia dextra durch den distalen Anteil der rechten Aorta dorsalis und die 7. Intersegmentalarterie gebildet. Der rechte 4. Aortenbogen ist obliteriert. Mit dem Kürzerwerden der Aorta zwischen der linken A. carotis communis und der linken A. subclavia liegt die Abgangsstelle der abnormen rechten A. subclavia schließlich unterhalb von der linken A. subclavia. Da ihr Stamm sich aus der rechten Aorta dorsalis herleitet, muß sie, um den rechten Arm zu erreichen, die Medianlinie hinter dem Ösophagus kreuzen. Die Anomalie ist recht häufig und kann gelegentlich Schluckbeschwerden verursachen. Das Syndrom wird daher als Dysphagia lusoria bezeichnet. Der N. recurrens bildet bei diesen Verhältnissen nicht seine Schlinge um die A. subclavia, sondern zieht direkt vom N. vagus zur Kehlkopfmuskulatur.

**Doppelter Aortenbogen:** Normalerweise bildet sich die rechte dorsale Aorta zwischen der Abgangsstelle der 7. Intersegmentalarterie und ihrem Zusammenfluß mit der linken Aorta dorsalis zurück. Wenn dies unterbleibt, entsteht ein doppelter Aorten-

### Abnormer Abgang der rechten A. subclavia

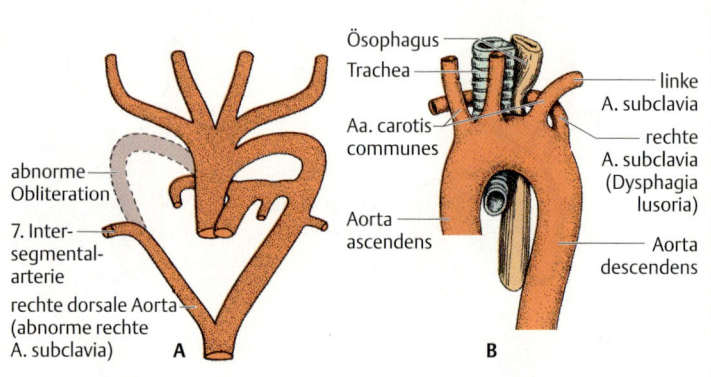

Abb. 12.**31** **A** Der rechte 4. Aortenbogen obliteriert, der distale Abschnitt der rechten dorsalen Aorta bleibt bestehen. **B** Die abnorme rechte A. subclavia überkreuzt die Mittellinie hinter dem Ösophagus und kann diesen einengen (Dysphagia lusoria).

### Doppelter Aortenbogen

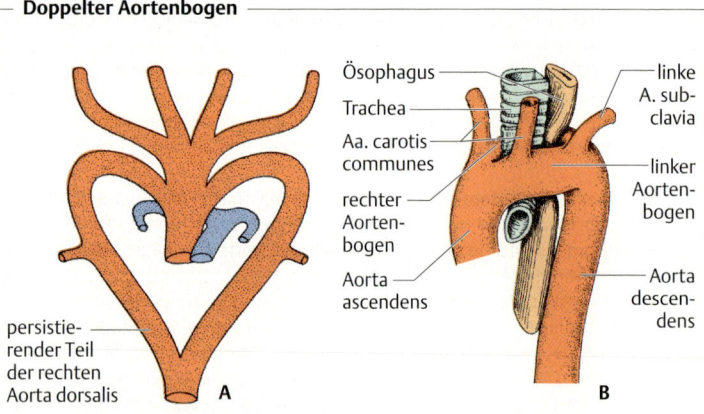

Abb. 12.**32** **A** Der distale Abschnitt der rechten dorsalen Aorta persistiert. **B** Der doppelte Aortenbogen bildet einen Gefäßring um die Trachea und den Ösophagus.

bogen (Abb. 12.**32**). Dieser umfaßt als **Gefäßring** die Trachea und den Ösophagus und komprimiert häufig diese beiden Gebilde. Dadurch kommt es zu Atem- und Schluckbeschwerden.

**Rechter Aortenbogen:** Bei dieser Anomalie sind der linke 4. Aortenbogen und die linke Aorta dorsalis vollkommen obliteriert und werden von den entsprechenden Gefäßen der rechten Seite ersetzt. Es kann zu Schluckbeschwerden kommen, wenn das Lig. arteriosum links liegt und hinter dem Ösophagus verläuft.

**Unterbrochener Aortenbogen:** Diese interessante Anomalie, die schwerwiegender ist als die vorher beschriebenen, wird durch Obliteration des 4. Aortenbogens auf der linken Seite hervorgerufen (Abb. 12.**33**). Sie ist häufig mit einem abnormen Ursprung der rechten A. subclavia kombiniert. Der Ductus arteriosus bleibt weit offen, und die Aorta descendens und die Aa. subclaviae erhalten Blut von geringem Sauerstoffgehalt aus der A. pulmonalis. Die Aorta versorgt nur die linke und rechte A. carotis communis.

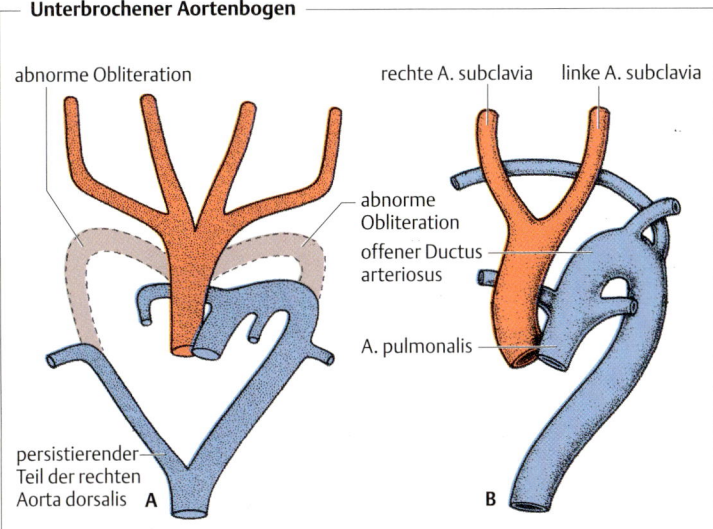

Abb. 12.**33** **A** Der 4. Aortenbogen auf der rechten und auf der linken Seite obliteriert, der distale Abschnitt der rechten dorsalen Aorta bleibt bestehen. **B** Eine Form des unterbrochenen Aortenbogens. Die Aorta versorgt den Kopf. Die A. pulmonalis versorgt über den Ductus arteriosus alle anderen Körperabschnitte.

## Entwicklung der Venen

In der 5. Woche sind drei große Venenpaare vorhanden: 1. die **Dottervenen (Vv. vitellinae)**, die das Blut vom Dottersack zum Sinus venosus leiten, 2. die **Nabelvenen (Vv. umbilicales)**, die in den Chorionzotten entspringen und dem Embryo sauerstoffreiches Blut zuführen, und 3. die **Kardinalvenen (Vv. cardinales)**, die dem Blutrückfluß aus dem eigentlichen Embryonalkörper dienen (Abb. 12.27, S. 218).

### Dottervenen

Bevor die Dottervenen in den Sinus venosus eintreten, bilden sie einen Venenring um das Duodenum und die Leberanlage und durchströmen das Mesenchym des Septum transversum (Abb. 12.34). Die auswachsenden Leberzellbälkchen sprossen in die Strombahn der Venen ein, so daß ein weites Kapillarnetz aus **Lebersinusoiden** entsteht.

Mit der Rückbildung des linken Sinushorns fließt das Blut der linken Seite nach rechts und führt zur Ausweitung der rechten Nabelvene (rechter Leber-Herz-Kanal). Der rechte Leber-Herz-Kanal bildet schließlich den **posthepatischen Abschnitt der V. cava inferior**. Der proximale Abschnitt der linken Dottervene obliteriert (Abb. 12.35). Aus den Anastomosen um das Duodenum entsteht ein einziges Gefäß, die **V. portae** (Abb. 12.35B). Die **V. mesenterica superior**, die das Blut aus den primitiven Darmschlingen ableitet, stammt vom distalen Ab-

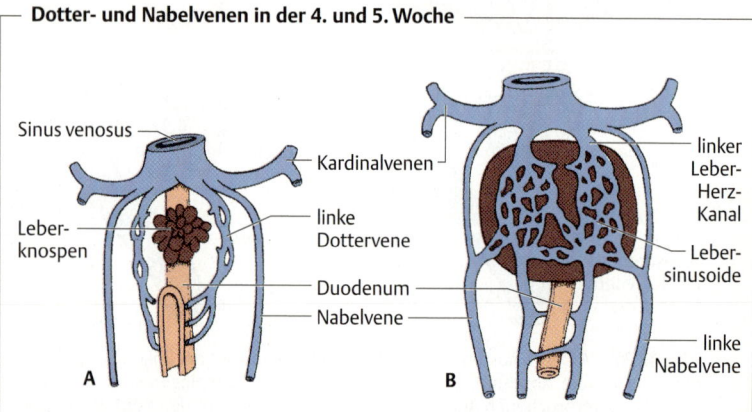

**Dotter- und Nabelvenen in der 4. und 5. Woche**

Abb. 12.34 **A** 4. Woche. **B** 5. Woche: Die Leberbälkchen wachsen in die Strombahn der Dottervenen ein, so daß Lebersinusoide entstehen. Um das Duodenum bildet sich ein Plexus. Der venöse Blutstrom beginnt sich von links nach rechts zu verlagern.

### Dotter- und Nabelvenen im 2. und 3. Monat

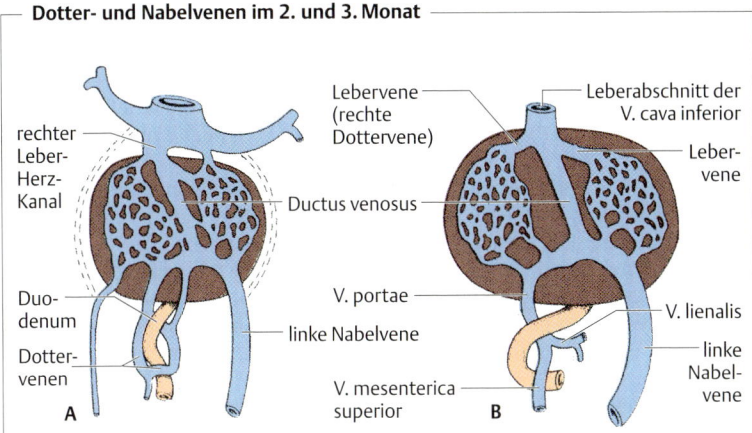

Abb. 12.**35** **A** 2. Monat. **B** 3. Monat: Das Blut der linken Nabelvene wird über den Ductus venosus nach rechts geleitet. Das Lebersegment der V. cava inferior entsteht aus dem rechten Leber-Herz-Kanal. Die V. lienalis vereinigt sich mit der V. mesenterica superior zur V. portae.

schnitt der rechten Dottervene ab. Der distale Abschnitt der linken Dottervene bildet sich vollständig zurück (Abb. 12.**35**).

### Nabelvenen

Die Nabelvenen laufen zunächst auf beiden Seiten an der Leberanlage vorbei. Sie nehmen jedoch bald Verbindung zu den Lebersinusoiden auf (Abb. 12.**34**). Der proximale Abschnitt beider Nabelvenen und die rechte Nabelvene bilden sich zurück, so daß nur noch die linke Nabelvene das Blut aus der Plazenta zur Leber befördert (Abb. 12.**35**). Mit der Verstärkung des Plazentakreislaufs entsteht eine direkte Verbindung zwischen der linken Nabelvene und dem rechten Leber-Herz-Kanal (Abb. 12.**35**). Das neue Gefäß umgeht als **Ductus venosus** das Netz der Lebersinusoide. Nach der Geburt obliterieren die Nabelvene und der Ductus venosus und bilden das **Lig. teres hepatis** und das **Lig. venosum** (s. die Umstellung des Kreislaufs bei der Geburt, S. 231 ff).

### Kardinalvenen

Das System der Kardinalvenen besteht aus den **vorderen Kardinalvenen** (Vv. cardinales anteriores) im kranialen Körperabschnitt des Embryos und aus den **hinteren Kardinalvenen** (Vv. cardinales posteriores), die das Blut aus dem übrigen Embryonalkörper einschließlich der Urnieren zurückleiten. Die vordere und hintere Kardinalvene einer Seite vereinigen sich miteinander kurz bevor sie in das Herz eintreten und bilden die kurze V. cardinalis communis (Ductus Cuvieri). Diese mündet in das rechte bzw. linke Sinushorn dicht neben den Nabelvenen ein. Bis zur 4. Woche sind die Kardinalvenen noch symmetrisch ausgebildet (Abb. 12.36 A).

Zwischen der 5. und 7. Woche bilden sich zusätzliche Venensysteme heraus: 1. Die **Subkardinalvenen** entwickeln sich zur Drainage der Urnieren. 2. Die **Suprakardinalvenen** nehmen das Blut aus den Interkostalvenen der Körperwand auf und übernehmen damit die Funktion der hinteren Kardinalvenen. 3. Die Sakrokardinalvenen entstehen mit den unteren Extremitäten (Abb. 12.36).

Bei der Entwicklung des Vena-cava-Systems treten in diesen Venensystemen charakteristische Queranastomosen auf, die das Blut von links auf die rechte Seite herüberführen (Abb. 12.36 B).

Die **Anastomose zwischen den vorderen Kardinalvenen** entwickelt sich zur **linken V. brachiocephalica**. Sie führt das Blut aus dem Kopf und dem Arm der linken Seite auf die rechte Seite herüber. Der Endabschnitt der linken hinteren

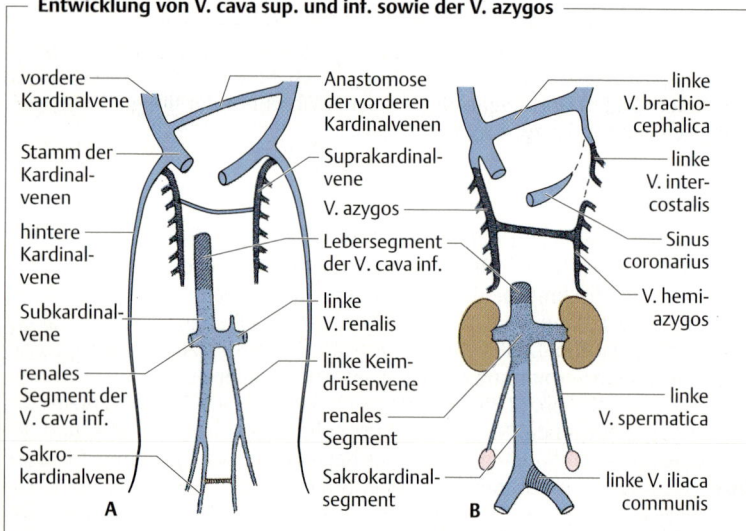

**Entwicklung von V. cava sup. und inf. sowie der V. azygos**

Abb. 12.**36** **A** Mit 7 Wochen. Beachte die Anastomose zwischen den vorderen Kardinalvenen, den Suprakardinalvenen, den Subkardinalvenen und den Sakrokardinalvenen. **B** Venensystem bei der Geburt. Die V. cava inferior setzt sich aus drei Komponenten zusammen.

Kardinalvene mündet nun in die linke V. brachiocephalica und bleibt als kleines Gefäß in Form der linken oberen Interkostalvene erhalten. Das Gefäß führt Blut aus dem 2. und 3. Interkostalraum. Die **V. cava superior** entsteht rechts aus dem Stamm der Kardinalvenen und aus dem proximalen Abschnitt der vorderen Kardinalvene.

Die **Anastomose zwischen den Subkardinalvenen** wird zur **linken Nierenvene**. Anschließend bildet sich die linke Subkardinalvene zurück. Nur ihr distaler Abschnitt bleibt als **linke Gonadenvene** erhalten. Die rechte Subkardinalvene wird damit zum Hauptabfluß und entwickelt sich zum **renalen Segment der V. cava inferior**.

Die **Anastomose zwischen den Sakrokardinalvenen** wird zur **linken V. iliaca communis**. Die rechte Sakrokardinalvene bildet damit den unteren Abschnitt der V. cava inferior (sakrokardinales Segment). Das renale Segment der V. cava inferior geht in den Leberabschnitt der V. cava über, der aus der rechten Dottervene stammt. Damit ist die Ausbildung der V. cava inferior abgeschlossen. Sie besteht nun aus einem hepatischen, einem renalen und einem sakrokardinalen Segment.

Durch die Obliteration der unteren Kardinalvenen im Bereich des Herzens gewinnen die Suprakardinalvenen an Bedeutung. Die 4. bis 11. Interkostalvenen der rechten Seite entleeren sich in die rechte Suprakardinalvene, die nun zusammen mit einem Abschnitt der hinteren Kardinalvene zur **V. azygos** wird (Abb. 12.36 B). Auf der linken Seite münden die Interkostalvenen in die linke Suprakardinalvene ein. Zwischen beiden Suprakardinalvenen entwickelt sich eine Queranastomose, so daß die linke Suprakardinalvene sich in die V. azygos entleert und damit zur **V. hemiazygos** wird.

### Klinische Bezüge

Die Entwicklung der großen Hohlvenen ist sehr kompliziert. Es kommt daher häufig zu Abweichungen im Verlauf dieser Venen.

**Doppelte V. cava inferior:** Bei dieser Anomalie (Abb. 12.37 A) hat die linke Sakrokardinalvene ihre Verbindung mit der linken Subkardinalvene nicht verloren. Die linke V. iliaca communis kann vorhanden sein oder fehlen. Die linke V. testicularis ist normal angelegt.

**Fehlende V. cava inferior:** Die rechte Subkardinalvene hat keinen Anschluß an die Leber gefunden und leitet ihr Blut direkt in die rechte V. supracardinalis (Abb. 12.36 und Abb. 12.37 B). Der Blutstrom aus den kaudalen Körperregionen erreicht dann das Herz über die V. azygos und die V. cava superior. Die V. hepatica mündet anstelle der V. cava inferior in den rechten Vorhof. In der Regel ist diese Anomalie mit anderen Herzfehlbildungen verbunden.

**Linke V. cava superior:** Diese Anomalie (Abb. 12.38 A) wird durch Persistieren der linken vorderen Kardinalvene und Obliteration der V. cardinalis communis und des proxi-

## 12. Herz und Gefäße

### Doppelte oder fehlende V. cava inferior

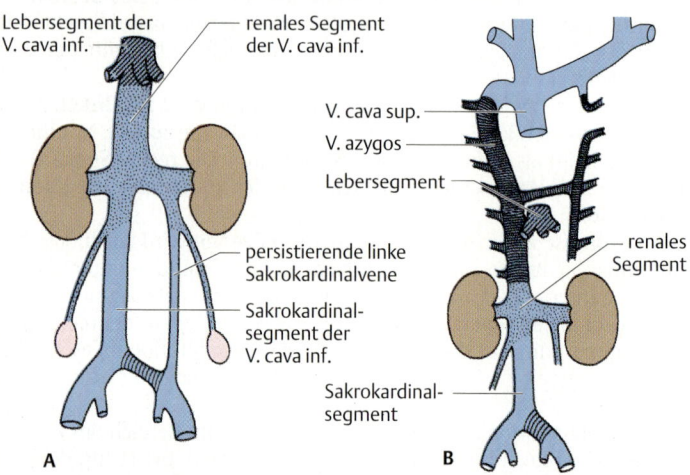

Abb. 12.**37** **A** Doppelte V. cava inferior im Lumbalbereich in Folge einer persistierenden linken Sakrokardinalvene. **B** Fehlen der V. cava inferior. Der Blutabfluß aus der unteren Körperhälfte erfolgt über die V. azygos, die in die V. cava superior eintritt. Die V. hepatica mündet an der Stelle der V. cava inferior in das Herz ein.

### Linke oder doppelte V. cava superior

Abb. 12.**38** **A** Eine linke V. cava superior tritt in den rechten Vorhof über den Sinus coronarius ein (Ansicht von hinten). **B** Doppelte V. cava superior. Die Anastomose (V. brachiozephalica) zwischen den beiden vorderen Kardinalvenen hat sich nicht entwickelt (Ansicht von dorsal).

malen Anteils der vorderen Kardinalvene der rechten Seite verursacht. Das Blut wird über die V. brachiocephalica von der rechten zur linken Seite geleitet.

**Doppelte V. cava superior:** Es bleibt die linke vordere Kardinalvene erhalten, während die linke V. brachiocephalica fehlt (Abb. 12.**38** B). Die persistierende linke vordere Kardinalvene heißt dann **V. cava superior sinistra** und leitet das Blut über den Sinus coronarius in den rechten Vorhof.

## Fetaler Kreislauf und Umstellung bei der Geburt

Vor der Geburt erreicht das sauerstoffbeladene Blut aus der Plazenta (80%ige Sättigung) den Fetus über die Nabelvene. Im Bereich der Leber fließt der Hauptteil dieses Blutes durch den Ductus venosus direkt in die V. cava inferior und passiert damit im Kurzschluß die Leber. Ein kleiner Teil erreicht die Lebersinusoide und vermischt sich hier mit Blut aus dem Pfortaderkreislauf (Abb. 12.39 A). Ein **Sphinktermechanismus** im **Ductus venosus** in der Nähe der Einmündungsstelle der Nabelvene reguliert den Zufluß von Nabelschnurblut durch die Lebersinusoide. Man nimmt an, daß dieser Sphinkter sich schließt, wenn infolge einer Uteruskontraktion der venöse Rückfluß zu stark ist, und daß auf diese Weise das Herz vor einer plötzlichen Überlastung geschützt wird.

Nach kurzem Verlauf in der V. cava inferior tritt das Blut in den rechten Vorhof ein. Hier wird es durch die Klappe der V. cava inferior gegen das Foramen ovale geleitet, so daß der Hauptblutstrom direkt in den linken Vorhof gelangt. Ein kleiner Teil wird jedoch durch den unteren Rand des Septum secundum, die **Crista dividens**, daran gehindert und verbleibt im rechten Vorhof. Hier mischt er sich mit dem sauerstoffarmen Blut, das aus der Kopfregion und den Armen über die V. cava superior zurückfließt.

Vom linken Vorhof aus gelangt der Hauptblutstrom – nach einer geringfügen Beimischung von noch sauerstoffarmem Blut aus den Lungenanlagen – in den linken Ventrikel und die Aorta ascendens. Da die Koronararterien und Karotiden die ersten Äste der Aorta ascendens sind, werden die Herzmuskulatur und das Gehirn mit sauerstoffreichem Blut versorgt. Das sauerstoffarme Blut aus der V. cava superior fließt durch den rechten Ventrikel in den Truncus pulmonalis. Der Widerstand in den Lungenarterien ist während der Fetalzeit sehr hoch, so daß die Hauptmenge dieses Blutes durch den **Ductus arteriosus** direkt in die Aorta descendens gelangt, wo es sich mit dem Blut aus der proximalen Aorta vermischt. Von da fließt das Blut durch die beiden Nabelarterien zur Plazenta. In den Nabelarterien beträgt die Sauerstoffsättigung etwa 58%.

Auf seinem Weg von der Plazenta zu den Organen des Fetus vermindert sich der hohe Sauerstoffgehalt des Blutes in der Nabelvene allmählich durch Vermischung mit sauerstoffarmem Blut. Theoretisch kann sich das in mehr oder weniger großem Ausmaß an folgenden Stellen ereignen (Abb. 12.39A): in der Leber (I) durch Vermischung mit einer kleinen Blutmenge, die aus dem Pfortader-

## Umstellung des Blutkreislaufs bei der Geburt

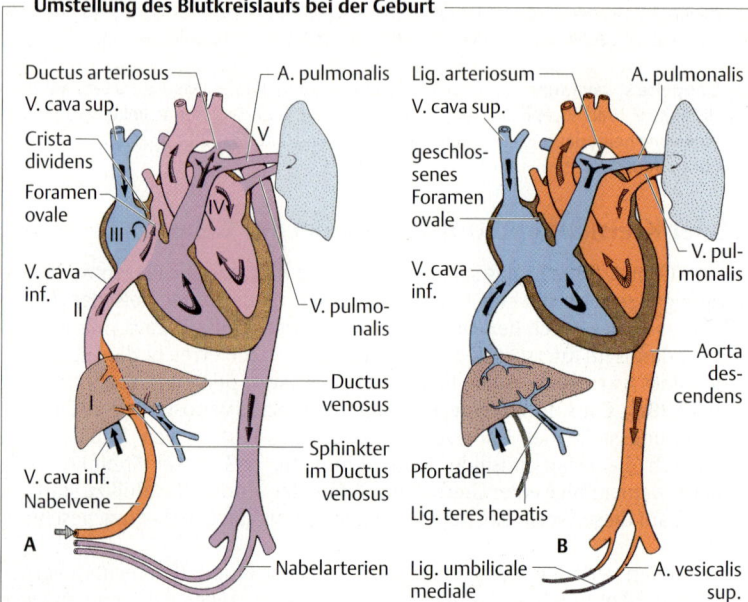

Abb. 12.39 **A** Der Blutkreislauf des Menschen vor der Geburt. Die Pfeile zeigen die Richtung des Blutstromes an. Beachte, in welchen Gebieten sich sauerstoffreiches und sauerstoffarmes Blut mischt: in der Leber (I), in der V. cava inferior (II), im rechten Vorhof (III), im linken Vorhof (IV) und an der Einmündung des Ductus arteriosus in die absteigende Aorta (V). **B** Der Kreislauf des Menschen nach der Geburt. Beachte die Veränderungen, die durch das Einsetzen der Atmung und die Unterbrechung des Plazentakreislaufes hervorgerufen werden.

system zurückfließt; in der V. cava inferior (II), die sauerstoffarmes Blut aus den unteren Extremitäten, dem Becken und den Nieren führt; im rechten Vorhof (III) durch Zufuhr von venösem Blut aus den oberen Extremitäten und dem Kopf; im linken Vorhof (IV) durch Vermischung mit Blut, das aus den Lungen zurückfließt; und an der Eintrittsstelle des Ductus arteriosus in die Aorta descendens (V).

## Umstellung bei der Geburt

Die plötzliche Umstellung des Kreislaufs bei der Geburt kommt durch die Unterbrechung des Blutzuflusses aus der Plazenta und den Beginn der Lungenatmung zustande. Durch die Kompression des Brustkorbes bei der Geburt wird die Amnionflüssigkeit im Bronchialbaum durch Luft ersetzt und die Atmung setzt plötzlich ein. Gleichzeitig schließt sich der Ductus arteriosus durch Muskelkontraktion seiner Wand. Dadurch steigt die Blutmenge, die durch die Lungengefäße fließt, schnell an. Dies wiederum führt zu einer Erhöhung des Drucks im linken Vorhof. Gleichzeitig mit diesen Veränderungen auf der linken Seite fällt der Druck im rechten Vorhof durch die Unterbrechung des Plazentakreislaufes ab. Das Septum primum wird an das Septum secundum angepreßt und damit das Foramen ovale funktionell geschlossen.

Im folgenden sind die Veränderungen bei der Umstellung des Kreislaufs noch einmal zusammengestellt (Abb. 12.39 B):

- **Verschluß der Nabelarterien** durch Kontraktion der glatten Muskulatur in der Wand der Gefäße. Er wird wahrscheinlich durch thermale und mechanische Reize und durch Veränderung der Sauerstoffspannung ausgelöst. Funktionell schließen sich die Arterien wenige Minuten nach der Geburt. Die tatsächliche Obliteration des Lumens durch fibröse Proliferation kann jedoch 2–3 Monate in Anspruch nehmen. Die distalen Anteile der Nabelarterien bilden dann auf beiden Seiten das **Lig. umbilicale mediale**, die proximalen Anteile bleiben als **Aa. vesicales superiores** durchgängig.
- Der **Verschluß der Nabelvene und des Ductus venosus** tritt kurz nach dem Verschluß der Nabelarterien ein. Das bedeutet, daß noch Blut aus der Plazenta einige Zeit nach der Geburt zum Neugeborenen hin fließen kann. Nach der Obliteration bildet die Nabelvene das **Lig. teres hepatis** im unteren Rand des Lig. falciforme. Der Ductus venosus, der von der Nabelvene zur V. cava inferior führt, obliteriert ebenfalls und bildet das **Lig. venosum**.
- Der **Verschluß des Ductus arteriosus** durch Kontraktion seiner Wandmuskulatur tritt sofort nach der Geburt ein. Der Mediator ist **Bradykinin**, das bei der Belüftung der Lungen gebildet wird. Angiokardiographie und Herzkatheterisierung haben jedoch ergeben, daß während der ersten Tage nach der Geburt ein Links-rechts-Shunt nicht ungewöhnlich ist. Die vollständige anatomische Obliteration durch Intimaproliferation dauert etwa 1–3 Monate. Beim Erwachsenen bildet der obliterierte Ductus arteriosus das **Lig. arteriosum**.
- Der **Verschluß des Foramen ovale** kommt durch eine Druckerhöhung im linken Vorhof bei gleichzeitiger Druckverminderung auf der rechten Seite zustande. Mit dem ersten tiefen Atemzug wird das Septum primum gegen das Septum secundum gepreßt. In den ersten Lebenstagen ist dieser Verschluß jedoch noch reversibel. Schreien des Säuglings verursacht noch einen Rechts-links-Shunt, der für die zyanotischen Perioden beim Neugeborenen verantwortlich ist. Durch das dauernde Aneinanderpressen verschmelzen die beiden Septen innerhalb etwa eines Jahres miteinander. In 20–25% aller Fälle kommt es aber niemals zu einem vollkommenen anatomischen Verschluß (**Sondendurchgängigkeit des Foramen ovale**).

## Lymphatisches System

Das **lymphatische System** entsteht wesentlich später als das Gefäßsystem. Es tritt nicht vor der 5. Schwangerschaftswoche auf. Die Abstammung der Lymphgefäße ist noch nicht geklärt. Entweder entstehen sie in situ aus dem Mesenchym, oder sie sprossen aus dem Endothel der Venen aus. Es entstehen fünf primäre Lymphgefäßstämme: Zwei **jugulare Stämme** am Zusammenfluß der Vena subclavia und der Vena cardinalis anterior, zwei **iliacale Stämme** am Zusammenfluß der Vena iliaca und der Vena cardinalis posterior, **ein retroperitonealer Stamm** an der dorsalen Mesenterialwurzel; und dorsal von dem retroperitonealen Stamm die **Cisterna chyli**. Zahlreiche Lymphbahnen verbinden die primären Stämme miteinander und drainieren die Lymphknoten der Extremitäten, der Körperwand und des Kopf- und Halsbereichs. Zwei Hauptkanäle, der rechte und linke **Ductus thoracicus**, vereinigen sich mit den jugularen Stämmen und mit der Cisterna chyli. Anschließend entsteht zwischen beiden eine Anastomose. Der definitive **Ductus thoracicus** entwickelt sich aus dem distalen Abschnitt des rechten Ductus thoracicus, der Anastomose und dem kranialen Abschnitt des linken Ductus thoracicus. Der **rechte Lymphgang** im Mediastinum stammt vom kranialen Abschnitt des rechten Ductus thoracicus ab. Beide Gänge behalten ihre ursprüngliche Einmündung in das Venensystem bei. Sie münden im Venenwinkel zwischen Vena jugularis interna und Vena subclavia ein. Aufgrund der vielen Anastomosen ist die definitive Gestalt des Ductus thoracicus sehr variabel.

### ➡ *Zusammenfassung: Herz und Gefäße*

#### Herz

Das gesamte Herz-Kreislauf-System – Herz, Blutgefäße und Blutzellen – stammt aus dem mittleren Keimblatt, dem Mesoderm. Der ursprünglich paarige Herzschlauch (Abb. 12.2) vereinigt sich am 22. Tag der Entwicklung zu einem singulären leicht gebogenen Herzschlauch (Abb. 12.2C) mit einem innen gelegenen Endokardschlauch und einem außen gelegenem Myokardmantel. Zwischen der 4. und 7. Woche entsteht durch die Ausbildung der Septen die typische Herzstruktur mit vier Kammern.
Die Septenbildung im Herzen erfolgt durch die Entwicklung von **Endokardkissen** im Atrioventrikularkanal (**Atrioventrikularkissen**) und des spiraligen Septums in der Conus-Truncus-Region (**Conus-** und **Truncusleisten**). Wegen der zentralen Lage des Kissengewebes gehen viele Herzfehlbildungen auf eine abnorme Morphogenese der Endokardkissen zurück.

**Septumbildung im Vorhof.** Das **Septum primum** wächst als sichelförmige Leiste vom Dach des Vorhofs herab und unterteilt den Vorhof, läßt dabei jedoch eine Öffnung, das **Ostium primum**, zwischen beiden Seiten bestehen (Abb. 12.12). Wenn das Ostium primum durch die Fusion des Septum primum mit dem Endokardkissen zuwächst, entsteht durch Zelluntergang im Septum primum das **Ostium secundum**. Schließlich bildet sich das Septum secundum, das zwischen den Vorhöfen jedoch die Öffnung des **Foramen ovale** bestehen läßt. Wenn bei der **Geburt** der Druck im linken Vorhof ansteigt, werden die beiden Septen gegeneinander gedrückt und verschließen die Öffnung im Vorhofseptum. Die Defekte im Vorhofseptum zeigen eine Variation vom vollständigen Fehlen (Abb. 12.16) bis zur unbedeutenden **Sondendurchgängigkeit** des Foramen ovale.

**Septumbildung im Atrioventrikularkanal:** Der Atrioventrikularkanal ist von vier Endokardkissen umgeben. Die Verschmelzung des oberen und unteren Kissens unterteilt die Öffnung in ein rechtes und ein linkes Atrioventrikularostium (Abb. 12.13). Die Endokardkissen wandeln sich bindegewebig um und werden zu den Mitralklappen auf der linken und den Trikuspidalklappen auf der rechten Seite (Abb. 12.14). Die Persistenz eines ungeteilten Atrioventrikularkanals (Abb. 12.17) und Fehler bei der Unterteilung des Kanals (12.18 B) sind häufige Defekte.

**Septumbildung in den Ventrikeln.** Das Septum interventrikulare besteht aus einem dicken muskulären und einem dünnen membranösen Abschnitt (Abb. 12.19 B). Das membranöse Septum entsteht aus dem unteren Endokardkissen im Atrioventrikularkanal, dem rechten und dem linken Conuswulst (Abb. 12.20 A–C). Häufig verschmelzen die drei Komponenten nicht miteinander, so daß ein offenes Foramen interventriculare bestehen bleibt. Die Fehlbildung kann isoliert vorkommen, ist jedoch häufig mit anderen kompensatorischen Defekten kombiniert (Abb. 12.22 und 12.23).

**Septumbildung im Bulbus.** Der Bulbus gliedert sich in den Truncus (Truncus aortae und Truncus pulmonalis), den Conus (die Ausflußbahn der Aorta und des Truncus pulmonalis) und den trabekulären Abschnitt des rechten Ventrikels. Die Truncusregion wird von dem spiraligen Septum aorticopulmonale in die beiden Hauptarterien unterteilt (Abb. 12.20). Die Conuswülste unterteilen die Ausflußbahn von Aorta und Arteria pulmonalis und verschließen zusammen mit Gewebe des unteren Endokardkissens das Foramen interventriculare (Abb. 12.20 C). Viele Fehlbildungen wie die Transposition der großen Gefäße und die Pulmonalatresie kommen durch fehlerhafte Unterteilung der Conus-Truncus-Region zustande. Dabei können Neuralleistenzellen beteiligt sein, die zur Bildung der Truncuswülste beitragen.

**Gefäßsystem**
**Arterien.** Der Schlunddarm wird von 6 Aortenbögen (Abb. 12.29 B, C) eingefaßt, die sich zurückbilden oder in definitive Gefäße umwandeln: 1) Der 4. linke Aortenbogen wird zum definitiven Aortenbogen; 2) aus dem 6. Aor-

tenbogen gehen die Pulmonalarterien hervor, die vor der Geburt auf der linken Seite über den Ductus arteriosus mit der absteigenden Aorta verbunden sind; 3) die rechte A. subclavia wird vom proximalen Abschnitt des 4. Aortenbogens und der 7. Intersegmentalarterie gebildet (Abb. 12.**29**B). Die häufigsten Fehlbildungen der Aortenbögen sind a) offener Ductus arteriosus und Aortenisthmusstenose (Abb. 12.**30**) und b) persistierender rechter Aortenbogen und abnorme rechte A. subclavia (Abb. 12.**31** und 12.**32**), die beide Atem- und Schluckbeschwerden verursachen.

Die **Dotterarterien** versorgen ursprünglich den Dottersack und wandeln sich dann in Truncus coeliacus, A. mesenterica superior und A. mesenterica inferior um, die den Vorderdarm, den Mitteldarm und den Enddarm versorgen.

Die **Nabelarterien** sind paarig und entspringen aus der A. iliaca communis. Nach der Geburt obliteriert beiderseits der distale Anteil und wird zum Lig. umbilicale mediale, während der proximale Abschnitt als A. iliaca interna und A. vesicalis erhalten bleibt.

**Venen.** In der Embryonalzeit entwickeln sich drei große Venensysteme: 1. die **Dottervenen**, die sich zum System der **Vena portae** entwickeln (Abb. 12.**34** und 12.**35**), 2. die **Kardinalvenen**, aus denen die obere und untere Vena cava hervorgehen (Abb. 12.**36**), und 3. die **Nabelvenen**, die sich nach der Geburt zurückbilden. Das komplizierte Vena-cava-System zeichnet sich durch viele Fehlbildungen aus wie die doppelte Vena cava inferior oder superior oder eine linke Vena cava superior (Abb. 12.**38**).

**Umstellung des Kreislaufs bei der Geburt.** Vor der Geburt wird der Fetus durch den einheitlichen Plazentakreislauf mit Sauerstoff versorgt. Nach der Geburt übernehmen die Lungen den Gasaustausch. Bei der Geburt und in den ersten postnatalen Monaten finden die folgenden Veränderungen statt (Abb. 12.**39**): 1. Der Ductus arteriosus verschließt sich (**Lig. arteriosum**). 2. Das Foramen ovale verschließt sich. 3. Die Nabelvene und der Ductus venosus obliterieren (**Lig. teres hepatis und Lig. venosum**). 4. Die Nabelarterien obliterieren (**Lig. umbilicale mediale**).

**Lymphatisches System.** Die Lymphgefäße entstehen später als die Blutgefäße. Sie gehen aus fünf voneinander unabhängigen Lymphgefäßstämmen hervor: zwei jugulare, zwei iliacale und ein retroperitonealer Stamm, sowie aus der Cisterna chyli. Eine Vielzahl von Gefäßen verbindet dann die Stämme und schafft so den Lymphabfluß für die Organsysteme. Schließlich bildet sich der definitive **Ductus thoracicus** durch Anastomosen zwischen dem rechten und linken Ductus thoracicus.

## ❓ Fragen zur Vertiefung

1. Bei einer 35 Jahre alten Frau in der 12. Schwangerschaftswoche findet sich ein abnormer Befund bei der Ultraschalldarstellung des fetalen Herzens. Es stellt sich nicht der normale kreuzförmige Vierkammerblick ein. An dem Kreuz fehlt ein Stück direkt unter dem Querbalken. Welche Strukturen werden mit der Kreuzfigur dargestellt? Welcher Defekt liegt bei diesem Kind wahrscheinlich vor?
2. Ein Kind kommt mit schweren kraniofazialen Defekten und einer Transposition der großen Gefäße zur Welt. Welche Zellen spielen bei beiden Fehlbildungen eine Rolle? Auf die Schädigung welcher Struktur kann das Fehlbildungssyndrom zurückgeführt werden?
3. Welches Gewebe ist für die Unterteilung des Herzens in vier Kammern und für die Unterteilung der Ausflußbahn in A. pulmonalis und Aorta verantwortlich?
4. Ein Patient hat Schwierigkeiten beim Schlucken. Welche Veränderung im Herz-Kreislauf-System kann zu diesem Symptom führen? Welche kongenitale Fehlbildung könnte zugrunde liegen?

# 13. Respirationstrakt

Die **Lungenknospe** oder das **Lungendivertikel** erscheint beim etwa 4 Wochen alten Embryo als eine entodermale Aussackung, die von der ventralen Wand des Vorderdarmes kaudal vom Hypobranchialhöcker abgeht (Abb. 13.1 A). Die epitheliale Auskleidung des Respirationstrakts mit dem Larynx, der Trachea, den Bronchien und der Lunge ist somit **entodermalen Ursprungs**. Die Knorpelspangen und die glatte Muskulatur der Trachea und der Lungen stammen vom viszeralen Mesoderm ab, das den Vorderdarm umgibt.

Ursprünglich steht das Lungendivertikel über seine ganze Länge in offener Verbindung mit dem Vorderdarm (Abb. 13.1 B). Es wird jedoch bald von ihm durch das **Septum oesophagotracheale** abgeschnürt (Abb. 13.2 A). Der Vorderdarm zerfällt damit in einen ventralen Abschnitt, die Anlage des Respirationstraktes, und einen dorsalen Abschnitt, die Anlage des Ösophagus (Abb. 13.2 B, C). Die offene Verbindung zwischen der Anlage des Respirationstraktes und dem Vorder-

**Lage des Lungendivertikels**

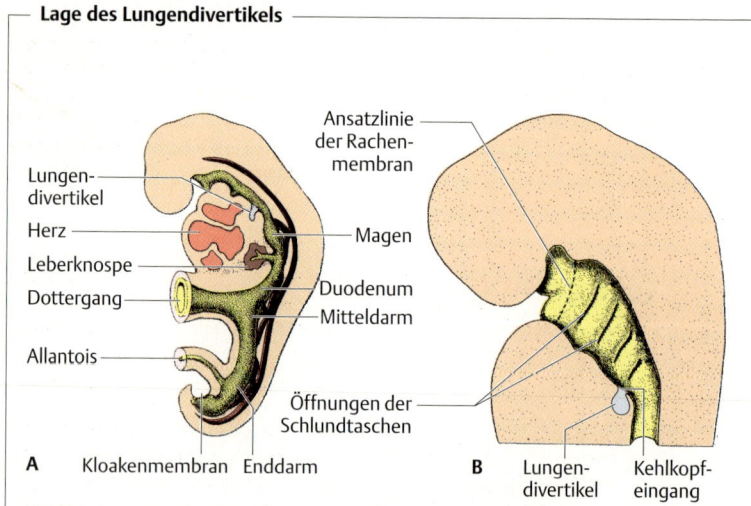

Abb. 13.1 **A** Etwa 25 Tage alter Embryo. **B** Sagittalschnitt durch die Kopfregion eines 5 Wochen alten Embryos, der die Abgänge der Schlundtaschen und der Lungenanlage zeigt.

### Abschnürung des Lungendivertikels

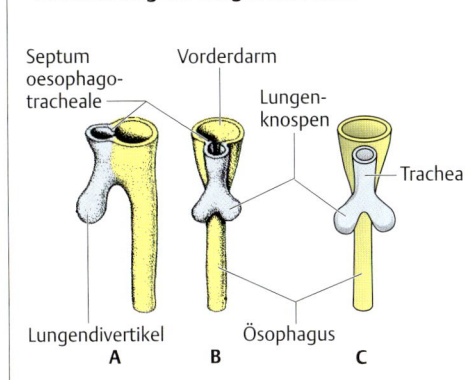

Abb. 13.**2 A – C** Aufeinanderfolgende Stadien in der Entwicklung der Lungendivertikel. Zwischen Ösophagus und Trachea entsteht das Septum oesophagotracheale, das den Vorderdarm in den Ösophagus auf der einen und in die Trachea mit den Lungenknospen auf der anderen Seite unterteilt. **A** Am Ende der 3. Woche (Ansicht von lateral). **B** und **C** Während der 4. Woche (Ansicht von ventral).

darm bleibt nur im Bereich der späteren Kehlkopföffnung erhalten (s. Abb. 13.**4**).

### *Klinische Bezüge*

Störungen bei der Unterteilung von Ösophagus und Trachea durch das Septum oesophagotracheale führen zu einer **Ösophagusatresie** mit oder ohne eine **tracheoösophageale Fistel**. Entweder weicht das Septum nach hinten ab, oder die Ösophagusanlage wird durch raumfordernde Prozesse zwischen dem Vorderdarm und der Wirbelsäule nach vorne gedrückt. Dieser Fehlbildungstyp besitzt eine Häufigkeit von 1 : 3000 Geburten. In 90 % der Fälle endet der obere Abschnitt des Ösophagus blind, während der untere Abschnitt über einen kleinen Gang mit der Trachea verbunden ist (Abb. 13.**3** A). Die isolierte Ösophagusatresie (Abb. 13.**3** B) und H-förmige tracheoösophageale Fisteln ohne Ösophagusatresie (Abb. 13.**3** C) finden sich bei etwa 4 % dieser Fehlbildungen. Die übrigen Formen (Abb. 13.**3** D und E) machen 1 % aus. Die Fehlbildungen sind mit anderen Defekten kombiniert. In 33 % der Fälle sind Herzfehlbildungen vorhanden. Insofern sind tracheoösophageale Fisteln ein Bestandteil der **VACTERL-Assoziation**. Bei der VACTERL-Assoziation handelt es sich um eine Ansammlung von Defekten mit unbekannter Ursache, die jedoch überzufällig oft zusammen auftreten (s. Kap. 8, S. 127).

Eine Komplikation der tracheoösophagealen Fisteln ist das Polyhydramnion. Es tritt auf, wenn die Magen-Darm-Passage behindert ist und die Amnionflüssigkeit nicht im Magen und Dünndarm resorbiert werden kann. Mageninhalt und/oder Amnionflüssigkeit kann durch die Fistel in die Trachea gelangen und zu einer Pneumonitis oder Pneumonie führen.

## Ösophagusatresie und Ösophagotrachealfistel

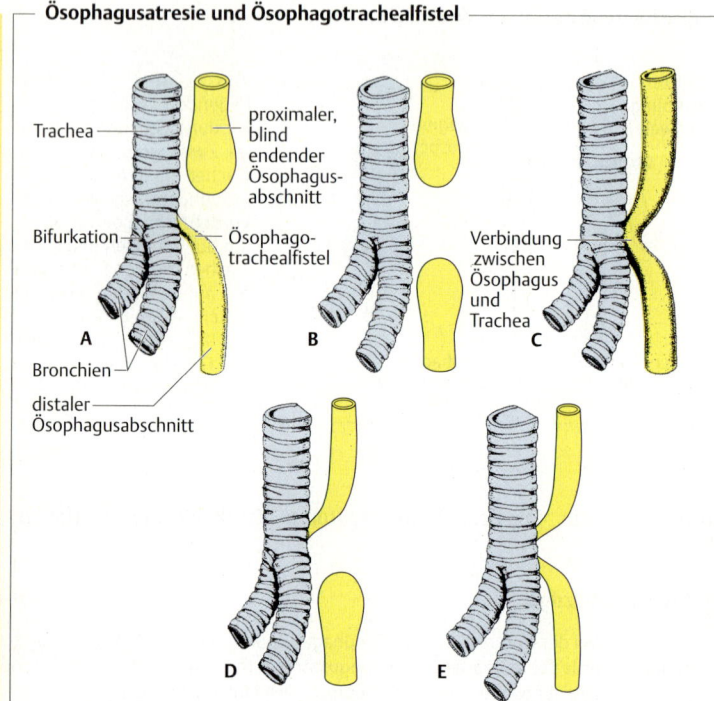

Abb. 13.3   **A** In der häufigsten Form (90% der Fälle) endet der Ösophagus blind. Der untere Ösophagusabschnitt ist über eine Fistel mit der Trachea vebunden. **B** Isolierte Ösophagusatresie (4% der Fälle). **C** H-förmige Ösophagotrachealfistel (4% der Fälle). **D** und **E** Andere Formen (jede in 1% der Fälle).

## Larynx

Die epitheliale Auskleidung des Larynx stammt vom Entoderm ab. Das Knorpelskelett und die Muskeln gehen aus dem Mesenchym des **4.** und **6. Schlundbogens** hervor (s. Abb. 16.7, S. 329). Mit dem Größenwachstum nimmt die sagittale schlitzförmige Öffnung eine T-förmige Gestalt an (Abb. 13.4 A). Die charakteristische definitive Gestalt entsteht mit der Ausbildung des Kehlkopfskeletts aus **Schildknorpel**, **Ringknorpel** und **Arytenoidknorpeln** (Abb. 13.4 B). Während der Ausbildung der Knorpel proliferiert das Epithel so stark, daß es zu einem vorübergehenden Verschluß des Lumens kommt. Bei der anschließenden Vakuolisierung und Rekanalisierung entstehen beiderseits die **Schleim-**

### Kehlkopfeingang und Entwicklung der Zunge

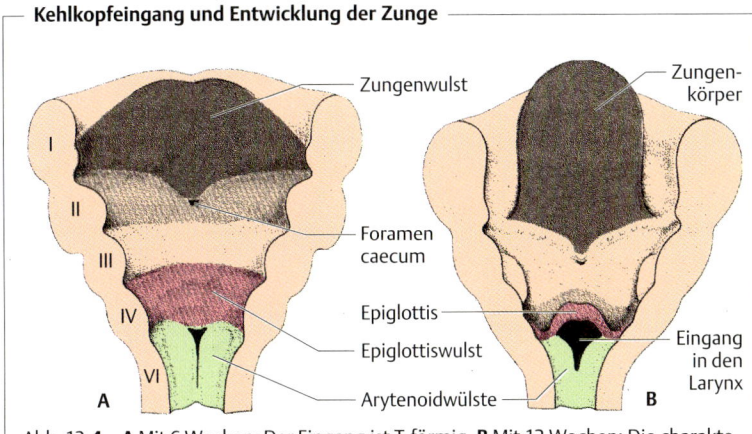

Abb. 13.4 **A** Mit 6 Wochen: Der Eingang ist T-förmig. **B** Mit 12 Wochen: Die charakteristische definitive Gestalt entsteht mit der Ausbildung der Kehlkopfknorpel.

hauttaschen des Kehlkopfs, deren obere und untere Begrenzung sich zum **Taschenband** und zum **Stimmband** entwickeln.

Da die Muskulatur des Larynx aus dem Mesoderm des 4. und 6. Schlundbogens entsteht, werden alle Kehlkopfmuskeln von Ästen des X. Hirnnervs, des N. vagus, innerviert. Der **N. laryngeus superior** innerviert die Derivate des **4.**, der **N. laryngeus recurrens** die Derivate des **6. Schlundbogens** (zu den Kehlkopfknorpeln s. auch Kap. 16).

## Trachea, Bronchien und Lungen

Während sich die Anlage des Respirationstraktes vom Vorderdarm abschnürt, wächst sie gleichzeitig nach kaudal und bildet in der Mitte die Trachea und nach lateral die **Lungenknospen** aus (Abb. 13.2 B und C). Die rechte Lungenknospe teilt sich in drei Äste, die Anlagen der Hauptbronchien. Auf der linken Seite entstehen entsprechend zwei Hauptbronchien (Abb. 13.5 A). Auf diese Weise kündigt sich bereits die Gliederung in drei Lappen auf der rechten Seite und in zwei auf der linken an (Abb. 13.5 B, C).

Die Lungenknospen wachsen nach lateral und nach kaudal in die Zölomhöhle vor (Abb. 13.6). Sie schieben dabei die sie bedeckende viszerale Mesodermschicht vor sich her. Die Leibeshöhle wird in diesem Bereich als **Perikardioperitonealkanal (Zölomkanal)** bezeichnet (Abb. 11.3, S. 182, und 13.6). Die Perikardioperitonealkanäle stehen oben mit der Perikardhöhle und nach unten mit der Peritonealhöhle in offener Verbindung. Durch den Verschluß dieser Öffnungen

## Entwicklung von Trachea und Lungen

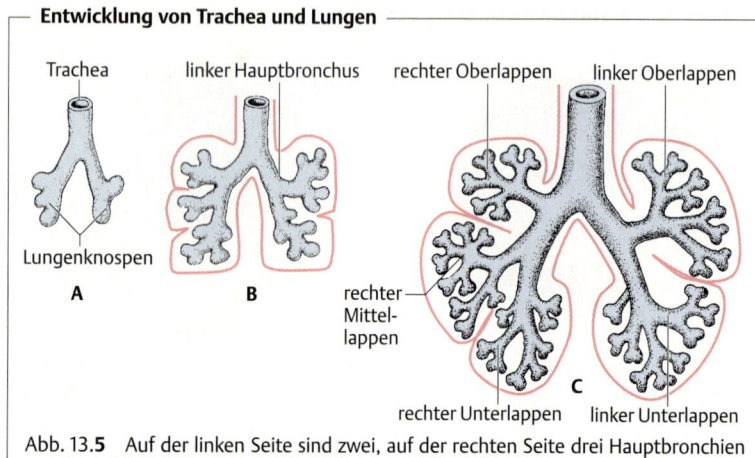

Abb. 13.5  Auf der linken Seite sind zwei, auf der rechten Seite drei Hauptbronchien angelegt. **A** Mit 5 Wochen. **B** Mit 6 Wochen. **C** Mit 8 Wochen.

werden die Perikardioperitonealkanäle zu den **Pleurahöhlen** (s. Abb. 11.4, S. 183). Aus dem viszeralen Mesoderm entsteht die **viszerale Pleura** auf der Oberfläche der Lunge. Aus dem parietalen Mesoderm entsteht die **parietale Pleura** auf der Innenseite der Leibeswand (13.6 A). Zwischen der parietalen und der viszeralen Pleura befindet sich die Pleurahöhle (Abb. 13.6 C).

Im weiteren Verlauf teilen sich die Hauptbronchien wiederholt dichotom, so daß 10 **tertiäre Bronchien (Segmentbronchien)** in der rechten und in der linken Lunge entstehen, die den definitiven **bronchopulmonalen Segmenten** der erwachsenen Lunge entsprechen. Am Ende des 6. Monats sind annähernd 17 derartige Teilungsschritte abgelaufen. Bevor jedoch der Bronchialbaum seine endgültige Gestalt erreicht, laufen noch **6 weitere Teilungsschritte** ab. Sie finden erst nach der Geburt statt. Während ihrer Entwicklung wandern die Lungen kaudalwärts. Bei der Geburt liegt die Bifurkation der Trachea in Höhe des 4. Brustwirbels.

### Reifung der Lunge (Tab. 13.1)

Bis zum 7. Monat zweigt sich der Bronchialbaum in immer kleinere Gänge (Kanälchen) auf (kanalikuläre Phase, Abb. 13.7 A). Die Kapillardichte nimmt ebenfalls zu. Die Atmung wird jedoch erst ermöglicht, wenn ein Teil des kubischen Epithels in den **Bronchioli respiratorii** sich zu Alveolarepithelzellen differenziert hat (Abb. 13.7 B). Diese Zellen sind eng mit Kapillaren und Lymphgefäßen assoziiert und bilden **Endverzweigungen**, die **als primäre Alveolen** bezeichnet

## Ausdehnung der Lungen und Entwicklung der Pleurahöhlen

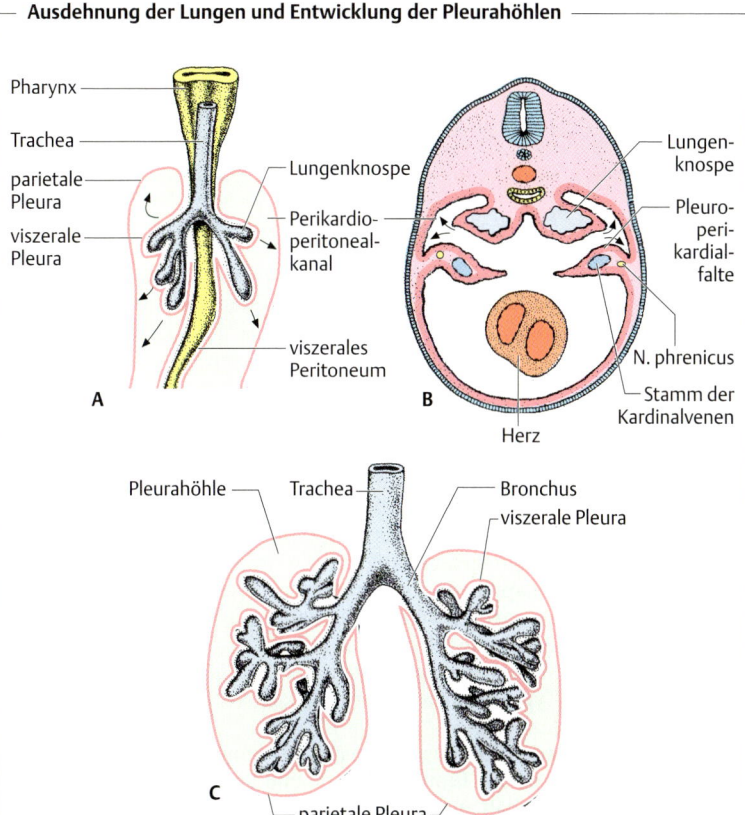

Abb. 13.**6 A** und **B**  Ausdehnung der Lungenknospen in die Perikardioperitonealkanäle. In diesem Entwicklungsstadium verbinden die Kanäle (Zölomkanäle) die Peritoneal- und die Perikardhöhle. **A** Ansicht von ventral. **B** Querschnitt durch die Lungenknospen. Die vorwachsenden Pleuroperikardialfalten unterteilen den Brustabschnitt der Zölomhöhle in die Pleurahöhlen und die Perikardhöhle. **C** Nach der Abtrennung der Perikardioperitonealkanäle von der Perikardhöhle und der Leibeshöhle dehnen sich die Lungen in den Pleurahöhlen aus. Beachte das viszerale und das parietale Blatt der Pleura und die definitive Pleurahöhle. Die viszerale Pleura schiebt sich zwischen die Lungenlappen ein. Die Lungenlappen werden von den Einbuchtungen der viszeralen Pleura gegeneinander abgegrenzt.

## Tabelle 13.1  Reifung der Lunge

| | | |
|---|---|---|
| Pseudoglanduläre Phase | 5–16 Wochen | Die Aufzweigungen sind bis zu den terminalen Brochiolen fortgeschritten. Es sind noch keine Bronchioli respiratrorii oder Alveolen vorhanden. |
| Kanalikuläre Phase | 16–26 Wochen | Jeder terminale Bronchiolus teilt sich in zwei oder mehr respiratorische Bronchiolen, die sich ihrerseits in 3–6 Alveolargänge verzweigen. |
| Primäre Alveolen | 26 Wochen bis zur Geburt | Es bilden sich primitive Alveolen mit engem Kontakt zu den Kapillaren aus. |
| Alveoläre Differenzierung | 8 Monate bis in die frühe Kindheit | Differenzierung reifer Alveolen mit voll ausgebildeter Blut-Luft-Schranke. |

werden. Vom 7. Monat an sind genügend Alveolen und Kapillaren vorhanden, um bei einer Frühgeburt das Überleben zu ermöglichen.

Während der letzten 2 Fetalmonate bis einige Jahre nach der Geburt nimmt die Anzahl der Endverzweigungen ständig zu. Die Alveolarepithelzellen werden dünner, so daß die Kapillaren sich in die primären Alveolen vorbuchten (Abb. 13.7 C). Aus dem engen Kontakt zwischen Kapillaren und Alveolen entsteht die **Blut-Luft-Schranke**. Neben den dünn ausgezogenen **Alveolarepithelzellen (Typ I)** differenzieren sich in den Alveolen Zellen mit einem schaumigen Zytoplasma (**Typ II**), die eine oberflächenaktive Substanz (Phospholipide, **Surfactant**) produzieren.

Vor der Geburt enthalten die Lungen eine Flüssigkeit mit hoher Salzkonzentration, etwas Schleim aus den Bronchialdrüsen und Surfactant der Alveolarepithelzellen Typ II. Der Gehalt an Surfactant nimmt besonders in den letzten beiden Wochen vor der Geburt zu.

Die fetalen **Atembewegungen** setzen vor der Geburt ein und führen zur Aspiration von Amnionflüssigkeit. Die pränatalen Atembewegungen stimulieren die Lungenentwicklung und konditionieren die Atemmuskulatur. Mit dem Einsetzen der Atmung nach der Geburt wird die Flüssigkeit in der Lunge rasch über die Blut- und Lymphkapillaren resorbiert. Ein Teil der Flüssigkeit wird während des Geburtsvorgangs durch die Trachea und die Bronchien herausgepreßt. Nach der Resorption der Flüssigkeit bleibt das Surfactant als dünne Phospholipidschicht auf dem Alveolarepithel zurück. Wenn sich die Alveolen mit dem ersten Atemzug mit Luft gefüllt haben, führt die lipophile Schicht an der Grenzschicht zwischen Luft und Alveolarepithel zu einer Verminderung der Oberflächenspannung und verhindert so bei der Exspiration den Rückfluß von seröser Flüssigkeit in die Alveolen (s. u.). Ein Restvolumen an Luft bleibt als Schaumpolster in der Lunge zurück. Ohne das die Oberflächenspannung herabsetzende Surfac-

## Histologische und funktionelle Entwicklung der Lunge

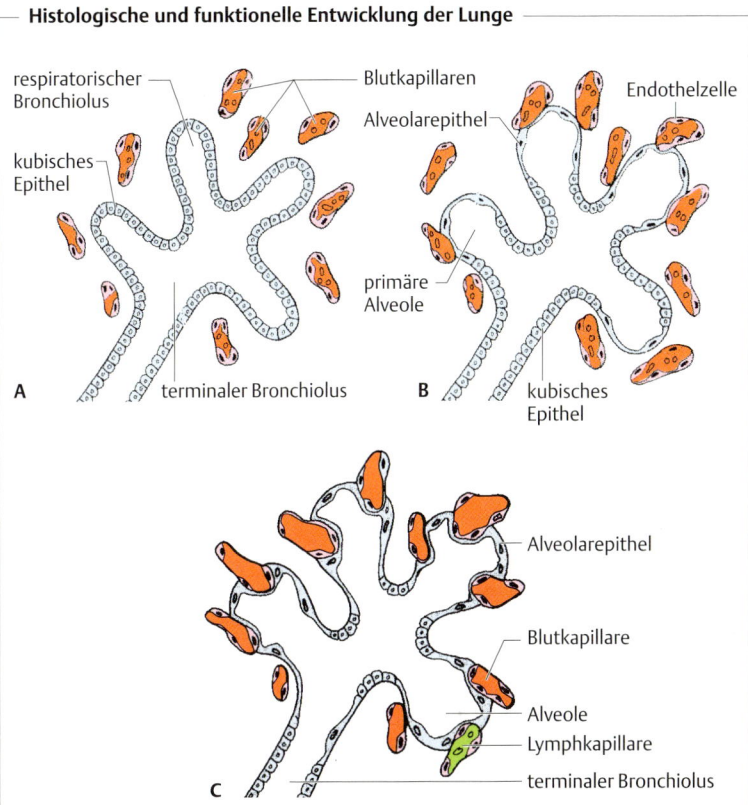

Abb. 13.**7** **A** Die kanalikuläre Phase erstreckt sich von der 16. bis zur 26. Woche. Beachte das kubische Epithel in den respiratorischen Bronchioli. **B** Die Differenzierung der Alveolen beginnt am Ende des 6. und zu Beginn des 7. Monats. Ein Teil des kubischen Epithels wandelt sich zu dünnem Alveolarepithel um und nimmt Kontakt zum Endothel der Blut- und Lymphkapillaren auf. **C** Lungengewebe beim Neugeborenen. Beachte die dünn ausgezogenen Alveolarepithelzellen (Alveolarepithelzellen Typ I), sowie die umgebenden Kapillaren, die sich in die Alveolen vorwölben.

tant würden die Alveolen während der Exspiration wieder zusammenfallen (Atelektase).
Durch die nach der Geburt einsetzende Atmung weiten sich die Lungen aus und füllen die Pleurahöhlen vollständig aus. Das Wachstum der Lungen nach der Geburt geht nur unwesentlich auf eine Vergrößerung der Alveolen zurück. Es ist

in der Hauptsache durch eine Vergrößerung der Zahl der respiratorischen Bronchioli und der Alveolen bedingt. Bei der Geburt sind nur etwa ein Sechstel der Alveolen ausgebildet. Die Hauptmenge der Alveolen entsteht während der ersten 10 Lebensjahre durch ständige Neubildung.

### Klinische Bezüge

Die Funktion der Alveolarepithelzellen Typ II ist für die Lebensfähigkeit einer **Frühgeburt** von entscheidender Bedeutung. Wenn nur ungenügende Mengen von Surfactant gebildet werden, ist die Oberflächenspannung an der Serum-Luft-Oberfläche groß und die Alveolen kollabieren wieder während der Exspiration. Es entsteht eine Ateminsuffizienz (**„respiratory distress syndrome", RDS**), die die häufigste Todesursache bei Frühgeborenen ist: Die Alveolen sind weitgehend kollabiert und enthalten seröse Flüssigkeit, die sich nach der Fixierung im histologischen Präparat als „hyaline Membran" darstellt. Man spricht daher vom **Syndrom der hyalinen Membranen**. Es ist für etwa 20% der Todesfälle in der Neugeborenenperiode verantwortlich. Die Entwicklung von gentechnisch hergestelltem Surfactant sowie die Behandlung von Frühgeburten mit Glucocorticoiden hat die Mortalität bei RDS reduziert und in einigen Fällen die Lebensfähigkeit von Frühgeburten ab $6^{1}/_{2}$ Monaten ermöglicht.

Obwohl viele Mißbildungen der Lunge und des Bronchialbaumes beschrieben wurden, z.B. blind endende Trachea mit fehlender Lunge oder Agenesie einer Lunge, sind die schweren Mißbildungen doch selten. Häufiger sieht man ungewöhnliche Teilungen des Brochialbaumes, die manchmal mit überzähligen Lappen verbunden sind. Diese Variationen des Brochialbaumes haben kaum funktionelle Auswirkungen, können aber zu unerwarteten Schwierigkeiten bei der Bronchoskopie führen.

Wichtiger sind **ektope Lungenlappen**, die von der Trachea oder dem Ösophagus abgehen. Man nimmt an, daß diese Lappen von zusätzlichen Lungenknospen des Vorderdarmes gebildet werden, die sich unabhängig vom Hauptatmungssystem entwickeln. Von großer klinischer Bedeutung sind die **angeborenen Lungenzysten**. Sie entstehen durch die Erweiterung von terminalen oder weiter zentral gelegenen Bronchien. Sie können multipel auftreten und der Lunge ein honigwabenartiges Aussehen im Röntgenbild verleihen oder auf eine oder wenige größere Zysten beschränkt sein. Da zystische Gebilde in der Lunge gewöhnlich schlecht belüftet werden, sind sie oft die Ursache für chronische Infektionen.

### Zusammenfassung: Respirationstrakt

Der **Atemtrakt** wächst aus der ventralen Wand des Vorderdarms aus. Die epitheliale Auskleidung von Larynx, Trachea, Bronchien und Alveolen stammt vom Entoderm ab. Knorpel- und Muskelgewebe sind mesodermalen Ursprungs. In der 4. Woche schnürt sich die Trachea vom Vorderdarm durch das **Septum oesophagotracheale** ab (Abb. 13.2). Aus dem hinteren Abschnitt des Vorderdarms entsteht der Ösophagus, aus dem vorderen die Lungenanlage. An der Öffnung des Atemtrakts in den Vorderdarm entwickelt sich der Kehlkopf, dessen Komponenten sich vom 4. und 6. Schlundbogen herleiten (s. Abb. 16.7). Aus der Lungenknospe gehen zwei Hauptbronchien hervor. Der rechte Hauptbronchus verzweigt sich in drei linke und zwei rechte Lappenbronchien. Störungen bei der Ausbildung des Septum oesophagotracheale führen zur Ösophagusatresie und zu tracheoösophagealen Fisteln (Abb. 13.3).

Beim Lungenwachstum unterscheidet man eine pseudoglanduläre (5. bis 16. Woche) und eine kanalikuläre Phase (16. bis 26. Woche). Anschließend wandelt sich das kubische Epithel der Bronchiolen in ein flaches Epithel aus **Alveolarepithelzellen Typ I** um und verbindet sich eng mit den Blut- und Lymphkapillaren (Abb. 13.7). Ab dem 7. Monat ist ein Gasaustausch zwischen Blut und Luft in den **primären Alveolen** möglich. Vor der Geburt enthalten die Lungen eine eiweißarme Flüssigkeit, wenig Schleim und Surfactant. Das Surfactant wird von den Alveolarepithelzellen Typ II sezerniert und bildet eine Phospholipidschicht auf dem Alveolarepithel. Mit dem Einsetzen der Atmung wird die Flüssigkeit resorbiert. Das Surfactant reduziert die Oberflächenspannung an der Luft-Flüssigkeits-Grenze und verhindert dadurch das Kollabieren der Alveolen bei der Exspiration. Das Fehlen oder eine unzureichende Ausbildung der Surfactant-Schicht führt bei Frühgeborenen zum **RDS** („respiratory distress syndrome"). Dabei kollabieren die primären Alveolen (Syndrom der **hyalinen Membranen**).

Das Wachstum der Lunge nach der Geburt erfolgt im wesentlichen durch die Erhöhung der **Anzahl** der Broncheoli respiratorii und der Alveolen und nicht durch die Vergrößerung der Alveolen selbst. Neue Alveolen werden bis zum 10. Lebensjahr gebildet.

### ? *Fragen zur Vertiefung*

1. Aus dem pränatalen Ultraschall ist ein Polyhydramnion bekannt. Bei der Geburt ist die Mundhöhle des Kindes mit Flüssigkeit gefüllt. An welche Fehlbildung muß man denken? Worauf ist sie embryologisch zurückzuführen? Warum muß man das Kind sorgfältig auf andere Fehlbildungen untersuchen?
2. Bei einer Frühgeburt im 6. Monat treten Schwierigkeiten mit der Atmung auf. Warum?

# 14. Magen-Darm-Kanal

Durch die kraniokaudale Krümmung und die laterale Abfaltung des Embryonalkörpers wird der vom Entoderm begrenzte Raum in einen intraembryonalen Anteil, die Anlage des **Darmkanals**, und in zwei extraembryonale Anteile, den **Dottersack** und die **Allantois**, unterteilt (s. Abb. 5.13, S. 85).

Kranial und kaudal entstehen der **Vorderdarm** und der **Enddarm**, die beide noch blind enden. Der mittlere Abschnitt, der **Mitteldarm**, bleibt vorübergehend durch den **Dottergang** mit dem **Dottersack** verbunden (s. Abb. 5.13 D).

Die Beschreibung der weiteren Entwicklung geht von einer Einteilung des Darmkanals und seiner Anhangsorgane in 4 Abschnitte aus:

- Dem **Schlunddarm** (Anlage des **Pharynx**), der als kranialer Anteil des Vorderdarms von der Rachenmembran bis zur Lungenknospe reicht (da dieser Abschnitt bei der Entwicklung von Kopf und Hals eine besondere Rolle spielt, wird er in Kap. 16 besprochen);
- dem **kaudalen Abschnitt des Vorderdarms**, der sich von der Lungenknospe bis zur Leberknospe erstreckt;
- dem **Mitteldarm**, der kaudal von der Leberknospe beginnt (an der vorderen Darmpforte) und bis zu dem Punkt reicht, an dem beim Erwachsenen die Grenze zwischen den rechten beiden Dritteln und dem linken Drittel des Colon transversum liegt (beim Embryo die hintere Darmpforte) und
- dem **Enddarm**, dem Abschnitt von der hinteren Darmpforte bis zur Kloakenmembran (s. Abb. 5.13).

Die epitheliale Auskleidung des Magen-Darm-Kanals leitet sich vom Entoderm ab. Entsprechend sind die aus dem Darmrohr aussprossenden epithelialen Anteile der Verdauungsdrüsen entodermaler Herkunft. Die Muskel- und Bindegewebsschichten und der peritoneale Überzug stammen von der viszeralen Mesodermschicht ab.

## Mesenterien

Das Darmrohr und seine Anhangsorgane ist an der dorsalen und ventralen Leibeswand durch **Mesenterien** befestigt. Ein Mesenterium stellt eine Duplikatur des Peritonealüberzugs eines Organs dar, durch den dieses mit der Leibeswand verbunden ist. An Mesenterien befestigte Organe werden als **intraperitoneal** bezeichnet, während Organe, die an der hinteren Leibeswand liegen und nur an ihrer Vorderseite vom Peritoneum bedeckt sind (z. B. die Nieren), als **retroperi-**

toneal bezeichnet werden. **Peritoneale Bänder** sind Duplikaturen des Peritoneums (Mesenterien), die ein Organ mit dem anderen verbinden oder zur Leibeswand ziehen. Mesenterien und Bänder dienen als Zugangswege für Gefäße, Nerven und Lymphgefäße der entsprechenden Eingeweide (Abb. 14.1, s. auch Abb. 5.14, S. 86).

Ursprünglich stehen der Vorderdarm, der Mitteldarm und der Enddarm über eine breite Ansatzfläche mit der hinteren Leibeswand in Verbindung (s. Abb. 5.14). In der 5. Woche verschmälert sich die Verbindungszone, so daß schließlich der kaudale Abschnitt des Vorderdarms, der Mitteldarm und der größte Teil des Enddarms über ein **dorsales Mesenterium** an der Leibeswand befestigt sind (s. Abb. 5.14C und 14.1). Das dorsale Mesenterium erstreckt sich vom unteren Ende des Ösophagus bis in die Kloakenregion des Enddarms. Im Bereich des Magens heißt es **dorsales Mesogastrium**, das teilweise zum **Omentum majus** ausgezogen ist, im Bereich des Duodenums **dorsales Mesoduodenum** und im Bereich des Kolons **dorsales Mesokolon**. Das dorsale Mesenterium der Jejunum- und Ileumschlingen wird als **Mesenterium** im engeren Sinne bezeichnet.

**Primitives dorsales und ventrales Mesenterium**

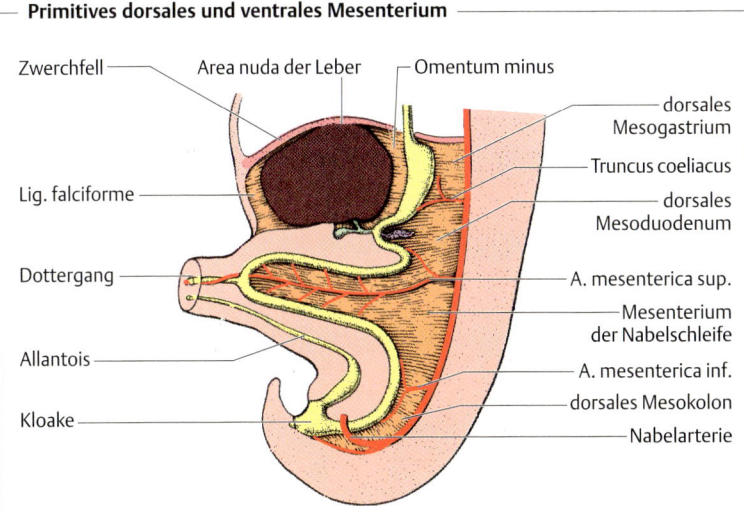

Abb. **14.1** Die Leber ist mit der ventralen Körperwand über das Lig. falciforme und mit dem Magen über das Omentum minus verbunden. Die A. mesenterica superior verläuft im eigentlichen Mesenterium und setzt ihren Weg als A. vitellina zum Dottersack fort.

Ein **ventrales Mesenterium** ist nur im Bereich des unteren Ösophagusabschnittes, des Magens und des oberen Duodenums vorhanden (Abb. **14.1**). Es entsteht im Bereich des **Septum transversum**. Das Einwachsen der Leber in das Septum transversum hinein unterteilt das ventrale Mesenterium in das **Omentum minus** (kleines Netz) auf der einen Seite, das sich vom unteren Ösophagus, dem Magen und dem oberen Abschnitt des Duodenums zur Leber erstreckt, und in das **Lig. falciforme** auf der anderen Seite, das sich von der Leber zur ventralen Leibeswand erstreckt (Abb 14.1). Am unteren Rand des Omentum minus verlaufen der Ductus choledochus, die A. hepatica und die V. portae.

## Vorderdarm

### Ösophagus

Etwa in der 4. Woche entsteht am unteren Ende des Pharynx in der ventralen Wand des Vorderdarms das **Lungendivertikel**. Durch die Ausbildung des **Septum oesophagotracheale** (s. Abb. 13.2, S. 239) wird der Vorderdarm in die ventral gelegene Anlage von **Trachea** und Lungen und in die hinten gelegene Anlage des **Ösophagus** unterteilt.

Ursprünglich ist die Ösophagusanlage recht kurz (Abb. 14.2 A). Mit dem Deszensus des Herzens und der Lungen verlängert sie sich jedoch beträchtlich

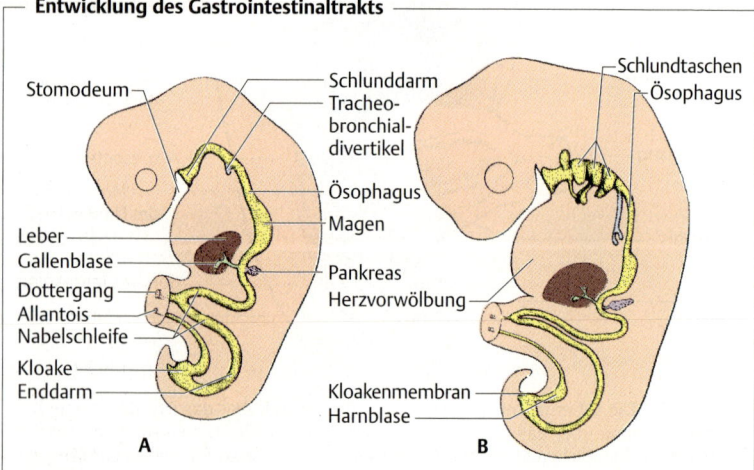

**Entwicklung des Gastrointestinaltrakts**

Abb. **14.2** **A** 4. Woche. **B** 5. Woche. Aus dem Entoderm gehen das Gastrointestinalsystem und die Lungen hervor.

(Abb. 14.2 B). Der Muskelmantel entwickelt sich aus dem umgebenden Mesenchym und besteht in den oberen zwei Dritteln aus quergestreifter, vom Vagus innervierter Muskulatur und im unteren Drittel aus glatter, vegetativ innervierter Muskulatur.

### Klinische Bezüge

Als Mißbildungen sind die **Ösophagusatresie** und die **tracheoösophageale Fistel** zu nennen (s. S. 239 und Abb. 13.3). Sie gehen auf eine Störung bei der Entwicklung der Lungenknospe und des **Septum oesophagotracheale** zurück.

Die Atresie des Ösophagus verhindert den normalen Abfluß der Amnionflüssigkeit in den Intestinaltrakt. Es kommt dadurch zu einer übermäßigen Flüssigkeitsansammlung in der Amnionhöhle (**Polyhydramnion**). Ein Neugeborenes mit einer Ösophagusatresie kann anfangs normal erscheinen. Beim ersten Trinkversuch staut sich jedoch der proximale Abschnitt des Ösophagus rasch und die Milch dringt in die Trachea und die Lungen ein. Es kommt deshalb in den meisten Fällen zu einer Aspirationspneumonie. Wenn die Diagnose jedoch rechtzeitig gestellt wird, kann die Fehlbildung mit Erfolg operiert werden.

Neben der Atresie kann es durch die Einengung des Ösophaguslumens zu einer **Ösophagusstenose** kommen. Die Stenose ist in der Regel im unteren Drittel lokalisiert. Als Ursachen kommen unvollständige Rekanalisierung, Gefäßanomalien und Durchblutungsstörungen in Frage.

Bei einer unzureichenden Verlängerung des Ösophagus kann der Magen durch den Hiatus oesophageus durch das Zwerchfell nach oben gezogen werden. Es entsteht eine **kongenitale Hiatushernie**.

## Magen

Die Magenanlage wird in der Entwicklungswoche als spindelförmige Erweiterung des Vorderdarmes sichtbar (Abb. 14.3). In den darauffolgenden Wochen verändern sich Form und Lage des Magens infolge der unterschiedlichen Wachstumsrate seiner einzelnen Wandabschnitte und durch Lageveränderungen der Nachbarorgane beträchtlich. Die Lageveränderungen des Magens sind am einfachsten zu verstehen, wenn man sich vorstellt, daß er sich um eine longitudinale und um eine dorsoventrale Achse dreht.

Um seine longitudinale Achse führt der Magen eine 90°-Drehung im Uhrzeigersinn aus, so daß seine linke Seite nach vorn und seine rechte Seite nach hinten weist (Abb. 14.3 A–C). Daher innerviert der linke N. vagus, der ursprünglich auf der linken Seite des Magens verläuft, nun die Vorderwand. In gleicher Weise verschiebt sich der rechte N. vagus auf die Hinterwand. Im Verlauf dieser Drehung wächst der ursprünglich hinten gelegene Magenanteil schneller als der ursprünglich vorn gelegene, so daß es zur Ausbildung einer **großen und kleinen Kurvatur** kommt (Abb. 14.3 C).

Das kraniale und kaudale Ende des Magens liegen ursprünglich in der Mittellinie. Während des weiteren Wachstums wandert jedoch der kaudale Abschnitt

**Magendrehung**

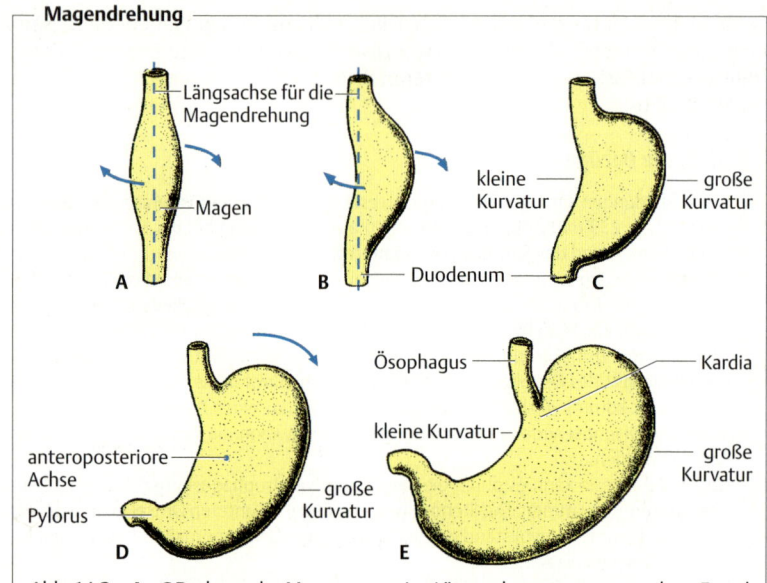

Abb. 14.3 **A–C** Drehung des Magens um seine Längsachse von vorne gesehen. **D** und **E** Drehung des Magens um die anteroposteriore Achse. Beachte die Lageveränderung von Pylorus und Kardia.

(der **Pylorus**) nach rechts und oben, der kraniale Anteil (die **Kardia**) nach links und etwas nach unten (Abb. 14.3 D, E). Der Magen gelangt auf diese Weise in seine definitive Position, in der seine Längsachse von oben links nach unten rechts verläuft. Die große Kurvatur ist damit nach unten und die kleine Kurvatur nach oben und rechts gerichtet.

Da in diesem Entwicklungsstadium der Magen durch das **dorsale** und **ventrale Mesogastrium** an der hinteren und vorderen Körperwand befestigt ist (Abb. 14.1 und 14.4 A), wird das dorsale Mesogastrium durch die Drehung um die Längsachse nach links gezogen und trägt so zur Bildung der **Bursa omentalis** bei, einer Tasche des Peritoneums hinter dem Magen (Abb. 14.4 – 14.6). Durch die **Magendrehung** wird das ventrale Mesogastrium gleichzeitig nach rechts verlagert. Die Anlage der **Milz** wird in der 5. Entwicklungswoche als Proliferation des Mesenchyms zwischen den beiden Blättern des dorsalen Mesogastriums sichtbar (Abb. 14.5 und 14.6). Bei der Bildung der **Bursa omentalis** verschmilzt der Abschnitt des dorsalen Mesogastriums, der zwischen der Milz und dem dorsalen Mesenterialansatz liegt, mit der hinteren Leibeswand. Die Milz behält zeitlebens ihre intraperitoneale Lage bei. Sie ist mit der dorsalen

## Entwicklung der Bursa omentalis

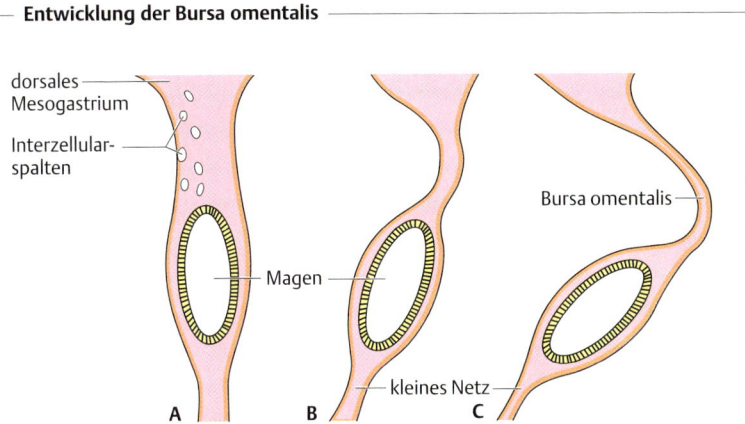

Abb. 14.4 **A** Beim 4 Wochen alten Embryo treten im dorsalen Mesogastrium Interzellularspalten auf. **B** und **C** Sie verschmelzen miteinander und bilden den Ausgangspunkt für die Entwicklung der Bursa omentalis. Die Bursa omentalis ist eine Aussackung der rechten Zölomhöhle hinter dem Magen.

## Ventrales und dorsales Mesogastrium

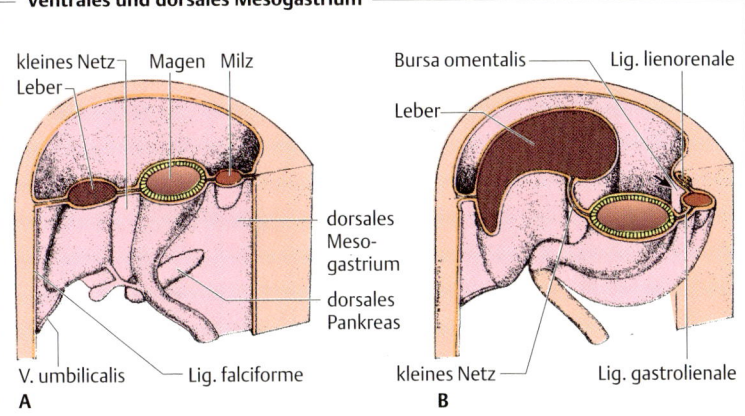

Abb. 14.**5** **A** Am Ende der 5. Woche: Die Milz und das dorsale Pankreas entwickeln sich im dorsalen Mesogastrium. **B** In der 11. Woche: Durch die Drehung des Magens nach rechts entsteht die Bursa omentalis.

## Pankreas und Milz im dorsalen Mesogastrium

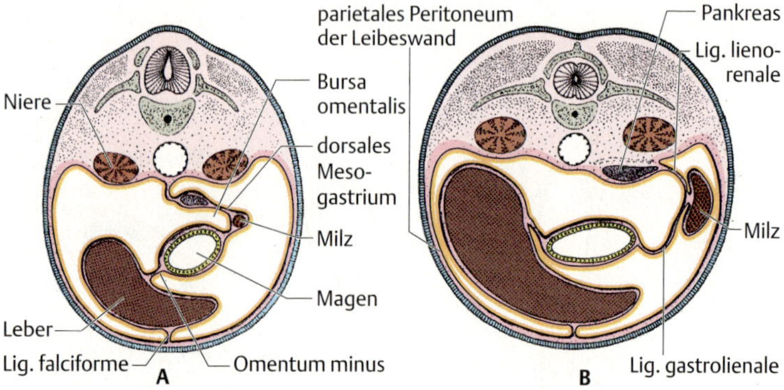

Abb. 14.6 Die Milz und der Pankreasschwanz liegen zunächst zwischen den beiden Blättern des dorsalen Mesogastriums. Im Laufe der Entwicklung kommt das Pankreas retroperitoneal zu liegen.

## Derivate des dorsalen Mesenteriums

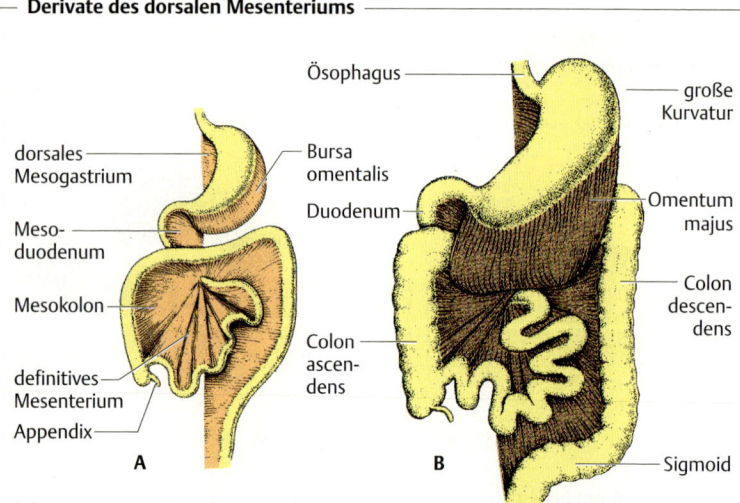

Abb. 14.7 **A** Ende des 3. Monats. Das dorsale Mesogastrium wölbt sich links vom Magen vor und bildet die Auskleidung der Bursa omentalis. **B** Das Omentum majus hängt vor dem Colon transversum von der großen Kurvatur des Magens herab.

Leibeswand im Bereich der linken Niere durch das **Lig. lienorenale** und mit dem Magen durch das **Lig. gastrolienale** verbunden (Abb. 14.5 und 14.6).
Die Entwicklung der Bursa omentalis beeinflußt auch die Lage des **Pankreas**. Ursprünglich wächst das Pankreas in das dorsale Mesoduodenum hinein. Mit dem Pankreasschwanz dringt es später jedoch auch in das dorsale Mesogastrium vor (Abb. 14.5 A). Da das linke Blatt des dorsalen Mesogastriums in diesem Bereich mit dem Peritoneum der dorsalen Leibeswand verschmilzt, liegt das Pankreas schließlich retroperitoneal (Abb. 14.6 B). (Bei Organen wie dem Pankreas, die ursprünglich intraperitoneal liegen und durch die Verschmelzung der Peritonealblätter in eine retroperitoneale Position verlagert verden, spricht man von einer **sekundär retroperitonealen Lage**.)
Infolge der Lageveränderungen des Magens bildet das dorsale Mesogastrium als linke Begrenzung der Bursa omentalis jetzt eine sich nach kaudal erstreckende Aussackung (Abb. 14.7). Mit dem weiteren Wachstum des dorsalen Mesogastriums entsteht eine Duplikatur, die wie eine Schürze vor dem Colon transversum und über die Dünndarmschlingen nach unten hängt (Abb. 14.7 B und 14.8 A). Diese aus zwei Blättern bestehende Schürze ist das **Omentum majus** (großes Netz). Später verschmelzen die Blätter und bilden eine einheitliche Platte, die von der großen Kurvatur des Magens herabhängt. Der obere Abschnitt des hinteren Blattes des Omentum majus verschmilzt mit dem Mesenterium des Colon transversum (Abb. 14.8 B).

**Entwicklung des Omentum majus**

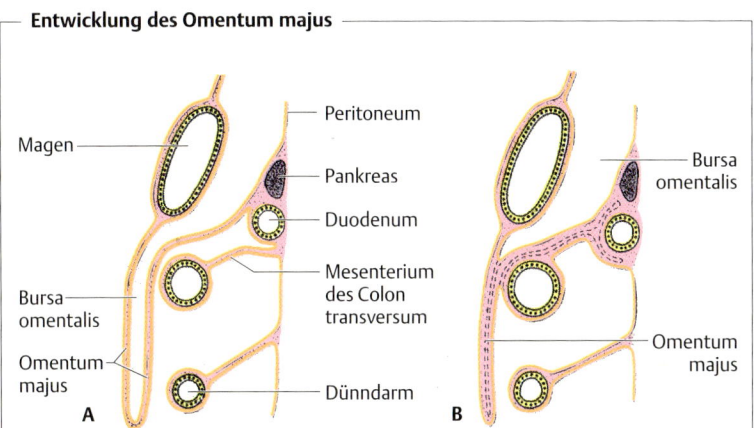

Abb. 14.8   **A** Im 4. Monat: Das Pankreas und das Duodenum liegen bereits retroperitoneal. **B** Entsprechender Schnitt beim Neugeborenen. Die beiden Blätter des Omentum majus sind miteinander und mit dem Mesocolon transversum verschmolzen. Das Mesocolon transversum bedeckt das bereits retroperitoneal gelegene Duodenum.

## Entwicklung der Nabelschleife

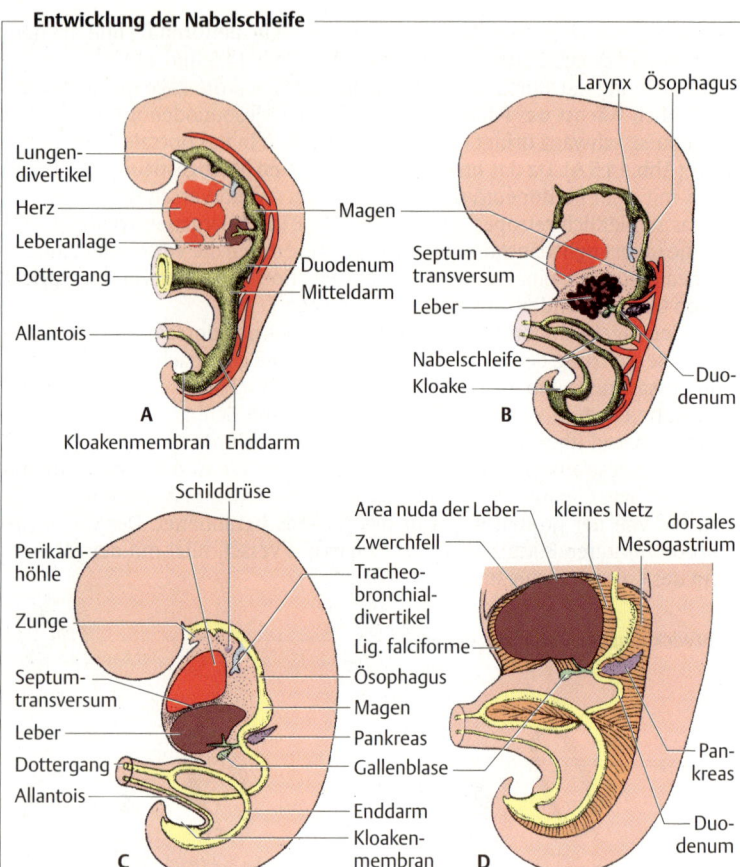

Abb. 14.9  **A** Anlage des Gastrointestinaltrakts bei einem 3-mm-Embryo (etwa 25 Tage alt). Beachte die Entwicklung des Leberdivertikels: Es wird vom Entoderm des unteren Vorderdarmabschnitts gebildet. **B** Beim 5-mm-Embryo (etwa 32 Tage alt) dringen die epithelialen Leberstränge in das Mesenchym des Septum transversum ein. **C** 9-mm-Embryo (etwa 36 Tage alt). Die Leber dehnt sich nach kaudal in den Bauchraum aus. Beachte die Verdichtung des Mesenchyms zwischen der Leber und der Perikardhöhle, die die Entwicklung des Zwerchfells einleitet. **D** Etwas älterer Embryo: Das Lig. falciforme entsteht zwischen der Leber und der ventralen Leibeswand, das Omentum minus zwischen der Leber und dem Vorderdarm (Magen und Duodenum). Die Leber ist bis auf die Anheftungsstelle am Zwerchfell überall von Peritoneum bedeckt. Dieser Bezirk wird als Area nuda der Leber bezeichnet.

Mit dem Einwachsen der Leberzellbälkchen in das Septum transversum entstehen aus dem ventralen Mesogastrium folgende Strukturen: der **Peritonealüberzug** der Leber, das **Lig. falciforme,** das sich von der Leber bis zur ventralen Leibeswand erstreckt, und das **Omentum minus** (kleines Netz), das vom Magen und dem oberen Abschnitt des Duodenums zur Leber zieht (Abb. 14.9 D). Im freien Rand des Lig. falciforme verläuft die Nabelvene (Abb. 14.5 A), die nach der Geburt obliteriert und das runde Leberband bildet (**Lig. teres hepatis**). Im freien Rand des Omentum minus, der das Duodenum und die Leber verbindet (**Lig. hepatoduodenale**) verläuft der Ductus choledochus, die V. portae und die A. hepatica. Der freie Rand bildet das Dach des **Foramen epiploicum**, durch das sich die Bursa omentalis in die Leibeshöhle öffnet (Abb. 14.**10**).

**Definitiver Oberbauchsitus**

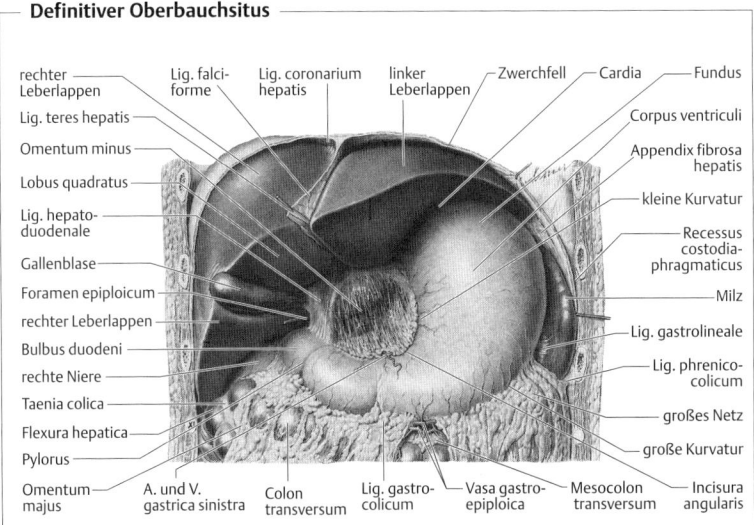

Abb. 14.**10** Das Omentum minus bildet das Lig. gastrohepaticum und das Lig. hepatoduodenale. An seinem freien Rand verlaufen die A. hepatica, die V. portae und der Lebergallengang vor dem Foramen epiploicum (Winslow), durch das sich die Bursa omentalis in die Leibeshöhle öffnet.

## Klinische Bezüge

**Pylorusstenose:** Bei der Pylorusstenose besteht eine Hypertrophie der zirkulären und zu einem geringen Grad auch der longitudinalen Muskelfasern des Magens im Pylorusbereich. Sie ist eine der häufigsten Erkrankungen des Magens beim Säugling. Man nimmt an, daß sich die Stenose während des Fetallebens entwickelt. Es besteht eine extreme Verengung des Pyloruslumens. Die Nahrungspassage ist blockiert, und es kommt zum Erbrechen im Strahl. Einige wenige Fälle sind beschrieben worden, in denen der Pylorus überhaupt nicht durchgängig war. Therapeutisch wird der Muskelring (Sphinkter) operativ bis auf die Schleimhaut gespalten.
Andere Fehlbildungen des Magens, wie Verdoppelungen oder ein Septum praepyloricum, sind selten.

## Duodenum

Das Duodenum wird vom Endabschnitt des Vorderdarms und vom oberen Abschnitt des Mitteldarms gebildet. Die Grenze zwischen beiden liegt direkt distal vom Abgang der Leberknospe (Abb. 14.9). Bei der Drehung des Magens bildet das Duodenum eine U-förmige Schlinge, dreht sich nach rechts und kommt schließlich retroperitoneal zu liegen. Die Drehung des Magens und des Duodenums sowie das rasche Wachstum des Pankreaskopfes bewirken, daß das Duodenum aus seiner ursprünglich medialen Lage auf die rechte Seite der Bauchhöhle wandert (Abb. 14.5 und 14.11). Duodenum und Pankreaskopf werden ge-

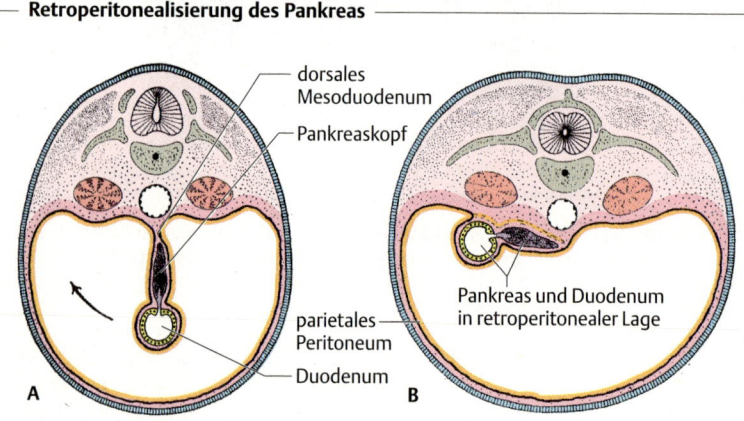

**Retroperitonealisierung des Pankreas**

Abb. 14.**11** Querschnitte im Bereich des Duodenums in verschiedenen Entwicklungsstadien. Das Duodenum und der Pankreaskopf verlagern sich aus der Medianebene (**A**) nach rechts und kommen retroperitoneal zu liegen (**B**).

## Obliteration und Rekanalisation des Duodenums

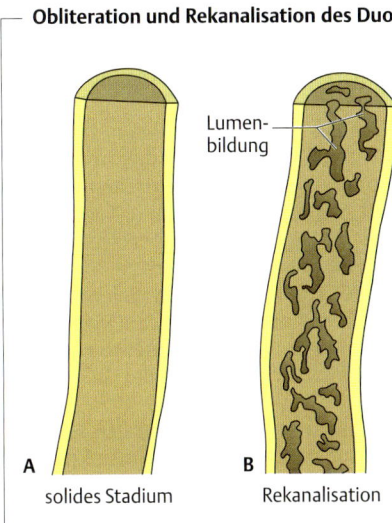

Abb. 14.12 Das obere Duodenum im soliden Stadium (**A**) und während der Rekanalisation (**B**).

gen die dorsale Körperwand gedrückt, und die rechte Oberfläche des dorsalen Mesoduodenums verschmilzt mit dem parietalen Peritoneum. Beide Schichten lösen sich anschließend auf, so daß Duodenum und Pankreaskopf in **retroperitonealer Lage** fixiert werden. Das dorsale Mesoduodenum verschwindet vollständig bis auf den Pylorusbereich des Magens, in dem ein kleiner Teil des Duodenums die intraperitoneale Lage beibehält (**Bulbus duodeni**).

Während des 2. Monats kann das Lumen des Duodenums vorübergehend obliterieren. Es tritt jedoch unter normalen Bedingungen bald wieder auf (Abb. 14.12). Das Duodenum wird von oben durch die Arterie des Vorderdarms, den **Truncus coeliacus**, und von unten durch die Arterie des Mitteldarms, die **A. mesenterica superior**, versorgt (Abb. 14.9 B und 14.16).

## Leber und Gallenblase

Die Leberanlage wird in der Mitte der 3. Woche als Ausbuchtung des Entoderms am distalen Ende des Vorderdarms sichtbar (Abb. 14.9). Aus dem Epithel der **Leberbucht** oder des **Leberdivertikels** sprossen Leberzellbälkchen nach ventral in das lockere Mesoderm zwischen Perikardhöhle und Dottersackstiel aus. Das Mesoderm bildet hier eine breite, horizontale Platte, die als **Septum transversum** bezeichnet wird (Abb. 14.9 B, C). Durch Abschnürung vom Darmrohr entsteht aus der Leberbucht der **Ductus hepaticus** und der anschließende **Ductus choledochus**. Aus dem unteren Zipfel der Leberbucht entwickelt sich die **Gal-**

lenblase und der **Ductus cysticus**. Im Bereich des Septum transversum durchdringen sich die epithelialen Leberbälkchen mit den Sinusoiden aus den Dotter- und Nabelvenen, so daß typisches **Leberparenchym** entsteht. Die **bindegewebigen Anteile** der Leber sowie die **Zellen der Hämatopoese** und die **Kupffer-Sternzellen** werden dabei vom Mesoderm des Septum transversum geliefert.
Infolge ihres raschen Wachstums überschreitet die Leber bald die Grenzen des Septum transversum und wölbt sich in die Leibeshöhle vor. Zwischen der ventralen Leibeswand und der Leber wandelt sich das Septum transversum sekundär zu einer dünnen Membran um, die als **Lig. falciforme** bezeichnet wird (Abb. 14.9 D). Die ursprünglich im Mesoderm des Septums gelegene Nabelvene verläuft jetzt am freien, kaudalen Rand des Lig. falciforme. In gleicher Weise wird das Septum transversum zwischen Leber und Vorderdarm (Magen und Duodenum) zu einer Membran ausgezogen und bildet das **Omentum minus**. Am kaudalen freien Rand des Omentum minus verlaufen dann der Gallengang, die V. portae und die A. hepatica.
Das Lig. falciforme und das Omentum minus sind Teile des ventralen Mesogastriums, das sich zwischen der ventralen Leibeswand und der kleinen Kurvatur des Magens ausspannt (Abb. 14.9 D). Die Leber wächst als Drüse des Verdauungstraktes in das ventrale Mesogastrium hinein. Das quergestellte Septum bereitet die später erfolgende Entwicklung des Zwerchfells vor.
Das Mesoderm an der Oberfläche der Leber entwickelt sich zum Peritonealüberzug mit Ausnahme der kranialen Leberoberfläche. In diesem Bereich bleibt die Leber mit dem Septum transversum verbunden. Dieser Abschnitt des Septums besteht aus dichtem mesodermalen Gewebe und bildet später einen Teil des Zwerchfells. Der Oberflächenbezirk der Leber, der mit dem späteren Zwerchfell verbunden bleibt, erhält keinen peritonealen Überzug und heißt **Area nuda der Leber** (Abb. 14.9 D).
In der 10. Entwicklungswoche macht das Gewicht der Leber etwa 10% des gesamten Körpergewichts aus. Das mag zum Teil an der großen Anzahl von Sinusoiden aus den Dotter- und Nabelvenen liegen. Ein anderer wichtiger Faktor, der zu dem relativ hohen Lebergewicht in diesem Entwicklungsstadium beiträgt, ist die **Hämatopoese** in der Leber. Zwischen den Leberzellen und den Wänden der Blutgefäße sitzen große Nester proliferierender Zellen, die rote und weiße Blutkörperchen produzieren. Während der letzten zwei Monate des intrauterinen Lebens nimmt die Hämatopoese allmählich ab, und bei der Geburt bestehen nur noch kleine hämatopoetische Inseln. Das Lebergewicht macht dann nur noch 5% des gesamten Körpergewichts aus. Etwa ab der 12. Woche produzieren die Leberzellen Galle. Die Galle gelangt über den Gallengang in den Gastrointestinaltrakt und verleiht dessen Inhalt eine dunkelgrüne Farbe.
Inzwischen haben sich die **Gallenblase** und der **Ductus cysticus** weiterentwickelt. Der Ductus cysticus hat sich mit dem Ductus hepaticus zum **Ductus choledochus** vereinigt. Infolge der Lageveränderungen des Duodenums verschiebt sich die Einmündung des Ductus choledochus von rechts (ursprünglich ventral)

nach links (ursprünglich dorsal), so daß der Gang schließlich hinter dem Duodenum verläuft (Abb. 14.13 und 14.14).

### Klinische Bezüge

Bei der Ausbildung der Leberlappen kommt es häufig zu Abweichungen, die jedoch klinisch nicht relevant sind. **Überzählige Lebergänge** und **Duplikationen der Gallenblase** (Abb. 14.13) sind ebenfalls häufig, bewirken jedoch keine Symptome. Unter pathologischen Bedingungen können sie jedoch klinisch von Bedeutung sein. Die intra- und extrahepatischen Gallengänge durchlaufen in ihrer Entwicklung ein solides, d.h. lumenloses Stadium. Wenn nach der kompakten Phase der extrahepatischen Gänge die Rekanalisierung ausbleibt, entsteht eine **extrahepatische biliäre Atresie** (EHBA). Sie kommt mit einer Häufigkeit von 1:15000 Geburten vor. 15 bis 20% der Patienten mit einer extrahepatischen biliären Atresie haben offene proximale Gangabschnitte, so daß der Defekt korrigiert werden kann. Bei den übrigen 80% ist die Fehlbildung nicht mit dem Leben vereinbar, wenn keine Lebertransplantation durchgeführt wird. Die isolierte intrahepatische **Atresie und Hypoplasie** der Gallengänge ist selten (1:100000 Lebendgeburten) und entsteht möglicherweise aufgrund einer fetalen Infektion. Die intrahepatische Gallengangsatresie und Hypoplasie muß nicht in jedem Falle einen fatalen Verlauf nehmen.

**Obliteration des Ductus choledochus und Verdopplung der Gallenblase**

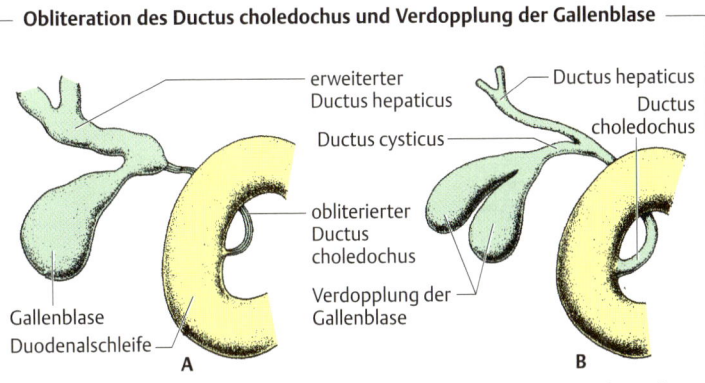

Abb. 14.13   **A** Obliteration des Ductus choledochus mit Erweiterung der Gallenblase und des Ductus hepaticus distal vom Verschluß. **B** Verdopplung der Gallenblase.

## Pankreas

Das Pankreas entsteht aus zwei entodermalen Knospen des Duodenums (Abb. 14.14). Die **dorsale Pankreasknospe** liegt im dorsalen Mesenterium gegenüber und etwas oberhalb der Leberanlage. Die **ventrale Pankreasknospe** entsteht im ventralen Mesenterium unterhalb der Leberanlage in enger Beziehung zum Gallengang. Sie wandert dann auf die gleiche Weise wie die Einmündungsstelle des Ductus choledochus nach dorsal und kommt schließlich unmittelbar unter und hinter dem dorsalen Pankreas zu liegen (**Processus uncinatus**) (Abb. 14.14D).

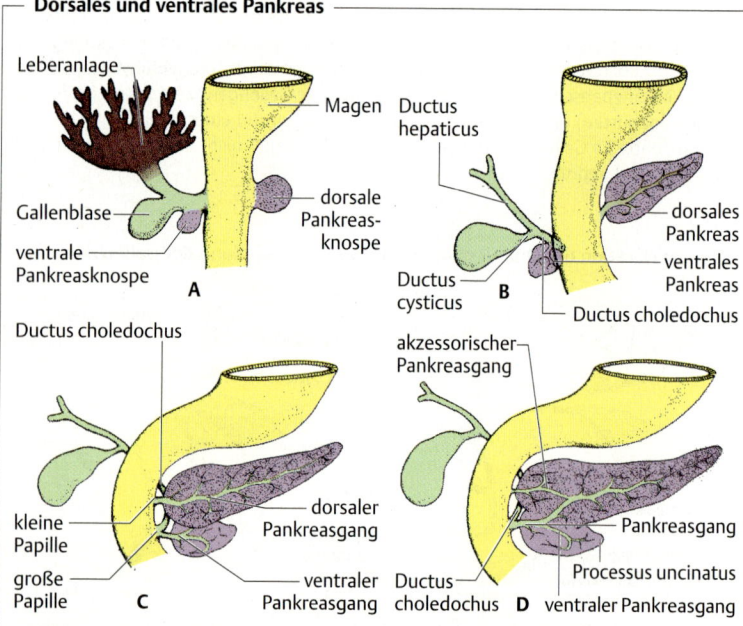

**Dorsales und ventrales Pankreas**

Abb. 14.14 **A** Mit 30 Tagen (etwa 5 mm). **B** Mit 35 Tagen (etwa 7 mm): Die ventrale Pankreasknospe liegt ursprünglich dicht neben dem Leberdivertikel. Sie wandert um das Duodenum herum nach dorsal auf die dorsale Pankreasanlage zu. **C** In der 6. Woche. Die ventrale Anlage liegt dicht neben der dorsalen. Der dorsale Pankreasgang mündet auf der Papilla minor in das Duodenum ein, der ventrale Pankreasgang auf der Papilla major. **D** Verschmelzung der Pankreasgänge: Der Hauptausführungsgang des Pankreas mündet nun zusammen mit dem Ductus choledochus an der Papilla major in das Duodenum ein. Der akzessorische Pankreasgang endet an der Papilla minor.

Später vereinigen sich sowohl das Parenchym als auch die Ausführungsgänge der dorsalen und ventralen Pankreasanlage (Abb. 14.14 D). Der gemeinsame **Ductus pancreaticus** (Wirsung-Gang) wird vom distalen Anteil des dorsalen Pankreasganges und dem gesamten ventralen Pankreasgang gebildet. Dieser Gang wird zum Hauptausführungsgang des Pankreas, während der proximale Anteil des dorsalen Pankreasganges entweder obliteriert oder als kleiner, zusätzlicher Ausführungsgang (**Ductus pancreaticus accessorius**, Santorini-Gang) erhalten bleibt. Der Ductus pancreaticus mündet auf der **Papilla duodeni major**, der Ductus pancreaticus accessorius auf der **Papilla duodeni minor**. In etwa 10% der Fälle bleibt die Vereinigung des ursprünglich doppelten Ausführungsgangsystems aus.

Die endokrinen Zellen des Pankreas, die **Inselzellen**, sondern sich schon frühzeitig aus der epithelialen Knospe des Pankreas ab. Im 3. Monat des Fetallebens sind in allen Bereichen des Pankreas Inselanlagen vorhanden. Die **Insulinsekretion** setzt etwa im 5. Monat ein. Glukagon und Somatostatin sezernierende Zellen entstehen ebenfalls aus der epithelialen Komponente des Pankreas. Das Bindegewebe der Drüse stammt aus der viszeralen Mesodermschicht.

### Klinische Bezüge

**Pancreas anulare:** In der normalen Entwicklung wandert die ventrale Pankreasanlage so weit um das Duodenum herum, daß sie schließlich unter der dorsalen Anlage zu liegen kommt. Diese Entwicklung kann gestört sein. Die rechte Knospe der ventralen Anlage wandert dann auf dem normalen Weg, während die linke Knospe sich in entge-

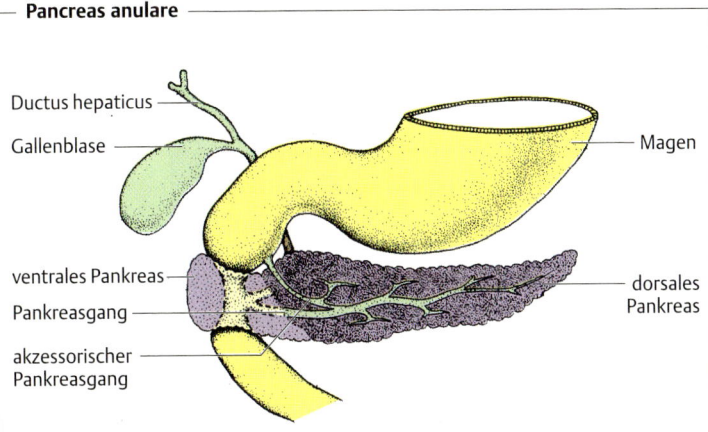

Abb. 14.15 Das ventrale Pankreas bildet einen Ring um das Duodenum, der zu einer Stenose des Duodenums führen kann.

gengesetzter Richtung in Bewegung setzt. Auf diese Weise wird das Duodenum vollständig von Pankreasgewebe umgeben, und es entsteht ein **Pancreas anulare** (Abb. 14.**15**). Diese Mißbildung verursacht gewöhnlich keine Symptome. Sie kann jedoch manchmal das Duodenum einengen oder sogar zu einem vollständigen Verschluß führen.

**Versprengtes Pankreasgewebe:** Heterotopes Pankreasgewebe kann überall zwischen dem distalen Ende des Ösophagus und der Spitze der primären Darmschleife auftreten. Am häufigsten wird es in der Magenschleimhaut und im Meckel-Divertikel angetroffen. Hier kann es auch alle pathologischen Veränderungen aufweisen, die für das Pankreas selbst charakteristisch sind.

## Mitteldarm

Beim 5 Wochen alten Embryo liegt der Mitteldarm zwischen der vorderen und hinteren Darmpforte und steht über den **Dottergang** in offener Verbindung mit dem Dottersack (Abb. 5.**13**, S. 85 und 14.**9**). Beim Erwachsenen beginnt der Mitteldarm distal von der Einmündungsstelle des Gallenganges in das Duodenum und umfaßt noch die proximalen zwei Drittel des Colon transversum. Der Mitteldarm wird von der **A. mesenterica superior** versorgt (Abb. 14.**16**).

---

**Arterien des Darmtrakts**

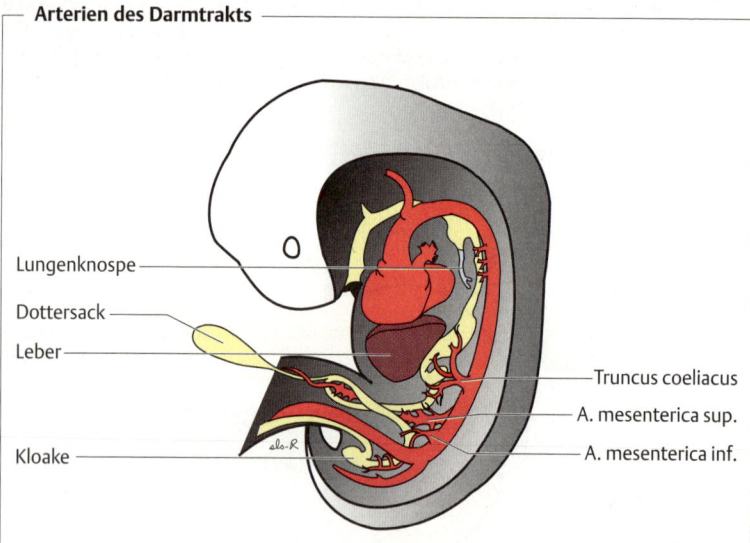

Abb. 14.**16** Embryo in der 6. Woche. Die A. mesenterica superior bildet die Achse für die Drehung und versorgt den Mitteldarm. Der Truncus coeliacus versorgt den Vorderdarm und die A. mesenterica inferior den Enddarm.

Die Entwicklung des Mitteldarms ist durch rasches Längenwachstum gekennzeichnet, das zur Bildung der **Nabelschleife** führt (Abb. 14.**16** und 14.**17**). An ihrer Spitze bleibt die Schleife über den engen **Dottergang** mit dem Dottersack verbunden. Der kraniale Schenkel der Schleife wird zum distalen Anteil des Duodenums, zum Jejunum und zu einem Teil des Ileums. Der kaudale Schenkel wird zum unteren Abschnitt des Ileums, zum Zäkum mit der Appendix, zum Colon ascendens und zu den beiden proximalen Dritteln des Colon transversum.

**Physiologischer Nabelbruch:** In der weiteren Entwicklung der Nabelschleife hält das rasche Längenwachstum besonders im kranialen Schenkel an bei gleichzeitiger enormer Vergrößerung der Leber (Blutbildung). Die Leibeshöhle wird infolgedessen vorübergehend zu eng, um alle Darmschlingen zu beherbergen. In der 6. Entwicklungswoche treten die Darmschlingen deshalb in das extraembryonale Zölom der Nabelschnur über (**physiologischer Nabelbruch**, Abb. 14.**18**).

**Darmdrehung:** Während ihres Längenwachstums führt die Nabelschleife eine Drehung um eine Achse aus, die von der **A. mesenterica superior** gebildet wird (Abb. 14.**17**). Von vorn gesehen erfolgt diese Drehung gegen den Uhrzeigersinn und beträgt im ganzen etwa 270°. Etwa 90° der Darmdrehung laufen außerhalb

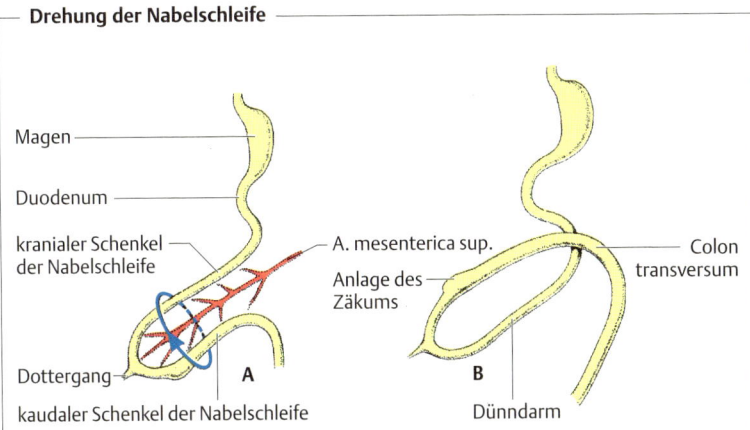

**Drehung der Nabelschleife**

Abb. 14.**17 A** Nabelschleife vor der Drehung (Ansicht von lateral). Die A. mesenterica superior bildet die Achse der Schleife. Der Pfeil deutet die Drehung gegen den Uhrzeigersinn an. **B** Nabelschleife nach der Drehung gegen den Uhrzeigersinn um 180°. Das Colon transversum kreuzt nun das Duodenum von ventral.

> **Physiologischer Nabelbruch**
>
>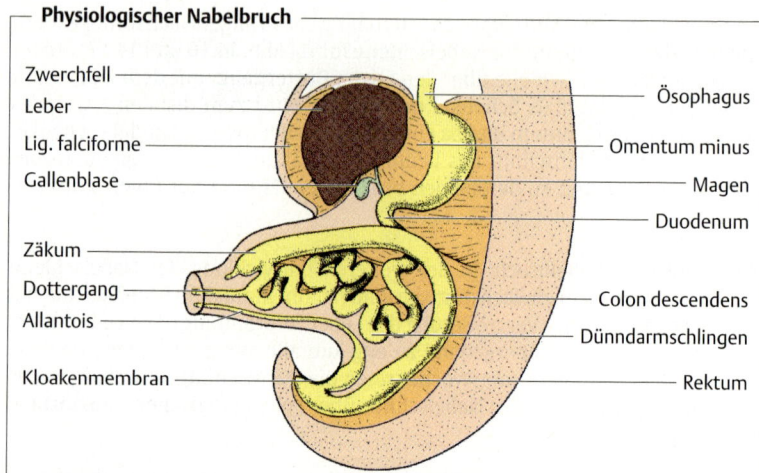
>
> Abb. 14.18 Etwa 8 Wochen alter Embryo (Scheitel Steiß-Länge 35 mm). Die Schlingenbildung des Dünndarms und die Entwicklung des Zäkums vollziehen sich zur Zeit des physiologischen Nabelbruchs. Die ersten 90° der Darmdrehung finden außerhalb der Leibeshöhle statt, die restlichen 180° bei der Rückkehr der Darmschlingen in die Leibeshöhle (im 3. Monat).

und etwa 180° bei der Rückkehr der Darmschlingen in die Leibeshöhle ab. Der Dünndarm verlängert sich im Verlauf der Drehung noch weiter. Jejunum und Ileum bilden die Darmschlingen aus (Abb. 14.18). Der Dickdarm wächst ebenfalls noch beträchtlich in die Länge, nimmt aber nicht an der Schlingenbildung teil (Abb. 14.19).

**Rückbildung des physiologischen Nabelbruchs:** In der 10. Woche ziehen sich die Darmschlingen aus dem physiologischen Nabelbruch wieder in die Leibeshöhle zurück. Die für diesen Vorgang verantwortlichen Faktoren sind nicht genau bekannt. Man nimmt an, daß die Rückbildung der Urnieren, die Verlangsamung des Leberwachstums und eine Vergrößerung der Leibeshöhle eine Rolle dabei spielen.

Der proximale Abschnitt des Jejunum tritt als erster wieder in die Leibeshöhle ein und kommt auf der linken Seite zu liegen (Abb. 14.19 A). Die nachfolgenden Schlingen schließen sich der Reihe nach nach rechts an. Das **Zäkum**, das etwa in der 6. Woche als kleine konische Erweiterung im kaudalen Schenkel der Nabelschleife sichtbar wird, ist der letzte Abschnitt des Darmes, der in die Bauchhöhle zurückkehrt. Es liegt vorübergehend im rechten oberen Quadranten direkt unter dem rechten Leberlappen (Abb. 14.19 A). Von hier aus steigt es in die rech-

## Darmdrehung und Kolonrahmen

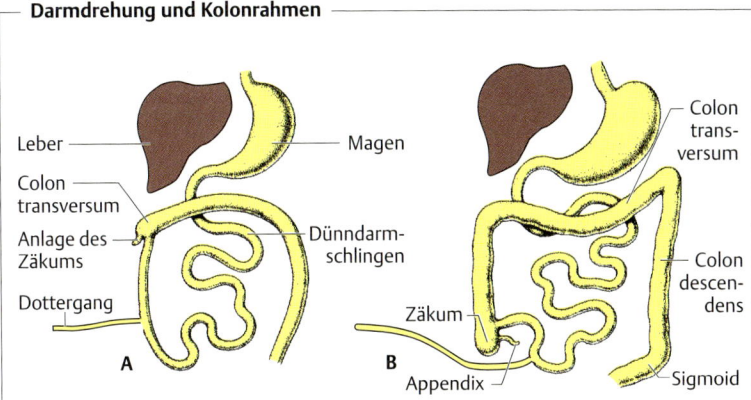

Abb. 14.**19** **A** Ansicht der um 270° gedrehten Darmschlingen. Beachte die Schlingenbildung im Bereich des Dünndarms und die Lage des Zäkums im rechten oberen Quadranten des Abdomens. **B** Die Darmschlingen nehmen ihre endgültige Lage ein. Zäkum und Appendix liegen im rechten unteren Quadranten des Abdomens.

te Fossa iliaca herab, so daß das **Colon ascendens** und die **Flexura hepatica** entstehen (Abb. 14.19 B). Am distalen Ende des Zäkums entwickelt sich als enges Divertikel die **Appendix vermiformis** (Abb. 14.20).
Da sich die **Appendix** (Blinddarmfortsatz) während der Ausbildung des Kolonrahmens entwickelt, ist es verständlich, daß sich häufig hinter dem Zäkum oder Kolon zu liegen kommt. Man spricht von einer **retrozäkalen** oder **retrokolischen Lage** (Abb. 14.21).

## Entwicklung von Zäkum und Appendix

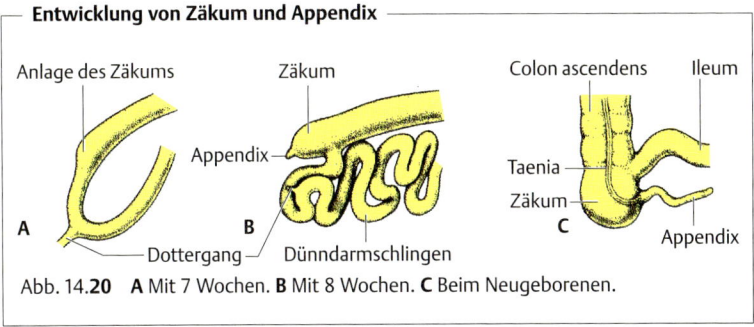

Abb. 14.**20** **A** Mit 7 Wochen. **B** Mit 8 Wochen. **C** Beim Neugeborenen.

## Lagevarianten der Appendix

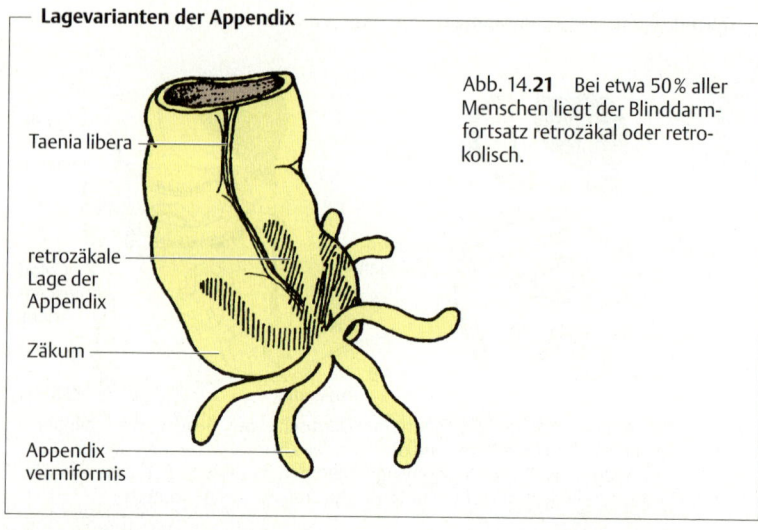

Abb. 14.21 Bei etwa 50% aller Menschen liegt der Blinddarmfortsatz retrozäkal oder retrokolisch.

Taenia libera

retrozäkale Lage der Appendix

Zäkum

Appendix vermiformis

**Mesenterium der Nabelschleife:** Das Mesenterium im Bereich der Nabelschleife (**Mesenterium im engeren Sinn**) macht infolge der Drehung und Schlingenbildung des Darmes tiefgreifende Veränderungen durch. Wenn der untere Schenkel der Nabelschleife auf die rechte Seite der Bauchhöhle wandert, dreht sich das dorsale Mesenterium um die Abgangsstelle der **A. mesenterica superior** (Abb. 14.16). Später, wenn das Colon ascendens und Colon descendens ihre endgültige Lage eingenommen haben, werden ihre Mesenterien gegen das Peritoneum der Bauchwand gedrückt (Abb. 14.22). Nach Verschmelzung der beiden Blätter sind aufsteigender und absteigender Dickdarmschenkel dauernd in retroperitonealer Lage fixiert. Die Appendix und das untere Zäkumende behalten dagegen ihr freies Mesenterium (Abb. 14.22 B).
Die Entwicklung des Mesocolon transversum verläuft anders. Es verschmilzt ventral mit dem großen Netz, behält aber seine Beweglichkeit (Abb. 14.8, S. 255). Seine Befestigungslinie reicht schließlich von der Flexura hepatica des Colon ascendens zur Flexura splenica des Colon descendens (Abb. 14.22 B).
Das Mesenterium der Jejunum- und Ileumschlingen geht anfangs in das des Colon ascendens über (Abb. 14.7 A, S. 254). Wenn das Mesenterium des Colon ascendens mit der hinteren Leibeswand verschmilzt, erhält das Mesenterium der Jejunum- und Ileumschlingen eine neue Ansatzlinie, die sich vom intraperitoneal gelegenen Abschnitt des Duodenums bis zum Übergang des Ileums in das Zäkum erstreckt (**Mesenterialwurzel**) (Abb. 14.22 B).

## Verwachsungszonen des dorsalen Mesenteriums

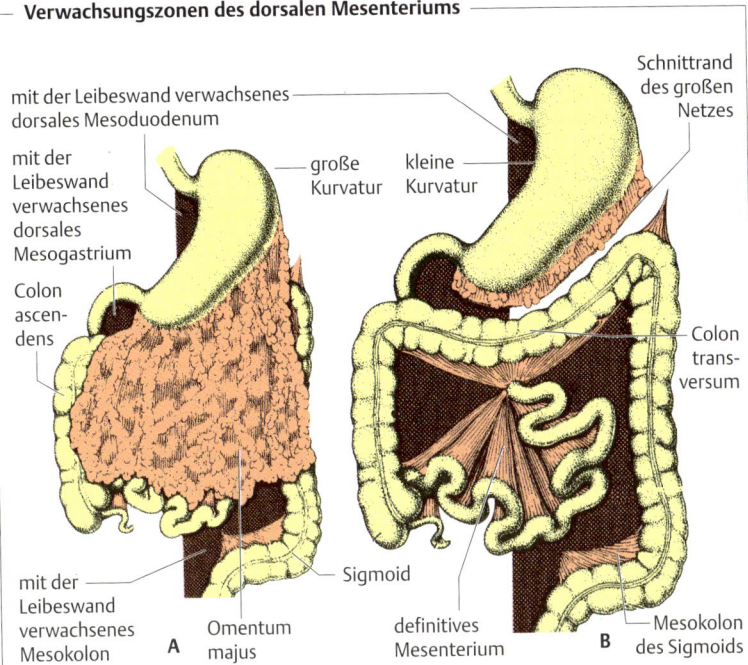

Abb. 14.22 **A** Vor und **B** nach Entfernung des Omentum majus. Dunkel gerasterte Flächen: dorsales Mesenterium, das mit der hinteren Leibeswand verwachsen ist. Beachte die definitive Mesenterialwurzel.

### Klinische Bezüge

**Caecum mobile:** Normalerweise ist das Colon ascendens, mit Ausnahme seines untersten Abschnitts (etwa 2–3 cm), mit der hinteren Leibeswand verwachsen und vorn und seitlich von Peritoneum überzogen. Bleibt ein Teil des Mesokolons bestehen, so kommt es zur Ausbildung eines **Caecum mobile**. In seiner extremsten Form wächst das Mesenterium des Colon ascendens nicht mit der hinteren Körperwand zusammen, so daß die Mesenterialwurzel auf ein kleines Gebiet um die Ursprungsstelle der A. mesenterica superior eingeengt ist. Ein derartig ungewöhnlich langes Mesenterium ermöglicht abnorme Bewegungen des Darmes und kann sogar zu einem **Volvulus** von Zäkum und Kolon führen. Entsprechend kann es zur retrokolischen Taschenbildung hinter dem Mesocolon ascendens kommen. Eine **retrokolische Hernie** kann dann durch die Einklemmung von Dünndarmschlingen hinter dem Mesokolon entstehen.

**Omphalozele und Gastroschisis:** Diese beiden Fehlbildungen beruhen auf einem Defekt oder unvollständiger Ausbildung der ventralen Leibeswand, so daß einige Darmschlingen noch bei der Geburt außerhalb des Körpers liegen. Beide Fehlbildungen sind in Kap. 11, S. 180, ausführlich beschrieben.

**Überreste des Dottergangs:** Normalerweise bildet sich der Dottergang in der 6. Woche zurück. Mit einer Häufigkeit von 2–4 % bleibt ein kleiner Teil des Ganges erhalten und bildet eine Aussackung des Ileums, das **Meckel-Divertikel** (Abb. 14.23 A). Beim Erwachsenen liegt dieses Divertikel etwa 40–60 cm von der Ileozäkalklappe entfernt und verursacht im allgemeinen keine Beschwerden. Wenn ein Meckel-Divertikel jedoch versprengtes Pankreasgewebe oder Magenschleimhaut enthält, kann es ulzerieren, Blutungen verursachen oder sogar perforieren.

Der Dottergang kann über seine gesamte Länge offen bleiben und eine direkte Verbindung zwischen Nabel und Verdauungstrakt herstellen. Diese Anomalie heißt **Nabel- oder Dottergangfistel** (Abb. 14.23 C). Es kann dann im Bereich des Nabels zum Austritt von Fäzes kommen. Gelegentlich prolabiert das Ileum durch die Fistel. Bei einer anderen Form haben sich beide Enden des Dotterganges in fibröse Stränge umgewandelt, während der Mittelabschnitt eine große Zyste bildet, die als **Enterokystom** oder **Dottergangzyste** bezeichnet wird (Abb. 14.23 B). Da die fibrösen Stränge die Leibeshöhle durchqueren, können sie leicht eine Strangulation oder einen Volvulus des Darmes verursachen.

**Störungen bei der Darmdrehung:** Sie können zu einem **Volvulus** mit Unterbrechung der Blutversorgung des entsprechenden Darmabschnitts führen. Die Nabelschleife dreht sich normalerweise um 270° gegen den Uhrzeigersinn. Gelegentlich kommt es nur zu einer 90°-Drehung. Dann kehren Kolon und Zäkum nicht zuletzt, sondern als er-

---

**Überbleibsel des Dotterganges**

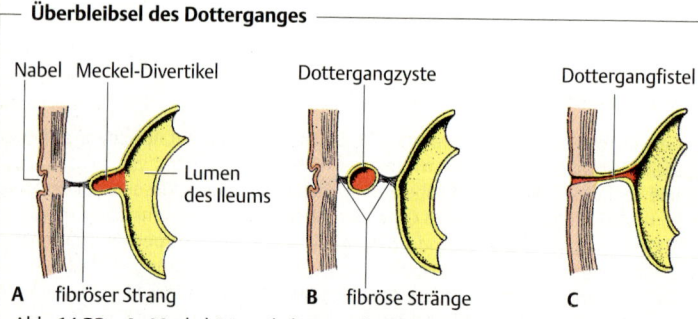

Abb. 14.23 **A** Meckel-Divertikel in Verbindung mit einem fibrösen Strang. **B** Dottergangzyste, die mit dem Nabel und dem Ileum über fibröse Stränge verbunden ist. **C** Dottergangfistel, die das Ileum mit dem Nabel verbindet.

ste Darmabschnitte aus dem physiologischen Nabelbruch in die Bauchhöhle zurück (Abb. 14.24 A). Sie bleiben auf der linken Seite liegen. Die nachfolgenden Dünndarmschlingen lagern sich nach rechts an den Dickdarm an.

Bei der **entgegengesetzten Darmdrehung** (Abb. 14.24 B) dreht sich die Nabelschleife zunächst um etwa 90° im Uhrzeigersinn, d.h. in entgegengesetzte Richtung (vgl. Abb. 14.17). Dadurch kommt das Colon transversum hinter dem Duodenum zu liegen. Es liegt damit auch hinter der A. mesenterica superior.

**Verdoppelungen im Verdauungstrakt:** Verdoppelungen von Darmschlingen können überall im Verdauungskanal vorkommen. Am häufigsten sind sie im Bereich des Ileums anzutreffen. Sie sind in ihrer Form und Größe sehr variabel und können als kleines Divertikel oder als große Zyste auftreten.

Die Symptome zeigen sich in der Regel in der frühen Kindheit, und 33 % sind mit anderen Defekten wie Darmatresie, Analatresie, Gastroschisis oder einer Omphalozele assoziiert. Die Genese ist unbekannt. Sie entstehen möglicherweise durch abnormale Proliferation von Darmschleimhaut.

**Darmatresie und -stenose:** Sie können überall im Verlauf des Intestinaltraktes auftreten. Die häufigste Lokalisation ist das Duodenum, die seltenste das Kolon, während sich die Inzidenz im Jejunum und Ileum die Waage hält (1 : 1500 Geburten). Die Atresie im oberen Duodenum ist wahrscheinlich auf ein Ausbleiben der Rekanalisation zurückzuführen (s. Abb. 14.12, S. 259). Vom Duodenum abwärts ist die wahrscheinlichste Ur-

**Störungen bei der Darmdrehung (Malrotation)**

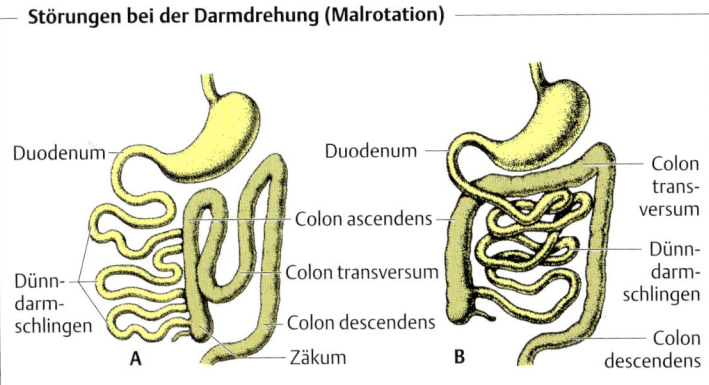

Abb. 14.24 **A** Drehung um 90° statt 270°: Kolon und Zäkum kehren vor dem Jejunum in die Leibeshöhle zurück. Das Kolon kommt links, der Dünndarm rechts zu liegen; das Ileum mündet von rechts in das Zäkum ein. **B** Umgekehrte Darmdrehung: Die Nabelschleife hat sich um 90° im Uhrzeigersinn gedreht. Das Querkolon verläuft nun hinter dem Duodenum.

## Die häufigsten Darmatresien und Stenosen

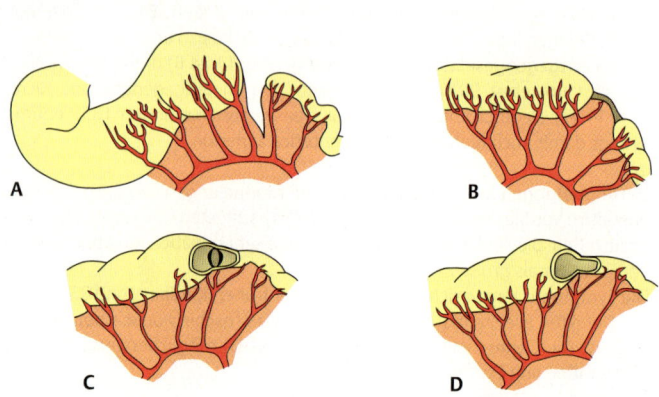

Abb. 14.**25** Atresien machen 95% des Krankengutes, Stenosen (D) nur 5% aus. Die häufigsten Ursachen sind Störungen in der Blutversorgung. Nur im oberen Duodenum kommt als Ursache eine Störung bei der Rekanalisation in Frage. **A** In 50% der Fälle fehlt ein Darmabschnitt. **B** In 20% der Fälle bleibt ein fibröser Strang zurück. **C** Bei weiteren 20% kommt es zu einer Einengung und zur Ausbildung eines dünnen Septums, das den verengten Abschnitt vom ausgeweiteten trennt. **D** Die Stenose kommt in 5% der Fälle vor.

sache für eine Stenose oder Atresie ein „**vaskuläres Ereignis**". Die Störung der Gefäßversorgung kann durch Malrotation, Volvulus, Gastroschisis, eine Omphalozele oder durch andere Faktoren bedingt sein. Die Blutversorgung zu einem Darmabschnitt wird unterbrochen und führt zur Nekrose und schließlich zur Einengung oder dem vollständigen Fehlen dieses Darmabschnitts (Abb. 14.25). Die **Apfelschalenatresie** („apple peel atresia") ist eine typische Fehlbildung, die 10% der Darmatresien ausmacht. Die Atresie ist im proximalen Jejunum lokalisiert. Der Darm ist verkürzt und distal von der Läsion korkenzieherartig um einen Mesenterialrest aufgewunden (Abb. 14.26). Kinder mit dieser Fehlbildung haben charakteristischerweise ein geringes Geburtsgewicht und zeigen zusätzlich andere Anomalien.

### Atresie des Jejunums (Apfelschalenatresie)

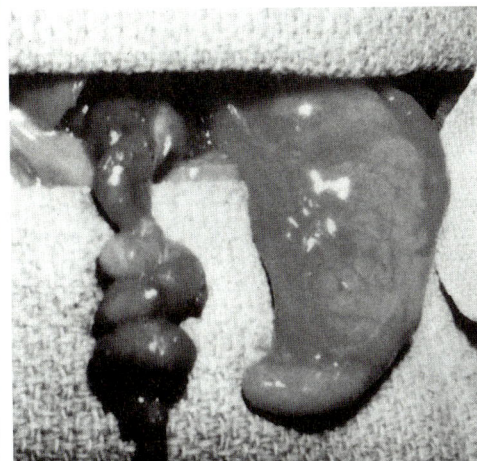

Abb. 14.**26** Diese Form der Atresie kommt im Jenunum vor und macht 10% aller Darmatresien aus. Der betroffene Darmabschnitt windet sich korkenzieherartig wie eine Apfelschale um einen Mesenterialrest (apple peel atresia).

## Enddarm

Der Enddarm reicht beim Embryo von der hinteren Darmpforte bis zur Kloakenmembran. Aus ihm entstehen das distale Drittel des Colon transversum, das Colon descendens, das Sigmoid, das Rektum und der obere Abschnitt des Analkanals (s. Kap. 15).

Der terminale Abschnitt des Enddarms mündet in die von Endoderm ausgekleidete Kloake. In der **Kloakenmembran** liegen Entoderm und Ektoderm direkt einander an (Abb. 14.27).

In der weiteren Entwicklung entsteht eine transversal verlaufende Leiste, das **Septum urorectale**, im Winkel zwischen der Allantois und dem Enddarm (Abb. 14.27). Es unterteilt die Kloake in einen vorderen Abschnitt, den **Sinus urogenitalis**, und einen hinteren, den **Anorektalkanal**. Bei einem 7 Wochen alten Embryo erreicht das Septum urorectale die Kloakenmembran. An der Kontaktstelle entsteht das **Perineum**. Die Kloakenmembran wird dadurch in die hinten liegende **Analmembran** und die vorne liegende **Urogenitalmembran** geteilt (zur weiteren Entwicklung des Sinus urogenitalis s. Kap. 15).

Inzwischen entstehen am Rand der Analmembran Mesenchympolster. In der 9. Woche liegt die Analmembran am Boden einer Einsenkung des Ektoderms, dem **Proctodeum** (Abb. 14.28 A). Die umgebenden Vorwölbungen heißen Analfalten. In der 9. Woche reißt die Analmembran ein, so daß sich das Rektum nach

## Entwicklung der Kloake

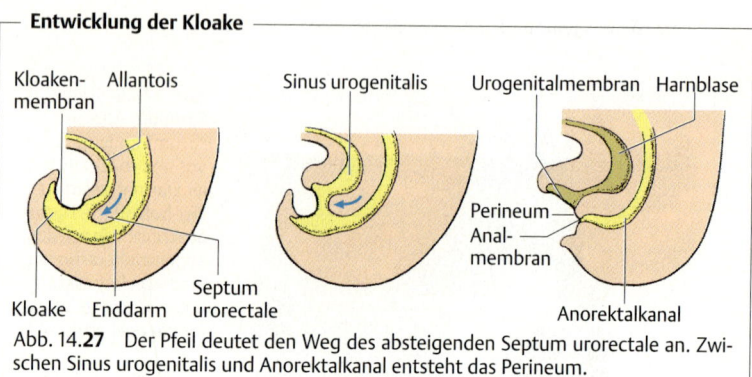

Abb. 14.**27** Der Pfeil deutet den Weg des absteigenden Septum urorectale an. Zwischen Sinus urogenitalis und Anorektalkanal entsteht das Perineum.

außen öffnet. Der obere Abschnitt des Analkanals ist also entodermalen Ursprungs und wird von der Enddarmarterie, der **A. mesenterica inferior**, versorgt. Das untere Drittel des Analkanals stammt dagegen vom Ektoderm ab und wird von den unteren Rektalarterien (**A. rectalis media und inferior**), d. h. von Ästen der **A. pudenda**, versorgt. Die Grenze zwischen Entoderm und Ektoderm liegt später direkt unterhalb der **Columnae anales**. Hier geht das kubische Schleimhautepithel in geschichtetes Plattenepithel über.

### Klinische Bezüge

**Rektoanalatresie:** Die Häufigkeit beträgt 1 : 5000. Die unvollständige Entwicklung des Enddarms geht mit einer **nicht perforierten Analmembran** einher (Abb. 14.28). Dabei kann eine Fistel das Rektum mit dem Perineum oder mit dem Urogenitalsystem verbinden. Die meisten dieser Anomalien gehen wahrscheinlich auf eine Abweichung des **Septum urorectale** zurück. Die Fehlbildung kann stark (in der Regel mit einer Fistel zur Urethra oder den Genitalgängen [Abb.14.28 B]), mittelgradig (ohne Fisteln bei männlichen und mit Fisteln in die untere Vagina oder das Vestibulum bei weiblichen Kindern) oder gering ausgeprägt sein (die Unterbrechung zwischen Rektum und Analkanal ist nicht mit einer Ausbildung von Fisteln verbunden). Die geringe Ausprägung ist doppelt so häufig wie die starke, während die mittlere Ausprägung am seltensten ist. Etwa 50% der Kinder mit Rektonalatresie haben zusätzlich andere Fehlbildungen.

**Megakolon.** Ein angeborenes Megakolon kann durch die Atresie oder Agenesie von distalem Kolon oder Anorektalkanal zustande kommen. Wahrscheinlicher ist jedoch das Fehlen der parasympathischen Ganglien in der Darmwand (**aganglionäres Megakolon, Morbus Hirschsprung**). Die vegetativen Ganglien stammen von der Neuralleiste ab und wandern in die Darmwand ein. Zumeist ist auch das Rektum betroffen. In 80% der Fälle endet der Defekt im mittleren Sigmoid. Nur in 10–20% ist auch das Colon transversum und das Colon ascendens und in 3% das ganze Kolon betroffen.

**Analatresie**

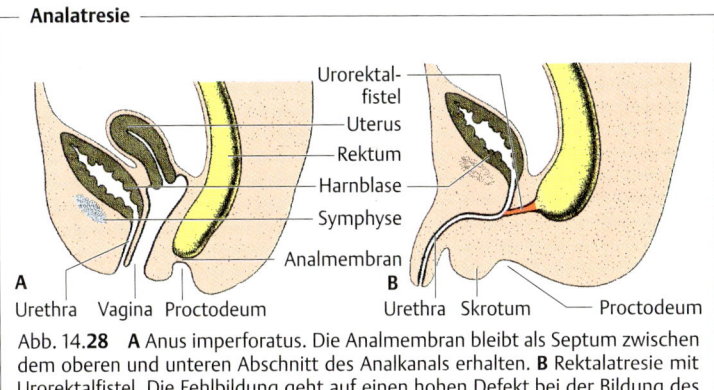

Abb. 14.**28 A** Anus imperforatus. Die Analmembran bleibt als Septum zwischen dem oberen und unteren Abschnitt des Analkanals erhalten. **B** Rektalatresie mit Urorektalfistel. Die Fehlbildung geht auf einen hohen Defekt bei der Bildung des Septum urorectale zurück.

### Zusammenfassung: Magen-Darm-Kanal und Anhangsorgane

Der Magen-Darm-Kanal erstreckt sich von der Rachenmembran bis zur Kloakenmembran und gliedert sich in den Vorderdarm, Mitteldarm und Enddarm (Abb. 5.**13**, S. 85).

#### Vorderdarm

Er umfaßt den Ösophagus, die Trachea und die Lungenknospen, den Magen und das proximale Duodenum mit Leber und Pankreas (Abb. 14.**9**). Der Magen führt eine 90° Drehung um seine longitudinale Achse und eine Kippbewegung um seine dorsoventrale Achse durch (Abb. 14.**3**). Die Leberzellbälkchen sprossen an der vorderen Darmpforte in das Septum transversum ein (Abb. 14.**9**) und werden gleichzeitig von den Sinusoiden der Dottervenen durchdrungen (Abb. 12.**35**, S. 227). Die ventrale Pankreasknospe entspringt aus dem Ductus choledochus und wandert mit ihm auf die Dorsalseite des Duodenums, um sich als Processus uncinatus von hinten her mit der dorsalen Pankreasknospe zu vereinigen (Abb. 14.**14**).

#### Mitteldarm

Der Mitteldarm geht aus der Nabelschleife hervor (Abb. 14.**17**). In der 6. Woche liegt der Mitteldarm außerhalb der Leibeshöhle in einer Auftreibung der Nabelschnur (physiologischer Nabelbruch) (Abb. 14.**18**). In der 10. Woche kehren die Darmschlingen in die Leibeshöhle zurück und führen dabei die Darmdrehung um 270° im Uhrzeigersinn aus (Abb. 14.**19**).

## Enddarm
Aus dem Enddarm gehen das distale Drittel des Colon transversum, das Colon descendens, das Sigmoid und das Rektum hervor. Der distale Abschnitt des Analkanals entsteht durch eine Einstülpung des Ektoderms (Proktodeum) (Abb. 14.28).

## Fragen zur Vertiefung

1. Die pränatale Ultraschalluntersuchung ergibt ein Polyhydramnion in der 36. Woche. Bei der Geburt hat das Kind Schwierigkeiten zu atmen. Der Mund enthält viel Flüssigkeit. Welche Fehlbildung könnte hier vorliegen?
2. Die pränatale Ultraschalluntersuchung in der 20. Woche zeigt eine Auftreibung in der Mittellinie, die Darmschlingen zu enthalten scheint und von einem Bruchsack umgeben ist. Welche Diagnose kann man stellen? Was ist die Prognose für dieses Kind?
3. Bei einem weiblichen Neugeborenen fehlt die Analöffnung. Die Vagina enthält Mekonium. Welche Fehlbildung liegt vor? Was ist die embryologische Ursache?

# 15. Urogenitalsystem

Das Urogenitalsystem besteht aus zwei Kompenenten:

- Den **Harnorganen**, die Abfallprodukte und überschüssiges Wasser über ein Kanälchensystem in den Nieren ausscheiden, und
- dem **Genitalsystem**, das der Reifung und Ableitung der Keimzellen dient.

Embryologisch und anatomisch sind beide Systeme eng miteinander verflochten. Beide entwickeln sich aus einer gemeinsamen mesodermalen Leiste (**intermediäres Mesoderm**) an der hinteren Wand der Bauchhöhle. Die Ausführungsgänge beider Systeme münden ursprünglich gemeinsam in die Kloake.
Im weiteren Verlauf der Entwicklung ist die enge Verbindung der beiden Systeme besonders deutlich beim Mann ausgeprägt. Hier fungiert der primitive Ausscheidungsgang zunächst als harnabführender Kanal, wird jedoch später in den Genitalgang umgewandelt. Auch beim erwachsenen Mann entleeren das Harnorgan und das Geschlechtsorgan ihre Produkte durch einen gemeinsamen Ausführungsgang, die Urethra.

## Harnorgane

### Entwicklung der exkretorischen Einheit

Zu Beginn der 4. Woche verliert das intermediäre Mesoderm in der Halsregion seine Verbindung mit den Somiten und bildet segmental angeordnete Gewebeblöcke, die als Nephrotome bezeichnet werden (Abb. 15.1 und 15.2). Die Nephrotome in der Halsregion bilden nur rudimentäre, nicht funktionierende Ausscheidungskanälchen.
In der Brust-, Lumbal- und Sakralregion verliert das intermediäre Mesoderm seine Verbindung mit der Zölomhöhle und die segmentale Gliederung. Innerhalb eines Segments entstehen 2–3 oder sogar noch mehr Ausscheidungskanälchen (Abb. 15.2). Das unsegmentierte intermediäre Mesoderm bildet den **nephrogenen Strang**, aus dem die Ausscheidungskanälchen der Niere hervorgehen. Die nephrogenen Stränge wölben sich beiderseits als **Urogenitalleisten** von dorsal in die Leibeshöhle vor (Abb. 15.3).

### Intermediäres Mesoderm und Nephrotome

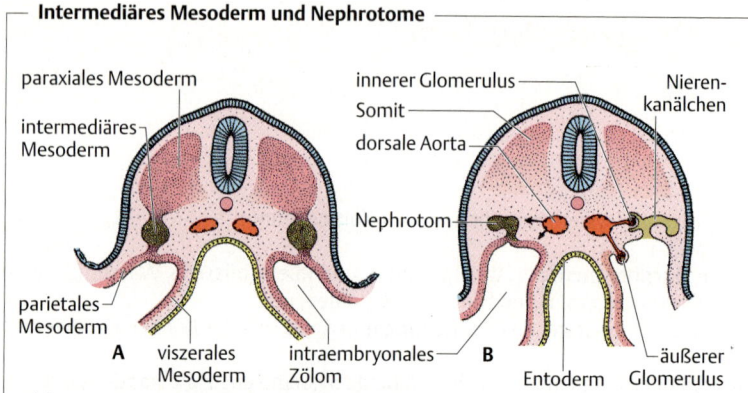

Abb. 15.1 Querschnitte durch die Zervikalregion von Embryonen verschiedener Entwicklungsstadien. **A** Im Alter von 21 Tagen. **B** Im Alter von 25 Tagen. Beachte die Bildung eines äußeren und eines inneren Glomerulus sowie die offene Verbindung zwischen der Zölomhöhle und dem Nierenkanälchen.

## Nierensysteme

Beim Menschen entstehen von kranial nach kaudal fortschreitend drei sich etwas überlappende Nierensysteme: Die **Vorniere (Pronephros)**, die **Urniere (Mesonephros)** und die **Nachniere (Metanephros)**. Die Vorniere wird nur rudimentär angelegt und hat keine Funktion. Die Urniere scheidet für eine kurze Zeit in der frühen Fetalperiode Harn aus. Aus der Nachniere entsteht die definitive Niere.

### Vorniere

Beim menschlichen Embryo besteht die **Vorniere (Pronephros)** aus 7–10 soliden Strängen oder Kanälchen im Zervikalbereich (Abb. 15.2 B). Die ersten rudimentären Nephrotome bilden sich bereits zurück, bevor die letzten entstanden sind, und am Ende der 5. Woche sind die Reste des Vornierensystems bereits ganz verschwunden.

### Urniere

Die **Urniere (Mesonephros)** entwickelt sich im intermediären Mesoderm der thorakalen und lumbalen Segmente (bis L3). Während sich das Vornierensystem zu Beginn der 4. Woche zurückbildet, treten bereits die ersten exkretorischen Kanälchen der Urniere auf. Sie wachsen rasch und krümmen sich S-för-

## Vorniere, Urniere und Nachniere

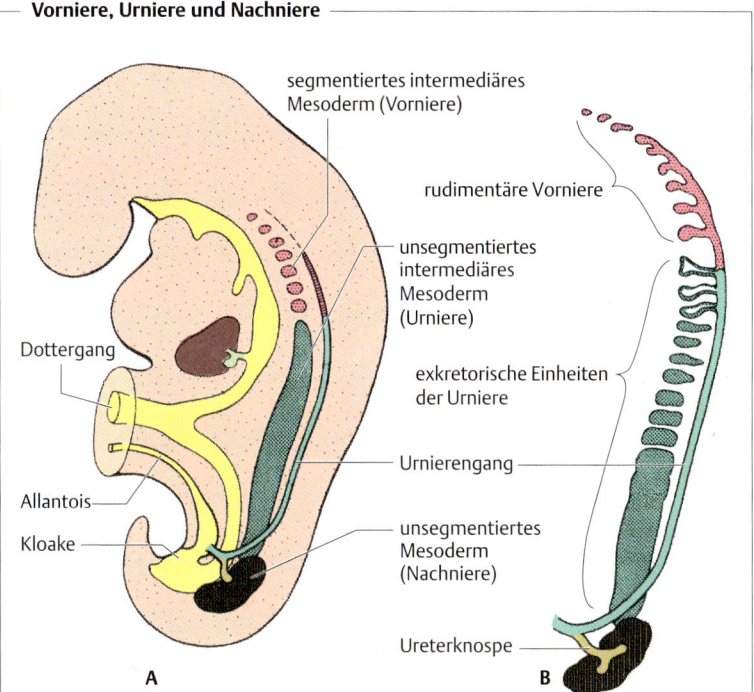

Abb. 15.**2** **A** Lage des intermediären Mesoderms für die Vorniere, Urniere und Nachniere. Im Zervikal- und oberen Thorakalbereich ist das intermediäre Mesoderm segmentiert. Im unteren Thorax- sowie im Lumbal- und Sakralbereich bildet es den kompakten, unsegmentierten nephrogenen Strang. Beachte den longitudinalen Sammelgang, der ursprünglich von der Vorniere gebildet und später von der Urniere übernommen wird. **B** Ausscheidungskanälchen der Vorniere und der Urniere bei einem 5 Wochen alten Embryo.

mig. An ihrem medialen Ende entsteht ein Glomerulus (Abb. 15.3 A). Das Epithel des Kanälchens überzieht als dünne Schicht den Kapillarknäuel, der sich in das blinde Ende hineinwölbt, und bildet auf diese Weise das innere und das äußere Blatt der Bowman-Kapsel. Am entgegengesetzten Ende mündet das Kanälchen in den **Urnierengang (Wolff-Gang)** ein (Abb. 15.2 und 15.3).

Bis zur Mitte des 2. Monats hat sich die Urniere auf beiden Seiten zu einem länglichen Organ entwickelt (Abb. 15.3). Sie ragt in die Zölomhöhle vor und ist mit der hinteren Leibeswand über einen breiten Mesenterialstiel verbunden. Da die

## Urniere und Keimdrüse in der 5. Woche

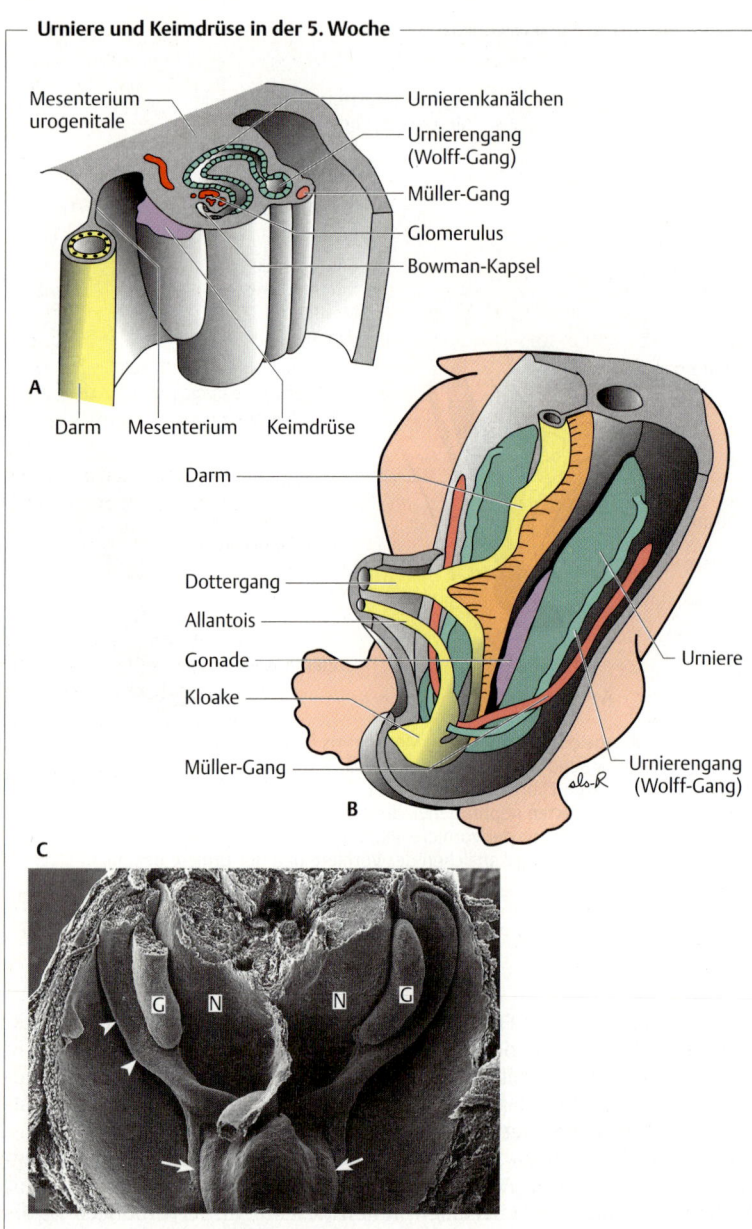

◀ Abb. 15.3  **A** Querschnitt durch die untere Thoraxregion eines 5 Wochen alten Embryos, der die Bildung eines Ausscheidungskanälchens der Urniere zeigt. Beachte die Entwicklung der Bowman-Kapsel und der Keimdrüsenleiste. Urniere und Gonade sind an der hinteren Leibeswand durch ein breites Mesenterium urogenitale befestigt. **B** Beziehung zwischen der Keimdrüse und der Urniere. Beachte die Größe der Urniere im Verhältnis zur Keimdrüse. Der longitudinale Urnierengang (Wolff-Gang) verläuft auf der Lateralseite der Urniere. **C** Rasterelektronenmikroskopische Aufnahme eines Mausembryos. *N*: Urniere; *G*: Genitalleiste; *Pfeilköpfe*: Urnierengang; *Pfeile*: Gubernaculum testis.

Keimdrüse sich direkt medial neben der Urniere entwickelt, wird die von beiden Anlagen gebildete Vorwölbung als **Urogenitalleiste** bezeichnet (Abb. 15.3). Während im kaudalen Abschnitt der Urniere noch neue Kanälchen entstehen, zeigen die kranialen Tubuli und Glomeruli bereits viele degenerative Veränderungen. Am Ende des 2. Monats ist der größte Teil der Urnierenkanälchen und -glomeruli verschwunden. Der Urnierengang und einige der kaudalen Kanälchen bleiben in der männlichen Entwicklung erhalten und nehmen an der Entwicklung des Genitalsystems teil. Sie bilden sich bei weiblichen Feten zurück (siehe Genitalsystem, S. 294 ff.).

## Nachniere oder definitive Niere

Während sich die Urniere zurückbildet, entsteht in der 5. Woche als drittes Ausscheidungsorgan die **Nachniere** (**Metanephros**) als definitive Niere. Ihre Nephrone entwickeln sich aus intermediärem Mesoderm, das sich nach kaudal an den nephrogenen Strang anschließt und als **metanephrogenes Blastem** bezeichnet wird (Abb. 15.4). Die Ausscheidungskanälchen entwickeln sich auf die gleiche Weise wie in der Urniere. Die harnableitenden Kanälchen entstehen dagegen aus der **Ureterknospe**, die aus dem Urnierengang aussproßt.

## Derivate der Ureterknospe

Die Ureterknospe bildet sich in der 4. Woche in der dorsomedialen Wand des Urnierenganges kurz vor seiner Einmündung in die Kloake (Abb. 15.2 und 15.4). Die Knospe wächst in dorsokranialer Richtung vor und dringt so in das **metanephrogene Blastem** ein, das dann wie eine Kappe die Knospenspitze bedeckt (Abb. 15.4). Der Endabschnitt der Knospe erweitert sich zur Anlage des **Nierenbeckens**, das sich in zwei bis drei größere Abschnitte, die Anlagen der **großen Nierenkelche**, aufzweigt (Abb. 15.5 A, B).

Jede Aufzweigung bildet beim weiteren Eindringen in das metanephrogene Gewebe zwei neue Knospen. Die Knospen teilen sich weiter auf, bis 12 oder mehr Kanälchengenerationen entstanden sind (Abb. 15.5). Während in der Peripherie die Aufzweigung der Ureterknospe bis zum Ende des 5. Monats weitergeht, erweitern sich die im Anschluß an die Verzweigung des Nierenbeckens gebilde-

## 15. Urogenitalsystem

**Ureterknospe und metanephrogenes Blastem**

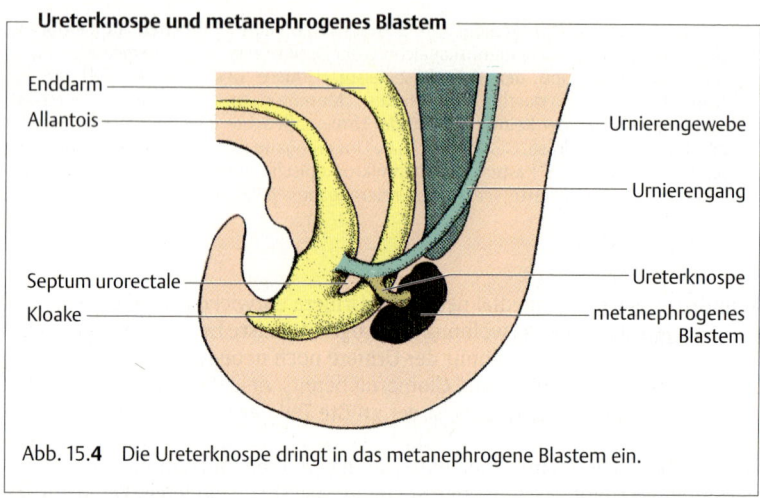

Abb. 15.4 Die Ureterknospe dringt in das metanephrogene Blastem ein.

**Entwicklung der Nachniere**

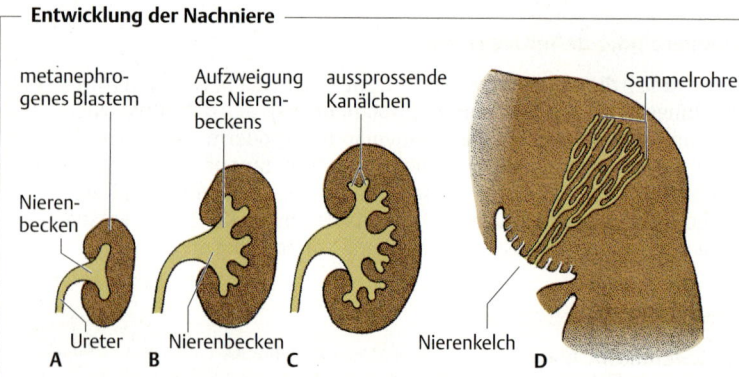

Abb. 15.5 **A** Im Alter von 6 Wochen. **B** Am Ende der 6. Woche. **C** Mit 7 Wochen. **D** Beim Neugeborenen. Die Sammelrohre bilden vor der Einmündung in den Nierenkelch eine Pyramidenstruktur.

ten Kanälchen und nehmen die der folgenden drei bis vier Kanälchengenerationen in sich auf. Auf diese Weise entstehen die **Nierenkelche** als Endverzweigung des Nierenbeckens. Die zurückbleibenden Kanälchen konvergieren und bilden so in ihrer Gesamtheit die **Nierenpapillen**, die in die Nierenkelche hineinragen. Auf einer Papille treten jeweils 10–25 Papillengänge aus, die sich im

Nierenmark und in den Markstrahlen in insgesamt etwa 1 bis 3 Millionen **Sammelrohre** aufweigen, die ihrerseits über die Verbindungsstücke an die Nephrone angeschlossen sind (Abb. 15.5 D).

**Aus der Ureterknospe entstehen also der Ureter, das Nierenbecken und seine Aufzweigungen, die Nierenkelche, die Papillengänge (Ductus papillares), die Sammelrohre und die Verbindungsstücke.**

### Entwicklung der Nephrone

Jede neugebildete Gangknospe wird von einer **metanephrogenen Blastemkappe** bedeckt (Abb. 15.6 A). Unter dem induktiven Einfluß der Gangknospe sondern sich am Rand der Blastemkappe Zellen ab und bilden beiderseits der wei-

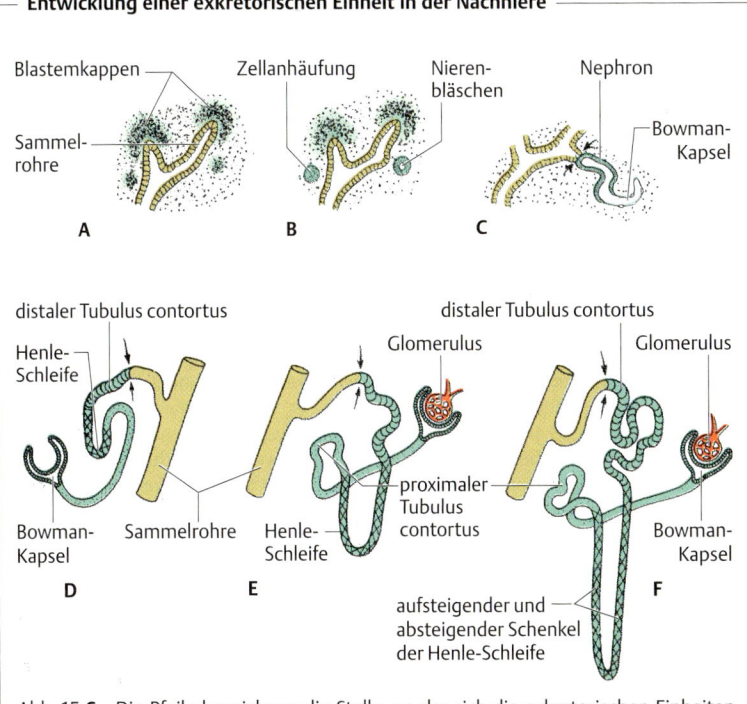

Abb. 15.6 Die Pfeile bezeichnen die Stelle, an der sich die exkretorischen Einheiten *(blau)* mit dem System der Sammelrohre *(gelb)* verbinden, und damit den Harnabfluß aus dem Glomerulus in die Sammelrohre ermöglichen.

ter wachsenden Gangknospe die **Nierenbläschen**, aus denen ein **Nierenkanälchen** aussproßt (Abb. 15.6 B, C). Zusammen mit einem Knäuel aus Kapillarschlingen, dem **Glomerulus**, entsteht aus dem Nierenbläschen die exkretorische Einheit der Niere, das **Nephron**. Aus dem proximalen Ende des Kanälchens entwickelt sich die **Bowman-Kapsel** des Nierenglomerulus (Abb. 15.6 C, D). Das distale Ende mündet in eines der Sammelrohre ein. Damit ist die Verbindung zwischen dem Nephron und dem System der ableitenden Harnwege hergestellt. Unter weiterem Längenwachstum differenziert sich das Nierenkanälchen in einen **proximalen Tubulus contortus**, in die **Henle-Schleife** und den **distalen Tubulus contortus** (Abb. 15.6 E, F).
Die definitive Niere entsteht damit aus zwei Anlagen:

- dem **metanephrogenen Mesoderm**, aus dem die Nephrone hervorgehen, und
- der **Ureterknospe**, aus der die Sammelrohre und die ableitenden Harnwege entstehen.

Bei der Geburt sind die Nieren noch gelappt. Die Gliederung in Lappen verschwindet mit dem weiteren Wachstum der Nephrone. Die Anzahl der Nephrone nimmt dabei nicht zu.

### *Klinische Bezüge*

**Zystenniere:** Es gibt eine Reihe unterschiedlicher Erkrankungen mit Zystenbildung in der Niere. Bei der **kongenitalen polyzystischen Niere** (Abb. 15.7) bildet sich eine Vielzahl von Zysten, die schließlich zur Niereninsuffizienz führen, wenn keine Nierentransplantation erfolgt. Die Krankheit kann autosomal rezessiv oder autosomal dominant vererbt sein oder auch andere Ursachen haben. Der primäre Defekt liegt offenbar in einer normalen morphologischen Entwicklung oder einer funktionellen Anomalie in den proximalen Tubuli. Sie degenerieren und führen zur Ausbildung multipler Zysten. In einigen Fällen finden sich eine oder mehrere Zysten in der Nähe des Nierenbeckens. Man nimmt an, daß diese Zysten Überbleibsel der zweiten, dritten oder vierten Generation der Aufzweigung der Ureterknospe sind. Eine weitere Ursache für die Zystenbildung in der Niere ist eine gestörte Differenzierung der Sammelrohre. In einigen Fällen entstehen die Zysten durch Hyperplasie der Sammelrohrwand, in anderen Fällen liegt eine abnormale Differenzierung der Ureterknospe zugrunde, bei der erweiterte, verengte oder teilweise atretische Tubuli zur Zystenbildung führen.
Die **beidseitige oder einseitige Nierenaplasie** entsteht wahrscheinlich durch eine frühzeitige Degeneration der Ureterknospe. Wenn die Ureterknospe nicht das metanephrogene Blastem erreicht, kann dieses sich nicht weiterentwickeln. Einseitige Nierenaplasie kommt mit einer Häufigkeit von 1 : 1000 vor, die beidseitige Nierenaplasie mit einer Häufigkeit von 1 : 3000.
Bei einer bilateralen Nierenagenesie tritt um die 14. Schwangerschaftswoche ein hochgradiges **Oligohydramnion** auf. Das Oligohydramnion entsteht, weil der Fetus die Amnionflüssigkeit trinkt, sie jedoch nicht ausscheidet. Der Fetus mit totaler Nierenagenesie ist bis zur Geburt lebensfähig, weil die harnfähigen Substanzen über die Plazenta aus-

## Polyzystische Nierenerkrankung

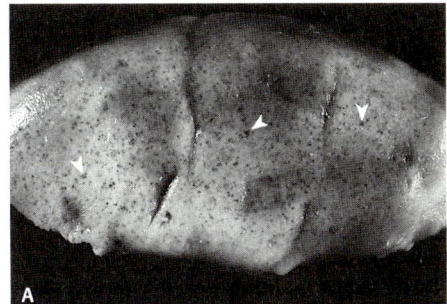

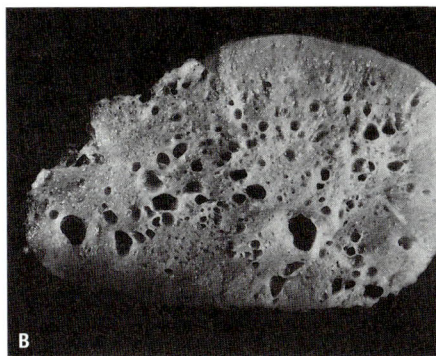

Abb. 15.**7** **A** Oberfläche einer fetalen Niere mit multiplen Zysten (*Pfeilköpfe*), die für die polyzystische Nierenerkrankung charakteristisch sind. **B** Im Schnitt sind die multiplen Zysten deutlich zu sehen.

geschieden werden, stirbt jedoch nach der Geburt innerhalb weniger Tage. Die Fehlbildung geht in 85% der Fälle mit anderen schweren Defekten wie dem Fehlen oder der Fehlbildung von Vagina und Uterus oder Vas efferens und Samenblasen einher. Fehlbildungen anderer Organsysteme sind ebenfalls häufig (Herzfehler, Tracheal- und Duodenalatresien, Gaumen-Lippen-Spalten, Gehirnfehlbildungen).

**Doppelter Ureter:** Die frühzeitige Aufspaltung der Ureterknospe kann zu partieller oder kompletter Ureterverdoppelung führen (Abb. 15.8). Das metanephrogene Blastem kann dann ebenfalls in zwei Anlagen geteilt sein, jede mit ihrem eigenen Nierenbecken und Ureter. Häufiger durchdringen sich jedoch die Ureterverzweigungen wieder gegenseitig, so daß die beiden Teile einige gemeinsame Parenchymlappen besitzen. Im abgebildeten Fall (Abb. 15.8) haben sich auf einer Seite zwei Ureterknospen am Urnierengang gebildet. Die überzählige Knospe entspringt kranial von der Normalposition. Nach der Einbeziehung des Urnierenganges in den Blasenboden bis zum Abgang

## Vollständige und partielle Verdoppelung des Ureters

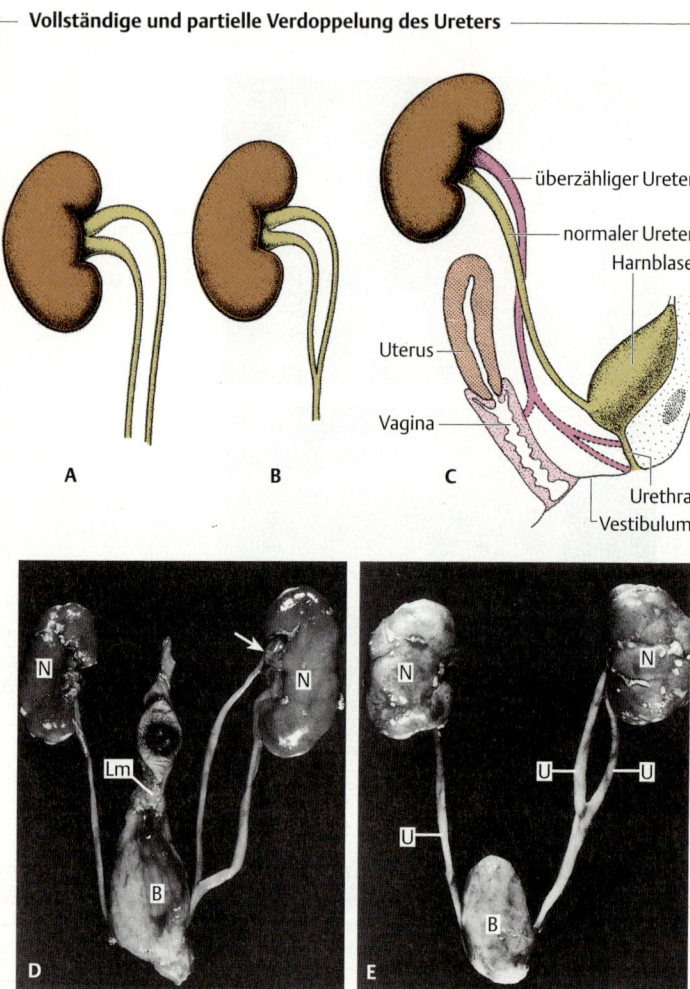

Abb. 15.**8** Die Ureterknospe kann sich unmittelbar nach ihrem Ursprung aus dem Urnierengang verzweigen (**A**) oder erst weiter kranial (**B**). Ein durch Bildung zweier Ureterknospen am Urnierengang entstandener überzähliger Ureter (**C**) kann in die Vagina, die Urethra oder das Vestibulum einmünden. **D** und **E** Vollständige und partielle Duplikation des Ureters (*U*). *Pfeile*: doppeltes Nierenbecken; *B*: Blase; *N*: Nieren; *Lm*: Lig. umbilicale medianum.

der ersten normal gelegenen Knospe kann der Abgang der zweiten Ureterknospe mit dem übrigen Urnierengang weiter nach kaudal wandern. Der überzählige Ureter kann dadurch in die Urethra, die Vagina oder den Samenleiter einmünden (Abb. 15.8 C).

## Aszensus der Niere

Die Nachniere liegt ursprünglich im Bereich des Beckens und verlagert sich später weiter nach kranial. Dieser sog. **Aszensus der Nieren** soll durch eine Vermin-

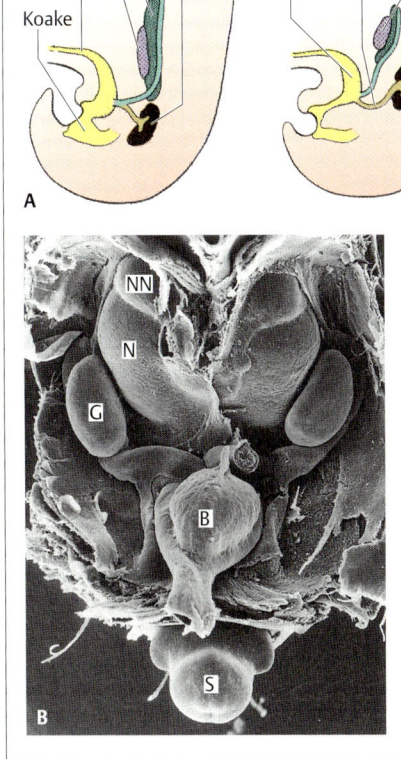

Abb 15.9 **A** Beachte die Lageveränderung der Nachniere im Verhältnis zur Urniere. Die Urniere degeneriert fast vollständig. Nur wenige Überreste bleiben mit der Keimdrüse eng verbunden. Sowohl beim männlichen als auch beim weiblichen Embryo steigt die Keimdrüse aus ihrer ursprünglichen Lage nach kaudal ab. **B** Rasterelektronenmikroskopische Aufnahme der Nieren im kleinen Becken eines normalen Mausembryos. *B*: Blase; *N*: Niere; *NN*: Nebenniere; *G*: Gonade; *S*: Schwanz.

derung der Körperkrümmung und durch das Wachstum des Körpers in der Lumbal- und Sakralregion zustande kommen (Abb. 15.9). Im Bereich des Beckens wird die Nachniere direkt aus der Beckenaorta versorgt. Während der Verlagerung nach kranial übernehmen entsprechend höher gelegene Äste die Versorgung. Normalerweise obliterieren die kaudalen Gefäße.

### Klinische Bezüge

**Becken- und Hufeisenniere:** Während des Aszensus treten die Nieren durch die arterielle Gabel, die durch die Nabelarterien gebildet wird. Gelegentlich bleibt dieser Vorgang bei einer Niere aus. Sie bleibt dann im Becken dicht neben der A. iliaca communis liegen und wird als **Beckenniere** bezeichnet (Abb. 15.10 A). Manchmal werden beide Nieren beim Durchtritt durch die Arteriengabel so nahe aneinander gedrückt, daß sie am unteren Pol miteinander verwachsen. Auf diese Weise entsteht die **Hufeisenniere** (Abb. 15.10 B, C). Die Hufeisenniere liegt gewöhnlich im Bereich der unteren Lumbalwirbel, da ihr Aszensus durch den Abgang der A. mesenterica inferior verhindert wird (Abb. 15.10 B). Die Ureteren gehen von der vorderen Oberfläche der Hufeisenniere ab und überkreuzen beim Abstieg den Isthmus auf der Ventralseite. Die Hufeisenniere ist relativ häufig (etwa 1:600).

**Überzählige Nierenarterien** kommen ebenfalls häufig vor. Es sind persistierende embryonale Gefäße, die während des Aszensus der Nieren gebildet werden. Die überzähligen Arterien entspringen in der Regel aus der Aorta und treten in den oberen oder unteren Nierenpol ein.

## Beckenniere und Hufeisenniere

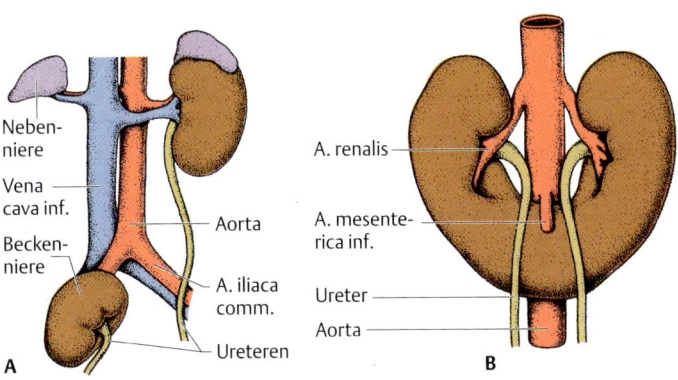

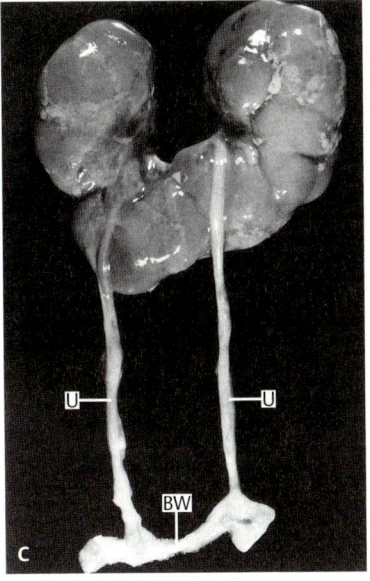

Abb. 15.**10** **A** Einseitige Beckenniere. Die Lage der Nebenniere ist auf der betroffenen Seite nicht beeinflußt. **B** und **C** Zeichnung und anatomisches Präparat einer Hufeisenniere von ventral. Beachte den Abgang der A. mesenterica inferior. *BW*: Blasenwand; *U*: Ureteren.

**Funktion der Niere**

Die Nachniere nimmt am Ende des ersten Trimenons ihre Funktion auf. Der Urin wird in die Amnionhöhle ausgeschieden und vermischt sich mit der Amnionflüssigkeit. Die Amnionflüssigkeit wird vom Fetus geschluckt und im Magen-Darm-Trakt resorbiert. Harnpflichtige Substanzen gelangen über den Blutkreislauf in die Plazenta und treten dort in das Blut der Mutter über. Die Plazenta erfüllt damit die eigentliche Nierenfunktion.

## Harnblase und Urethra

In der 4. bis 7. Entwicklungswoche unterteilt das **Septum urorectale** die **Kloake** in einen hinteren Abschnitt, den **Anorektalkanal**, und einen vorderen Abschnitt, den **Sinus urogenitalis** (Abb. 15.11). Die Kloakenmembran wird dadurch in eine vordere **Urogenitalmembran** und eine hintere **Analmembran** unterteilt (Abb. 15.11 C).

Der primitive Sinus urogenitalis gliedert sich in 3 Abschnitte:

- Der obere und größte Abschnitt ist die Anlage der **Harnblase** (Abb. 15.11 D). Ursprünglich steht die Blase mit der Allantois in Verbindung. Nach der Rückbildung der Allantois und der Obliteration ihres Lumens bleibt als dicker fibröser Strang der Urachus zwischen dem Blasenscheitel und dem Nabel erhalten. Beim Erwachsenen heißt das Band **Lig. umbilicale medianum** (Abb. 15.11 E).
- Aus dem **Beckenanteil des Sinus urogenitalis** gehen beim Mann die **Pars prostatica** und die **Pars membranacea der Urethra** und bei der Frau die Urethra als solche hervor (Abb. 15.11 E).
- Der **äußere Abschnitt** des Sinus urogenitalis (**Pars phallica**) ist durch die Urogenitalmembran nach außen abgeschlossen (Abb. 15.11 D). Die Pars phallica wird auch als definitiver Sinus urogenitalis bezeichnet, da sie bei der Frau als Vestibulum vaginae erhalten bleibt. Beim Mann verschließt sie sich zur Urethra des Penis (Abb. 15.11 E) (s. Genitalsystem, S. 294 ff.).

Bei der Unterteilung der Kloake werden die kaudalen Abschnitte der Urnierengänge in die Wand der Harnblase einbezogen (Abb. 15.12). Infolgedessen münden die ursprünglich vom Urnierengang abgehenden Ureteren nun direkt in die Blase (Abb. 15.12 B). Durch den Aszensus der Nieren verlagern sich die Einmündungen der Ureteren weiter nach kranial. Die Urnierengänge nähern sich einander und münden in die Urethra prostatica ein. Aus ihnen entstehen in der männlichen Entwicklung die **Ductus ejaculatorii** (Abb. 15.12 C, D). Da sowohl die Urnierengänge als auch die Ureteren mesodermale Gebilde sind, ist die Blasenschleimhaut, die durch Einbeziehung dieser Gänge entsteht, d. h. das **Trigonum vesicae**, ebenfalls mesodermalen Ursprungs. Die übrige Blase stammt vom Sinus urogenitalis ab und ist daher entodermalen Ursprungs. Mit der Zeit

## Harnblase und Urethra 291

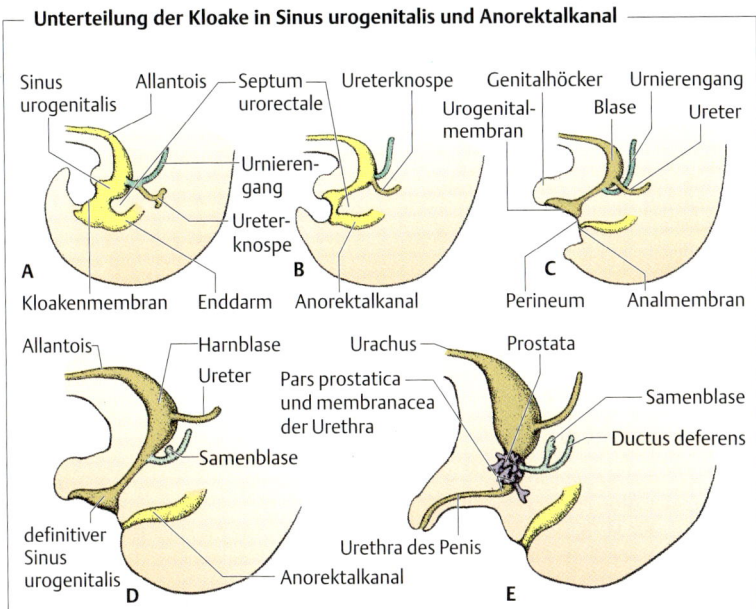

Abb. 15.11 **A–C** Unterteilung der Kloake in den Sinus urogenitalis und den Anorektalkanal. Der Urnierengang wird so weit in die Wand des Sinus urogenitalis einbezogen, daß die Ureteren schließlich getrennt einmünden. **A** Am Ende der 5. Woche. **B** Mit 7 Wochen. **C** Mit 8 Wochen. **D** und **E** Entwicklung des Sinus urogenitalis zur Harnblase, zum Beckenabschnitt des Sinus urogenitalis und zum definitiven Sinus urogenitalis. Beim männlichen Embryo verschließt sich der definitive Sinus urogenitalis zur Urethra des Penis (**E**). Die Prostata entsteht aus Knospen, die von der Urethra ausgehen, während sich die Samenblasen aus Knospen des Ductus deferens entwickeln.

wird die mesodermale Auskleidung des Trigonum durch entodermales Epithel ersetzt, so daß schließlich die Wand der gesamten Harnblase von Epithel entodermalen Ursprungs ausgekleidet wird.

**Urethra:** Das Epithel der männlichen und der weiblichen Urethra ist entodermalen Ursprungs. Das umgebende Bindegewebe und die glatte Muskulatur stammt vom viszeralen Mesoderm ab. Am Ende des 3. Monats beginnt das Epithel des kranialen Urethraabschnittes zu proliferieren und eine Anzahl von Aussprossungen zu bilden, die in das umgebende Mesenchym eindringen. Beim Mann entstehen aus diesen Knospen die **Prostata** (Abb. 15.11 E), bei der Frau die **Urethral-** und **Paraurethraldrüsen**.

## Lagebeziehung zwischen Ureter und Ductus deferens

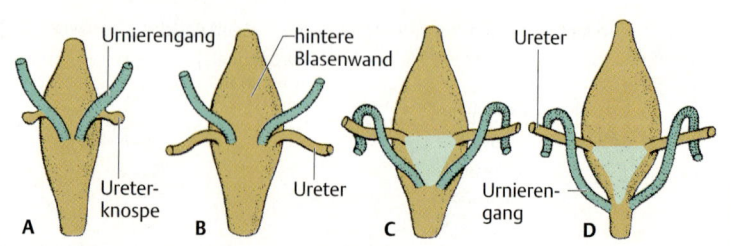

Abb. 15.12 Ursprünglich geht der Ureter vom Urnierengang ab. Später mündet er getrennt in die Harnblase ein. Beachte die Entwicklung des Trigonum vesicae.

### Klinische Bezüge

**Urachuszysten und -fisteln:** Wenn das Lumen des intraembryonalen, von der Blase bis zum Nabel reichenden Allantoisabschnittes über seine gesamte Länge erhalten bleibt, kann Harn aus dem Nabel fließen. Diese Mißbildung ist unter dem Namen **Urachusfistel** bekannt (Abb. 15.13 A). Bleibt die Allantois nur in einem begrenzten Abschnitt erhalten, so führt die Sekretion der epithelialen Auskleidung zu einer zystischen Erweiterung, der **Urachuszyste** (Abb. 15.13 B). Solche Zysten sind nicht bösartig, können sich aber im späteren Leben vergrößern und mit Flüssigkeit füllen. Wenn das Lumen im kaudalen Abschnitt erhalten bleibt, entsteht eine Aussackung, die in der Regel mit der Blase in Verbindung steht (**Urachussinus**, Abb. 15.13 C).

**Ektropie oder Exstrophie der Blase** (Abb. 15.14 A): Bei der Exstrophie der Blase handelt es sich um einen Defekt in der ventralen Leibeswand, bei dem die Blasenschleimhaut nach außen freiliegt (s. auch Abb. 15.31, S. 311). Sie ist in der Regel mit einer Epispadie verbunden (s. S. 310), so daß der Harntrakt von der Dorsalseite des Penis über die Blase bis zum Nabel freiliegt. Unter normalen Bedingungen wird die Bauchwand vor der Harnblase durch Primitivstreifenmesoderm gebildet, das um die Kloakenmembran herumwandert. Wenn diese Wanderung durch eine ungewöhnlich große Kloakenmembran verhindert wird, kann die Ruptur der Kloakenmembran weiter nach oben reichen und eine Ektropie der Blase verursachen. Die Fehlbildung ist selten (0,2 : 10 000 Geburten).

**Exstrophie der Kloake:** Der Defekt in der ventralen Leibeswand ist noch stärker ausgeprägt (Abb. 15.14 B). Zusätzlich zur gestörten Einwanderung von Mesoderm wächst die Schwanzfalte nicht nach kaudal weiter. Es entsteht ein ausgedehnter Bezirk mit dünn ausgezogenem Ektoderm, das einreißt. Die Exstrophie der Kloake ist mit einer Exstrophie der Blase, Neuralrohrdefekten mit oder ohne Meningomyelozele, einer Analatresie und in der Regel mit einer Omphalozele verbunden. Die Fehlbildung ist selten (1 : 30 000), die Genese unklar. Der Defekt ist mit einem frühen Blasensprung assoziiert.

## Urachusfistel, Urachuszyste, Urachussinus

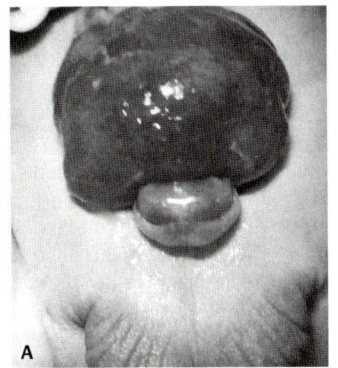

Abb. 15.13 Diese Fehlbildungen entstehen, wenn die Allantois zwischen Blase und Nabel erhalten bleibt. Der Urachussinus kann abgeschlossen sein oder eine Verbindung zur Blase besitzen.

## Exstrophie von Blase und Kloake

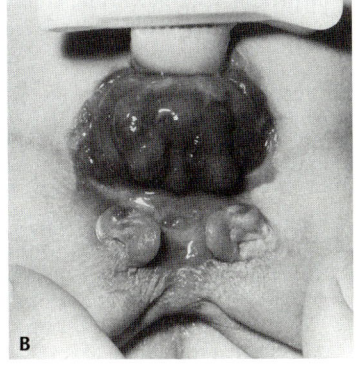

Abb. 15.14  **A** Exstrophie der Blase. **B** Exstrophie der Kloake beim Neugeborenen.

# Genitalsystem

Die Sexualdifferenzierung ist ein komplexer Vorgang, bei dem viele auch autosomale Gene beteiligt sind. Den Schlüssel für den Sexualdimorphismus stellt das Y-Chromosom dar, auf dem der **Hoden-determinierende Faktor** (testis determining factor, **TDF**) in der **SRY-Region** lokalisiert ist (sex determining region of **Y**). Das Vorhandensein oder das Fehlen dieses Faktors hat einen direkten Einfluß auf die Differenzierung der Gonade und dient gleichzeitig als Initiator für eine Gen-Kaskade „downstream" vom Y-Chromosom. Sie determiniert die weitere Entwicklung der indifferenten Anlagen der Sexualorgane. In Anwesenheit des Hoden-determinierenden Faktors wird die männliche Entwicklung induziert. Wenn er fehlt, läuft die weibliche Entwicklung ab.

## Gonaden

Das Geschlecht des Embryos ist bereits zum Zeitpunkt der Befruchtung genetisch determiniert. Die Gonaden entwickeln jedoch erst in der 7. Woche die für das männliche oder weibliche Geschlecht charakteristischen morphologischen Merkmale.

Die Gonaden werden als **Genitalleisten** angelegt (Abb. 15.3 und 15.15). Sie entstehen durch Proliferation des Zölomepithels und Verdichtung des darunterliegenden Mesenchyms. Die **Keimzellen** wandern jedoch erst in der 6. Entwicklungswoche in die Gonadenanlagen ein.

Beim menschlichen Embryo sind sie als Urkeimzellen bereits in einem frühen Stadium in der Wand des Dottersackes nahe der Allantois zwischen den Entodermzellen nachweisbar (Abb. 15.16 A). Von dort aus wandern sie in der 5. Woche mit amöboiden Bewegungen in das dorsale Mesenterium des Enddarms ein, um die Genitalleisten in der 6. Woche zu erreichen (Abb. 15.16 B, C).

### Indifferente Gonadenanlage

Kurz vor und während der Einwanderung der Urkeimzellen proliferiert das Zölomepithel. Die Epithelzellen dringen in das Mesenchym ein und bilden die **primären Keimstränge** (Abb. 15.16 C). Bei männlichen und weiblichen Embryonen sind die primären Keimstränge mit dem Zölomepithel verbunden. In diesem Entwicklungsstadium ist es nicht möglich, morphologisch zwischen männlichen und weiblichen Gonaden zu unterscheiden. Deshalb spricht man von **indifferenten Gonadenanlagen**.

### Hoden

Bei einem genetisch männlichen Embryo tragen die Urkeimzellen und die somatischen Zellen ein X- und ein Y-Chromosom. Unter dem Einfluß des Y-Chro-

## Lagebeziehung zwischen Urniere und Genitalleiste

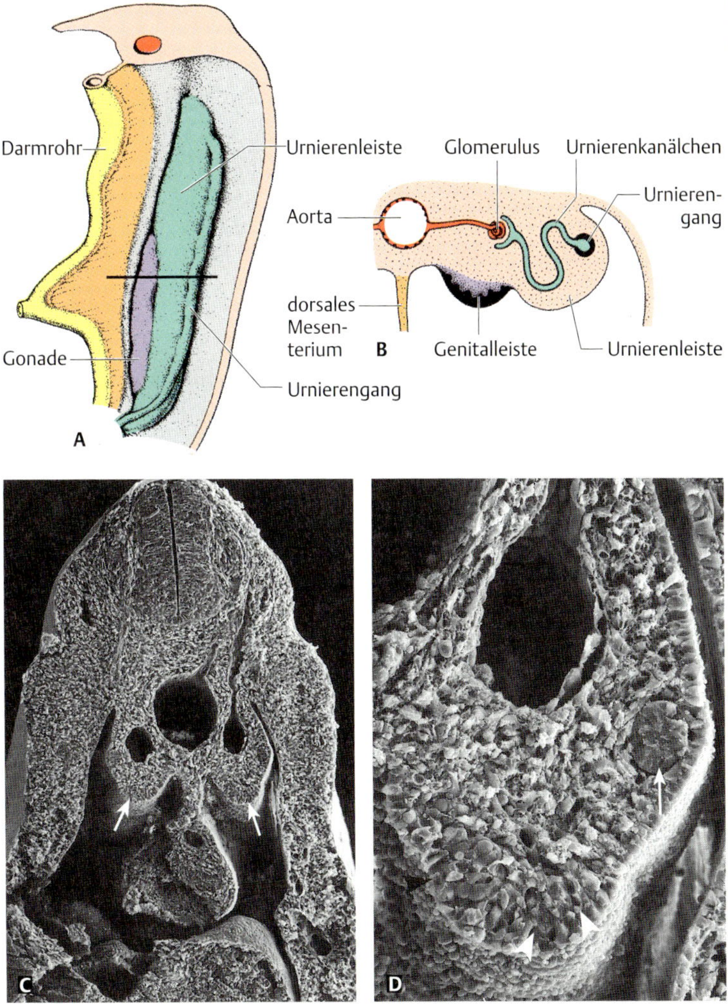

Abb. 15.**15** **A** Die Keimdrüse liegt der Urniere ventral an. Der longitudinale Urnierengang (Wolff-Gang) verläuft auf der Lateralseite der Urniere. **B** Querschnitt durch Urniere und Genitalleiste wie in A eingezeichnet. **C** Rasterelektronenmikroskopische Aufnahme der Genitalleisten (*Pfeile*) im Mausembryo. **D** Ausschnittvergrößerung aus C, in der der Urnierengang (*Pfeil*) und die Gonadenanlage (*Pfeilköpfe*) zu erkennen sind.

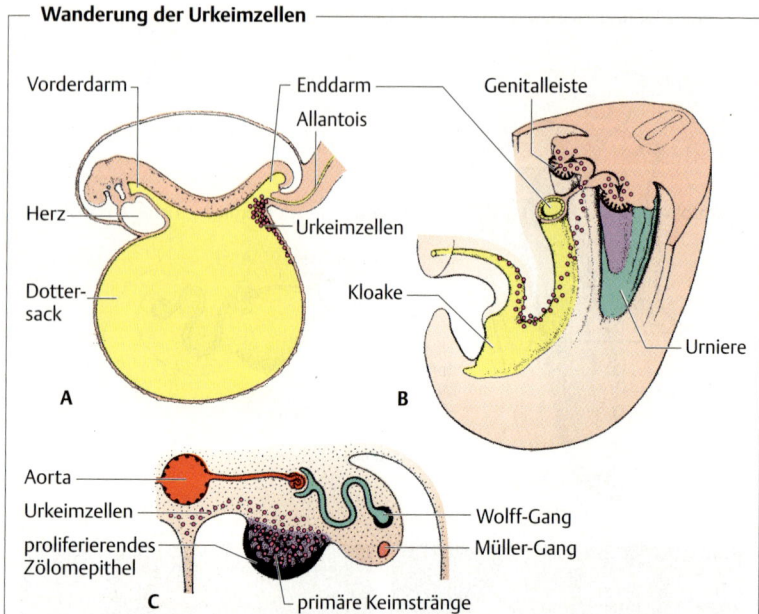

Abb. 15.**16** **A** Embryo in der 3. Woche. Die Urkeimzellen liegen in der Wand des Dottersacks im Bereich des Allantoisabgangs. **B** Wanderung der Urkeimzellen über die Wand des Enddarms und das dorsale Mesenterium in die Genitalleiste. **C** Querschnitt durch die indifferente Gonadenanlage eines 6 Wochen alten Embryos im Stadium der primären Keimstränge. Ein Teil der Urkeimzellen hat bereits die primären Keimstränge besiedelt.

mosoms, das den Hoden-determinierenden Faktor trägt, proliferieren die primären Keimstränge weiter und dringen tief in das Mark der Gonadenanlage ein, um die **Hoden-** oder **Markstränge** zu bilden (Abb. 15.17 und 15.18 A). Gegen den Hilus der Gonadenanlage schließt sich an die primären Keimstränge ein Netz von noch dünneren Zellsträngen an, aus denen sich später die Kanälchen des **Rete testis** entwickeln (Abb. 15.18).

In der weiteren Entwicklung verlieren die Hodenstränge die Verbindung mit dem Oberflächenepithel und werden von diesem durch eine Schicht aus fibrösem Bindegewebe, der **Tunica albuginea**, getrennt, die für einen Hoden charakteristisch ist (Abb. 15.18).

Im 4. Monat nehmen die Hodenstränge eine hufeisenförmige Gestalt an. Ihre Enden stehen mit dem **Rete testis** in Verbindung (Abb. 15.18 B). Die Hoden-

## Geschlechtsdetermination der Gonade

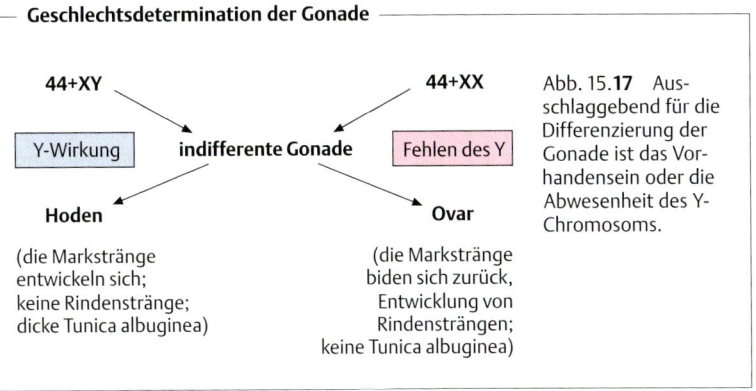

Abb. 15.**17** Ausschlaggebend für die Differenzierung der Gonade ist das Vorhandensein oder die Abwesenheit des Y-Chromosoms.

## Entwicklung des Hodens

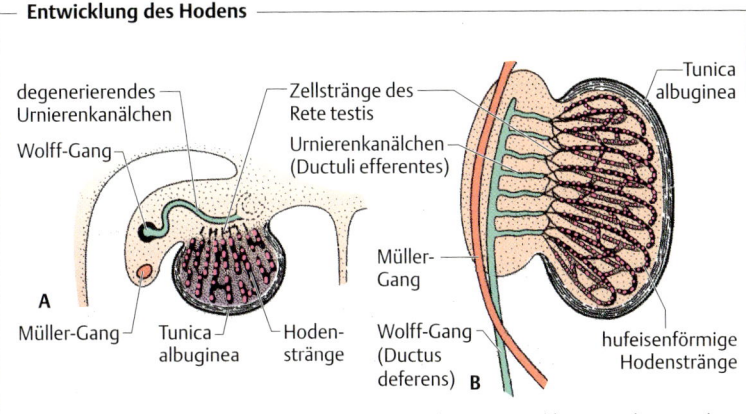

Abb. 15.**18 A** Querschnitt durch den Hoden in der 8. Entwicklungswoche. Beachte die Tunica albuginea, die Hodenstränge und das Rete testis sowie die Spermatogonien. Der Glomerulus und die Bowman-Kapsel des Urnierenkanälchens bilden sich zurück. **B** Hoden und Genitalwege im 4. Entwicklungsmonat: Die hufeisenförmigen Hodenstränge gehen in die Stränge des Rete testis über. Beachte die Ductuli efferentes (Urnierenkanälchen), die in den Wolff-Gang einmünden.

stränge bestehen jetzt aus Spermatogonien und **Stützzellen** oder **Sertoli-Zellen**, die vom Oberflächenepithel der Anlagen abstammen (s. Abb. 1.**16**, S. 21). Die **Zwischenzellen** (**Leydig-Zellen**) entwickeln sich im Mesenchym der Gonadenleiste. Sie liegen zwischen den Hodensträngen und differenzieren sich direkt im Anschluß an das Auftreten der Hodenstränge. In der 8. Schwangerschaftswoche beginnen die Leydig-Zellen mit der Synthese von **Testosteron**. Der Hoden induziert nun über das Testosteron die geschlechtspezifische Differenzierung der Genitalgänge und der äußeren Genitalien.

Die Hodenstränge bleiben bis zur Pubertät kompakt. Dann bekommen sie ein Lumen und werden zu Samenkanälchen (**Tubuli seminiferi**). Die Samenkanälchen münden in die Kanälchen des **Rete testis** ein, die sich ihrerseits mit den **Ductuli efferentes** verbinden. Die Ductuli efferentes differenzieren sich aus den nicht zurückgebildeten Ausscheidungskanälchen der Urniere. Sie stellen die Verbindung zwischen dem Rete testis und dem Urnierengang (Wolff-Gang) dar, der zum **Ductus deferens** wird (Abb. 15.18 B).

## Ovar

In weiblichen Embryonen mit einem XX-Geschlechtschromosomen-Komplement ohne Y-Chromosom werden die primären Keimstränge durch eindringendes Mesenchym zu unregelmäßigen Zellhaufen aufgelöst (Abb. 15.19 A). Sie werden in den Markbereich der Ovaranlage verlagert und später durch gefäßreiches Bindegewebe ersetzt, das dann die **Medulla ovarii** bildet.

Anders als in der männlichen Entwicklung proliferiert das Oberflächenepithel der weiblichen Gonade weiter. In der 7. Woche entsteht eine zweite Generation

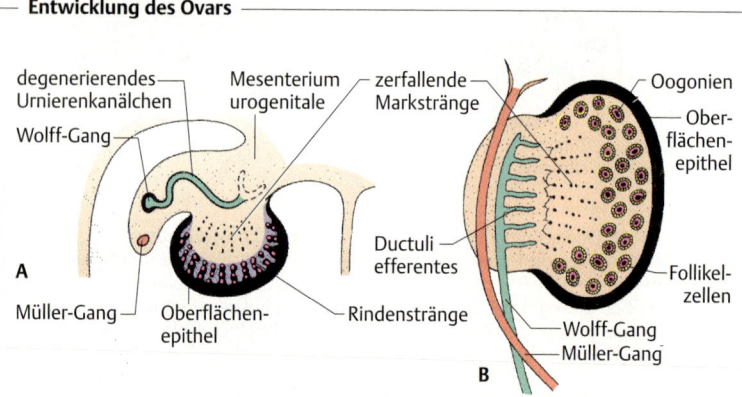

**Entwicklung des Ovars**

Abb. 15.**19** **A** Querschnitt durch das Ovar in der 7. Entwicklungswoche mit zerfallenden primären Keimsträngen (Marksträngen) und neu entstehenden Rindensträngen. **B** Ovar und Genitalgänge im 5. Entwicklungsmonat: Die Markstränge degenerieren. Die Urnierenkanälchen (Ductuli efferentes) gewinnen keinen Anschluß an das Rete. In der Rindenzone des Ovars liegen Oogonien, die von Follikelzellen umgeben sind.

von Strängen, die **Rindenstränge**, die ebenfalls in das Mesenchym eindringen, jedoch mehr an der Oberfläche bleiben (Abb. 15.19 A). Im 4. Monat zerfallen die Rindenstränge in isolierte Zellhaufen. Die Epithelzellen umgeben eine oder mehrere Keimzellen (Abb. 15.19 B). Die Keimzellen entwickeln sich zu Oogonien, während die umhüllenden, vom Oberflächenepithel abstammenden Epithelzellen der Rindenstränge zu **Follikelzellen** werden (s. Kap. 1).

Das Geschlecht eines Embryos wird zum Zeitpunkt der Befruchtung determiniert und hängt davon ab, ob die Spermatozyte ein X- oder ein Y-Chromosom trägt. In XX-Embryonen bilden sich die Markstränge der Gonade zurück. Es entwickelt sich eine zweite Generation von Rindensträngen (Abb. 15.19). In XY-Embryonen werden aus den Marksträngen die Hodenstränge. Es entwickeln sich keine sekundären Rindenstränge (Abb. 15.18).

## Genitalwege

### Indifferentes Stadium

Anfangs sind beim männlichen und weiblichen Embryo zwei Genitalgänge auf jeder Seite vorhanden, der **Urnierengang** oder **Wolff-Gang**, der von der Urniere kommt und in die Kloake führt, und der **Müller-Gang**, der parallel zum Urnierengang verläuft und ebenfalls in die Kloake einmündet (Abb. 15.20). Der Mül-

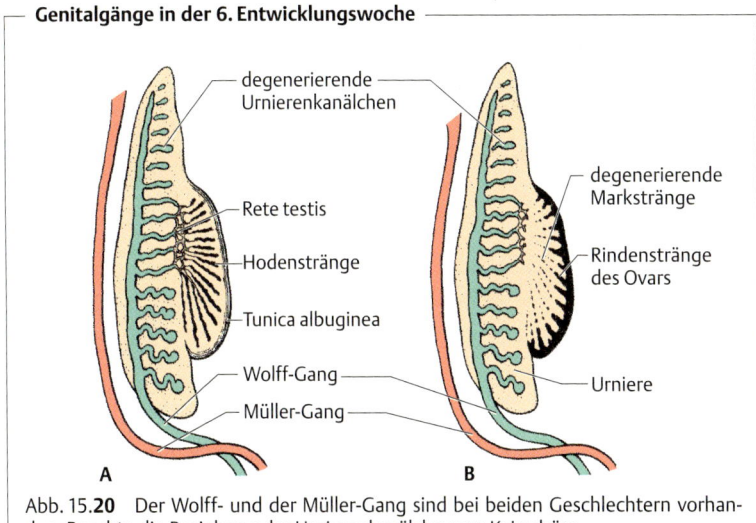

**Genitalgänge in der 6. Entwicklungswoche**

- degenerierende Urnierenkanälchen
- Rete testis
- Hodenstränge
- Tunica albuginea
- Wolff-Gang
- Müller-Gang
- degenerierende Markstränge
- Rindenstränge des Ovars
- Urniere

Abb. 15.**20** Der Wolff- und der Müller-Gang sind bei beiden Geschlechtern vorhanden. Beachte die Beziehung der Urnierenkanälchen zur Keimdrüse.

ler-Gang entsteht aus einer longitudinalen Einstülpung des Zölomepithels im Bereich der anterolateralen Oberfläche der Urogenitalleiste. An seinem kranialen Ende besitzt der Gang eine trichterförmige Öffnung in die Zölomhöhle. Weiter kaudal verläuft er anfangs lateral vom Urnierengang, überkreuzt diesen dann ventral, um in kaudomedialer Richtung weiterzuwachsen (Abb. 15.20). In der Mittellinie trifft er auf den Müller Gang der anderen Seite. Die beiden Gänge sind anfangs durch ein Septum voneinander getrennt, vereinigen sich jedoch später, um den **Uterovaginalkanal** zu bilden (Abb. 15.24 A). Die gemeinsame untere Spitze der beiden Gänge wächst in kaudaler Richtung weiter, bis sie auf die Hinterwand des Sinus urogenitalis trifft. Auf der Innenfläche des Sinus erzeugen die Müller-Gänge eine kleine Vorwölbung, den Müller-Hügel (Abb. 15.24 A). Beiderseits des Müller-Hügels münden die Wolff-Gänge getrennt in den Sinus urogenitalis ein.

## Differenzierung der Genitalgänge

Die geschlechtsspezifische Differenzierung der Genitalgänge und der äußeren Genitalien wird von Hormonen bestimmt, die im Fetus zirkulieren. Die Sertoli-Zellen der fetalen Hoden sezernieren ein Proteohormon, das **Anti-Müller-Hormon (AMH)** das zur Rückbildung der Müller-Gänge führt. Neben dieser hemmenden Substanz bilden die Hoden **Testosteron** (das wichtigste vom Hoden produzierte Androgen). Testosteron wird in die Zellen der Zielgewebe aufgenommen. Hier kann es durch das Enzym 5-α-Reduktase zu **Dihydrotestosteron** umgewandelt werden. Testosteron und Dihydrotestosteron binden mit hoher

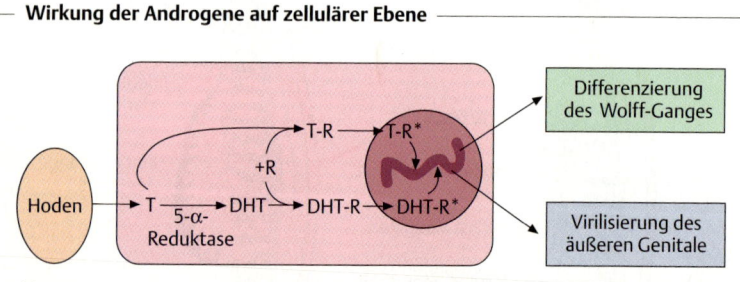

**Wirkung der Androgene auf zellulärer Ebene**

Abb. 15.**21** Das in den Hoden gebildete Testosteron (T) bindet im Zytoplasma der Zielzelle selbst an das zytoplasmatische Androgen-Rezeptor-Protein (R) oder wird zuvor durch die 5-α-Reduktase in Dihydrotestosteron (DHT) umgewandelt. Der Hormon-Rezeptor-Komplex wird im Zellkern aktiviert (R*) und bindet an die DNS. Die Differenzierung des Wolff-Ganges zum Nebenhoden wird überwiegend vom Testosteron selbst, die der äußeren Genitalien vorwiegend vom Dihydrotestosteron (DHT) induziert.

Affinität an ein intrazelluläres Rezeptorprotein. Der Hormon-Rezeptor-Komplex bindet an die DNS und reguliert die Transkription gewebespezifischer Gene und ihrer Proteinprodukte (Abb. 15.21). Der Testosteron-Rezeptor-Komplex ist für die Virilisierung der Urnierengänge verantwortlich. Der Dihydrotestosteron-Komplex moduliert die Differenzierung der männlichen äußeren Genitalien (Abb. 15.22).

In weiblichen Feten wird kein AMH produziert, so daß die Müller-Gänge erhalten bleiben und sich zu Uterus und Tuben entwickeln. Die Faktoren, die diese Entwicklung kontrollieren, sind nicht bekannt. Dabei können Östrogene eine Rolle spielen, die in der Mutter, in der Plazenta oder in den fetalen Ovarien produziert werden. Da der männliche Induktionsfaktor nicht vorhanden ist, bilden sich die Urnierengänge zurück. Ohne Androgene werden die indifferenten äußeren Genitalien durch Östrogene stimuliert und differenzieren sich in die großen und kleinen Labien, die Klitoris und einen Teil der Vagina (Abb. 15.22).

In Abhängigkeit vom Geschlecht des Embryos entwickelt sich der Wolff- oder der Müller-Gang weiter. Beim männlichen Geschlecht wird der Wolff-Gang

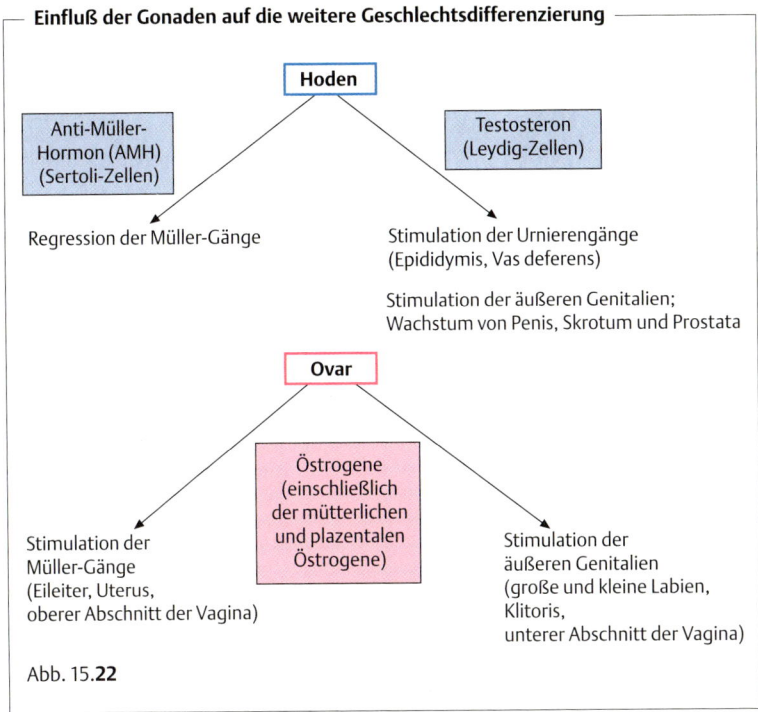

Abb. 15.22

zum Hauptausführungsgang der Keimdrüse (Ductus deferens), während der Müller-Gang sich vollständig zurückbildet. Beim weiblichen Geschlecht entwickelt sich der Müller-Gang weiter und bildet die Eileiter, den Uterus und die Vagina, während der Wolff-Gang sich nach seiner Beteiligung bei der Entwicklung der Vagina bis auf wenige Überreste zurückbildet.

## Männliche Genitalwege

Mit der Rückbildung der Urniere verschwinden die Ausscheidungskanälchen oberhalb der Keimdrüse vollständig. Die Kanälchen im Bereich der Hoden (**Epigenitalis**, Abb. 15.**23**) verbinden sich mit dem Rete testis und werden schließlich zu den **Ductuli efferentes** des Hodens (Abb. 15.**23** B). Die Ausscheidungskanälchen der Urniere im Bereich des kaudalen Keimdrüsenpols heißen **Parage-**

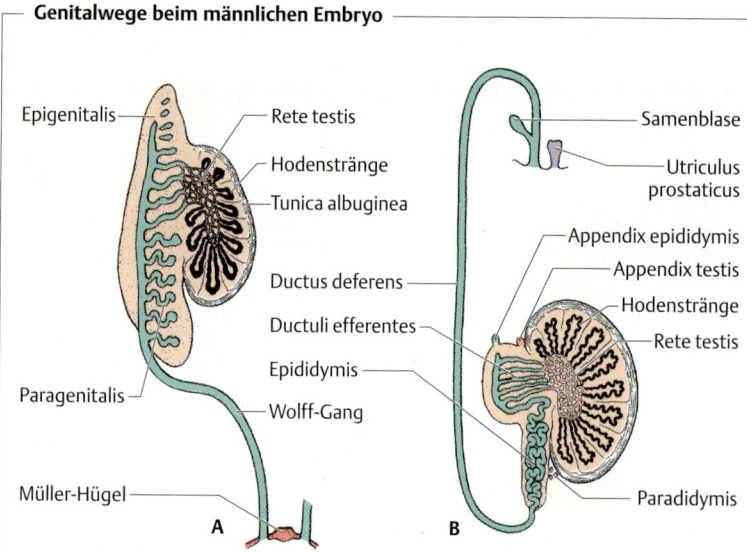

**Genitalwege beim männlichen Embryo**

Abb. 15.**23** **A** Im 4. Monat hat sich der Müller-Gang bis auf die Appendix testis und den Utriculus prostaticus zurückgebildet. **B** Der Genitalgang nach dem Deszensus des Hodens. Beachte die hufeisenförmigen Hodenstränge, das Rete testis und die Ductuli efferentes, die in den Ductus deferens einmünden. Die Paradidymis sind Überreste der paragenitalen Urnierenkanälchen. Die Appendix testis ist ein Rest des zurückgebildeten Müller-Gangs. Die Einmündung der Müller-Gänge in die Urethra bleibt beim Mann als Utriculus prostaticus erhalten.

nitalis (Abb. 15.23 A). Überreste dieser Kanälchen werden insgesamt als **Paradidymis** bezeichnet.
Der Urnierengang (Wolff-Gang) bleibt erhalten und wird zum Hauptausführungsgang der Keimdrüse (mit Ausnahme des kranialen Abschnittes, der zur **Appendix epididymidis** wird). Unmittelbar unterhalb der Einmündung der Ductuli efferentes verlängert und windet er sich stark und wird damit zum **Nebenhodengang**. Vom Schwanz des Nebenhodens bis zur Ausstülpung des Samenbläschens erhält der Wolff-Gang eine dicke Muskelwand und heißt dann **Ductus deferens**. Der Müller-Gang bildet sich beim männlichen Embryo vollständig zurück, abgesehen von einem kleinen kranialen Abschnitt, der als **Appendix testis** erhalten bleibt. Der kaudale Abschnitt entwickelt sich zum Utriculus prostaticus (Uterus masculinus, Abb. 15.23 B).

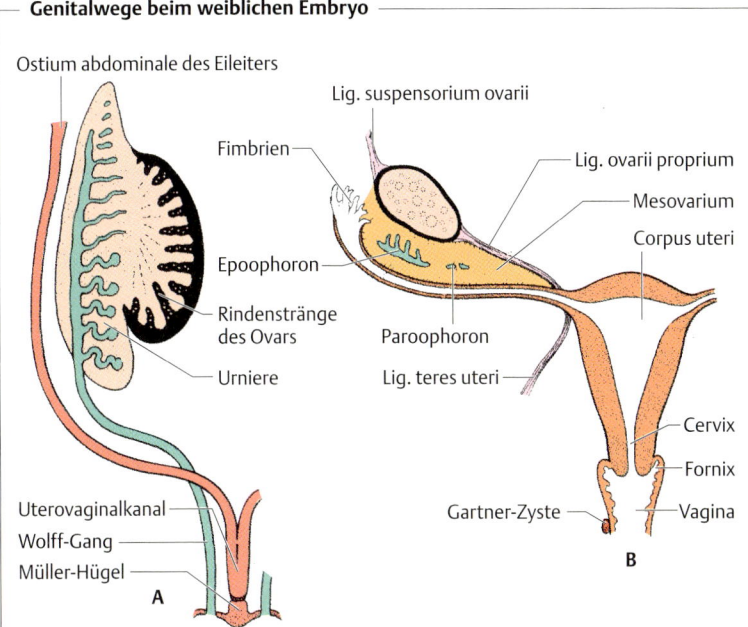

Abb. 15.24 **A** Ende des 2. Entwicklungsmonats. Beachte den Müller-Hügel und die Bildung des Uterovaginalkanals. **B** Die Genitalwege im Anschluß an den Deszensus des Ovars. Vom Urnierensystem sind nur das Epoophoron, das Paroophoron und die Gartner-Zyste zurückgeblieben. Beachte das Lig. suspensorium ovarii, das Lig. ovarii proprium und das Lig. rotundum des Uterus.

## Weibliche Genitalwege

Beim weiblichen Geschlecht entwickelt sich der Müller-Gang zum Hauptausführungsgang für die Keimdrüse. Anfangs lassen sich drei Abschnitte unterscheiden:

- Ein kranialer, vertikal verlaufender Abschnitt, der sich in die Zölomhöhle öffnet,
- ein horizontal verlaufender Abschnitt, der den Wolff-Gang überkreuzt, und
- ein kaudaler, vertikaler Abschnitt, der sich mit dem Gang der gegenüberliegenden Seite vereinigt.

Mit der Kaudalverlagerung des Ovars entwickeln sich die beiden ersten Abschnitte zum **Eileiter** (Tuba uterina, Abb. 15.24 B). Die Öffnung in die Zölomhöhle wird damit zum Ostium abdominale des Eileiters. Der kaudale fusionierte Abschnitt wird zum Uterovaginalkanal.
Der Verlauf des Müller-Ganges ist in seinem zweiten Abschnitt von großer Bedeutung für die Lage der Beckenorgane. Mit seinem mediokaudalen Verlauf verändern auch die Urogenitalleisten ihre Position und verlagern sich mehr in eine Transversalebene (Abb. 15.25 A, B). Wo die Müller-Gänge sich in der Mittellinie treffen, entsteht eine breite, transversal verlaufende Falte (Abb. 15.25 C). Die Falte erstreckt sich von einer Beckenwand zur anderen und schließt den Uterovaginalkanal ein. Sie heißt **Lig. latum uteri**. An der oberen Kante verläuft der Eileiter, und auf der Rückseite liegt das Ovar. Der Uterus und das Lig. latum unterteilen das kleine Becken in die **Excavatio rectouterina** und in die **Excava-**

---

**Verschmelzung der beiden Urogenitalleisten**

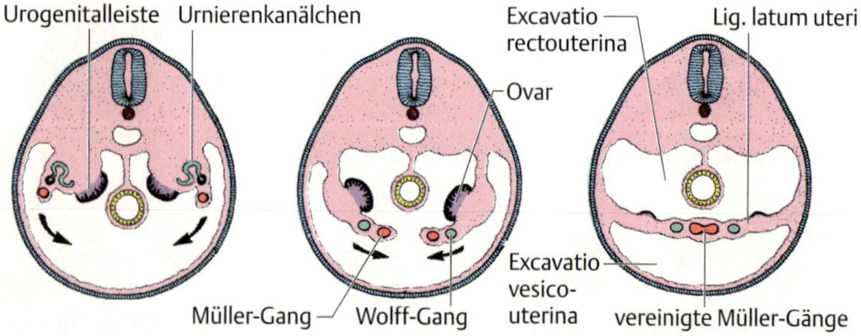

Abb. 15.**25** Nach kaudal aufeinanderfolgende Querschnitte durch die Urogenitalleiste. Die Müller-Gänge nähern sich einander und verschmelzen in der Mittellinie. Durch die Verschmelzung der Gänge entsteht eine quergestellte Falte im Beckenraum, das Lig. latum uteri. Die Ovarien liegen an der Rückseite der Querfalte.

tio vesicouterina. Aus den miteinander verschmolzenen Abschnitten der Müller-Gänge gehen das **Corpus** und die **Zervix** des Uterus hervor. Aus der umgebenden Mesenchymschicht entsteht das **Myometrium** und der Peritonealüberzug des Uterus, das **Perimetrium**.

**Vagina:** Kurz nachdem die kompakten Spitzen der Müller-Gänge den Sinus urogenitalis erreicht haben (Abb. 15.26 A, D), wachsen zwei kompakte Ausstülpungen aus dem Beckenabschnitt des Sinus aus (15.26 B, E). Die Ausstülpungen, die

**Entwicklung von Uterus und Vagina**

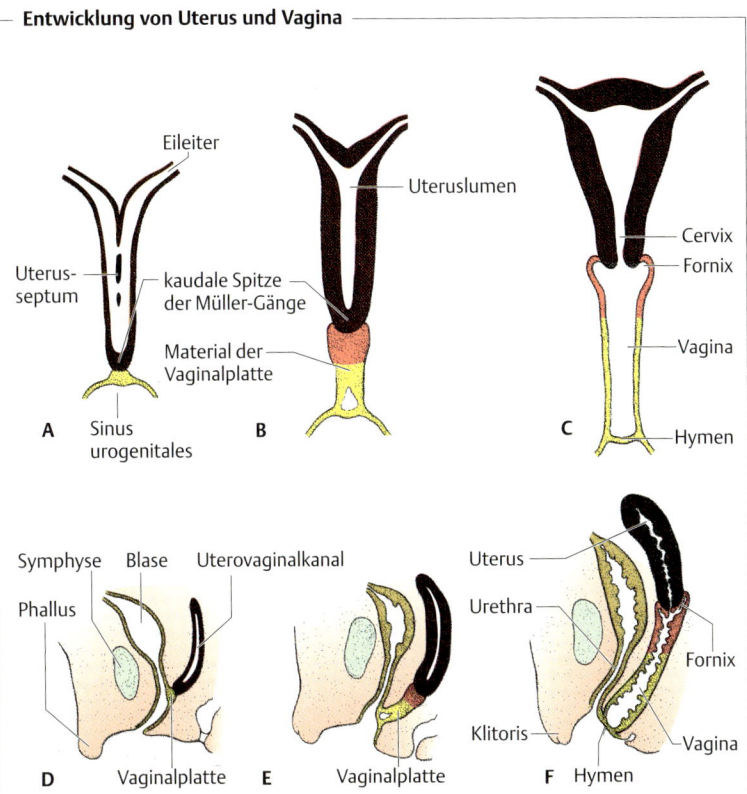

Abb 15.**26** **A** und **D** Mit 9 Wochen: Das Uterusseptum bildet sich zurück. **B** und **E** Am Ende des 3. Monats: Das Material der Vaginalplatte schaltet sich zwischen den Uterus und den Sinus urogenitalis ein. **C** und **F** Beim Neugeborenen: Die Vagina und die Scheidengewölbe sind durch Aushöhlung der Vaginalplatte entstanden.

**Sinovaginalhöcker**, proliferieren und bilden die kompakte **Vaginalplatte**. Die Proliferation hält am kranialen Ende der Platte an, so daß sich der Abstand zwischen Uterus und Sinus urogenitalis vergrößert. Im 5. Monat ist die Anlage der Vagina vollständig kanalisiert. Die flügelartigen Erweiterungen der Vagina am unteren Ende des Uterus, die **Scheidengewölbe**, stammen von den Müller-Gängen ab (Abb. 15.26 F). Die Vagina leitet sich damit aus zwei unterschiedlichen embryonalen Strukturen ab: Der obere Abschnitt entsteht aus den Müller-Gängen, der untere aus dem Sinus urogenitalis.

Das Lumen der Vagina wird gegenüber dem Sinus urogenitalis durch eine dünne Gewebsplatte, das **Hymen**, abgetrennt (Abb. 15.26 C, F). Es besteht aus Sinusepithel und einer dünnen Schicht von Vaginalzellen. Perinatal bildet sich in der Regel eine kleine Öffnung im Hymen.

Reste der kranialen und kaudalen Ausscheidungskanälchen der Urniere können in der weiblichen Entwicklung erhalten bleiben. Sie liegen als **Epoophoron** bzw. **Paroophoron** im Mesovarium (Abb. 15.24 B). Der Wolff-Gang bildet sich vollständig zurück, mit Ausnahme des kleinen kranialen Anteiles im Epoophoron. In einigen Fällen kann auch ein kleiner kaudaler Abschnitt erhalten bleiben, aus dem sich später eine Zyste bilden kann, die dann als **Gartner-Zyste** in der Scheidenwand liegt (Abb. 15.24 B).

> ### Klinische Bezüge
>
> **Verdoppelung des Uterus:** Normalerweise entsteht der Uterus durch Verschmelzung der kaudalen Abschnitte der Müller-Gänge. Fehlende Verschmelzung an bestimmten Stellen oder entlang des gesamten Verlaufs der Gänge sind die Ursachen für alle Arten von Doppelmißbildungen des Uterus. Im extremsten Fall ist der Uterus verdoppelt (**Uterus duplex** oder **didelphys**, Abb. 15.27 A). In der mildesten Form ist der Fundus uteri in der Mitte leicht eingezogen (**Uterus arcuatus**, Abb. 15.27 B). Eine der häufigeren Anomalien ist der **Uterus bicornis**, also ein Uterus mit zwei Hörnern, die in eine gemeinsame Vagina münden (Abb. 15.27 C). Bei vielen Säugetieren unterhalb der Primaten ist dieser Zustand normal.
>
> Eine andere Gruppe von Mißbildungen entsteht durch völlige oder teilweise Atresie eines oder beider Müller-Gänge. Ist nur eine Seite betroffen, so liegt der rudimentäre Teil als Anhängsel an der gutentwickelten Hälfte. Da sein Lumen meist keine Verbindung mit der Vagina besitzt, gibt es häufig Komplikationen (**Uterus bicornis unicollis** mit einem rudimentären Horn, Abb. 15.27 D). Sind beide Seiten partiell betroffen, kann eine **Atresie der Zervix** entstehen (Abb. 15.27 E). Wenn die beiden Knospen, aus denen die Vaginalplatte hervorgeht, nicht verschmelzen oder gar nicht gebildet werden, kommt es zur Ausbildung einer **doppelten Vagina** oder zur **Atresie der Vagina** (Abb. 15.27 A, F). Bei der Atresie ist die Zervix in der Regel von einer kleinen Vaginaltasche umgeben, die von den Müller-Gängen abstammt.

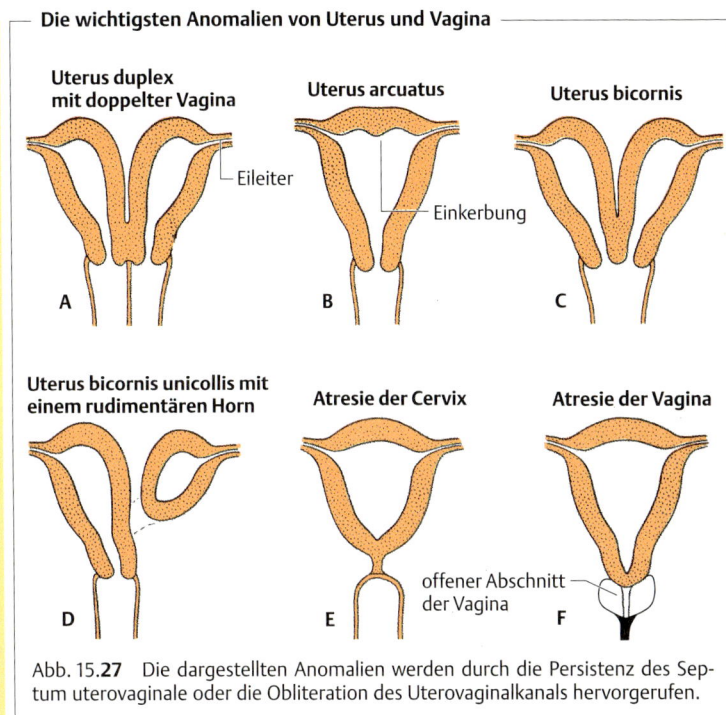

Abb. 15.**27** Die dargestellten Anomalien werden durch die Persistenz des Septum uterovaginale oder die Obliteration des Uterovaginalkanals hervorgerufen.

## Äußere Genitalien

### Indifferentes Stadium

Die Entwicklung der äußeren Genitalien geht von den **Kloakenfalten** aus (15.28 A). Die Kloakenfalten entstehen in der 3. Woche durch eine Verdichtung des Mesenchyms unter dem Oberflächenepithel, das aus dem Primitivstreifen stammt und beiderseits von der Kloakenmembran in die Region einwandern. Vor der Kloakenmembran vereinigen sich die beiden Falten und bilden den **Genitalhöcker** (**Phallus**). In der 6. Woche wird die Kloakenmembran in die Urogenital- und Analmembran unterteilt. Entsprechend unterteilen sich die Kloakenfalten in einen vorderen Abschnitt, die **Urethralfalten**, und in einen hinteren Abschnitt, die **Analfalten** (Abb. 15.28 B).

Inzwischen werden zwei weitere Erhebungen, die **Genitalwülste**, beiderseits von den Urethralfalten sichtbar (Abb. 15.**28**). Beim männlichen Geschlecht wer-

## 15. Urogenitalsystem

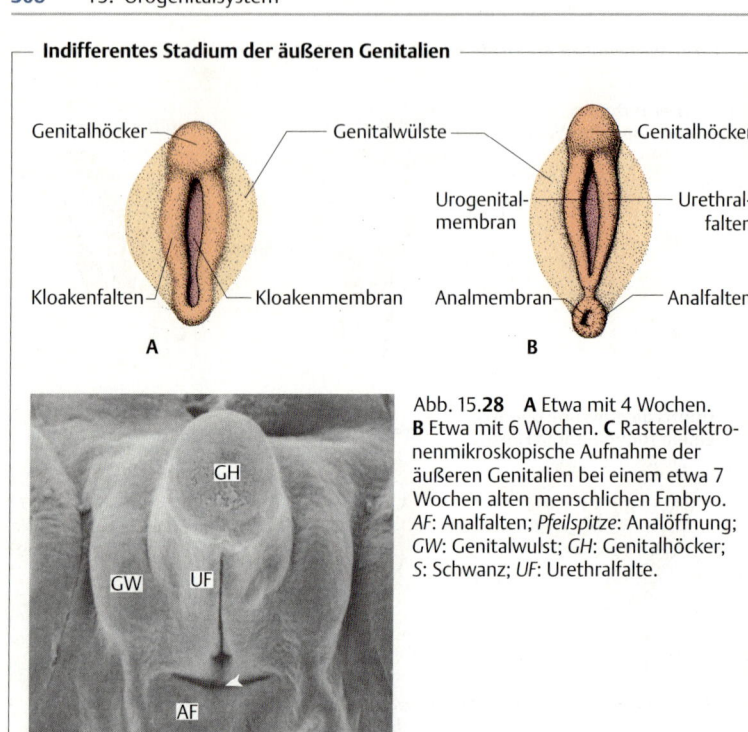

**Indifferentes Stadium der äußeren Genitalien**

Abb. 15.**28** **A** Etwa mit 4 Wochen. **B** Etwa mit 6 Wochen. **C** Rasterelektronenmikroskopische Aufnahme der äußeren Genitalien bei einem etwa 7 Wochen alten menschlichen Embryo. *AF*: Analfalten; *Pfeilspitze*: Analöffnung; *GW*: Genitalwulst; *GH*: Genitalhöcker; *S*: Schwanz; *UF*: Urethralfalte.

den diese Erhebungen später zu den **Skrotalwülsten** (Abb. 15.29 A) und beim weiblichen zu den **Labia majora** (Abb. 15.32 B). Am Ende der 6. Woche sehen jedoch die äußeren Genitalien bei beiden Geschlechtern noch gleich aus, so daß eine Bestimmung des äußeren Geschlechtes nicht möglich ist (Abb. 15.28 C).

### Das äußere männliche Genitale

Das männliche äußere Genitale entwickelt sich unter dem Einfluß der in den fetalen Hoden produzierten Androgene. Dabei steht die Verlängerung des Genitalhöckers zum **Penis** im Vordergrund (Abb. 15.29 und 15.30 A). Während seines Längenwachstums zieht der Genitalhöcker die Urethralfalten ganz nach

## Äußere Genitalien

### Entwicklung des äußeren Genitale beim männlichen Fetus

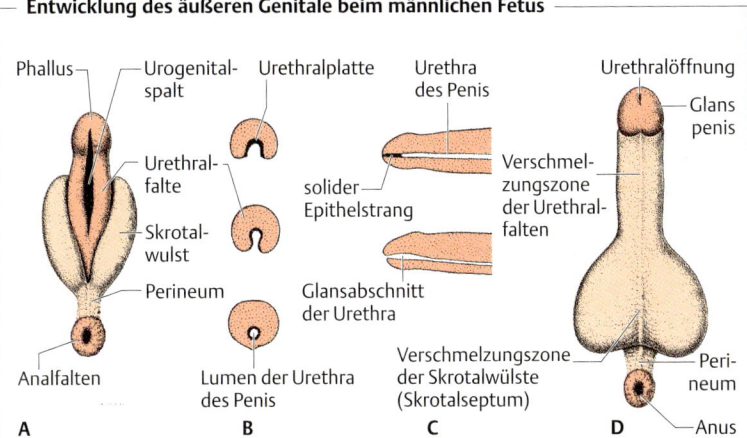

Abb. 15.29 **A** 10 Wochen alter Fetus. Zwischen den Urethralfalten liegt die tiefe Urethralplatte. **B** Querschnitt durch den Phallus bei der Bildung der Urethra des Penis. Die Urethralspalte wird von den Urethralfalten überbrückt. **C** Entwicklung des Glansabschnittes der Urethra. **D** Verhältnisse beim Neugeborenen.

### Äußeres Genitale beim männlichen und weiblichen Fetus

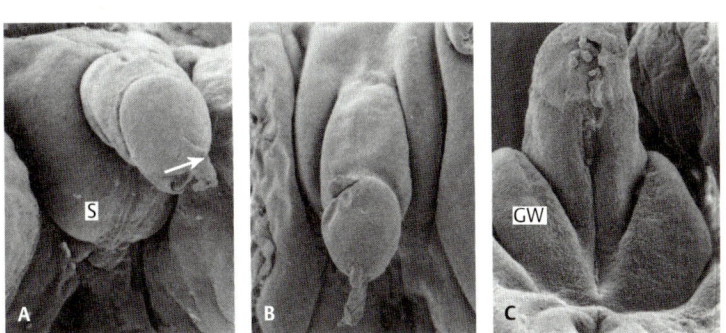

Abb. 15.30 **A** Äußeres Genitale eines männlichen Fetus in der 14. Woche. Die Skrotalwülste (S) sind miteinander verschmolzen. *Pfeil*: Epithelbürzel. **B** Dorsalansicht und **C** Ventralansicht des äußeren Genitale eines weiblichen Fetus in der 11. Woche. Der Genitalhöcker ist in diesem Entwicklungsstadium länger als im männlichen Geschlecht. Die Genitalwülste (GW) verschmelzen nicht miteinander.

vorn, so daß sie die seitlichen Wände der tiefen **Urethralgrube** bilden. Diese Spalte entsteht mit dem Verschwinden der Urogenitalmembran und setzt sich auf der Unterseite des wachsenden Genitalhöckers fort, erreicht aber nicht den distalen Abschnitt der Glans. Die epitheliale Auskleidung der Spalte stammt vom Entoderm ab und bildet die Urethralplatte (Abb. 15.29 B).

Am Ende des 3. Monats schließen sich die beiden Urethralfalten über der Urethralplatte und bilden so die **Urethra des Penis** (Abb. 15.29 B und 15.30 A). Diese reicht nicht bis zur Spitze des Phallus. Der distale Abschnitt der Urethra des Penis wird im 4. Monat dadurch gebildet, daß Ektodermzellen von der Spitze des Penis nach innen wandern und einen kurzen Epithelstrang bilden, der auf das Urethrallumen zuwächst. Dieser Strang wird später kanalisiert und bildet dann das definitive **Ostium urethrae** an der Spitze der Glans (Abb. 15.29 C, D).

Die Genitalwülste liegen zunächst in der Leistenregion. Sie heißen beim männlichen Geschlecht Skrotalwülste. Im Laufe der Entwicklung wandern sie nach kaudal, wobei jeder Wulst eine Skrotumhälfte bildet, die von der anderen durch das **Skrotalseptum** getrennt ist (Abb. 15.29 D und 15.30 A).

> ### Klinische Bezüge
>
> **Hypospadie:** Wenn die Verschmelzung der Urethralfalten unvollständig ist, können abnorme Öffnungen der Urethra entlang der Unterseite des Penis auftreten. Die Häufigkeit beträgt 3:1000 Geburten. Am häufigsten finden sich diese Öffnungen in der Nähe des Glans penis, entlang dem Penisschaft oder in der Nähe der Peniswurzel (Abb. 15.31 A). In seltenen Fällen kann die Harnröhrenöffnung sogar an der Raphe scroti liegen. Wenn die Verschmelzung der Urethralfalten vollständig ausbleibt, bildet die Urethra einen sagittalen Schlitz entlang der gesamten Länge des Penis. Die beiden Skrotalwülste können dann den Labia majora sehr ähneln.
>
> **Epispadie:** Bei dieser seltenen Fehlbildung (1:30000) mündet die Harnröhre auf der Oberseite des Penis. Statt am vorderen Rand der Kloakenmembran scheint sich der Genitalhöcker auf der Höhe des Septum urorectale gebildet zu haben. Dadurch kommt ein Teil der Kloakenmembran kranial vom Genitalhöcker zu liegen, so daß der Sinus urogenitalis auf der kranialen Seite der Penisanlage mündet (Abb. 15.31 B). In der Regel ist die Epispadie mit einer Exstrophie der Blase kombiniert.
>
> **Ektropie oder Ekstrophie der Blase** (s. S. 292 f.): Bei Ektropie der Harnblase, die oft mit einer Epispadie kombiniert ist, wölbt sich die Hinterwand der Harnblase durch einen Defekt der Bauchdecke und der vorderen Blasenwand nach außen vor (Abb. 15.14 A und 15.31 C).
>
> Ein **Mikropenis** entsteht, wenn die Wachstumsstimulation der äußeren Genitalien durch Androgene insuffizient ist. Die Ursache ist in der Regel ein primärer Hypogonadismus oder eine Unterfunktion von Hypothalamus oder Hypophyse. Ein Mikropenis besteht, wenn die Penislänge 2,5 SD unter dem Mittelwert liegt, gemessen an der dorsalen Oberfläche von der Symphyse bis zur Penisspitze.
>
> Ein **Penis bifidus** oder ein doppelter Penis kann durch eine Spaltung des Genitalhöckers entstehen.

Äußere Genitalien 311

### Hypospadie und Epispadie

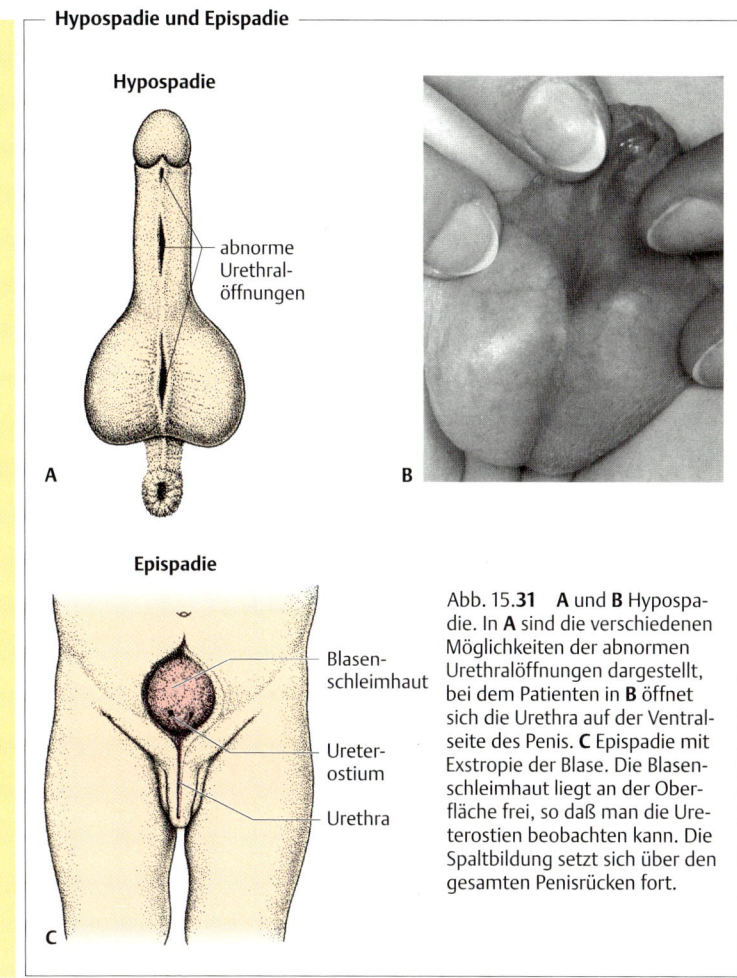

Abb. 15.**31** **A** und **B** Hypospadie. In **A** sind die verschiedenen Möglichkeiten der abnormen Urethralöffnungen dargestellt, bei dem Patienten in **B** öffnet sich die Urethra auf der Ventralseite des Penis. **C** Epispadie mit Exstropie der Blase. Die Blasenschleimhaut liegt an der Oberfläche frei, so daß man die Ureterostien beobachten kann. Die Spaltbildung setzt sich über den gesamten Penisrücken fort.

## Das äußere weibliche Genitale

Die Faktoren, die die Entwicklung des äußeren weiblichen Genitale bestimmen, sind wenig bekannt. Östrogene spielen eine Rolle (Abb. 15.22). Der Genitalhökker verlängert sich nur wenig und wird zur **Klitoris** (Abb. 15.30 B, C). Die Urethralfalten verschmelzen nicht wie beim männlichen Geschlecht, sondern ent-

## Entwicklung des äußeren Genitale beim weiblichen Fetus

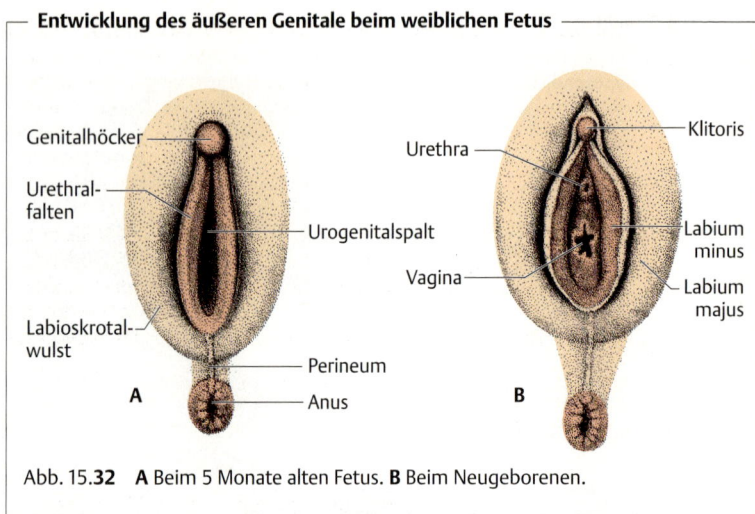

Abb. 15.**32** **A** Beim 5 Monate alten Fetus. **B** Beim Neugeborenen.

wickeln sich zu den **Labia minora**. Die Genitalwülste vergrößern sich erheblich und bilden die **Labia majora**. Die Urogenitalspalte bleibt offen und wird zum **Vestibulum** (Abb. 15.30 C und 15.32 B).

Obwohl sich der Genitalhöcker beim weiblichen Geschlecht nicht wesentlich vergrößert, ist er in den frühen Entwicklungsstadien sogar etwas größer als in der männlichen Entwicklung (Abb. 15.30 A, B). Im Ultraschall kann es daher bei der Geschlechtsbestimmung im 3. und 4. vierten Schwangerschaftsmonat zu Fehlbestimmungen kommen, wenn die Größe des Genitalhöckers zum Kriterium genommen wird.

### Klinische Bezüge

**Klinefelter-Syndrom:** Die Patienten haben einen 47,XXY-Karyotyp (oder Varianten dieses Typs, z. B. XXXY). Es ist die häufigste Störung der Sexualdifferenzierung und kommt mit einer Häufigkeit von 1 : 500 vor. Das Syndrom ist charakterisiert durch Sterilität, Gynäkomastie, unterschiedliche Formen sexueller Reifungsstörungen und in einigen Fällen durch Androgenmangel. Die häufigste Ursache scheint Non-disjunction der XX-Chromosomen zu sein.

Bei der **Gonadendysgenesie** fehlen die Oozyten. Die Ovarien sind als „Streifengonaden" ausgebildet, die Patienten sind phänotypisch weiblich. Es können unterschiedliche Kombinationen von Geschlechtschromosomen einschließlich des XY-Komplements vorhanden sein. Auch wenn ein XY-Chromosomensatz vorliegt, wird kein Testosteron gebildet. In den meisten Fällen liegt ein 45,X-Genotyp vor, der für das **Turner-Syndrom** charakteristisch ist. Die Patientinnen sind von kleiner Statur und haben einen hochgewölbten Gaumen, Nackenfalten (Pterygium colli), einen quadratischen Thorax (Tonnen-Thorax), Herz- und Nierenfehlbildungen und invertierte Brustwarzen (Abb. 15.33, s. auch Abb. 8.5, S. 141). Das Fehlen der Oozyten bei einem 45,X-Genotyp kommt durch den Untergang der Oozyten und nicht durch eine Anomalie der Keimzellen zustande. Bei der **gemischten Gonadendysgenesie** liegt auf der einen Seite eine Streifengonade und auf der anderen ein dysgenetischer Hoden vor. Die Patienten sind genetisch Mosaike mit einem 45,X/46,XY-Karyotyp. Die Genitalien sind intermediär mit einigen Derivaten der Müller-Gänge, in der Regel einem Uterus.

Da die männliche und weibliche Entwicklung mit einem indifferenten Stadium beginnt, ist es nicht überraschend, daß abnorme Sexualdifferenzierung und Geschlechtsdetermination vorkommen. Dabei können sich Individuen entwickeln, die Charakteristika beider Geschlechter aufweisen und als **Hermaphroditen** bezeichnet werden. Bei echten Hermaphroditen ist sowohl Hoden- als auch Ovargewebe in einem **Ovotestis**

---

**Patientin mit Turner-Syndrom**

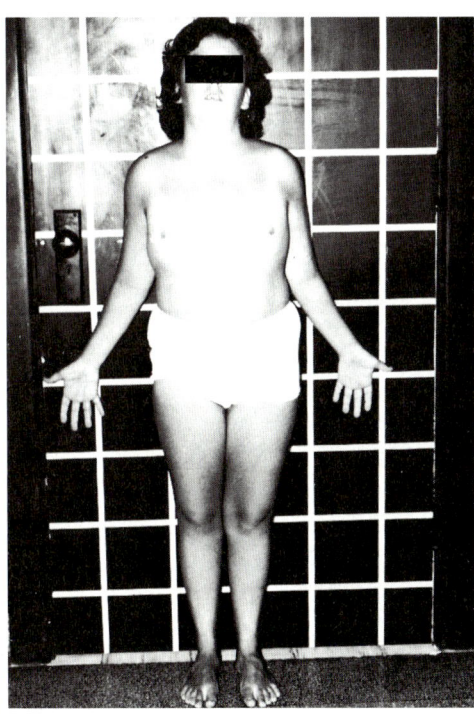

Abb. 15.**33** Es liegt ein 45,X-Chromosomensatz vor. Beachte die fehlende Sexualentwicklung. Weitere typische Zeichen sind das Pterygium colli („flügelförmige" Halsfalte), eine breite Brust, weiter Abstand zwischen den Brustwarzen und Minderwuchs.

vorhanden. In 70% der Fälle ist der Karyotyp 46,XX. In der Regel ist ein Uterus vorhanden. Die äußeren Genitalien sind intermediär und mehr weiblich ausgeprägt. Die meisten Hermaphroditen werden als Mädchen aufgezogen.

Bei **Pseudohermaphroditen** verbirgt sich das genotypische Geschlecht hinter einem Phänotyp, der weitgehend dem anderen Geschlecht entspricht. Wenn ein Hoden vorhanden ist, spricht man von einem männlichen Pseudohermaphroditen; wenn ein Ovar vorhanden ist dagegen von einem weiblichen Pseudohermaphroditen.

Ein **weiblicher Pseudohermaphroditismus** geht gewöhnlich auf eine angeborene Nebennierenhyperplasie zurück **(adrenogenitales Syndrom, AGS)**. Biochemische Abweichungen in den Nebennieren führen dabei zu einer verminderten Steroidhormonproduktion und einem Anstieg von adrenocorticotropem Hormon (ACTH). Das ACTH führt zur Hyperplasie der Nebenniere und zu einer überschießenden Androgenproduktion. Die Patienten besitzen einen 46,XX-Chromosomensatz, Geschlechtschromatin-positive Zellkerne und Ovarien. Die Androgenproduktion führt zur Maskulinisierung der äußeren Genitalien. Diese reicht von einer Vergrößerung der Klitoris bis hin zu fast männlichen Genitalien (Abb. 15.34). Häufig findet sich eine Hypertrophie der Klitoris, eine partielle Fusion der großen Labien, die dadurch wie ein Skrotum aussehen, und ein kleiner Sinus urogenitalis. Progestine, die als Abortprophylaxe während der Schwangerschaft eingesetzt wurden, können Anomalien hervorrufen, die dem AGS ähneln. Bei den meisten weiblichen Pseudohermaphroditen liegt jedoch ein echtes AGS zugrunde.

**Männliche Pseudohermaphroditen** besitzen einen 46,XY-Chromosomensatz und in der Regel Geschlechtschromatin-negative Zellen. Verantwortlich sind eine reduzierte

---

**Patient mit weiblichem Pseudohermaphroditismus**

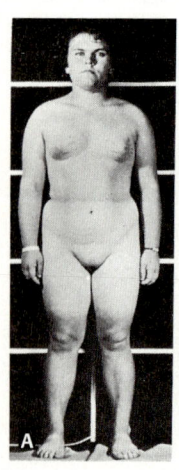 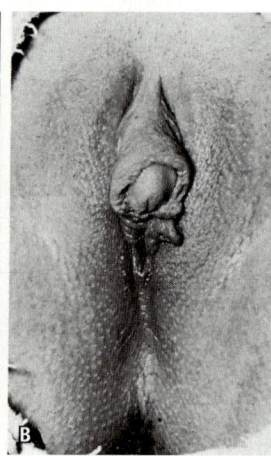

Abb. 15.**34** **A** Der Pseudohermaphroditismus beruht in diesem Fall auf einem adrenogenitalen Syndrom (angeborene Hyperplasie der Nebennierenrinde). **B** Äußeres Genitale mit vergrößerter Klitoris und Verschmelzung der großen Schamlippen.

Androgen- und AMH-Produktion. Die inneren und äußeren Geschlechtsmerkmale variieren beträchtlich in Abhängigkeit vom Entwicklungsgrad der äußeren Genitalien und der Ausbildung von Derivaten der Müller-Gänge.

Das Syndrom der **testikulären Feminisierung (Androgen-Insensitivität)** liegt bei Patienten vor, die einen 46,XY-Chromosomensatz und ein äußeres weibliches Erscheinungsbild aufweisen (Abb. 15.**35**). Die Gewebe der äußeren Genitalien sprechen auf die Androgene, die in den Hoden produziert werden, nicht an und entwickeln sich unter dem Einfluß von Östrogenen normal weiblich. Da bei diesen Patienten Hoden und AMH vorhanden sind, bilden sich die Müller-Gänge zurück, so daß Uterus und Tuben fehlen. Die Vagina ist kurz und endet blind. Die Hoden liegen häufig in der Leistenregion oder in den großen Labien. Eine Spermatogenese findet nicht statt. Außerdem besteht ein erhöhtes Risiko für Tumoren. 33 % der Betroffenen entwickeln bösartige Tumoren vor dem 50. Lebensjahr. Das Syndrom ist selten und kommt bei 1 : 20 000 Lebendgeburten vor.

**Patient mit testikulärer Feminisierung**

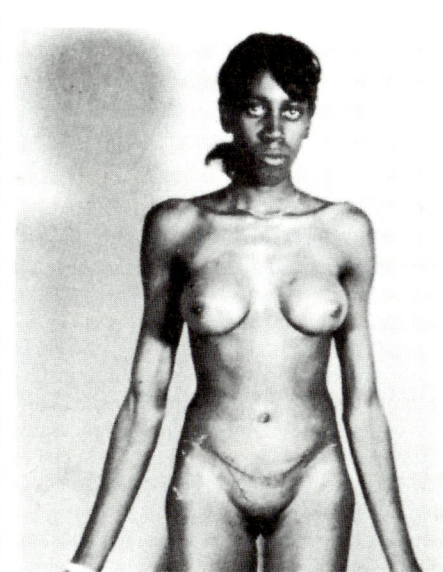

Abb. 15.**35** Das Syndrom beruht auf einer Androgen-Insensivität. Es liegt ein 46,XY-Chromosomensatz vor.

## Descensus testis

Gegen Ende des 2. Monats sind der Hoden und die Reste der Urniere über ein **Mesenterium urogenitale** mit der hinteren Leibeswand verbunden (Abb. 15.3 A, S. 280). Die ursprünglich breite Verbindung wird mit der Rückbildung der Urniere immer schmaler und wird schließlich in der Hauptsache zum Mesenterium des Hodens. Der kraniale Abschnitt der peritonealen Umschlagsfalte erstreckt sich ursprünglich vom oberen Pol der Keimdrüse und der Urniere bis zum Zwerchfell, bildet sich aber dann mit der Urniere zurück. Der kaudale Abschnitt der Umschlagsfalte, verstärkt durch die Reste der Urniere, nimmt einen bandartigen Charakter an und heißt dann **kaudales Keimdrüsenband** (Abb. 15.36 A). In der Inguinalregion setzt sich das kaudale Keimdrüsenband in einem Bindegewebsstrang fort, der im Bereich des späteren Inguinalkanals verläuft und der seinerseits wieder mit der Mesenchymverdichtung in den Skrotalwülsten in Verbindung steht. Der gesamte Bindegewebsstrang, der vom kaudalen Keimdrüsenpol bis in den Skrotalwulst hineinreicht, wird als **Gubernaculum testis** bezeichnet (15.36). (Das Gubernaculum wird auch in der weiblichen Entwicklung angelegt, bleibt hier jedoch rudimentär.)

Es ist noch nicht vollständig geklärt, welche Faktoren den Descensus testis regulieren. Wahrscheinlich führt das Auswachsen des extraabdominellen Teils des Gubernaculums zur intraabdominellen Wanderung des Hodens, der durch das Wachstum der Bauchorgane hervorgerufene Anstieg des intraabdominellen Druckes zum Durchtritt durch den Leistenkanal und die Regression des extraabdominellen Abschnitts des Gubernaculums zur anschließenden Verlagerung des Hodens in das Scrotum (Abb. 15.36). Der Deszensus wird ohne Zweifel durch Hormone beeinflußt, zu denen auch die Androgene und das AMH gehören. Während des Deszensus bleibt die Blutversorgung der Hoden aus der Aorta erhalten. Die Gefäße steigen von ihrer ursprünglichen lumbalen Lage bis zum im Scrotum gelegenen Hoden ab.

Unabhängig vom Deszensus des Hodens bildet das Peritoneum der Leibeshöhle beiderseits von der Mittellinie Aussackungen, die sich in die ventrale Leibeswand einsenken. Sie folgen in ihrem Verlauf dem Gubernaculum testis durch den Inguinalkanal bis in die Skrotalwülste hinein (Abb. 15.36 B). Die in die Skrotalwülste hineinreichende Aussackung der Zölomhöhle heißt **Processus vaginalis**. Der Processus vaginalis wird von den Muskel- und Faszienschichten der Leibeswand bis in die Skrotalwülste hinein begleitet. Die Faserzüge des Gubernaculum testis verlaufen immer außerhalb des Processus vaginalis.

Der Hoden bleibt bis zum 7. Entwicklungsmonat retroperitonal in der Abdominalhöhle in der Nähe des Inguinalkanals liegen. Erst dann setzt er seinen Deszensus durch den Leistenring und über die Schambeinkante in den Skrotalwulst fort (Abb. 15.36 C). Wenn der Hoden bis zur Geburt im Skrotum angekommen ist, bedecken ihn die beiden Blätter des Processus vaginalis (Abb. 15.36 D). Das Peritoneum des Processus vaginalis, das den Hoden direkt bedeckt, heißt **viszerales Blatt der Tunica vaginalis**. Der Rest des Peritonealsackes bildet das

## Äußere Genitalien

**Descensus testis**

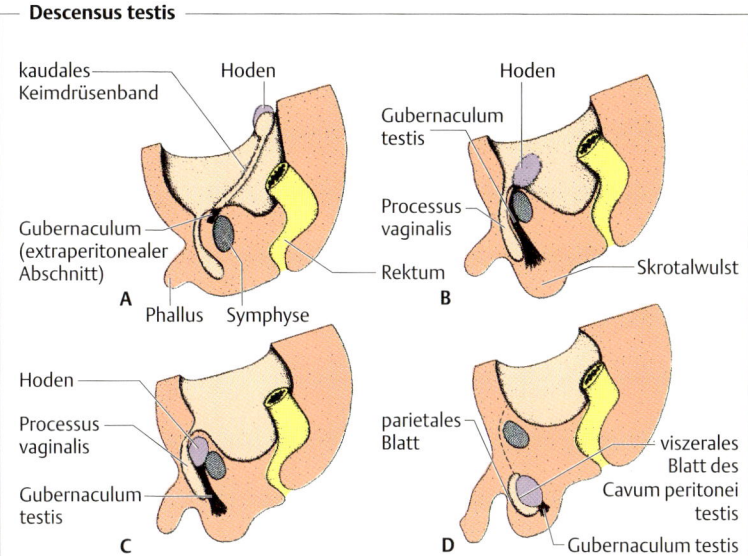

Abb. 15.**36 A** Während des 2. Monats. **B** In der Mitte des 3. Monats. **C** Im 7. Monat. **D** Kurz nach der Geburt. Die Zölomhöhle bildet eine Aussackung, die bis in den Skrotalwulst reicht und dort den Processus vaginalis bildet, aus dem die Tunica vaginalis testis hervorgeht. Siehe auch die rasterelektronenmikroskopische Aufnahme in Abb. 15.**3** C, S. 280.

**parietale Blatt der Tunica vaginalis**. Der schmale Kanal, der den Processus vaginalis mit der Leibeshöhle verbindet, obliteriert vor der Geburt oder kurze Zeit später.

Neben den vom Processus vaginalis abstammenden Peritonealblättern wird der Hoden von den Schichten der ventralen Leibeswand umhüllt, durch die er hindurchtritt. Die **Fascia transversalis** bildet die **Fascia spermatica interna**. Aus dem **M. obliquus internus abdominis** entsteht die **Fascia cremasterica** und der **M. cremaster**. Aus dem **M. obliquus externus** entsteht die **Fascia spermatica externa** (Abb. 15.**37** A). Der M. transversus abdominis nimmt am Aufbau des Funiculus spermaticus nicht Teil, da er bogenförmig oberhalb der Leistenregion verläuft und nicht den Leistenkanal bedeckt.

### Klinische Bezüge

**Angeborene Leistenhernie:** Die Verbindung zwischen der Leibeshöhle und dem Processus vaginalis innerhalb des Skrotalsackes obliteriert normalerweise im Verlauf des ersten Lebensjahres (Abb. 15.36 D). Wenn der Durchtrittskanal offen bleibt, können Darmschlingen in das Skrotum hinabsteigen und eine **kongenitale Leistenhernie** verursachen (Abb. 15.37 B). Manchmal obliteriert der Durchtrittskanal nicht vollständig, so daß kleine Zysten entlang seines Verlaufs bestehen bleiben. Diese Zysten können später Flüssigkeit sezernieren und so zu einer **Hydrozele** im Skrotum oder im Samenstrang führen (**Hydrocele testis** oder **funicularis**, Abb. 15.37 C).

**Kryptorchismus:** Etwa zur Zeit der Geburt, jedoch mit großen individuellen Schwankungen, kommen die Hoden im Skrotum an. In einigen Fällen können einer oder beide Hoden bis zur Pubertät in der Leibeshöhle über dem Leistenring liegenbleiben und dann herabsteigen oder aber für immer die Lage im Becken beibehalten. Dieser Zustand heißt **Kryptorchismus** und scheint auf eine Störung im Hormonhaushalt und/oder mangelnde Verkürzung des Gubernaculum testis zurückzuführen zu sein. Ein nicht deszendierter Hoden kann keine reifen Spermatozoen erzeugen, wahrscheinlich wegen der höheren Temperatur in der Bauchhöhle.

**Angeborene Leistenhernie und Hydrozele**

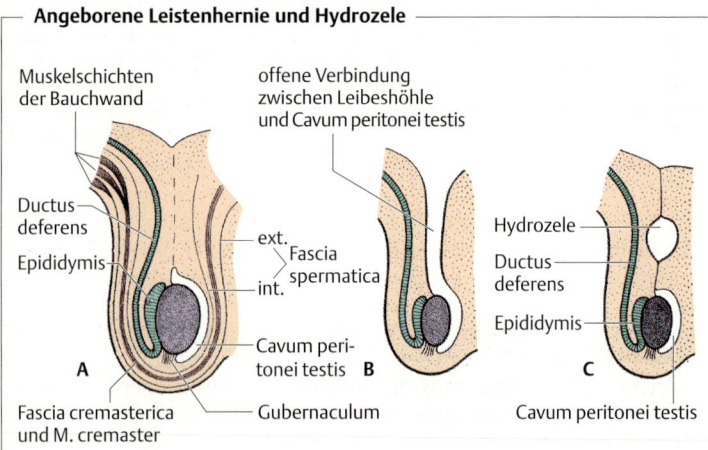

Abb. 15.**37** **A** Definitive Lage von Hoden, Nebenhoden und Ductus deferens. Die einzelnen Schichten der Leibeswand umgeben den Hoden auch im Skrotum. **B** Processus vaginalis in offener Verbindung mit der Leibeshöhle. Bei diesen Verhältnissen steigen häufig Darmschlingen in das Skrotum herab und verursachen eine kongenitale Inguinalhernie. **C** Hydrozele.

## Deszensus des Ovars

Beim weiblichen Geschlecht ist der Descensus der Keimdrüse weit weniger ausgeprägt als beim männlichen. Das Ovar liegt im Endzustand knapp unterhalb des oberen Randes des kleinen Beckens. Aus dem kranialen Keimdrüsenband entsteht das **Lig. suspensorium ovarii**, das die Gefäße des Ovars enthält. Aus dem kaudalen Keimdrüsenband entsteht das **Lig. ovarii proprium**, das bis zum Uterustubenwinkel zieht, sich im **Lig. teres uteri** in den Leistenkanal fortsetzt und in die große Schamlippe ausstrahlt (Abb. 15.24).

> *Zusammenfassung: Urogenitalsystem*
>
> ### Harnorgane
> Die Harnorgane entwickeln sich aus dem intermediären Mesoderm zwischen Somiten und intraembryonalem Zölom (Abb. 15.1). Von kranial nach kaudal fortschreitend entstehen
>
> - die Vorniere (Pronephros),
> - die Urniere (Mesonephros),
> - und im Beckenbereich die Nachniere (Metanephros) (Abb. 15.2).
>
> Die Nierenkanälchen der Vorniere und der Urniere münden direkt in den **Urnierengang (Wolff-Gang)** ein, der nach kaudal herabwächst und in den vorderen Blasenabschnitt der Kloake einmündet.
>
> **Vorniere:** Das Vornierensystem wird beim Menschen nur rudimentär angelegt und geht direkt in die Urniere über (Abb. 15.2B).
>
> **Urniere:** Im segmentalen intermediären Mesoderm bilden sich Nephrone mit Glomerulus aus. Die Urniere wölbt sich zusammen mit der Gonadenanlage als Urogenitalleiste in die Leibeshöhle vor (Abb. 15.3).
>
> **Nachniere**: Die definitive Niere entsteht aus der **Ureterknospe** und dem **metanephrogenen Blastem** (Abb. 15.4). Die Ureterknospe sprosst aus dem Wolff-Gang aus und wächst in das metanephrogene Blastem vor. Aus der Ureterknospe entstehen der Ureter, das Nierenbecken und im Nierenparenchym die Sammelrohre (Abb. 15.5). Über den Endverzweigungen der Ureterknospe bildet das metanephrogene Blastem Blastemkappen, aus denen jeweils zwei Nierenbläschen hervorgehen, die sich zum **Nephron** mit Glomerulus entwickeln (Abb. 15.6). Störungen in der Differenzierung führen zur **Nierenaplasie** oder zur Ausbildung der **kongenitalen Zystenniere** (3 Stadien nach Potter, erbliche Belastung).

**Aszensus der Niere:** Die Nachniere verlagert sich aus dem Beckenbereich in den Lumbalbereich (Abb. 15.9). Die **Beckenniere** entsteht durch einseitiges oder beidseitiges Ausbleiben des Aszensus, die **Hufeisenniere** durch Verschmelzung des metanephrogenen Blastems beider Seiten (Abb. 15.10).

**Harnblase und Urethra:** Harnblase und Urethra entstehen aus dem vorderen Abschnitt der Kloake (Abb. 15.11). **Durch Einbeziehung der unteren Abschnitte der Wolff-Gänge in die Blasenwand erhalten die Ureteren eine eigene Einmündung in die Blase (Abb. 15.12).** Nach Ablösung der Ureteren wandern die Wolff-Gänge weiter nach kaudal. Sie münden als Samenleiter im Bereich der Prostata in die Urethra ein oder steigen in der weiblichen Entwicklung bei der Entstehung der Vagina bis zum Beckenboden herab, ehe sie sich zurückbilden. Bei einer **Verdoppelung der Ureterknospe** wird nur die untere Knospe in die Blase einbezogen, während die obere als überzähliger Ureter mit dem Wolff-Gang nach kaudal verlagert wird (Abb. 15.8).

### Genitalsystem
**Indifferentes Stadium:** Die Urkeimzellen wandern in der 4. Woche aus dem Dottersack über das dorsale Mesenterium in die indifferente Gonadenanlage ein (Abb. 15.16). Die indifferente Gonadenanlage entsteht als Genitalleiste medial vor der Urnierenvorwölbung. Die Urkeimzellen siedeln sich in den **primären Keimsträngen** an.
Im indifferenten Stadium wächst neben dem Wolff-Gang der Müller-Gang bis zur Kloake herab (Abb. 15.20). Der Müller-Gang öffnet sich kranial mit einem Flimmertrichter in die Leibeshöhle.

**Hoden:** Die Entwicklung eines Hodens wird in den somatischen Zellen der Gonadenanlage durch das Y-Chromosom induziert. Die primären Keimstränge wandeln sich in **hufeisenförmige Hodenstränge** um, aus denen die Samenkanälchen hervorgehen (Abb. 15.18). Zwischen den Samenkanälchen entstehen Leydig-Zellen, die das für die männliche Entwicklung des Genitaltraktes notwendige Testosteron produzieren.

**Ovar:** Wenn kein Y-Chromosom vorhanden ist, entsteht konstitutiv ein Ovar. Die primären Keimstränge verlagern sich als **Markstränge** in das Innere der Anlage, während an der Oberfläche **Rindenstränge** entstehen, in denen sich die Oogonien festsetzen (Abb. 15.19). Durch mitotische Teilung der Oogonien entstehen Eiballen. Bis zum 6. Monat zerfallen die Eiballen. Die Eizellen treten in die Prophase der 1. Reifeteilung ein. Sie werden von Follikelzellen umgeben und im Diktyotänstadium bis zur Pubertät arretiert.

**Genitalwege:** In der männlichen Entwicklung führt das im Hoden produzierte Testosteron zur Differenzierung des Wolff-Ganges zu Nebenhoden und Samenleiter. Ein Teil der Urnierenkanälchen wird zu den Ductuli efferentes, die über die Gänge des Rete testis mit den Samenkanälchen verbunden sind (Abb. 15.**18**). Die Müller-Gänge bilden sich durch die Wirkung des in den Sertoli-Zellen der Hodenkanälchen gebildeten Anti-Müller-Hormons (AMH) zurück.

Wenn kein Hoden vorhanden ist, läuft konstitutiv die weibliche Entwicklung ab. Der Wolff-Gang bildet sich zurück, da die erhaltende Wirkung des Testosterons fehlt (Abb. 15.**19**). Die Müller-Gänge werden zu den Tuben und verschmelzen im unteren Abschnitt zum Uterus. An der Einmündungsstelle in die Urethra verschmelzen die Müller-Gänge mit den kaudalen Enden der Wolff-Gänge zur Vaginalplatte, aus der die Vagina entsteht (Abb. 15.**24** und 15.**26**).

**Äußere Genitalien:** Im indifferenten Stadium liegt über der Ausmündung des Sinus urogenitalis der Genitalhöcker (Phallus) und an den Rändern die Urethralfalten (Abb. 15.**28**). Lateral schließen sich die Genitalwülste an.

In der männlichen Entwicklung wird aus dem Genitalhöcker der Penis (Abb. 15.**29**). Der Urethralspalt schließt sich zur Urethra des Penis. Aus den Urethralwülsten entwickeln sich die Skrotalwülste, in die die Hoden einwandern.

In der weiblichen Entwicklung wird aus dem Genitalhöcker die Klitoris, aus den Urethralfalten die Labia minora und aus den Genitalwülsten die Labia majora (Abb. 15.**32**).

**Descensus testis:** Das kaudale Keimdrüsenband wird zur Leitschiene des Hodens (**Gubernaculum testis**) bei seinem Abstieg durch den Leistenkanal in das Skrotum (Abb. 15.**36**). Die Leibeshöhle bildet eine Aussackung, die sich als **Processus vaginalis** durch den Leistenkanal erstreckt und als **Tunica vaginalis** im Skrotum vor dem Hoden erhalten bleibt.

Bei der Frau bleibt das kaudale Keimdrüsenband als **Lig. ovarii proprium** erhalten und setzt sich über das **Lig. rotundum uteri** bis in die großen Schamlippen fort.

## ? *Fragen zur Vertiefung*

1. Während der Entwicklung entstehen drei Nierensysteme. Wie heißen sie? Welche Abschnitte sind, wenn überhaupt, beim Neugeborenen noch vorhanden?
2. Bei einem männlichen Neugeborenen lassen sich im Skrotum keine Hoden tasten. Später stellt sich heraus, daß beide Hoden in der Leibeshöhle liegen. Wie heißt diese Anomalie? Wie läßt sie sich embryologisch erklären?
3. Man spricht von einer Homologie zwischen dem männlichen und dem weiblichen Genitale. Worin bestehen die Homologien? Wie lassen sie sich embryologisch erklären?
4. Eine junge Frau kommt zur Untersuchung, nachdem sie mehrere Jahre vergeblich versucht hat, schwanger zu werden. Bei der Untersuchung wird ein Uterus bicornis entdeckt. Wie kommt eine solche Fehlbildung zustande?

# 16. Kopf und Hals

Das Mesenchym für die Ausbildung der Kopfregion stammt vom **paraxialen Mesoderm**, vom **Seitenplattenmesoderm**, aus der **Neuralleiste** und aus den **ektodermalen Plakoden**. Die Plakoden sind verdickte Bezirke im Ektoderm. Aus dem paraxialen Mesoderm (Somiten und Somitomere) gehen hervor der Boden des Hirnschädels und ein kleiner Abschnitt der Okzipitalregion (s.

### Einwanderung von Neuralleistenzellen in die Gesichtsregion

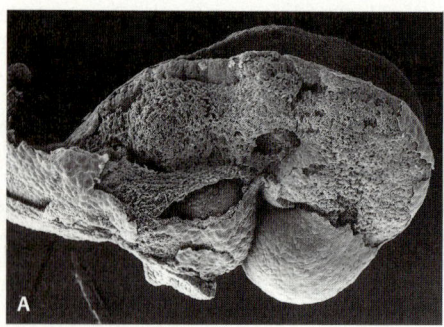
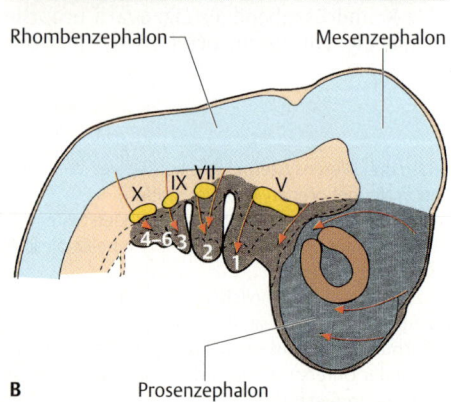

Abb. 16.**1 A** Rasterelektronenmikroskopische Aufnahme der in die Gesichtsregion einwandernden Neuralleistenzellen. Das Ektoderm ist entfernt. **B** Wanderwege der Neuralleistenzellen. Sie wandern aus der Neuralleiste des Vorderhirns, des Mittelhirns und des Endhirns in ihre Zielgebiete im Bereich der Schlundbögen und des Gesichts ein (schattierte Bezirke). Die ektodermalen Verdickungen der Plakoden des V., VII., IX. und X. Gehirnnervs sind ebenfalls angezeichnet (gelb). Zellen aus den Plakoden steuern Material zu den sensiblen Ganglien der Hirnnerven bei.

Abb. 9.5, S. 155), alle willkürlichen Muskeln der Gesichtsregion (s. Kap. 10), die Dermis und das Bindegewebe in der dorsalen Region des Kopfes sowie die Meningen kaudal vom Prosenzephalon. Aus dem Seitenplattenmesoderm entstehen die Knorpel des Kehlkopfes (Aryknorpel und Ringknorpel) sowie das Bindegewebe dieser Region. Die Neuralleistenzellen stammen aus dem Neuroektoderm der Vorderhirn-, der Mittelhirn- und der Nachhirnregion. Sie wandern nach ventral in die Schlundbögen und nach rostral in den Bereich des Vorderhirns, der Augenbecher und in die Gesichtsregion ein (Abb. 16.1). Hier bilden sie die Skelettelemente des mittleren Gesichtes und der Schlundbögen sowie alle anderen Gewebe einschließlich der Knorpel, Knochen, des Dentins, der Sehnen, der Dermis, der Pia und der Arachnoidea, der sensorischen Neurone und des Stromas der Drüsen. Die Zellen der **ektodermalen Plakoden** bilden zusammen mit der Neuralleiste die Neurone der sensorischen Ganglien des V., VII., X. und XII. Hirnnervs.

Die Entwicklung von Kopf und Hals wird typischerweise von den **Schlund-** oder **Branchialbögen** bestimmt. Die Bögen treten in der 4. und 5. Entwicklungswoche auf und bestimmen das charakteristische äußere Aussehen des Embryos (Abb. 16.2, s. auch Abb. 9.4, S. 154). Ursprünglich bestehen die Bögen aus Blöcken von mesenchymalem Gewebe, die durch tiefe Furchen, die **Schlund-** oder **Branchialfurchen**, voneinander getrennt sind (Abb. 16.2 C und 16.5). Gleichzeitig mit der Entwicklung der Bögen und Furchen entsteht eine Reihe von Aussakkungen, die **Schlundtaschen**, in der Wand des Schlunddarmes, dem kranialen Abschnitt des Vorderdarmes (Abb. 16.3 und 16.5). Die Taschen dringen in das Mesenchym ein. Es entsteht jedoch keine offene Verbindung zwischen den

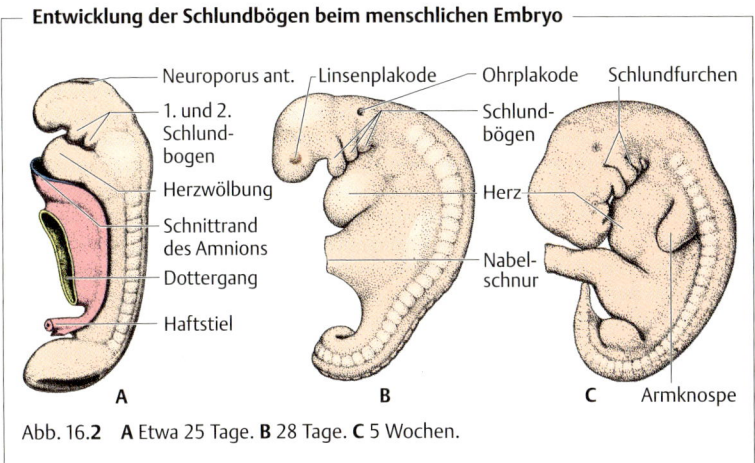

**Entwicklung der Schlundbögen beim menschlichen Embryo**

Abb. 16.2  **A** Etwa 25 Tage. **B** 28 Tage. **C** 5 Wochen.

**Vorderdarm und Schlundtaschen**

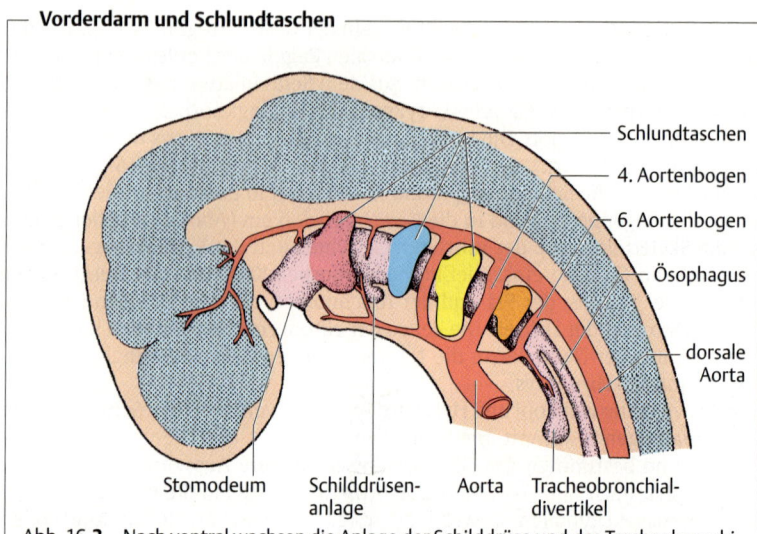

Abb. 16.3 Nach ventral wachsen die Anlage der Schilddrüse und das Tracheobronchialdivertikel aus. Zwischen den Schlundtaschen verlaufen die Aortenbögen.

Schlundtaschen und den außen gelegenen Furchen (Abb. 16.5). Obwohl die Entwicklung der Schlundbögen, -furchen und -taschen der Bildung von Kiemen bei Fischen und Amphibien ähnelt, werden beim Menschen zu keinem Zeitpunkt Kiemen (Branchia) ausgebildet. Daher spricht man in der menschlichen Entwicklung nicht von Kiemenbögen, sondern von Schlundbögen.

Die Schlundbögen spielen nicht nur eine Rolle bei der Ausbildung des Halses sondern auch bei der Ausbildung des Gesichts. Am Ende der 4. Woche liegt im Zentrum der Gesichtsregion das beiderseits vom ersten Schlundbogen umrahmte **Stomodeum** (Abb. 16.4). Beim $4^1/_2$ Wochen alten Embryo lassen sich fünf mesenchymale Wülste erkennen: Die **Unterkieferwülste** (1. Schlundbogen) kaudal vom Stomodeum; die **Oberkieferwülste** als dorsaler Teil des 1. Schlundbogens (lateral vom Stomodeum) und der Stirnfortsatz, eine rundliche Vorwölbung oberhalb des Stomodeums (Abb. 16.4A). Die Entwicklung des Gesichtes wird später durch die Ausbildung der **Nasenwülste** vervollständigt.

## Schlundbögen

Jeder Schlundbogen besteht aus einem Kern aus mesenchymalem Gewebe, der außen durch Oberflächenektoderm und innen durch entodermales Epithel bedeckt ist (Abb. 16.5). Zusätzlich zu dem Mesenchym, das vom paraxialen Meso-

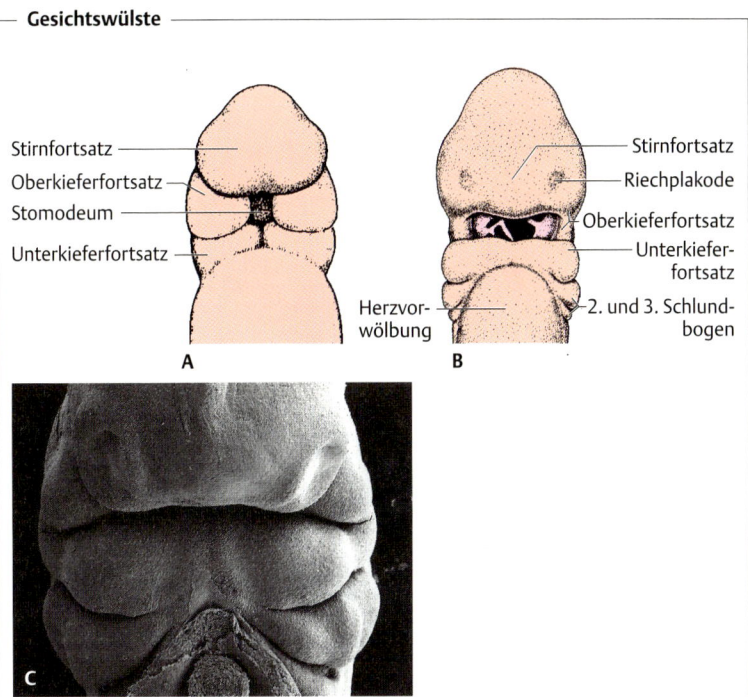

**Gesichtswülste**

Abb. 16.4 Frontalansicht (etwa 24 Tage). **A** Das in der Tiefe vorübergehend durch die Rachenmembran verschlossene Stomodeum ist von fünf mesenchymalen Wülsten umgeben. **B** Etwas älterer Embryo (28 Tage), bei dem die Rachenmembran eingerissen ist. Beachte die Lage des Unterkiefer- und des Oberkieferfortsatzes. Auf dem Stirnfortsatz entwickeln sich die Riechplakoden. **C** Rasterelektronenmikroskopische Aufnahme eines menschlichen Embryos im gleichen Stadium wie B.

derm und vom Seitenplattenentoderm abstammt, wandern in jeden Bogen eine beträchtliche Anzahl von Neuralleistenzellen ein und steuern Material für die Skelettelemente des Gesichts bei. Aus dem ursprünglichen Mesoderm der Bögen entsteht die Muskulatur von Gesicht und Hals. Jeder Schlundbogen ist so durch die aus ihm hervorgegangenen Muskeln charakterisiert (s. Abb. 10.3, S. 172). Die **Schlundbogenmuskulatur** eines jeden Bogens besitzt ihren eigenen **Schlundbogennerv**. Wo auch immer die Muskelzellen hinwandern, sie ziehen den entsprechenden Abschnitt des zugehörigen Hirnnervs nach (Abb. 16.5 und 16.6). Zusätzlich besitzt jeder Bogen eine **Schlundbogenarterie** (Abb. 16.3 und 16.5).

## Schlundbögen

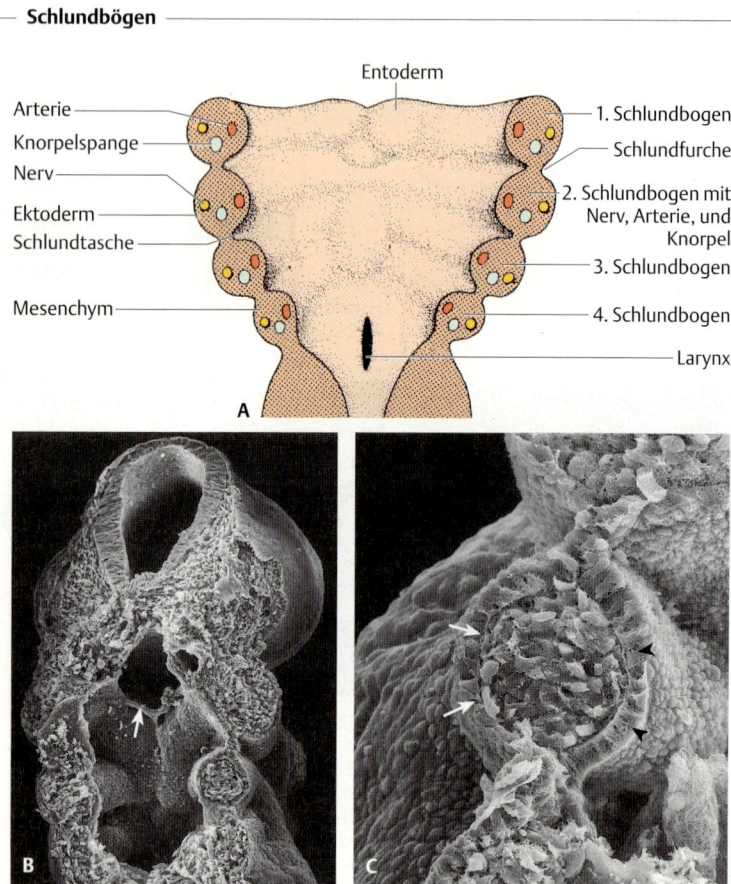

Abb. 16.5 **A** Jeder Bogen enthält eine Knorpelkomponente, einen Nerv, eine Arterie und eine Muskelkomponente. **B** Rasterelektronenmikroskopische Aufnahme der Schlundbogenregion eines Mausembryos mit Schlundbögen, Schlundtaschen und Schlundfurchen. Die ersten drei Bögen sind sichtbar. Ein Rest der Rachenmembran (*Pfeil*) ist am Eingang in die Mundhöhle zu sehen. **C** Höhere Vergrößerung der Schlundbögen eines Mausembryos. Die Schlundbögen bestehen aus einem mesodermalen Kern, der innen von Entoderm (*Pfeilköpfe*) und außen von Ektoderm (*Pfeile*) bedeckt ist. Die Schlundtaschen und Schlundfurchen liegen zwischen den Bögen, dort wo das Entoderm und das Ektoderm aufeinander liegen.

### Mit den Schlundbögen assoziierte Hirnnerven

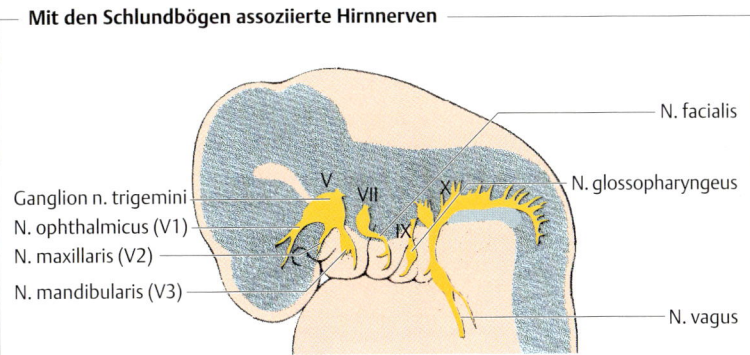

Abb. 16.6 Jedem Schlundbogen läßt sich ein Hirnnerv zuordnen. Der N. trigeminus versorgt den 1. Schlundbogen und besitzt drei Äste; der Nerv des 2. Bogens ist der N. facialis, der des 3. Bogens der N. glossopharyngeus. Die Derivate des 4. Bogens werden von einem oberen Schlundast des N. vagus versorgt, die des 6. Bogens durch den N. recurrens des Vagus.

Ein Teil der Knorpelanlagen löst sich wieder auf, während andere als Knochen oder Knorpel für das ganze Leben erhalten bleiben (Abb. 16.7, s. auch Abb. 9.4, S. 155). Die Derivate der Schlundbögen und ihre Nervenversorgung sind in Tab. 16.1 zusammengestellt.

### Erster Schlundbogen

Aus dem Material des **1. Schlundbogens** gehen der **Oberkieferwulst** und der **Unterkieferwulst** hervor (Abb. 16.4, s. auch Abb. 9.4, S. 155). Da die zugehörige Knorpelspange, der **Meckel-Knorpel**, in der Anlage des Unterkiefers liegt, wird der 1. Schlundbogen als Mandibularbogen bezeichnet. Der Meckel-Knorpel bildet sich zurück bis auf zwei kleine Abschnitte an seinem dorsalen Ende, aus denen sich **Malleus** und **Incus** entwickeln (Abb. 16.7).

Aus dem Mesenchym des Oberkieferwulstes entstehen der **Zwischenkiefer**, der **Oberkiefer**, das Jochbein und ein Teil des **Schläfenbeins** durch desmale Ossifikation (s. Abb. 9.4 B, S. 155). Der definitive **Unterkiefer** entsteht wie der Oberkiefer durch desmale Ossifikation. Nur ein kleiner Bereich in der Verschmelzungszone der Knorpelspangen beider Seiten an der Kinnspitze verknöchert enchondral. Mit der Ausbildung des sekundären (definitiven) Kiefergelenkes kommen die Gehörknöchelchen im Mittelohr zu liegen (s. Kap. 17). Im Verlauf des ursprünglichen Mandibularbogens bleibt nur das **Lig. sphenomandibulare** zurück.

Tabelle 16.1  **Derivate der Schlundbögen mit Innervation**

| Schlund-bogen | Nerv | Muskel | Skelettelement |
|---|---|---|---|
| 1 Mandibular-bogen | **V.** N. trigeminus, R. mandibularis | Kaumuskulatur (Mm temporalis, masseter, pterygoideus medialis und lateralis) M. mylohyoideus vorderer Bauch des M. digastricus Mm. tensor veli palatine und tensor tympani | Quadratum, Incus Meckel-Knorpel, Malleus, Lig. anterius malleoli, Lig. sphenomandibulare, ein Teil der Mandibula |
| 2 Hyoid-bogen | **VII.** N. facialis | Gesichtsmuskulatur (Mm. buccinator, auricularis, frontalis, orbicularis oris und oculi, Platysma) | Stapes, Proc. styloideus, Lig. stylohyoideum, kleines Horn und oberer Teil des Zungenbeins |
| 3 | **IX.** N. glossopharyngeus | M. stylopharyngeus | großes Horn und unterer Teil des Zungenbeins |
| 4–6 | **X.** N. vagus laryngeus sup. (Nerv des 4. Schlundbogens) N. laryngeus inf. (Nerv des 6. Schlundbogens) | M. cricothyroideus M. levator veli palatini M. constrictor pharyngis Innere Kehlkopfmuskeln | Kehlkopfskelett (Cartilago thyroidea, cricoidea, arytenoidea, corniculata, und cuneiformis) |

Die Muskulatur des Mandibularbogens besteht aus der **Kaumuskulatur** (M. temporalis, M. masseter und Mm. pterygoidei), dem **vorderen Bauch des M. digastricus**, dem **M. mylohyoideus**, sowie dem **M. tensor tympani** und **M. tensor veli palatini**. Die Muskeln des 1. Schlundbogens werden von den motorischen Fasern des **N. trigeminus** im **R. mandibularis** versorgt (Abb. 16.6). Die sensible Versorgung des gesamten Gesichtes durch die Äste des N. trigeminus (**N. ophthalmicus**, **N. maxillaris** und **N. mandibularis**) weist darauf hin, daß das Mes-

### Aus den Schlundbögen abgeleitete Skelettelemente

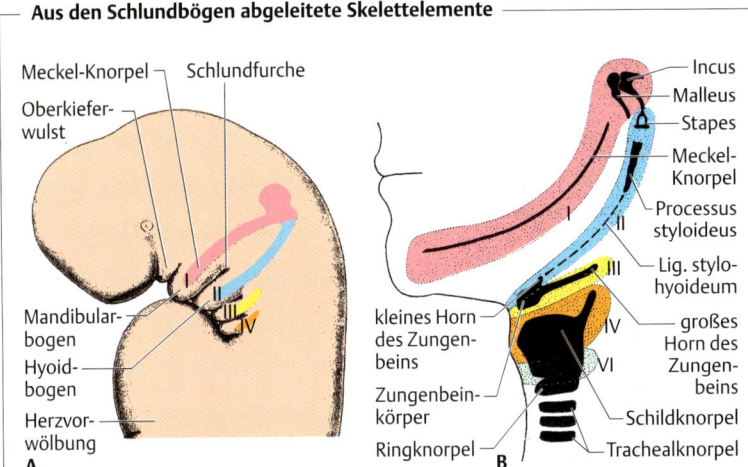

Abb. 16.7 **A** Seitenansicht der Kopf- und Halsregion eines 4 Wochen alten Embryos. Die Schlundbogenknorpel, die an der Skelettbildung von Gesicht und Hals teilnehmen sind farblich gekennzeichnet. **B** Die definitiven Gebilde, die aus den knorpeligen Anteilen der einzelnen Schlundbögen entstehen.

enchym aus dem 1. Bogen sich in der Dermis des gesamten Gesichtes ausgebreitet hat.
Die Muskelanlagen der einzelnen Bögen können sich vom knöchernen oder knorpeligen Skelett ihres Bogens lösen und in benachbarte Gebiete auswandern. Die Herkunft dieser Muskeln kann jedoch immer aufgrund ihrer Nervenversorgung, die vom Ursprungsbogen her erfolgt, angegeben werden.

### Zweiter Schlundbogen

Der Knorpel des 2. Schlundbogens, des **Hyoidbogens**, heißt **Reichert-Knorpel** (16.7 A). Aus ihm entstehen der **Stapes**, der **Processus styloideus** des Schläfenbeins, das **Lig. stylohyoideum** sowie aus seinem ventralen Anteil das **kleine Horn** und der kraniale Abschnitt des **Zungenbeins** (Abb. 16.7 B). Die Muskeln des Hyoidbogens (**M. stapedius, M. stylohyoideus**, der **hintere Bauch des M. digastricus** und die **mimische Gesichtsmuskulatur**) werden vom **N. facialis**, dem Nerv des 2. Schlundbogens, versorgt.

### Dritter Schlundbogen

Der Knorpel des 3. Bogens bildet den **kaudalen Teil** und das **große Horn** (Cornu majus) des **Zungenbeins** (Abb. 16.7 B). An Muskulatur stammt aus diesem Bogen der **M. stylopharyngeus**. Er wird vom Nerv des 3. Schlundbogens, dem **N. glossopharyngeus**, innerviert.

### Vierter und sechster Schlundbogen

Die knorpeligen Anteile dieser Bögen verschmelzen zum **Schild-, Ring- und Aryknorpel** des Kehlkopfs (Abb. 16.7 B). Die Muskeln des 4. Bogens (**M. cricothyroideus, M. levator veli palatini** und die **Konstriktoren des Pharynx**) werden vom **R. laryngeus superior** des N. vagus, dem Nerv des 4. Schlundbogens, innerviert. Die inneren Kehlkopfmuskeln werden dagegen vom **N. laryngeus recurrens** versorgt, der ebenfalls vom Vagus abzweigt und der Nerv des 6. Bogens ist.

## Schlundtaschen

Der menschliche Embryo hat auf jeder Seite fünf Schlundtaschen (Abb. 16.8). Die letzte dieser Taschen ist atypisch und wird oft als Teil der vierten angesehen. Da die epitheliale **entodermale Auskleidung** der Taschen zur Entstehung einer Reihe wichtiger Organe führt, wird die Entwicklung jeder Tasche im folgenden für sich besprochen.

### Erste Schlundtasche

Die 1. Schlundtasche bildet ein gestieltes Divertikel (**Recessus tubotympanicus**), das mit dem Epithel der 1. Schlundfurche, dem späteren **äußeren Gehörgang**, in Verbindung tritt (Abb. 16.8). Der distale Abschnitt der Ausbuchtung erweitert sich sackförmig zur Anlage der **Paukenhöhle**, während der proximale Teil eng bleibt und die **Tuba auditiva** (Eustachii) bildet. Die entodermale Auskleidung der Paukenhöhle beteiligt sich später an der Bildung des **Trommelfells** (s. Kap. 17).

### Zweite Schlundtasche

Das Epithel der 2. Schlundtasche proliferiert und bildet Knospen, die in das umgebende Mesenchym eindringen. Zusammen mit dem sekundär einwandernden mesodermalen Gewebe entsteht aus den Epithelknospen die Anlage der **Gaumenmandel** (Abb. 16.8 B). Zwischen dem 3. und 5. Monat wird die Mandel allmählich von lymphatischem Gewebe infiltriert. Der Rest der Schlundtasche bildet beim Erwachsenen die **Fossa tonsillaris**.

## Entwicklung der Schlundfurchen und -taschen

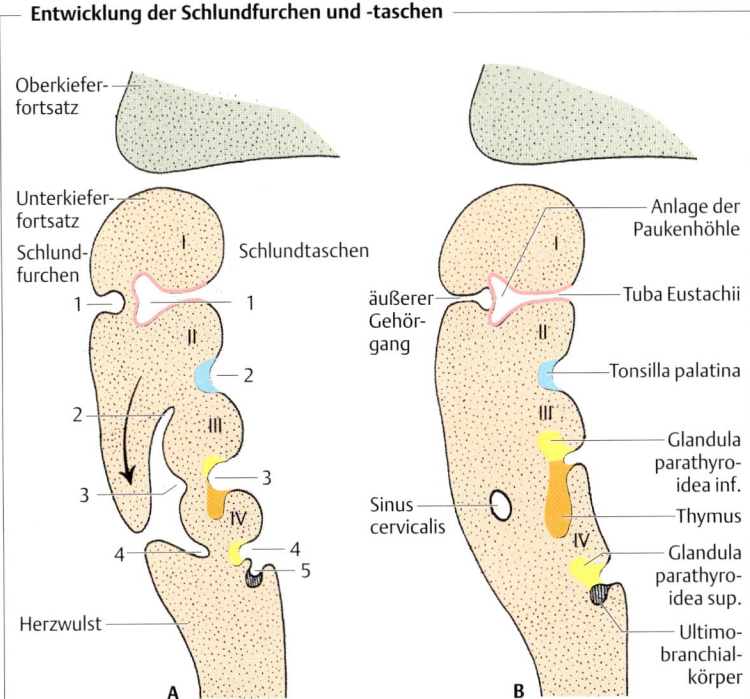

Abb. 16.8 **A** Der 2. Schlundbogen überwächst den 3. und 4., so daß die 2., 3. und 4. Schlundfurche zugedeckt werden. **B** Die Überreste der 2., 3. und 4. Schlundfurche bilden den Sinus cervicalis. Die weitere Differenzierung des Schlundtaschenentoderms ist angedeutet.

## Dritte Schlundtasche

Die 3. und 4. Schlundtasche zeichnen sich durch eine dorsale und ventrale Ausstülpung an ihrem Endabschnitt aus. In der 5. Entwicklungswoche wandelt sich das Epithel der dorsalen Ausstülpung der 3. Tasche zur **unteren Nebenschilddrüse** (Epithelkörperchen) um, während sich aus der ventralen Ausstülpung die **Thymusanlage** entwickelt (Abb. 16.8 B). Beide Drüsenanlagen verlieren ihre Verbindung mit der Pharynxwand. Der Thymus wandert dann in kaudaler und medialer Richtung und nimmt dabei die **untere Nebenschilddrüse** mit (Abb. 16.9). Während der Hauptanteil des Thymus rasch in seine endgültige Lage im Thorax wandert, um sich dort mit der Thymusanlage der Gegenseite zu

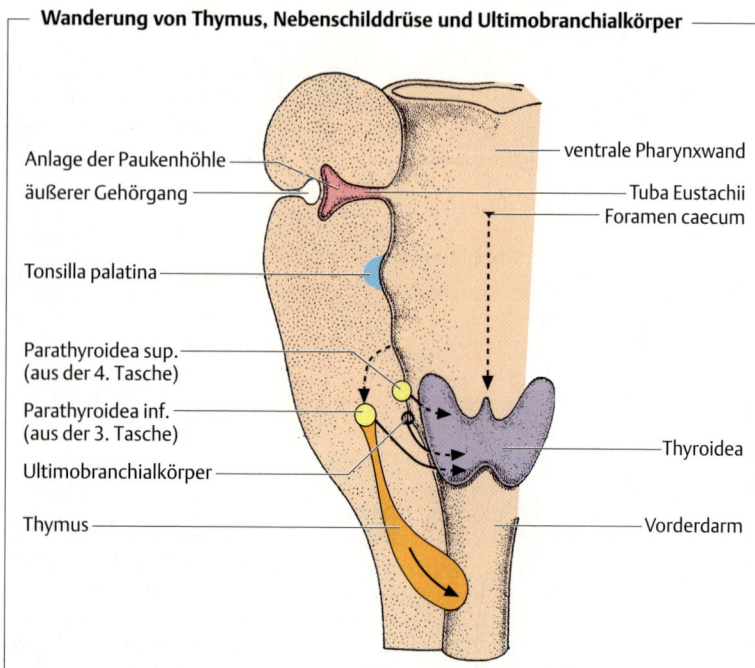

Abb. 16.9 Ansicht von vorn. Die Schilddrüsenanlage entsteht ventral in der Wand des Schlunddarmes in Höhe des Foramen caecum und steigt dann bis zum ersten Trachealknorpel herab.

vereinigen, wird der Schwanzteil immer länger und zerfällt schließlich in kleine Fragmente. Diese bilden sich normalerweise zurück, können aber manchmal in der Schilddrüse eingebettet oder als isolierte Thymusnester persistieren.

Das Wachstum und die Entwicklung des Thymus setzt sich nach der Geburt bis zur Pubertät fort. Beim Kleinkind nimmt der Thymus einen beträchtlichen Raum im Thorax ein und liegt hinter dem Sternum und vor dem Perikard und den großen Gefäßen. Beim Erwachsenen läßt sich der Thymus nur noch schlecht erkennen, da er atrophiert und durch Fettgewebe ersetzt wird.

Das Nebenschilddrüsengewebe der 3. Schlundtasche findet schließlich seinen endgültigen Platz auf der dorsalen Fläche der Schilddrüse und wird zu den unteren Epithelkörperchen (**Glandula parathyroidea inferior**, Abb. 16.9).

## Vierte Schlundtasche

Das Epithel der dorsalen Ausstülpung dieser Tasche bildet die **oberen Epithelkörperchen**. Wenn das Epithelkörperchen seine Verbindung mit der Pharynxwand verloren hat, heftet es sich an die nach kaudal wandernde Schilddrüse an und kommt schließlich auf der dorsalen Oberfläche der Drüse als **Glandula parathyroidea superior** zu liegen (Abb. 16.9).

## Fünfte Schlundtasche

Die 5. Schlundtasche entwickelt sich als letzte und bildet eine Aussackung der 4. Schlundtasche, so daß sie häufig der letzteren zugerechnet wird. Aus ihr entsteht der **Ultimobranchialkörper**, der später in die Schilddrüse einbezogen wird. Aus dem Zellmaterial des Ultimobranchialkörpers entstehen die **parafollikulären Zellen (C-Zellen)** der Schilddrüse. Sie sezernieren das Hormon **Calcitonin**, das den Calciumspiegel im Blut reguliert.

# Schlundfurchen

Beim 5 Wochen alten Embryo sind vier Schlundfurchen vorhanden (Abb. 16.5), von denen nur die erste zu den definitiven Organanlagen des Embryos beiträgt. Der dorsale Abschnitt der Furche wächst durch das angrenzende Mesoderm auf die 1. Schlundtasche zu und bildet den **äußeren Gehörgang** (Meatus acusticus externus) (Abb. 16.8 und 16.9). Das Epithel in der Tiefe des primitiven Gehörgangs ist an der Bildung des **Trommelfells** beteiligt (s. Kap. 17).
Die lebhafte Proliferation des Mesoderms im 2. Schlundbogen führt dazu, daß dieser sich nach kaudal ausdehnt und den 3. und 4. Bogen überlappt. Schließlich verschmilzt der 2. Bogen mit dem Herzwulst im unteren Halsabschnitt (Abb. 16.8). Infolge dieses Überlappens werden die 2., 3. und 4. Schlundfurche allmählich zugedeckt und verlieren die Verbindung mit der Oberfläche. Die Furchen bilden vorübergehend eine von Ektoderm ausgekleidete Höhle, den **Sinus cervicalis**, der aber im Laufe der weiteren Entwicklung wieder völlig verschwindet (Abb. 16.8 B).

### *Klinische Bezüge*

Da die aus den Schlundtaschen abstammenden Drüsen während ihrer Entwicklung beträchtliche Wanderbewegungen durchführen, ist es nicht ungewöhnlich, wenn entlang ihres Weges akzessorische Drüsen oder Gewebereste zurückbleiben. Dies gilt besonders für das Thymusgewebe, das am Hals angetroffen werden kann. Die Lage der unteren Epithelkörperchen variiert stärker als die der oberen. Die unteren Epithelkörperchen können daher manchmal auch an der Aufzweigung der A. carotis communis liegen.

**Branchiogene Zysten:** In der 6. Entwicklungswoche wächst der 2. Schlundbogen über den 3. und 4. Bogen hinweg und verschmilzt mit dem Herzwulst im unteren Halsbereich. Auf diese Weise werden die 2., 3. und 4. Schlundfurche durch den 2. Schlundbogen überdeckt. Wenn diese Entwicklung gestört wird, können Überreste der Furchen mit der Körperoberfläche über einen engen Kanal in Verbindung bleiben (Abb. 16.10 A). Es kommt zur Bildung einer **branchiogenen Fistel**. Diese Fistel liegt im lateralen Halsbereich am vorderen Rand des **M. sternocleidomastoideus** und steht in den meisten Fällen mit einer tiefer gelegenen **lateralen Halszyste** in Verbindung (Abb. 16.10 B). Die Zysten sind Überbleibsel des Sinus cervicalis und liegen zumeist dicht unterhalb des Kieferwinkels (Abb. 16.10 D). Sie können jedoch überall am vorderen Rand des M. sternocleidomastoideus auftreten. Häufig wird eine laterale Halszyste bei der Geburt nicht entdeckt, sondern fällt erst auf, wenn sie sich im Laufe des Lebens vergrößert. Eine seltene Anomalie ist die **innere branchiogene Fistel**. Der Sinus cervicalis steht dabei mit dem Pharynx über einen kleinen Gang in Verbindung, der in den meisten Fällen im Bereich der Tonsillen mündet (Abb. 16.10 C). In diesem Fall muß die Membran zwischen der 2. Schlundfurche und Schlundtasche irgendwann im Laufe der Entwicklung eingerissen sein.

Die **Neuralleistenzellen** (Abb. 16.1) sind für die Entwicklung der Kraniofazialregion von großer Bedeutung. Entsprechend führt eine Störung der Neuralleisten zu schweren kraniofazialen Mißbildungen. Da die Neuralleistenzellen auch bei der **Septumbildung in der Ausflußbahn des Herzens** beteiligt sind, leiden Kinder mit kraniofazialen Defekten häufig auch an kardialen Fehlbildungen wie persistierendem Truncus arteriosus und Transposition der großen Gefäße. Unglücklicherweise scheinen die Neuralleistenzellen eine besonders empfindliche Zellpopulation zu sein. Sie werden leicht von Verbindungen wie Alkohol und Retinsäure abgetötet. Ein Grund für diese Empfindlichkeit besteht möglicherweise darin, daß sie keine Superoxid-Dismutase (SOD) und keine Katalase besitzen. Beide Enzyme sind für die Entgiftung zellschädigender freier Radikale verantwortlich. Beispiele für kraniofaziale Defekte mit Beteiligung der Neuralleiste sind:

- **Treacher-Collins-Syndrom (Dysostosis mandibulofacialis):** Bei diesem Syndrom treten die folgenden Mißbildungen auf: fehlgebildete Ohrmuscheln, Anomalien im Mittelohr und im Innenohr, Hypoplasie des Jochbeins und des Unterkiefers sowie eine verlängerte Lidspalte und defekte Unterlider (Abb. 16.11 A). Das Syndrom wird autosomal dominant vererbt. 60% der Fälle entstehen durch neue Mutationen. Phänokopien des Syndroms lassen sich bei Labortieren durch Retinsäure erzeugen. Dies weist darauf hin, daß in einigen Fällen auch beim Menschen Teratogene in Frage kommen.
- **Robin-Sequenz:** Sie kann eigenständig oder in Assoziation mit anderen Syndromen oder Fehlbildungen auftreten. Wie das Treacher-Collins-Syndrom sind bei der Robin-Sequenz die Derivate des 1. Schlundbogens betroffen mit einer besonders schweren Schädigung des Unterkiefers. Bei den Kindern ist in der Regel die Trias Mikrognathie, Gaumenspalte, Glossoptosis (nach hinten verlagerte Zunge) vorhanden (Abb. 16.11 B). Die Fehlbildung kann durch genetische und/oder Umweltfaktoren hervorgerufen werden. Sie kann ebenso durch eine mechanische Deformation entstehen, z. B. wenn das Kinn beim Vorliegen eines Oligohydramnion gegen die Brust gedrückt

## Schlundfurchen

**Laterale Halszysten**

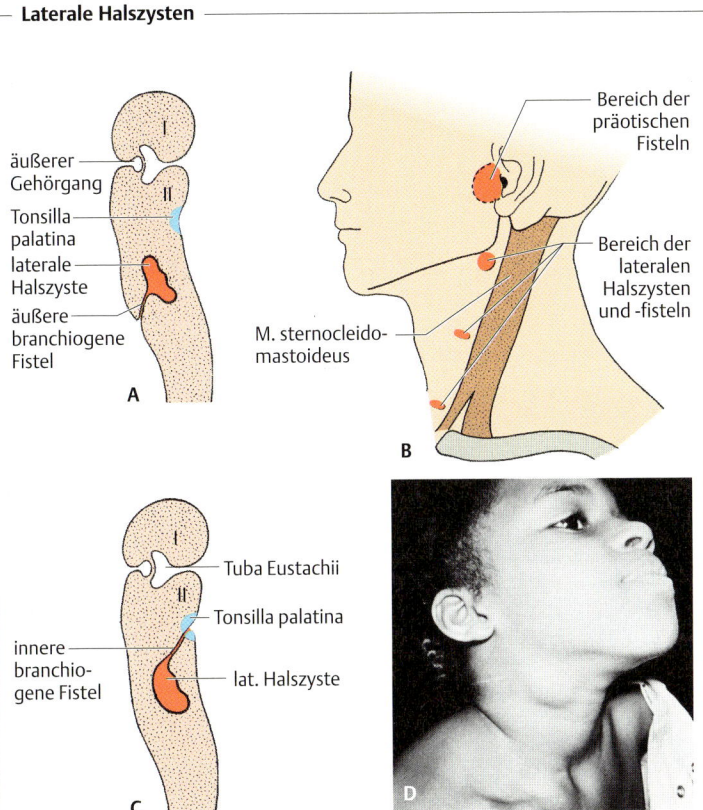

Abb. 16.**10** **A** Laterale Halszyste, die über eine Fistel mit der Körperoberfläche in Verbindung steht. **B** Lage der lateralen Halszysten und Fisteln vor dem M. sternocleidomastoideus. Der Bezirk, in dem präotische Fisteln vorkommen, ist ebenfalls eingezeichnet. **C** Laterale Halszyste, die im Bereich der Gaumentonsillen in den Pharynx mündet. **D** Patient mit lateraler (branchiogener) Halszyste. Die lateralen Halszysten liegen seitlich vor dem M. sternocleidomastoideus, häufig im Bereich des Kieferwinkels. Im Gegensatz dazu liegen die Thyroglossuszysten in der Mittellinie, häufig unter dem Zungenbein (vgl. Abb. 16.14).

wird. Der primäre Defekt ist ein vermindertes Wachstum des Unterkiefers und infolgedessen eine Verlagerung der Zunge nach hinten, die damit nicht unter das Niveau der Gaumenspalten absinken kann und deren Fusion behindert. Der Defekt tritt bei 1 : 8500 Geburten auf.

### Kraniofaziale Defekte

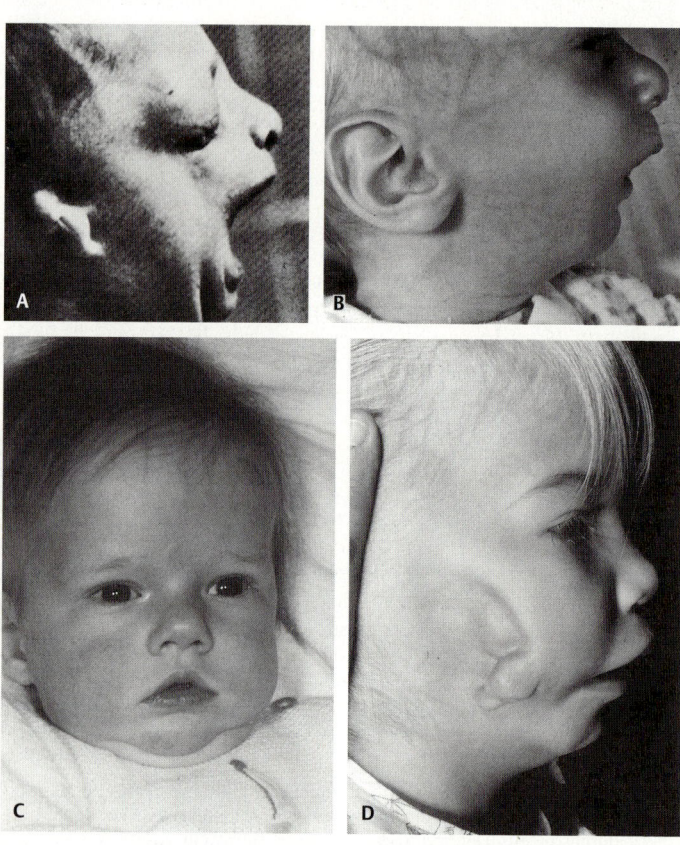

Abb. 16.11 Bei den abgebildeten kraniofazialen Defekten nimmt man an, daß sie durch eine Schädigung der Neuralleiste entstehen. **A** Treacher-Collins-Syndrom (Dysostosis mandibulofacialis). Beachte die unterentwickelten Jochbeine, den kleinen Unterkiefer und die fehlgebildeten Ohren. **B** Robin-Sequenz. Beachte den sehr kleinen Unterkiefer (Mikrognathie). **C** DiGeorge-Sequenz. Neben den kraniofazialen Defekten wie Hypertelorismus und Mikrostomie fehlt bei diesen Patienten der Thymus ganz oder teilweise. **D** Hemifaziale Mikrosomie (oculoauriculovertebrales Spektrum, Goldenhar-Syndrom).

- **DiGeorge-Sequenz (Syndrom der 3. und 4. Schlundtasche):** Die Sequenz geht einher mit einer Hypoplasie oder dem Fehlen des Thymus (Neuralleistenzellen stellen einen Teil des bindegewebigen Stromas der Drüse) und/oder der Epithelkörperchen mit oder ohne kardiovaskulären Fehlbildungen (persistierender Truncus arteriosus, unterbrochener Aortenbogen), mit Anomalien des äußeren Ohres, Mikrognathie und Hypertelorismus (weit auseinanderstehende Augen) (Abb. 16.11 C). Patienten mit voll ausgeprägter DiGeorge-Sequenz haben immunologische Probleme, eine Hypokalzämie und eine schlechte Prognose. Die Sequenz tritt sporadisch auf und kann durch Teratogene bedingt sein.
- **Hemifaziale Mikrosomie (okuloaurikulovertebrales Spektrum, Goldenhar-Syndrom):** Das Syndrom umfaßt eine Reihe von kraniofazialen Fehlbildungen, die in der Regel den Oberkiefer, das Schläfenbein und das Jochbein betreffen. Die Jochbeine sind verkleinert und abgeflacht. Ebenso werden häufig Defekte der Ohren (Anotie, Mikrotie), der Augen (Tumoren und Dermoide des Augapfels) der Wirbelsäule (fusionierte Wirbel, Hemivertebrae und Spina bifida) beobachtet (Abb. 16.11 D). In 65 % der Fälle besteht eine Asymmetrie. Die Häufigkeit beträgt 1 : 5600. Andere Fehlbildungen sind in 50 % der Fälle vorhanden und betreffen Herzfehler wie die Fallot-Tetralogie und den Ventrikelseptumdefekt. Die Ursachen für die Erkrankung sind unbekannt.

## Zunge

Die Anlage der Zunge tritt in etwa 4 Wochen alten Embryonen in Form von zwei **lateralen Zungenwülsten** und einem **medialen Höckerchen**, dem **Tuberculum impar**, auf (Abb. 16.12 A). Die drei Wülste gehen aus dem ersten Schlundbogen hervor. Ein zweiter medialer Wulst, die **Copula** oder der **Hypobranchialhöcker**, wird durch Mesoderm des 2., 3. und teilweise des 4. Schlundbogens gebildet. Daran schließt sich ein dritter medialer, vom hinteren Teil des 4. Schlundbogens abstammender Wulst als Anlage der Epiglottis an. Unmittelbar dahinter beginnt, flankiert von den **Arytenoidwülsten**, die **Tracheobronchialrinne** (Larynxabgang) (Abb. 16.12 A).

Die lateralen Zungenwülste vergrößern sich, verschmelzen miteinander und bilden so die vorderen zwei Drittel der Zunge (Abb. 16.12 B, D). Die Schleimhaut für diesen Abschnitt stammt aus dem 1. Schlundbogen und wird daher vom **N. mandibularis** über den N. lingualis versorgt. Zwischen den vorderen zwei Dritteln Zunge und dem hinteren Drittel liegt eine V-förmige Rinne, der **Sulcus terminalis**.

Der hintere Abschnitt, die Zungenwurzel, entwickelt sich aus dem 2., 3. und einem Teil des 4. Schlundbogens. Da beim Erwachsenen die sensible Innervation dieses Zungenabschnittes vom **N. glossopharyngeus** her erfolgt, hat sich wahrscheinlich Gewebe aus dem 3. Bogen über das Material aus dem zweiten geschoben. Der hinterste Abschnitt der Zunge und die Epiglottis werden vom **N. laryngeus superior** innerviert. Dies weist darauf hin, daß sie aus dem 4. Schlundbogen entstanden sind.

## 16. Kopf und Hals

**Entwicklung der Zunge**

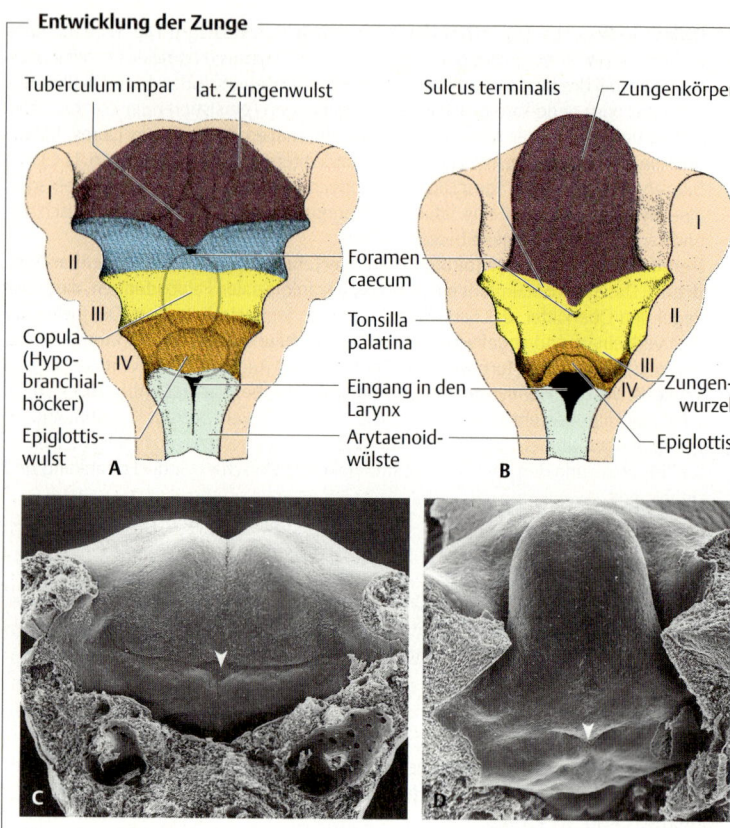

Abb. 16.**12** Ansicht der ventralen Abschnitte der Schlundbögen von oben. Die Schnittfläche der Schlundbögen sind mit den Zahlen I bis IV bezeichnet. **A** Im Alter von 6 Wochen (etwa 6 mm). **B** Im 5. Monat. Beachte das Foramen caecum als Ursprungsort der Schilddrüsenanlage sowie den Sulcus terminalis, der die Grenze zwischen dem 1. und 2. Schlundbogen darstellt. **C** und **D** Rasterelektronenmikroskopische Aufnahmen der Zungenentwicklung von menschlichen Embryonen in entsprechenden Stadien. Das Foramen caecum (*Pfeilköpfe*) ist als Einsenkung zu erkennen.

Einige der Zungenmuskeln entwickeln sich wahrscheinlich in situ, während andere vom Mesoderm aus den okzipitalen Somiten abstammen. Daher wird die Zungenmuskulatur vom **N. hypoglossus** innerviert.

Die sensible Innervation spiegelt die Entstehung aus den Schlundbögen wider. Die vorderen zwei Drittel werden vom N. trigeminus, dem Nerv des 1. Schlundbogens, und das hintere Drittel vom N. glossopharyngeus und N. vagus, den Nerven des 3. und 4. Bogens, innerviert. Die **sensorische Innervation (Geschmacksknospen)** der vorderen zwei Drittel erfolgt über Fasern, die den N. facialis im Mittelohr verlassen und mit der **Chorda tympani** in den N. lingualis einstrahlen, um mit ihm die Zunge zu erreichen.

> *Klinische Bezüge*
>
> **Ankyloglossie:** Die Fehlbildung entsteht dadurch, daß sich die Zunge nicht hinreichend vom Mundboden ablöst. Normalerweise kommt es zwischen dem Mundboden und der Zungenanlage zu ausgedehnten physiologischen Nekrosen, so daß als untere Befestigung der Zunge nur das Zungenbändchen (Frenulum) zurückbleibt. Bei der häufigsten Form der Ankyloglossie erstreckt sich das Frenulum noch bis zur Zungenspitze.

## Schilddrüse

Die Anlage der Schilddrüse erscheint als Epithelknospe am Boden des Schlunddarmes zwischen dem Tuberculum impar und der Copula. Die Abgangsstelle ist später noch als **Foramen caecum** sichtbar (Abb. 16.12 und 16.13 A). Die Schilddrüsenanlage wandert vor dem Schlunddarm als zweizipfeliges Divertikel nach kaudal (Abb. 16.13). Während dieser Wanderung bleibt die Drüsenanlage mit dem Boden des Schlunddarmes über einen engen Kanal, den **Ductus thyroglos-**

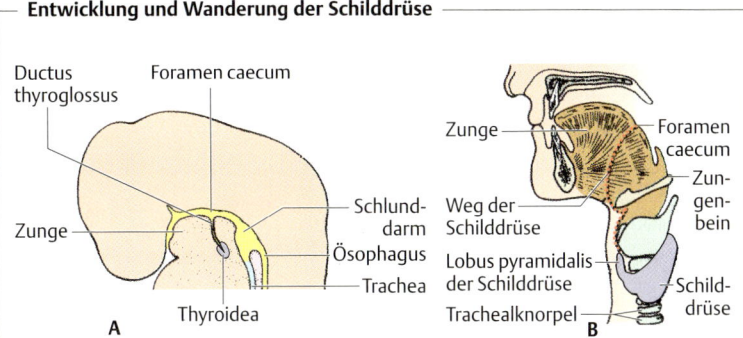

**Entwicklung und Wanderung der Schilddrüse**

Abb. 16.13 **A** Die Schilddrüsenanlage entsteht als epitheliales Divertikel des Schlunddarms in der Mittellinie direkt kaudal vom Tuberculum impar. Sie wandert dann im lockeren Mesenchym des Vorderdarms nach kaudal, bleibt jedoch vorübergehend über den Ductus thyroglossus mit dem Vorderdarm verbunden. **B** Definitive Lage der Schilddrüse. Der Abstiegsweg ist gestrichelt eingezeichnet.

sus, verbunden. Dieser Gang verliert später sein Lumen und bildet sich schließlich ganz zurück.

In der weiteren Entwicklung wandert die Schilddrüsenanlage am Zungenbein und an den Kehlkopfknorpeln vorbei weiter nach unten. In der 7. Woche erreicht sie ihre endgültige Lage vor der Trachea (Abb. 16.13 B). Sie besteht dann aus einem kleinen medialen Isthmus und zwei seitlichen Lappen. Die Schilddrüse nimmt etwa am Ende des 3. Monats ihre Funktion auf. Zu diesem Zeitpunkt werden die ersten kolloidgefüllten Follikel sichtbar.

Die **Follikelzellen der Schilddrüse** bilden **Thyroxin** und **Trijodthyronin**, sowie das **Kolloid**, das als Speichermedium dient. Die **parafollikulären Zellen** oder **C-Zellen** stammen vom Ultimobranchialkörper ab (Abb. 16.8 B) und produzieren das Hormon Calcitonin.

### Klinische Bezüge

**Thyroglossuszysten und -fisteln:** Eine **Thyroglossuszyste** kann überall auf dem Wege der Schilddrüsenanlage von ihrem Ursprungsort bis in ihre definitive Position auftreten. Sie liegt immer im Bereich der Mittellinie des Halses. Wie der Name sagt, handelt es sich um ein zystisches Überbleibsel des Ductus thyroglossus, der beim Embryo die Schilddrüse mit dem Schlundboden verbindet. Etwa 50% der Zysten liegen in der Nähe

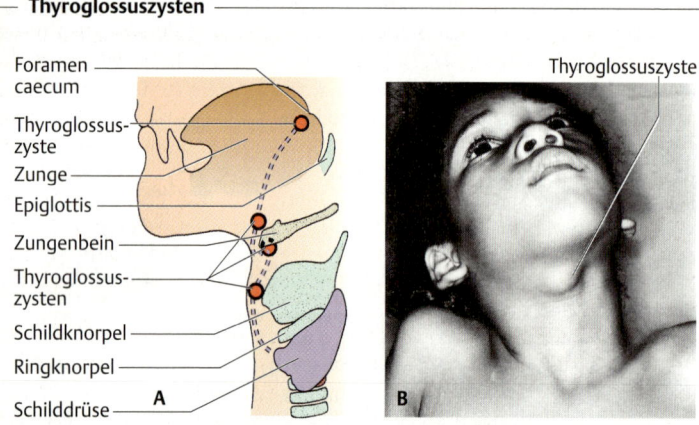

**Thyroglossuszysten**

Abb. 16.**14** **A** Es handelt sich um Überreste des Ductus thryoglossus. Die Zysten werden am häufigsten im Bereich des Zungenbeins angetroffen und sitzen immer in der Mittellinie. Sie können überall in der Linie des Abstiegs der Schilddrüsenanlage lokalisiert sein. Der Weg der Schilddrüse bei ihrem Abstieg vom Foramen caecum bis in ihre definitive Lage vor der Trachea ist gestrichelt eingezeichnet. **B** Patientin mit Thyroglossuszyste.

des Zungenbeines oder sogar auf seiner Rückseite (Abb. 16.14). Sie werden aber auch am Zungengrund oder in der Nähe des Schildknorpels angetroffen. Manchmal öffnet sich eine Thyroglossuszyste über einen Fistelkanal nach außen. Eine derartige **Thyroglossusfistel** entsteht gewöhnlich sekundär, wenn eine Zyste platzt. Sie kann schon bei der Geburt vorhanden sein.
**Versprengtes Schilddrüsengewebe** kann ebenfalls überall auf dem Weg der Schilddrüsenanlage angetroffen werden. Am häufigsten findet es sich am Zungengrund, direkt hinter dem Foramen caecum, und kann die gleichen Krankheitsbilder verursachen wie die Schilddrüse selbst.

## Gesicht

Am Ende der 4. Woche treten **Gesichtswülste** auf, die im wesentlichen aus Neuralleistenmesenchym bestehen oder vom 1. Schlundbogen abstammen. Kaudal vom Stomodeum kann man die **Unterkieferwülste** erkennen, seitlich die **Oberkieferwülste** und kranial eine leichte runde Erhebung, den **Stirnfortsatz** (s. Abb. 16.4, S. 325, und 16.2B, S. 323). Auf beiden Seiten des Stirnfortsatzes liegt über dem Stomodeum eine Verdickung des Oberflächenektoderms, die **Riechplakode,** die vom darunterliegenden Prosenzephalon induziert wird.
In der 5. Woche senkt sich die Riechplakode zur **Riechgrube** ein. Sie ist von zwei Leisten, dem **lateralen** und **medialen Nasenwulst**, umgeben (Abb. 16.15).
Während der folgenden zwei Wochen vergrößern sich die Oberkieferwülste. Sie wachsen gleichzeitig nach medial und drücken dabei die medialen Nasenwülste gegen die Mittellinie. Anschließend geht der Spalt zwischen dem medialen Nasenwulst und dem Oberkieferwulst verloren. Beide Wülste fusionieren (Abb. 16.16). Die Oberlippe entsteht so aus den beiden medialen Nasenwülsten und den beiden Oberkieferwülsten. Die lateralen Nasenwülste nehmen nicht an der Bildung der Oberlippe teil. Die Unterlippe und der Unterkiefer gehen aus den Unterkieferwülsten hervor, die in der Mittellinie verschmelzen.
Der Oberkieferwulst und der laterale Nasenwulst sind ursprünglich durch eine tiefe Furche, die **Tränennasenfurche**, voneinander getrennt (Abb. 16.15 und 16.16). Das Ektoderm am Boden der Furche bildet einen soliden epithelialen Strang, der sich vom darüberliegenden Ektoderm ablöst. Durch sekundäre Kanalisation entsteht daraus der **Tränennasengang**.
Das obere Ende des Tränennasengangs erweitert sich zum **Tränensack**. Nach dem sich der Tränennasengang abgesenkt hat, verschmelzen der Oberkieferwulst und der laterale Nasenwulst miteinander. Der Tränennasengang läuft nun aus dem medialen Augenwinkel zur Nasenhöhle und mündet in den unteren Nasengang ein. Die Oberkieferwülste vergrößern sich und bilden die **Wangen**- und den **Oberkieferknochen** (Maxilla).
Die **Nase** entsteht aus vier Gesichtswülsten (Abb. 16.16): Der Stirnfortsatz bildet die Nasenbrücke; die miteinander verschmelzenden Nasenwülste bilden die Nasenrücken und die Nasenspitze; die lateralen Nasenwülste bilden die Nasenflügel (Tab. 16.2).

## 16. Kopf und Hals

**Lateraler und medialer Nasenwulst**

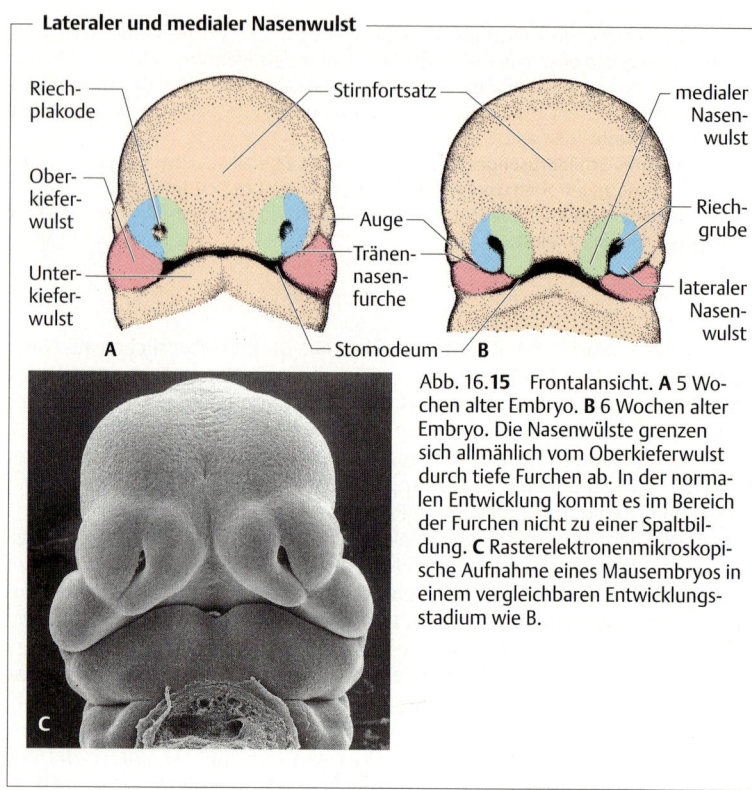

Abb. 16.**15** Frontalansicht. **A** 5 Wochen alter Embryo. **B** 6 Wochen alter Embryo. Die Nasenwülste grenzen sich allmählich vom Oberkieferwulst durch tiefe Furchen ab. In der normalen Entwicklung kommt es im Bereich der Furchen nicht zu einer Spaltbildung. **C** Rasterelektronenmikroskopische Aufnahme eines Mausembryos in einem vergleichbaren Entwicklungsstadium wie B.

Tabelle 16.**2** Derivate der Gesichtswülste

| Gesichtswulst | Derivate |
| --- | --- |
| Stirnfortsatz | Stirn, Nasenwurzel, medialer und lateraler Nasenwulst |
| Oberkieferfortsatz | Wangen, laterale Anteile der Oberlippe |
| medialer Nasenwulst | Philtrum, Nasenspitze und Nasenrücken |
| lateraler Nasenwulst | Nasenflügel |
| Unterkieferfortsatz | Unterlippe |

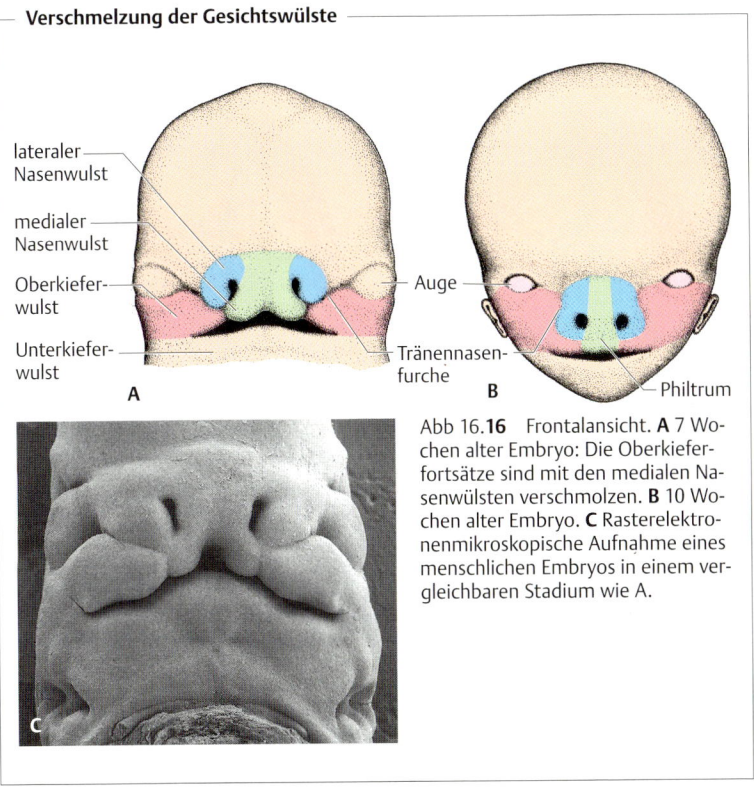

**Verschmelzung der Gesichtswülste**

- lateraler Nasenwulst
- medialer Nasenwulst
- Oberkieferwulst
- Unterkieferwulst
- Auge
- Tränennasenfurche
- Philtrum

Abb. 16.16 Frontalansicht. **A** 7 Wochen alter Embryo: Die Oberkieferfortsätze sind mit den medialen Nasenwülsten verschmolzen. **B** 10 Wochen alter Embryo. **C** Rasterelektronenmikroskopische Aufnahme eines menschlichen Embryos in einem vergleichbaren Stadium wie A.

## Das Zwischenkiefersegment

Die beiden medialen Nasenwülste vereinigen sich nicht nur an der Oberfläche, sondern auch in der Tiefe. Aus den miteinander verschmolzenen Wülsten entsteht das **Zwischenkiefersegment**. Dieses umfaßt

- einen Lippenanteil, der das **Philtrum** der Oberlippe bildet,
- einen **Oberkieferanteil**, in dem die vier Schneidezähne sitzen, und
- einen **Gaumenanteil**, der den dreieckigen **primären Gaumen** bildet (Abb. 16.17).

Kranial geht das Zwischenkiefersegment in den rostralen Anteil des **Nasenseptums** über, das aus dem Stirnfortsatz entsteht.

## Bildung des primären Gaumens

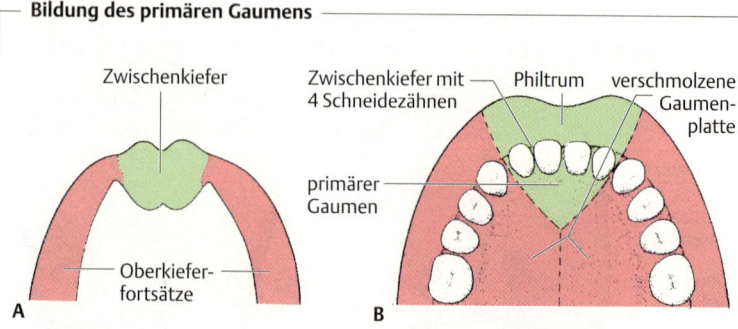

Abb. 16.**17** **A** Das Zwischenkiefersegment geht aus den beiden medialen Nasenwülsten hervor. **B** Aus dem Zwischenkiefersegment entstehen das Philtrum der Oberlippe, ein Teil des Oberkiefers mit 4 Schneidezähnen sowie der dreieckige primäre Gaumen.

## Sekundärer Gaumen

Der primäre Gaumen ist ein Teil des Zwischenkiefersegments (Abb. 16.17). Der Hauptanteil des definitiven knöchernen Gaumens wird jedoch von zwei simsähnlichen Fortsätzen der Oberkieferwülste, den **Gaumenplatten**, gebildet. Sie treten in der 6. Entwicklungswoche auf und sind beiderseits schräg nach abwärts gerichtet (Abb. 16.18). In der 7. Woche verlagert sich die Zunge nach un-

## Entwicklung des sekundären Gaumens: 6½ Wochen alter Embryo

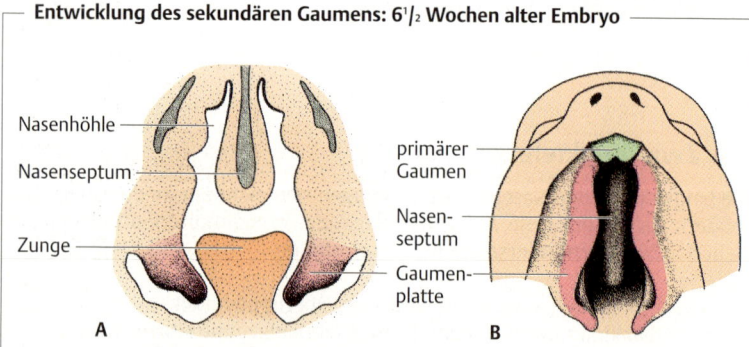

Abb. 16.**18** **A** Frontalschnitt durch den Kopf. Die Gaumenplatten nehmen beiderseits von der Zunge eine vertikale Lage ein. **B** Ansicht der Gaumenplatten von ventral nach Entfernung des Unterkiefers und der Zunge. Beachte die Spalten zwischen dem dreieckigen primären Gaumen und den noch vertikal stehenden Gaumenplatten.

ten. Die Gaumenplatten richten sich auf und nehmen eine horizontale Lage ein. Sie vereinigen sich miteinander in der Mittellinie und bilden so den **sekundären Gaumen** (Abb. 16.19 und 16.20).

Vorn verschmelzen die Gaumenplatten mit dem dreieckigen primären Gaumen. Das **Foramen incisivum** liegt etwa an der Stelle, an der primärer und sekundärer Gaumen zusammenstoßen (Abb. 16.19 B). Während die Gaumenplatten miteinander verschmelzen, wächst das Nasenseptum nach unten und vereinigt sich von kranial mit dem neu geformten Gaumen (Abb. 16.20).

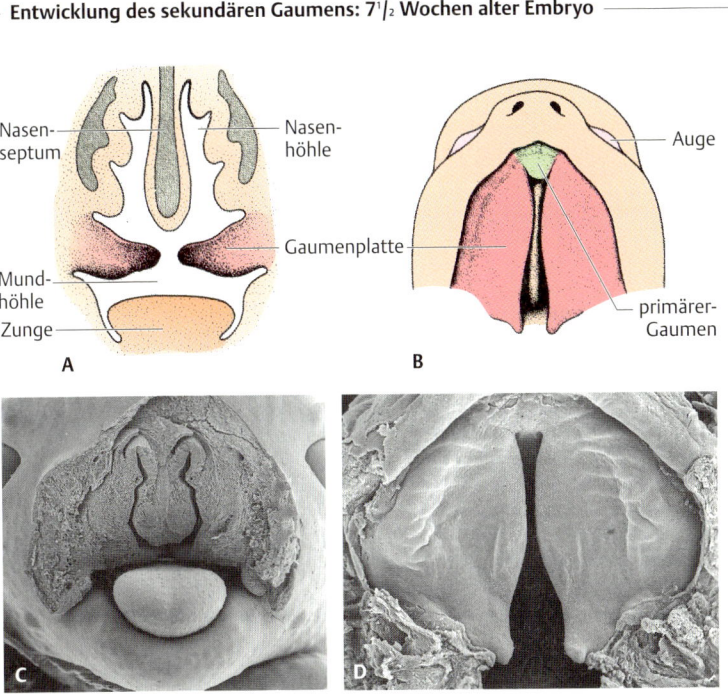

Abb. 16.19 **A** Frontalschnitt durch den Kopf. Die Zunge hat sich nach unten verlagert und die Gaumenplatten nehmen eine horizontale Lage ein. **B** Ansicht der Gaumenplatten von ventral nach Entfernung des Unterkiefers und der Zunge. Die Gaumenplatten liegen horizontal. **C** Rasterelektronenmikroskopische Aufnahme eines Mausembryos in einem entsprechenden Stadium wie A. **D** Gaumenplatten in einem B entsprechenden Entwicklungsstadium.

### Entwicklung des sekundären Gaumens: 10 Wochen alter Embryo

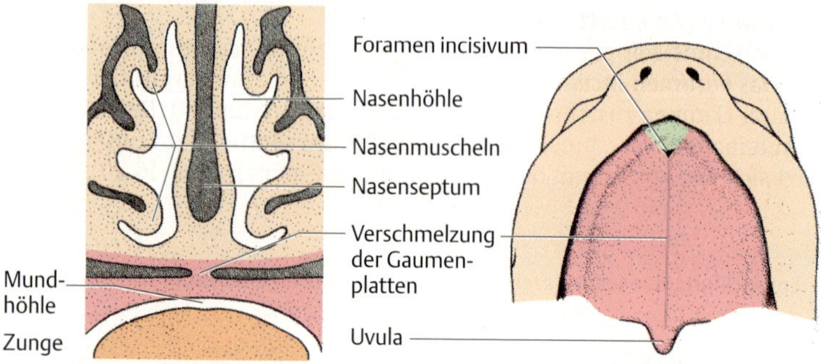

- Foramen incisivum
- Nasenhöhle
- Nasenmuscheln
- Nasenseptum
- Verschmelzung der Gaumenplatten
- Mundhöhle
- Zunge
- Uvula

Abb. 16.**20** **A** Frontalschnitt durch den Kopf. Die beiden Gaumenplatten sind miteinander und mit dem Nasenseptum verwachsen. **B** Ventralansicht des Gaumens. Das Foramen incisivum markiert in der Mittellinie die Stelle, an der primärer und sekundärer Gaumen aneinander stoßen.

### Klinische Bezüge

**Lippenspalte und Gaumenspalte:** Lippen- und Gaumenspalten sind häufige Fehlbildungen, die die Gesichtszüge und die Sprachbildung beeinträchtigen. Man kann das **Foramen incisivum** als Grenzlinie zwischen den **vorderen** und **hinteren Spaltbildungen** betrachten. Spalten, die vor dem Foramen incisivum liegen, beruhen auf einer ungenügenden Verschmelzung von Oberkieferwulst und medialem Nasenwulst auf einer oder auf beiden Seiten. Es sind: die **laterale Lippenspalte**, die **Oberkieferspalte** und die **Spalte zwischen primärem und sekundärem Gaumen** (Abb. 16.21 B, D und 16.22 A, B). Spalten, die hinter dem Foramen incisivum liegen, entstehen, wenn die Gaumenplatten sich nicht vereinigen, weil die Gaumenplatten zu klein sind, sich nicht richtig aufrichten oder weil die Zunge sich bei Vorliegen einer Mikrognathie nicht nach unten verlagert. Dabei handelt es sich um die **hintere Gaumenspalte** und die **gespaltene Uvula** (Abb. 16.21 E und 16.22 C, D). Die dritte Kategorie betrifft Spalten, die sowohl vor als auch hinter dem Foramen incisivum liegen (Abb. 16.21 F). Da sich die Gaumenplatten etwa eine Woche nach der Ausbildung der Oberlippe aneinanderlegen und der Verschlußmechanismus der Lippe (Verschmelzung zu dem einheitlichen Zwischenkiefersegment) ein ganz anderer ist als beim sekundären Gaumen (Nahtbildung), müssen vordere und hintere Spalten als voneinander unabhängige Mißbildungen angesehen werden.

Die vorderen Spalten können in ihrer Ausprägung sehr verschieden sein. Es gibt kaum sichtbare Defekte im Lippenwulst, aber auch Spalten, die bis in die Nase hineinreichen (Abb. 16.**22** A). In schweren Fällen reicht die Spalte sehr tief und bezieht auch den Oberkiefer ein. Der Oberkiefer ist dabei zwischen lateralem Schneidezahn und Eckzahn

## Lippen-, Kiefer- und Gaumenspalten

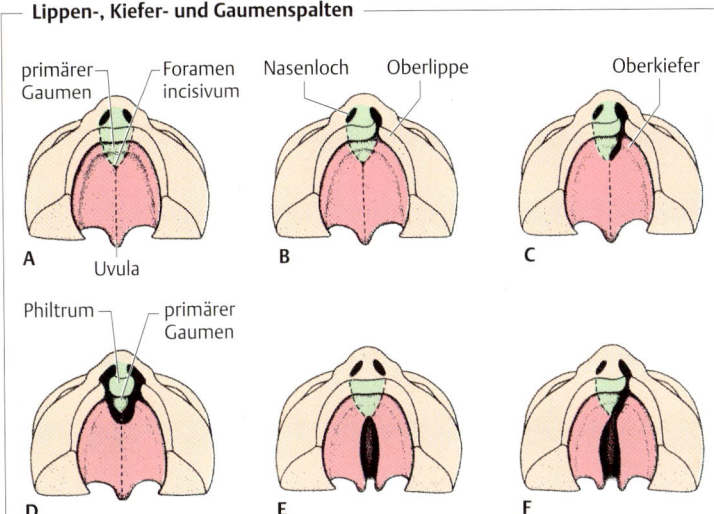

Abb. 16.21 Ventralansicht von Gaumen, Gingiva, Lippe und Nase. **A** Normale Verhältnisse. **B** Einseitige bis in die Nase reichende Lippenspalte. **C** Einseitige bis zum Foramen incisivum reichende Spaltbildung der Lippe und des Oberkiefers. **D** Beidseitige Lippen-Oberkiefer-Spalte. **E** Isolierte Gaumenspalte. **F** Gaumenspalte in Kombination mit einer einseitigen Lippen-Oberkiefer-Spalte.

gespalten. Häufig reicht eine solche Spalte bis zum Foramen incisivum (Abb. 16.21 C, D). Die hinteren Spalten können ebenfalls verschieden stark ausgeprägt sein. Sie können den gesamten sekundären Gaumen betreffen oder auch nur die Uvula (Abb. 16.22 D).

**Schräge Gesichtsspalte:** Wenn der Oberkieferwulst mit dem ihm entsprechenden lateralen Nasenwulst nicht zusammenwächst, entsteht eine schräge Gesichtsspalte. Dabei liegt der Ductus nasolacrimalis gewöhnlich an der Oberfläche (Abb. 16.22 E).

**Mediane Oberlippenspalte.** Die mediane Oberlippenspalte ist eine seltene Fehlbildung und soll durch eine unvollständige Vereinigung der beiden medialen Nasenwülste entstehen. Bei dieser Anomalie besteht gewöhnlich eine tiefe Furche zwischen rechter und linker Nasenhälfte (Abb. 16.22 F).

Kinder mit medialen Spalten sind häufig geistig behindert. Sie können Hirnfehlbildungen mit unterschiedlich ausgeprägtem Verlust von medialen Strukturen besitzen **(Holoprosenzephalie)**. Die beiden Seitenventrikel können miteinander verschmolzen sein. Die Defekte gehen auf sehr frühe Entwicklungsstörungen bei der Anlage des Vorderhirns zurück (Tag 19–21).

## Lippen-, Kiefer-, Gaumen- und Gesichtsspalten

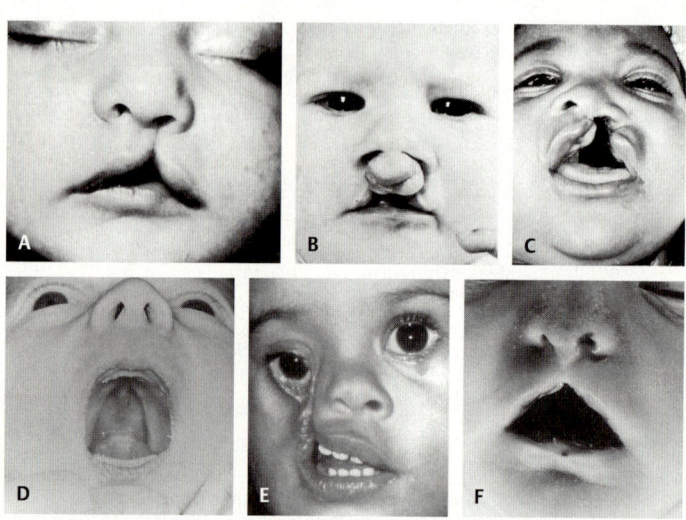

Abb. 16.22 **A** Einseitige Lippenspalte. **B** Beidseitige Lippenspalte. **C** Einseitige Lippen-Kiefer-Gaumenspalte. **C** Isolierte Gaumenspalte. **D** Schräge Gesichtsspalte. **E** Mediale Oberlippenspalte.

In den meisten Fällen hat die Lippen- und Gaumenspalte multifaktorielle Ursachen. Die Lippenspalte (etwa 1:1000 Geburten) kommt häufiger bei Jungen (80%) als bei Mädchen vor. Die Inzidenz nimmt mit ansteigendem Alter der Mutter geringgradig zu und variiert in unterschiedlichen Bevölkerungsgruppen.

Bei nicht selbst betroffenen Eltern und einem Kind mit Lippenspalte beträgt die Wahrscheinlichkeit für das nächste Kind für das Auftreten desselben Defektes 4%. Wenn zwei Geschwister betroffen sind, steigt das Risiko für das nächste Kind auf 9% an. Wenn ein Elternteil selbst betroffen ist und bereits ein Kind mit dem gleichen Defekt geboren wurde, steigt die Wahrscheinlichkeit für das nächste Kind auf 17% an.

Die **Inzidenz der Gaumenspalte** ist viel niedriger als die der Lippenspalte (1:2500 Geburten). Sie kommt häufiger bei Mädchen (67%) als bei Jungen vor und besitzt keine Beziehung zum Alter der Mutter. Bei normalen Eltern und einem Kind mit Gaumenspalte beträgt die Wahrscheinlichkeit für das nächste Kind für den Defekt etwa 2%. Wenn zusätzlich eine Familienanamnese besteht oder ein Elternteil betroffen ist, steigt die Wahrscheinlichkeit auf 7% bzw. 15% an. Es wurde nachgewiesen, daß bei Mädchen die Gaumenplatten etwa eine Woche später fusionieren als bei Jungen. Dies ist möglicherweise eine Erklärung dafür, warum Gaumenspalten häufiger bei Mädchen als bei Jungen auftreten. **Antiepileptika** wie Phenobarbital und Diphenylhydantoin erhöhen das Risiko für eine Gaumenspalte, wenn sie während der Schwangerschaft eingenommen werden.

## Nasenhöhlen

In der 6. Woche vertiefen sich die Riechgruben beträchtlich, teils bedingt durch das Wachstum der benachbarten Nasenwülste, aber auch dadurch, daß sie selbst in das darunterliegende Mesenchym eindringen (Abb. 16.23 A). Zunächst trennt die **Membrana bucconasalis** noch die Riechgruben von der primitiven Mundhöhle. Diese Membran reißt ein, so daß sich die primitiven Nasenhöhlen durch die neu gebildeten **primitiven Choanen** in die Mundhöhle öffnen (Abb. 16.23 C). Die Choanen liegen beiderseits der Mittellinie und unmittelbar hinter dem primären Gaumen. Später, wenn der sekundäre Gaumen und die

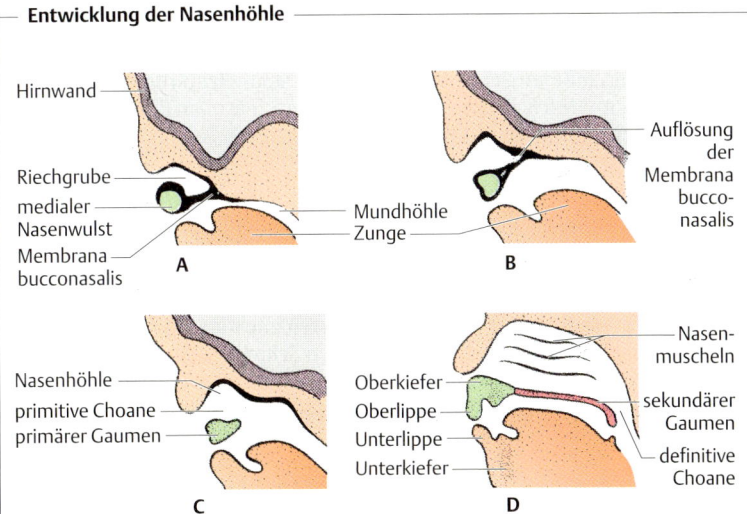

**Entwicklung der Nasenhöhle**

Abb. 16.23 **A** Schnitt durch die Riechgrube und den unteren Rand des medialen Nasenwulstes bei einem 6 Wochen alten Embryo. Zwischen der primitiven Nasenhöhle und der Mundhöhle liegt die Membrana bucconasalis. **B** Entsprechender Schnitt wie A. Durchbruch der Membrana bucconasalis. **C** In der 7. Woche steht die primitive Nasenhöhle mit der Mundhöhle in offener Verbindung. **D** Sagittalschnitt durch das Gesicht eines 9 Wochen alten Embryos mit dem Zwischenkiefersegment. Es setzt sich aus einem Lippenabschnitt, einem Abschnitt des Oberkiefers und aus dem primären Gaumen zusammen.

definitiven Nasenhöhlen gebildet werden (Abb. 16.23 D), liegen die **definitiven Choanen** am Übergang der Nasenhöhle in den Pharynx.

Die **Nasennebenhöhlen** entstehen als Aussackungen der lateralen Nasenwand. Sie wachsen in den Oberkiefer sowie in das Sieb-, Stirn- und Keilbein vor und erreichen ihre definitive Ausdehnung erst während der Pubertät. Die Entwicklung der Nasennebenhöhlen sind ein bestimmender Faktor für die Ausbildung der Gesichtszüge.

## Zähne

Für die Gesichtszüge sind nicht nur die Nasennebenhöhlen, sondern auch das Wachstum von Ober- und Unterkiefer von Bedeutung, in denen die Zähne sitzen. Die Zähne stammen vom ektodermalen Epithel ab, das die Mundhöhle im Bereich des Stomodeums auskleidet. In der 6. Entwicklungswoche proliferiert das Stratum basale und bildet über dem Ober- und Unterkiefer eine bandförmige Struktur, die **Zahnleiste**. Aus dieser Leiste sprossen dann in jedem Kiefer zehn **Zahnknospen** als ektodermale Komponenten der Zahnanlagen aus (Abb. 16.24 A). Bald stülpen sich die Knospen von unten ein. Es entsteht das sogenannte **Kappenstadium der Zahnentwicklung** (Abb. 16.24 B). Eine Kappe besteht aus einer äußeren Schicht, dem **äußeren Schmelzepithel**, einer inneren Schicht, dem **inneren Schmelzepithel**, und einem zentralen Kern aus lockerem **ektodermalen retikulären Gewebe** mit sternförmigen Zellen (Schmelzpulpa). Das in der Einsenkung liegende und vom inneren Schmelzepithel begrenzte Mesenchym stammt aus der Neuralleiste und verdichtet sich zur **Zahnpapille** (Abb. 16.24 B).

Mit dem weiteren Wachstum der Zahnkappe und der Vertiefung der Einsenkung nimmt die Zahnanlage die Form einer Glocke an (**Glockenstadium**, Abb. 16.24 C). Die Mesenchymzellen der Papille, die dem inneren Schmelzepithel anliegen, wandeln sich in **Odontoblasten** um. Diese Zellen erzeugen das Prädentin, das unmittelbar unter den inneren Schmelzzellen abgelagert wird. Mit der Zeit verkalkt das Prädentin und wird zum definitiven Dentin. Die Dentinschicht wird dicker, und die Odontoblasten ziehen sich in die Zahnpapille zurück, lassen jedoch im Dentin noch einen dünnen Zytoplasmafortsatz (Tomes-Fasern) liegen (Abb. 16.24 D). Die Odontoblastenschicht bleibt, solange der Zahn lebt, erhalten und scheidet dauernd Prädentin ab, das dann zu Dentin umgewandelt wird. Die übrigen Zellen der Zahnpapille bilden die **Zahnpulpa**.

Währenddessen haben sich die inneren Schmelzzellen in **Adamantoblasten** (Schmelzbildner) verwandelt. Diese Zellen erzeugen lange Schmelzprismen, die über dem Dentin abgelagert werden (Abb. 16.24 D)

Der Schmelz wird zuerst an der Zahnspitze abgelagert und breitet sich von dort allmählich gegen den Zahnhals aus, bis ein vollständiger Schmelzüberzug entstanden ist. Wenn der Schmelz sich durch Apposition neuer Schichten verdickt, ziehen sich die Adamantoblasten in die Schmelzpulpa zurück, bis sie schließ-

### Zahnentwicklung

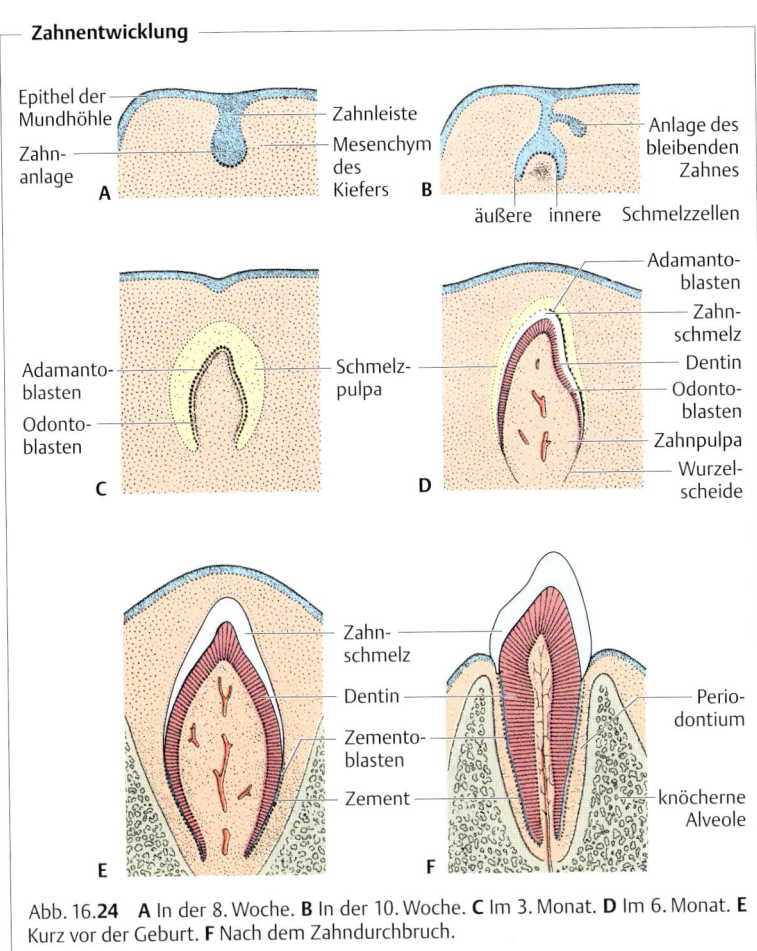

Abb. 16.24 **A** In der 8. Woche. **B** In der 10. Woche. **C** Im 3. Monat. **D** Im 6. Monat. **E** Kurz vor der Geburt. **F** Nach dem Zahndurchbruch.

lich das äußere Schmelzepithel erreichen. Hier findet ihre Rückbildung statt, wobei vorübergehend eine dünne Membran, das **Schmelzoberhäutchen**, auf der Schmelzoberfläche zurückbleibt. Nach dem Zahndurchbruch löst sich diese Membran Stück für Stück ab.

Die Zahnwurzel entsteht kurz vor dem Durchbruch der Krone. Die inneren und äußeren Schmelzzellen, die im Bereich des Zahnhalses aneinanderliegen, dringen tiefer in das darunterliegende Mesenchym ein und bilden die **epitheliale Wurzelscheide** (Abb. 16.24D). Die der Epithelscheide benachbarten Zellen der Zahnpapille wandeln sich in Odontoblasten um und lagern eine Dentinschicht ab, die sich an die Zahnkrone anschließt (Abb. 16.24E, F). Immer mehr Dentin wird auf die Innenseite der bereits bestehenden Schicht abgelagert, so daß der Pulparaum sich verengt und schließlich ein Kanal entsteht, der die Blutgefäße und Nerven des Zahnes enthält.

Die an der Außenseite des Zahnes gelegenen, an das Wurzeldentin angrenzenden Mesenchymzellen differenzieren sich zu **Zementoblasten** (Abb. 16.24E, F). Die Zellen produzieren eine Hartsubstanz, den Zement, der als eine dünne Schicht über dem Wurzeldentin abgelagert wird. über dieser Zementschicht bildet das Mesenchym den bindegewebigen Halteapparat, das **Periodontium**. Die Fasern dieses Bandapparates sind mit einem Ende im Zement und mit dem anderen in der knöchernen Wand der Alveole befestigt. Dieser Aufhängeapparat hält somit den Zahn fest in seiner Lage und wirkt gleichzeitig als Stoßdämpfer.

Mit dem weiteren Längenwachstum der Wurzel wird die Krone allmählich durch die darüberliegenden Gewebsschichten in die Mundhöhle vorgeschoben

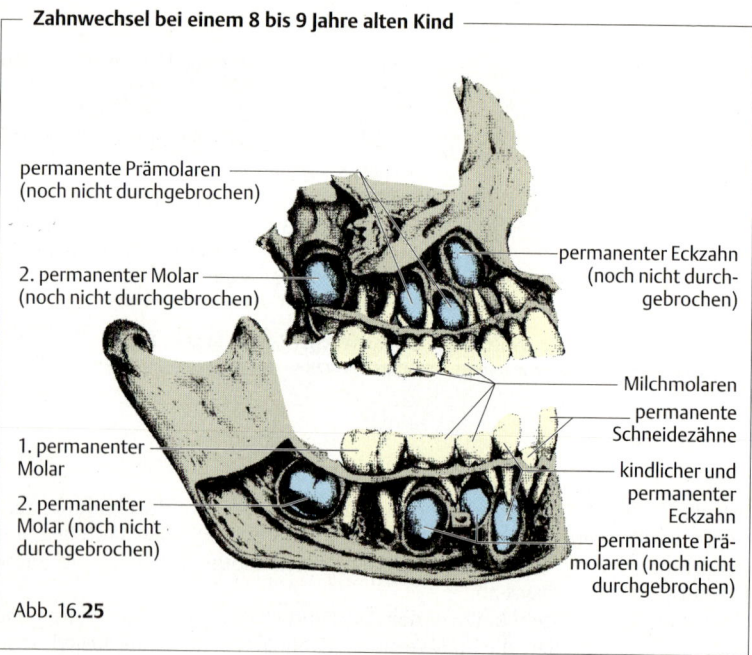

Abb. 16.**25** Zahnwechsel bei einem 8 bis 9 Jahre alten Kind

(Abb. 16.24 F). Der Durchbruch der **Milchzähne** findet 6 bis 24 Monate nach der Geburt statt.
Die Anlagen für die bleibenden Zähne liegen an der der Zunge zugewandten Seite der Milchzähne und entstehen während des 3. Entwicklungsmonats (Abb. 16.25). Die Anlagen, die sich in ähnlicher Weise wie die der Milchzähne entwickeln, ruhen bis etwa zum 6. postnatalen Lebensjahr. Dann beginnen sie zu wachsen, während gleichzeitig die Wurzeln der entsprechenden Milchzähne von unten her durch Osteoklasten abgebaut werden.

### Klinische Bezüge

Gelegentlich sind die zwei unteren mittleren Schneidezähne bei der Geburt schon durchbrochen („natal teeth"). Sie sind dann zumeist anormal geformt und haben wenig Schmelz und keine Wurzeln.
Zahnanomalien können die Zahl, die Form und die Größe der Zähne betreffen. Sie können Farbablagerungen von Substanzen wie z. B. Tetrazyklinen enthalten, oder einen defekten Schmelz aufweisen. Schmelzdefekte werden häufig durch ein **Vitamin-D-Defizit (Rachitis)** verursacht. Die Zahnentwicklung kann von vielen genetischen und vielen Umweltfaktoren beinflußt werden.

### Zusammenfassung: Gesicht, Nase und Gaumen

#### Gesicht
Das Gesicht entwickelt sich aus Gesichtswülsten, die die Mundbucht (Stomodeum) umgeben (Abb. 16.4). Es sind die vom 1. Schlundbogen abstammenden **Unterkieferwülste** und **Oberkieferwülste** sowie der **Stirnfortsatz** mit den lateralen und medialen Nasenwülsten. Der Stirnfortsatz entspricht der Vorwölbung des Prosenzephalons.

#### Nase
Die Nase entsteht durch die Einsenkung der Riechplakode zur **Riechgrube** (Abb. 16.15). Der Boden der Riechgrube (Membrana bucconasalis) bricht direkt hinter dem primären Gaumen zur primitiven Choane durch. Die **definitive Nasenhöhle** entsteht durch die Entwicklung des sekundären Gaumens und die Verlagerung der Choanen nach dorsal in den Epipharynx (Abb. 16.23).

#### Gaumen
Der **primäre Gaumen** entsteht als Teil des Zwischenkiefersegmentes durch die Verschmelzung der medialen Nasenwülste (Abb. 16.17). Der **sekundäre Gaumen** entsteht durch die Aufrichtung und Verschmelzung der Gaumenplatten nach Absenkung der Zunge (Abb. 16.18–16.20).
Die **vordere Lippen- und Gaumenspalte** ist eine in der Normalentwicklung nicht auftretende Spaltbildung zwischen medialem Nasenwulst und Oberkieferfortsatz. **Hintere Gaumenspalten** entstehen durch Störungen bei der

Aufrichtung und Verschmelzung der Gaumenplatten zum sekundären Gaumen (Abb. 16.21).

### Zähne

Die Zähne entstehen aus der Zahnleiste, die sich vom Ektoderm des Stomodeums in das Bindegewebe des Ober- und Unterkiefers absenkt. Aus der Zahnleiste gehen als Knospen die Anlagen für die Milchzähne und für die bleibenden Zähne hervor (Abb. 16.24). Im Kappenstadium stülpt sich die epitheliale Anlage kappenförmig über die mesodermale Zahnpapille. Die epitheliale Kappe besteht aus inneren Schmelzzellen und äußeren Schmelzzellen, zwischen denen ein ektodermales Retikulum liegt (Schmelzpulpa). Im Glockenstadium beginnen mesodermale Odontoblasten unter der epithelialen Glocke Prädentin abzuscheiden, das zum Dentin verkalkt. Die inneren Schmelzzellen lagern als Adamantoblasten Zahnschmelz auf dem Dentin ab. Die Zahnwurzel wird durch die epitheliale Wurzelscheide induziert und entsteht kurz vor dem Durchbruch der Krone (Abb. 16.24 E).

Die Milchzähne brechen im Alter von 6 bis 24 Monaten in die Mundhöhle durch (Abb. 16.25). Die bleibenden Zähne werden in der Fetalzeit im 3. Monat auf der Innenseite der Milchzähne angelegt. Der Zahnwechsel beginnt um das 6. Lebensjahr.

### ? Fragen zur Vertiefung

1. Welche Rollen spielen die Neuralleistenzellen in der kraniofazialen Entwicklung?
2. Ihnen wird ein Kind mit einem sehr kleinen Unterkiefer vorgestellt. Anstelle der Ohren sind beiderseits nur kleine Höckerchen vorhanden. Das Kind hat eine Anamnese mit häufigen Lungenentzündungen und ist für sein Alter zu klein. Welche Diagnose ließe sich stellen? Was könnte die Ursache für die Anomalien sein?
3. Ein Kind kommt mit einer medialen Lippenspalte zur Welt. Muß man an andere Fehlbildungen denken?
4. Ein Kind wird wegen eines Tumors vorgestellt, der in der Mittellinie unter dem Bogen des Zungenbeins liegt. Was kann sich hinter dem Tumor verbergen? Wie läßt sich der Befund embryologisch erklären?

# 17. Ohr

Das Ohr des Erwachsenen, das als eine anatomische Einheit zugleich Gehör- und Gleichgewichtsorgan enthält, entwickelt sich im Embryo aus drei verschiedenen Anteilen:

- Dem **äußeren Ohr**, das als Schallaufnahmeorgan dient und sich aus der 1. Schlundfurche und aus sechs sie umgebenden Ohrmuschelhöckern entwickelt,
- dem **Mittelohr**, das als Schalleitungsorgan das äußere Ohr mit dem Innenohr verbindet und aus der 1. Schlundtasche entsteht, und
- dem **Innenohr**, das die Schallwellen in Nervenimpulse verwandelt und Gleichgewichtsveränderungen registriert und vom ektodermalen Ohrbläschen abstammt.

## Innenohr

### Ohrbläschen

Die erste Anlage des Ohres läßt sich bei Embryonen von etwa 22 Tagen als Verdickung des Oberflächenektoderms beiderseits des Rautenhirns erkennen (Abb. 17.1). Diese Verdickungen, die **Ohrplakoden**, stülpen sich ein und bilden die **Ohrbläschen** (Abb. 17.2). In der weiteren Entwicklung teilt sich jedes Bläschen in eine ventrale Komponente, aus der **Sacculus** und **Schneckengang** mit dem Corti-Organ hervorgehen, und eine dorsale Komponente, die den **Utriculus**, die **Bogengänge** und den **Ductus endolymphaticus** bildet (Abb. 17.3 bis 17.6). Die so entstandenen epithelialen Gebilde heißen in ihrer Gesamtheit das **häutige Labyrinth**.

### Sacculus, Cochlea und Corti-Organ

In der 6. Entwicklungswoche bildet der Sacculus-Anteil des Ohrbläschens eine schlauchförmige Ausstülpung an seinem unteren Pol, den **Ductus cochlearis** (Abb. 17.3 C–E, G). Dieser dringt in das umgebende Bindegewebe spiralförmig vor, bis er am Ende des 8. Monats zweieinhalb Drehungen vollzogen hat (Abb. 17.3 D, E). Seine Verbindung mit dem Rest des Sacculus ist dann auf einen engen Kanal, den **Ductus reuniens**, beschränkt (Abb. 17.3 E).

## Ohrplakoden

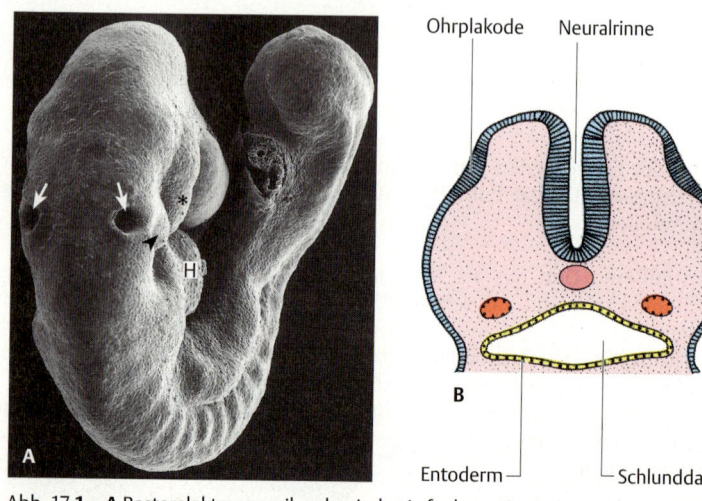

Abb. 17.1 **A** Rasterelektronenmikroskopische Aufnahme eines Mausembryos, der einem 28 Tage alten menschlichen Embryo entspricht. Die in B dargestellten Ohrplakoden stülpen sich zu den Ohrgrübchen ein (*Pfeile*). *Pfeilkopf*: 2. Schlundbogen; *H*: Herz; *Sternchen*: Unterkieferfortsatz. **B** Querschnitt im Bereich des Rhombenzephalons. Die Ohrplakode erscheint bereits am 22. Tag.

---

Das den Ductus cochlearis umgebende Mesenchym differenziert sich bald zu einer dünnen fibrösen Lamina propria an der Außenseite des Ganges sowie zu einer dicken Knorpelkapsel (Abb. 17.4A). In der Knorpelkapsel treten in der 10. Entwicklungswoche Hohlräume auf, aus denen sich zwei perilymphatische Räume, die **Scala vestibuli** und die **Scala tympani**, entwickeln (Abb. 17.4B, C). Der Ductus cochlearis wird dann von der Scala vestibuli durch die **Vestibularmembran** oder Reissner-Membran und von der Scala tympani durch die **Basilarmembran** getrennt (Abb. 17.4C). Die Seitenwand des Ductus cochlearis bleibt durch das Lig. spirale cochleae am umgebenden Knorpel befestigt, während sein medialer spitzwinkliger Abschnitt einem langen knorpeligen Fortsatz aufliegt, der als **Modiolus** bezeichnet wird und die zukünftige Achse der knöchernen Schnecke darstellt (Abb. 17.4B).

Die Epithelzellen des Ductus cochlearis sind anfänglich gleichartig. In der weiteren Entwicklung bilden sie zwei Leisten (Abb. 17.4A). Die größere ist nahe dem Zentrum der Cochlea gelegen und heißt **innere Leiste** (der spätere **Limbus spiralis**), die andere wird als **äußere Leiste** bezeichnet (Abb. 17.4B). Die letztere

## Innenohr

### Entwicklung der Ohrbläschen

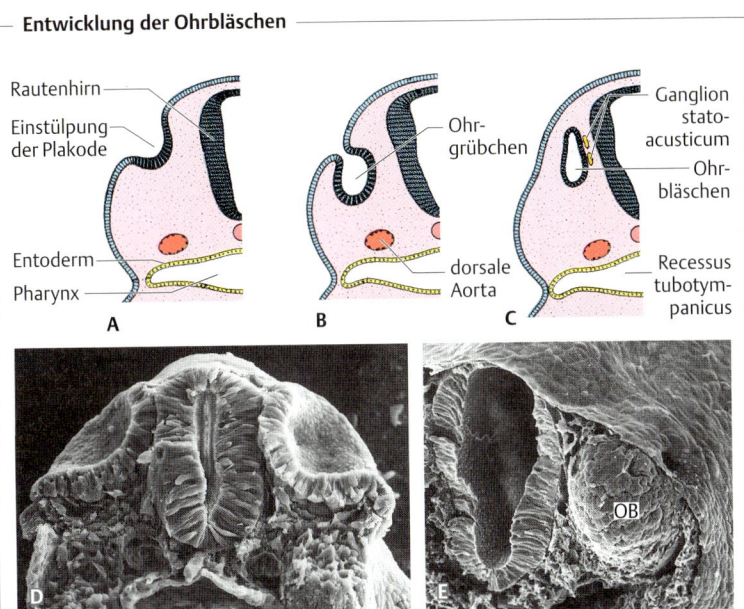

Abb. 17.2  **A–C** Querschnitte im Bereich des Rhombenzephalons. **A** 24 Tage. **B** 27 Tage. **C** 4½ Wochen. Beachte das Auftreten des Ganglion statoacusticum. **D** und **E** Rasterelektronenmikroskopische Aufnahmen eines Mausembryos in entsprechenden Stadien, die die Einstülpung der Ohrplakode zum Ohrbläschen zeigen (*OB*).

bildet eine Reihe von inneren und drei oder vier Reihen von äußeren **Haarzellen**, den Sinneszellen des Gehörorgans (Abb. 17.5). Sie werden von der **Membrana tectoria** bedeckt, einer ursprünglich fibrillären gallertigen Substanz, die vom Limbus spiralis getragen wird und mit ihrer Spitze auf den Haarzellen aufliegt (Abb. 17.5). Die Sinneszellen und die darauf ruhende Membrana tectoria heißen zusammen **Corti-Organ** und stellen das eigentliche Hörorgan dar. Die Impulse, die dieses Organ aufnimmt, werden zum Ganglion spirale und über die **Hörfasern des VIII. Hirnnervs** ins Zentralnervensystem weitergeleitet (Abb. 17.4 und 17.5).

## Entwicklung des Innenohrs

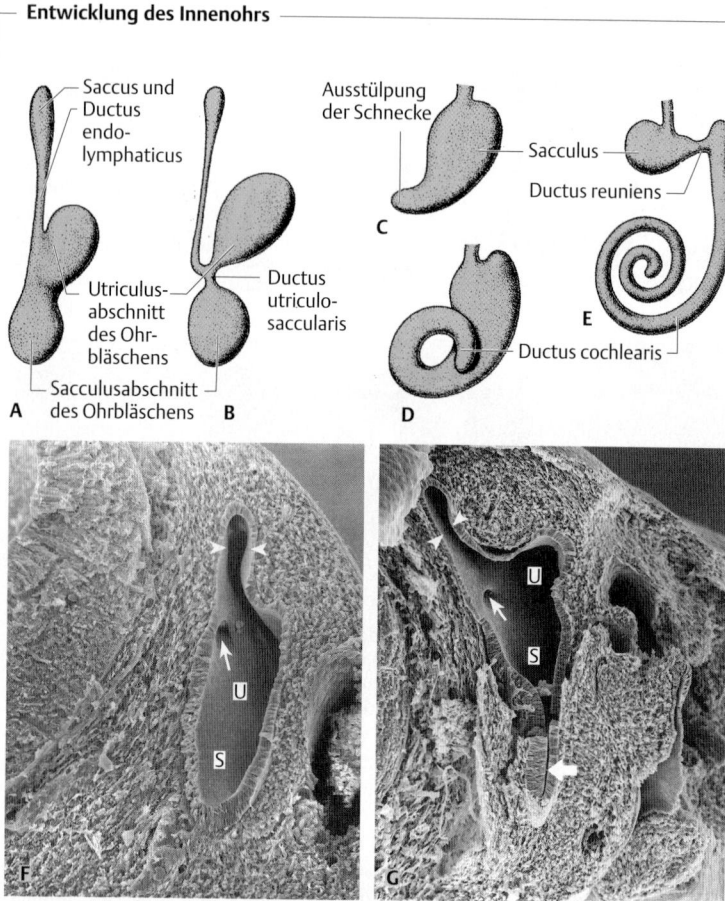

Abb. 17.3 **A** und **B** Am Ohrbläschen lassen sich ein dorsaler Utriculusabschnitt mit dem Ductus endolymphaticus und ein ventraler Sacculusabschnitt unterscheiden. **C**, **D** und **E** Entwicklung des Ductus cochlearis in der 6., 7. und 8. Woche. Beachte die Ausbildung des Ductus reuniens und des Ductus utriculosaccularis. **F** und **G** Rasterelektronenmikroskopische Darstellung in entsprechenden Entwicklungsstadien wie A und B. *Pfeilspitzen*: Ductus endolymphaticus; *kleiner Pfeil*: Öffnung eines Canalis semicircularis; *S*: Sacculus; *U*: Utriculus. Zusätzlich ist die Ausstülpung für die Schnecke zu sehen (*dicker Pfeil*).

## Entwicklung der Scala tympani und Scala vestibuli

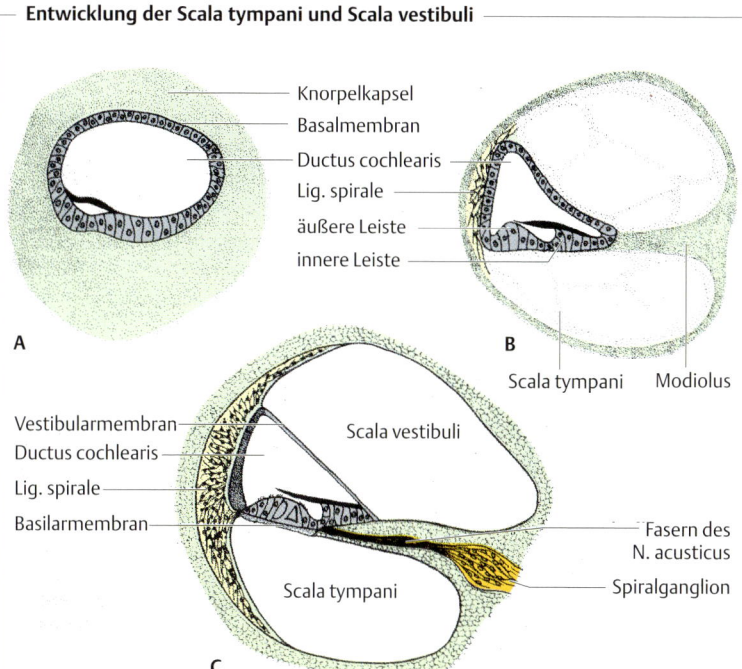

Abb. 17.4  **A** Der Ductus cochlearis wird von einer fibrösen Lamina propria und einer Knorpelkapsel umgeben. **B** In der 10. Woche treten weite perilymphatische Räume in der Knorpelkapsel auf. **C** Der Ductus cochlearis wird von der Scala tympani und der Scala vestibuli durch die Basilar- und Vestibularmembran getrennt. An seiner Lateralseite ist er über das Lig. spirale mit der knöchernen Schnecke verbunden. Beachte die Fasern des N. acusticus und das Spiralganglion.

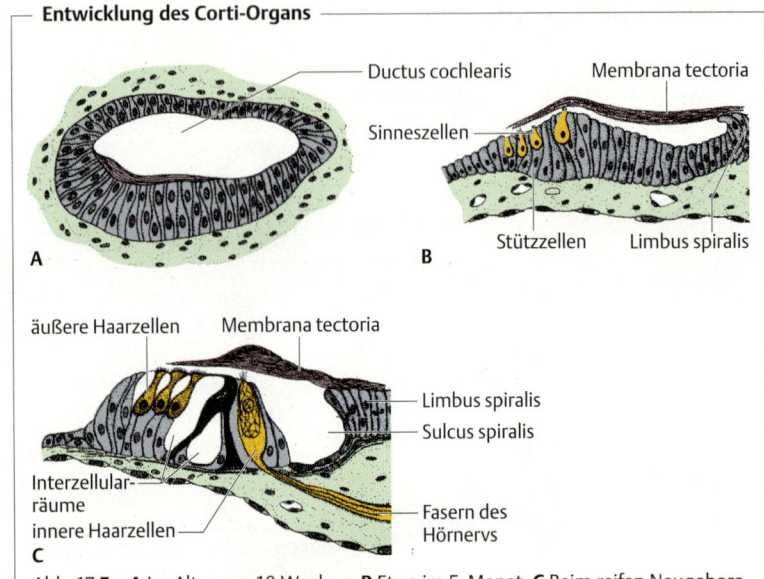

Abb. 17.5 **A** Im Alter von 10 Wochen. **B** Etwa im 5. Monat. **C** Beim reifen Neugeborenen. Beachte das Auftreten von Spalträumen zwischen den Sinneszellen.

## Utriculus und Bogengänge

In der 6. Entwicklungswoche treten die **Bogengänge** als abgeflachte Ausstülpungen des Utriculusanteils des Ohrbläschens auf (Abb. 17.6 A, B). Die zentralen Wandabschnitte dieser Aussackungen legen sich aneinander (Abb. 17.6 C, D) und verschwinden, so daß die drei Bogengänge entstehen (Abb. 17.6 E, F). An jedem dieser Kanäle weitet sich das eine Ende aus und bildet das **Crus ampullare**, während das andere Ende, das sich nicht weitet, zum **Crus nonampullare** wird (Abb. 17.6 E). Von den letzteren verschmelzen zwei, so daß nur fünf Crura, drei mit einer Ampulle und zwei ohne Ampulle, in den Utriculus einmünden.

Die Zellen im Crus ampullare der Bogengänge bilden eine Leiste, die **Crista ampullaris**, die die Sinneszellen zur Aufrechterhaltung des Gleichgewichts enthält. Entsprechende sensorische Areale entstehen in den Wänden des Utriculus und Sacculus. Sie werden als **Maculae staticae** bezeichnet. Reize, die in den Sinneszellen der Cristae und Maculae durch Lageveränderungen des Körpers entstehen, werden durch die **Vestibularisfasern des VIII. Hirnnervs** zum Gehirn geleitet.

### Entwicklung der Bogengänge

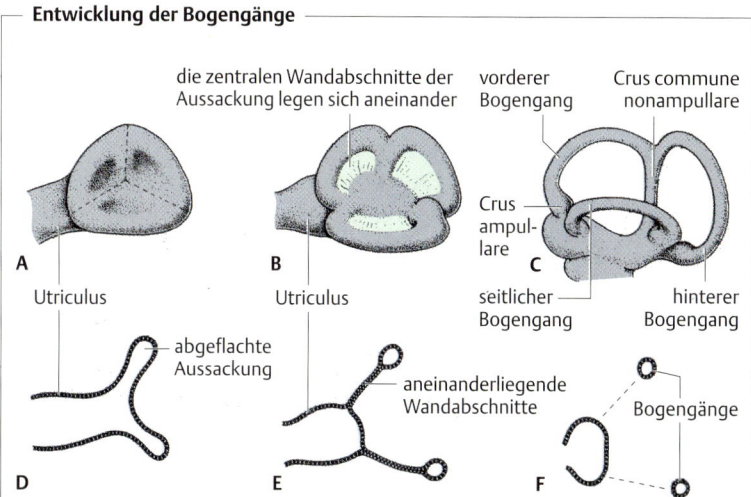

Abb. 17.6 Entwicklung der Bogengänge und des distalen Utriculus-Abschnittes. **A** In der 5. Woche. **C** In der 6. Woche. **E** In der 8. Woche. **B**, **D** und **F** zeigen schematisch die Aneinanderlagerung, Verschmelzung und Auflösung der zentralen Wandabschnitte der Aussackungen. Beachte die Entwicklung der Ampullen in den Bogengängen.

Während der Bildung des Ohrbläschens sondern sich Zellen aus der Plakode aus und bilden das **Ganglion statoacusticum** (Abb. 17.2 C). Die Neurone des Ganglions senden ein peripheres Axon zu den Sinneszellen im häutigen Labyrinth aus und ein zentrales Axon zum Rhombenzephalon. Im Ganglion statoacusticum läßt sich eine topographische Gliederung erkennen. Der kochleare Anteil (**Ganglion spirale**) ist dem Corti-Organ (Gehör) zugeordnet, der vestibulare Anteil (**Ganglion vestibulare**) versorgt den Sacculus, Utriculus und die Bogengänge (Gleichgewicht).

## Mittelohr

### Paukenhöhle und Tuba auditiva

Die **Paukenhöhle** leitet sich vom Entoderm ab. Sie entsteht aus der 1. Schlundtasche, die eine Ausstülpung des Schlunddarmes darstellt (Abb. 17.2 und 17.7). Die 1. Schlundtasche wächst rasch in lateraler Richtung und kommt mit dem Boden der ersten ektodermalen Schlundfurche in Kontakt. Der distale Teil der Tasche, der **Recessus tubotympanicus**, erweitert sich und wird zur primitiven

## Entwicklung des Mittelohrs

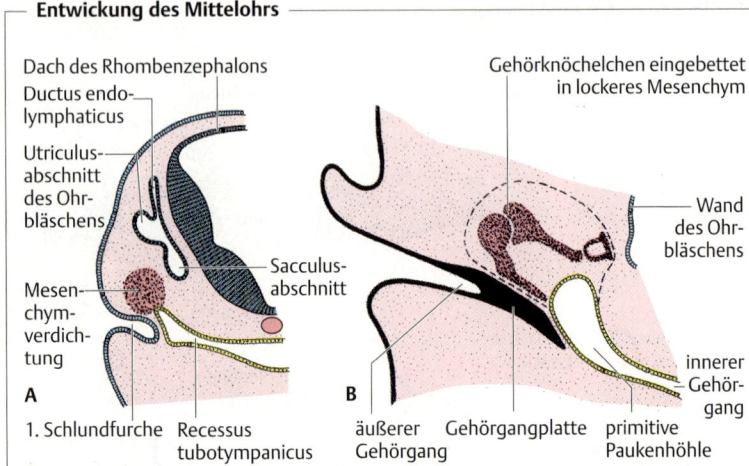

Abb. 17.7 **A** Querschnitte im Bereich des Rhombenzephalons bei einem 7 Wochen alten Embryo. Die Gehörknöchelchen entstehen aus einer Mesenchymverdichtung zwischen Ohrbläschen und primitiver Paukenhöhle. **B** Das Mittelohr mit den in lockeres Bindegewebe eingebetteten knorpeligen Vorläufern der Gehörknöchelchen. Die dünne gelbe Linie zeigt die spätere Ausdehnung der primitiven Paukenhöhle. Die Gehörgangplatte liegt zwischen dem primitiven äußeren Gehörgang und der späteren Paukenhöhle.

Paukenhöhle, während der proximale Teil eng bleibt und die **Eustachi-Röhre** oder **Tuba auditiva** bildet (Abb. 17.7 B). Die Tube verbindet als Gang Paukenhöhle und Epipharynx miteinander.

### Gehörknöchelchen

Der **Malleus** und **Incus** stammen vom Knorpel des 1. Schlundbogens und der **Stapes** vom Knorpel des 2. Schlundbogens ab (Abb. 17.8 A). Die Gehörknöchelchen treten schon in der ersten Hälfte des fetalen Lebens auf, bleiben jedoch bis zum 8. Monat in Mesenchym eingebettet (Abb. 17.7 B), das sich dann auflöst (Abb. 17.8 B). Die entodermale epitheliale Auskleidung der primitiven Paukenhöhle breitet sich nun allmählich entlang der Wand des neu entstandenen Raumes aus und überzieht die Gehörknöchelchen. Wenn alles Mesenchym verschwunden ist, bildet das Epithel nicht nur den Schleimhautüberzug der Gehörknöchelchen, sondern verbindet sie auch wie ein Mesenterium mit der Wand der Paukenhöhle (Abb. 17.8 B). Die Stützbänder der Gehörknöchelchen entwickeln sich später in diesen „Mesenterien".

## Mittelohr und Trommelfell

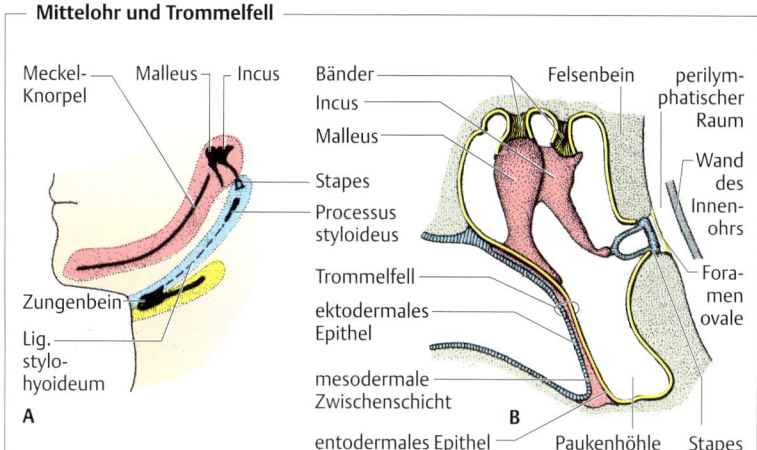

Abb. 17.8 **A** Die Entwicklung der knorpeligen Komponenten der ersten drei Schlundbögen in schematischer Darstellung. Malleus und Incus liegen in der Fortsetzung des 1. Schlundbogens und der Stapes in der Fortsetzung des 2. **B** Der Griff des Hammers berührt das Trommelfell. Der Steigbügel legt sich an die Membran im ovalen Fenster an. Die Paukenhöhle ist mit entodermalem Epithel ausgekleidet.

Da der Malleus aus dem ersten Schlundbogen stammt, wird sein Muskel, der **Tensor tympani**, vom **N. mandibularis** innerviert. Entsprechend wird der **M. stapedius**, der am Stapes befestigt ist, vom Nerv des 2. Schlundbogens, dem **N. facialis**, versorgt.

Gegen Ende der Schwangerschaft dehnt sich die Paukenhöhle nach dorsal aus. Es entsteht das **Antrum mastoideum**. Die Wand des Antrums wird von entodermalem Epithel ausgekleidet. Nach der Geburt entwickelt sich der Warzenfortsatz (**Processus mastoideus**). In den ersten Lebensjahren wird der Warzenfortsatz **pneumatisiert**. Es entstehen die Warzenfortsatzzellen (Cellulae mastoideae). Sie sind ebenfalls mit Epithel entodermaler Herkunft ausgekleidet und stehen direkt oder indirekt mit dem Antrum und der Paukenhöhle in offener Verbindung. Das Übergreifen einer Mittelohrentzündung auf das Antrum und die Warzenfortsatzzellen ist eine häufige Komplikation.

# Äußeres Ohr

## Äußerer Gehörgang

Der **äußere Gehörgang** entwickelt sich aus dem dorsalen Anteil der 1. Schlundfurche, die als trichterförmige Röhre nach innen wächst, bis sie die entodermale Auskleidung der Paukenhöhle erreicht (Abb. 17.7 A). Zu Anfang des 3. Monats beginnen die Epithelzellen am Boden des Gehörgangs zu proliferieren und bilden eine dichte epitheliale Platte, die als **Gehörgangplatte** bezeichnet wird (Abb. 17.7 B). Im 7. Monat löst sich diese Platte auf, und die Epithelauskleidung am Boden des erweiterten Gehörganges beteiligt sich an der Bildung des endgültigen Trommelfells. Gelegentlich persistiert die Gehörgangplatte bis zur Geburt und ruft eine angeborene Taubheit hervor.

## Trommelfell

Das Trommelfell besteht aus

- der ektodermalen epithelialen Auskleidung am Grund des Gehörgangs,
- der entodermalen Epithelauskleidung der erweiterten Paukenhöhle und
- einer Zwischenschicht von lockerem Bindegewebe (Abb. 17.8 B).

Der Hauptteil des Trommelfells ist fest mit dem Griff des Malleus verbunden (17.8 B). Der verbleibende Teil des Trommelfells stellt die Trennwand zwischen dem äußeren Gehörgang und dem ursprünglichen Recessus tubotympanicus dar.

## Ohrmuschel

Die **Ohrmuschel** entwickelt sich aus einer Anzahl von Mesenchymverdichtungen, die an den dorsalen Spitzen des 1. und 2. Schlundbogens auftreten und die 1. Schlundfurche umgeben (Abb. 17.9 A). Die **Ohrmuschelhöcker** (**Aurikularhöcker**), drei an jeder Seite des äußeren Gehörgangs, treten während der 6. Entwicklungswoche auf und werden allmählich in die definitive Ohrmuschel umgewandelt. Da die Verschmelzung der Ohrmuschelhöcker sehr kompliziert ist, sind Anomalien bei der Entwicklung der Ohrmuschel nicht selten. Ursprünglich liegen die Anlagen der Ohrmuscheln in der unteren Halsregion. Mit der Entwicklung des Unterkiefers werden sie nach kranial verlagert und kommen schließlich auf der Lateralseite des Kopfes in Höhe der Augen zu liegen.

## Entwicklung der Ohrmuschel

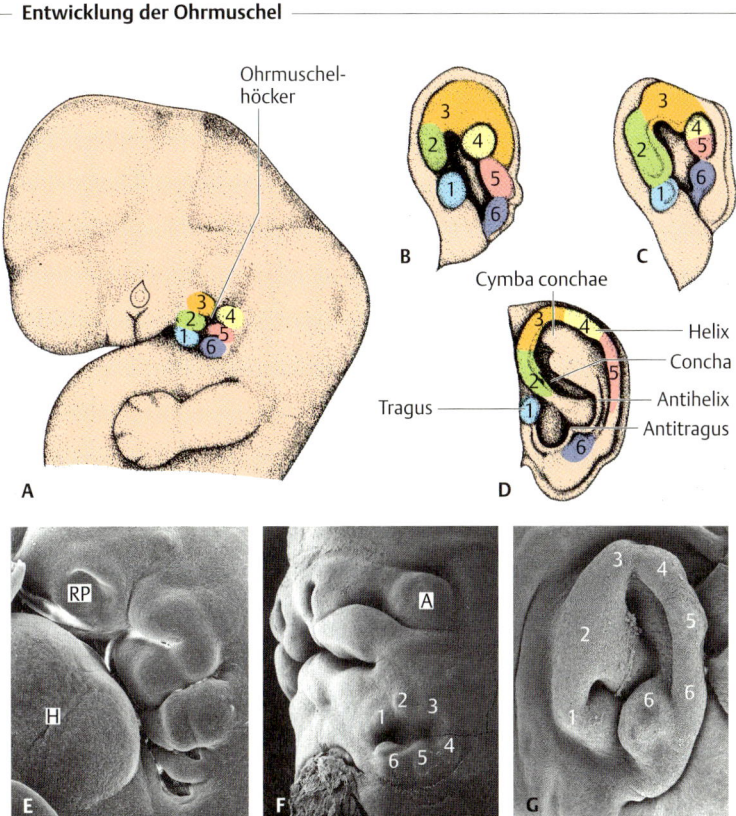

Abb. 17.9  **A** Die Lage der sechs Ohrmuschelhöcker und ihre Beziehung zur 1. Schlundfurche. **B**, **C** und **D** zeigen die Verschmelzung der Höcker und ihre weitere Entwicklung zur Ohrmuschel des Erwachsenen (Cymba = „kahnförmiger" oberer Abschnitt der Ohrmuschelgrube). **E–G** Rasterelektronenmikroskopische Aufnahmen von menschlichen Embryonen: **E** Die sechs Ohrmuschelhöcker stammen vom 1. und 2. Schlundbogen ab. **F** Die Ohrmuschelhöcker lassen sich gegeneinander abgrenzen. **G** Die definitive Ohrmuschel ist bereits zu erkennen. Beachte, daß in F die Anlage des äußeren Ohres noch weit unterhalb der Mund- und Augenanlage liegt. Durch die Ausbildung der Halsregion und des definitiven Unterkiefers werden die Ohren in ihre definitive Position verlagert. *H*: Herz; *RP*: Riechplakode; *A*: Augenanlage.

## 17. Ohr

### ➕ Klinische Bezüge

**Angeborene Taubheit:** Angeborene Taubheit ist in der Regel mit Taubstummheit verbunden. Sie kann durch abnorme Entwicklung des häutigen und knöchernen Labyrinths hervorgerufen werden, aber auch durch Fehlbildungen der Gehörknöchelchen und des Trommelfells. In den schwersten Fällen können die Paukenhöhle und der äußere Gehörgang völlig fehlen.

Die meisten Formen der angeborenen Taubheit haben hereditäre Ursachen. Es hat sich jedoch gezeigt, daß Umweltfaktoren ebenfalls die normale Entwicklung des Innen- und Mittelohrs stören können. Das Rötelnvirus kann schwere Schäden am Corti-Organ hervorrufen, wenn die Infektion in die 7. oder 8. Entwicklungswoche fällt. Als weitere Ursachen kommen Poliomyelitis, Erythroblastose, Diabetes und Toxoplasmose in Frage.

**Abnorme Ohrmuscheln** kommen häufig vor und haben an sich keine klinische Bedeutung (Abb. 17.**10**). Sie sind jedoch manchmal eine Begleiterscheinung ernsterer innerer

---

**Fehlbildungen im Bereich des Ohres**

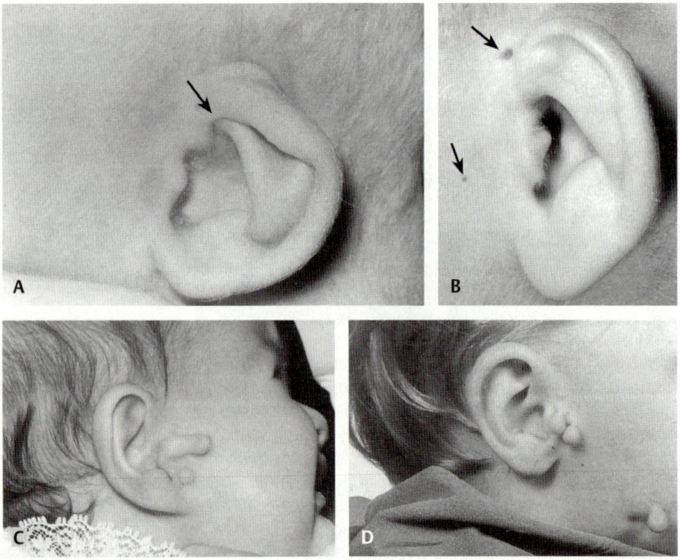

Abb. 17.**10**    **A** Mikrotie mit einem präaurikulären Grübchen (*Pfeil*). **B** Präaurikuläre Grübchen (*Pfeile*). **C** und **D** Präaurikuläre Hautanhänge. Beachte die tiefe Lage des Anhängsels in **D**.

Mißbildungen, z. B. der Nieren. **Als charakteristisches Symptom kommen sie bei fast allen chromosomal bedingten Syndromen vor.**

**Präaurikuläre Anhänge und Grübchen** sind Hautanhänge und Grübchen (Abb. 17.10 C, D), die vor der Ohrmuschel lokalisiert sind. Die Grübchen gehen wahrscheinlich auf Anomalien bei der Entwicklung der Ohrmuschelhöcker und die Hautanhänge auf zusätzliche Höcker zurück. Wie andere Anomalien der Ohrmuschel sind sie häufig mit anderen Fehlbildungen assoziiert.

## Zusammenfassung: Ohr

Das **Innenohr** (das häutige Labyrinth) geht aus der ektodermalen Ohrplakode hervor, die sich in der 4. Entwicklungswoche zum Ohrbläschen einstülpt (Abb. 17.1). Das Ohrbläschen gliedert sich in einen dorsalen Utriculusabschnitt, aus dem der Utriculus, die Bogengänge und der Ductus endolymphaticus hervorgehen, sowie in einen ventralen Sacculusabschnitt, aus dem Sacculus und Corti-Organ (die Schnecke) hervorgehen (Abb. 17.3).

Das **Mittelohr** stammt von der 1. Schlundtasche ab (Abb. 17.7). Die Verbindung zwischen Paukenhöhle und Epipharynx bleibt als Tuba auditiva erhalten. Die Gehörknöchelchen leiten sich vom 1. Schlundbogen (Malleus und Incus) und vom 2. Schlundbogen (Stapes) ab (Abb. 17.8).

Der **äußere Gehörgang** entsteht aus der 1. Schlundfurche (Abb. 17.7). Im Trommelfell grenzen das Ektoderm der 1. Schlundfurche und das Entoderm der 1. Schlundtasche aneinander (Abb. 17.8 B). Die Ohrmuschel geht aus sechs Ohrmuschelhöckern (Aurikularhöckern) hervor, die die 1. Schlundfurche umgeben (Abb. 17.9).

## Fragen zur Vertiefung

1. Bei einem Neugeborenen findet sich eine bilaterale Mikrotie. Muß man an andere Fehlbildungen denken? Welche Zellpopulation könnte bei der Entstehung des Defektes beteiligt sein?

# 18. Auge

### Augenbecher und Linsenbläschen

Als erste Anlage der Augen treten beim 22 Tage alten Embryo zwei flache Furchen auf jeder Seite des noch nicht geschlossenen Vorderhirns auf (Abb. 18.1 A). Mit dem Neuralrohrschluß werden diese Furchen zu Ausbuchtungen des Vorderhirns, die als Augenbläschen dem Oberflächenektoderm anliegen (Abb. 18.1 B). Während der nun folgenden Periode des innigen Kontaktes zwischen den beiden Zellschichten induziert das Augenbläschen die Entwicklung der Linsenplakode. Kurz darauf beginnt das Augenbläschen sich einzustülpen und bildet den doppelwandigen Augenbecher (Abb. 18.1 C und 18.2 A). Die innere und äußere Wand des Augenbechers sind anfangs durch ein Lumen, den Sehventrikel, voneinander getrennt. Im Laufe der weiteren Entwicklung verschwindet dieses Lumen, und die beiden Schichten liegen direkt aufeinander. Die Invagination beschränkt sich nicht auf den zentralen Anteil des Augenbechers, sondern bezieht auch den Augenbecherstiel mit ein (Abb. 18.2 A). Dadurch entsteht die Augenbecherspalte, die ein Stück weit an der Unterseite des Augenbecherstiels verläuft und dann flach endet. Sie ermöglicht der A. hyaloidea, die während der Embryonalzeit die Linse und den Glaskörper versorgt, den Zutritt zum Augenbecher (Abb. 18.2 B, C). In der 7. Woche verschmelzen die Ränder der Augenbecherspalte, und die Öffnung des Augenbechers rundet sich zur Pupille ab.

Die Linsenplakode ist eine Verdickung des Oberflächenektoderms über dem Augenbläschen (Abb. 18.1 B). Während sich das Augenbläschen zum Augenbecher entwickelt, stülpt sich die Linsenplakode zum Linsengrübchen ein, das sich schließlich in der 5. Woche als Linsenbläschen vom Ektoderm abschnürt (Abb. 18.1 C und 18.2 C). Das Linsenbläschen kommt in der Austrittsöffnung des Augenbechers zu liegen (Abb. 18.3 und 18.4). Das Oberflächenektoderm über der Linsenanlage entwickelt sich zur durchsichtigen Hornhaut weiter.

### Retina, Iris und Ziliarkörper

Die Entwicklung der **äußeren Schicht** des Augenbechers ist durch das Auftreten kleiner Pigmentgranula in der 7. Woche gekennzeichnet (s. Abb. 5.19, S. 91). Die äußere Schicht des Augenbechers wird zum **Pigmentepithel der Retina** (Abb. 18.3 und 18.6).

Die Entwicklung der **inneren Schicht** des Augenbechers ist komplizierter. Der Spaltraum zwischen innerem und äußerem Blatt des Augenbechers ist ur-

## Entwicklung von Augenbläschen und Linsenplakode

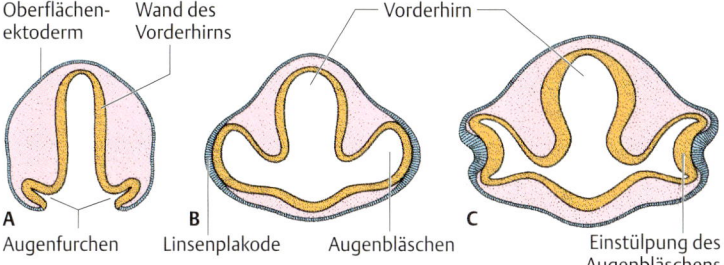

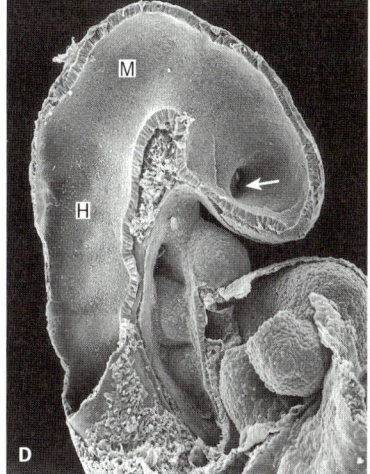

Abb. 18.1 **A–C** Querschnitte durch das Vorderhirn. **A** 22 Tage alter Embryo (etwa 14 Somiten): Die Augenfurchen sind zu sehen, das Neuralrohr ist noch offen. Im Horizontalschnitt erscheint die Öffnung auf der Ventralseite. **B** 4 Wochen alter Embryo: Die Augenbläschen berühren das Oberflächenektoderm. Beachte die leichte Verdickung des Ektoderms (Linsenplakode). **C** 5-mm-Embryo: Das Augenbläschen und die Linsenplakode stülpen sich ein. **D** Rasterelektronenmikroskopische Aufnahme eines Mausembryos im Augenbläschenstadium. Der Embryo wurde sagittal aufgebrochen, so daß man auf die Innenseite der Gehirnbläschen schaut. Aus dem Vorderhirnbläschen stülpt sich das Augenbläschen aus (*Pfeil*). *H*: Nachhirn; *M*: Mittelhirn.

## Augenbecherspalte

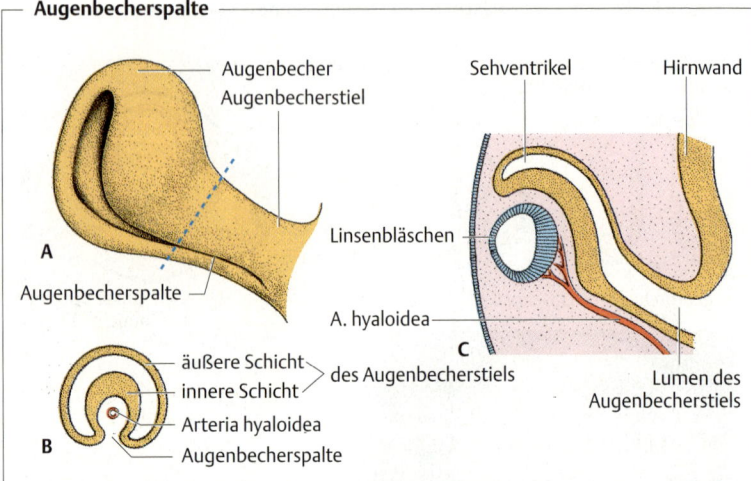

Abb. 18.2 **A** Ventrolateralansicht des Augenbechers und des Augenbecherstieles bei einem 6 Wochen alten Embryo. Die Augenbecherspalte verläuft ein Stück weit auf der Unterseite des Augenbecherstieles und endet dann flach. **B** Querschnitt durch den Augenbecherstiel im Bereich der gestrichelten Linie in A mit der A. hyaloidea in der Augenbecherspalte. **C** Längsschnitt durch das Linsenbläschen, den Augenbecher und den Augenbecherstiel in der Ebene der Augenbecherspalte.

## Augenanlage eines 7 Wochen alten Embryos

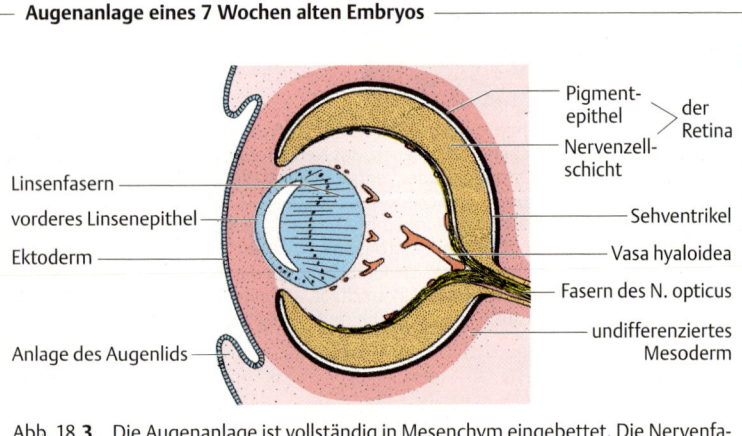

Abb. 18.3 Die Augenanlage ist vollständig in Mesenchym eingebettet. Die Nervenfasern der Retina laufen auf den N. opticus zu.

## Augenanlage beim Mausembryo

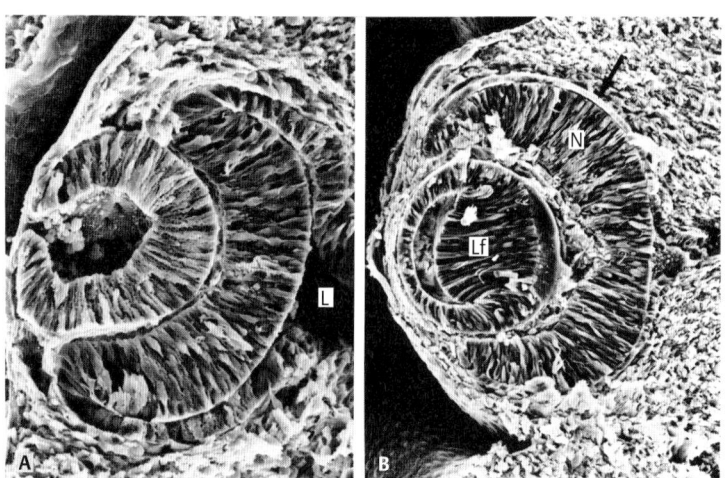

Abb. 18.**4** Rasterelektronenmikroskopische Aufnahmen von Schnitten durch die Augenanlagen von Mausembryonen, deren Entwicklungsstadium dem von menschlichen Embryonen in der 6. Woche (**A**) und in der 7. Woche (**B**) entspricht. **A** Das Linsenbläschen hat sich noch nicht ganz geschlossen. Es liegt im Augenbecher. *L*: Lumen des Augenbechers (vgl. Abb. 18.**2**C). **B** Im Linsenhügel entstehen Linsenfasern (*Lf*). Aus den beiden Blättern des Augenbechers entwickeln sich die Nervenzellschicht (*N*) und die Pigmentschicht (*Pfeil*) der Retina (vgl. Abb. 18.**3**).

sprünglich als Sehventrikel ein Teil des Ventrikelsystems des Gehirns (Abb. 18.**1** und 18.**2**). Die Neuroepithelzellen in der inneren Schicht des Augenbechers bilden wie im Zentralnervensystem eine Mantelschicht und eine Marginalzone aus.

Die **Mantelschicht** ist dem ursprünglichen Ventrikellumen zugewandt und enthält die Zelleiber und Zellkerne der Neuroblasten; die **Marginalzone** ist dem Innern des Augenbechers zugewandt und enthält die Axone der Nervenzellen, die durch den Augenbecherstiel zum Gehirn ziehen (Abb. 18.**3**).

In der Mantelschicht entwickeln sich die Sinneszellen, die Neurone und die Stützzellen der **Retina**. Die Lichtrezeptoren entwickeln sich aus einem Zellfortsatz der Sinneszellen, der wie bei anderen Sinneszellen einem Zilium homolog ist. Sie sind dem Pigmentepithel der Retina zugewandt (Abb. 18.**5**). Die Zellkerne der Sinneszellen liegen in der äußeren Körnerschicht der Retina. Auf die Sinneszellen folgt eine Schicht mit kurzen bipolaren Nervenzellen, deren Zellker-

## Schichten der Pars optica retinae bei einem etwa 25 Wochen alten Fetus

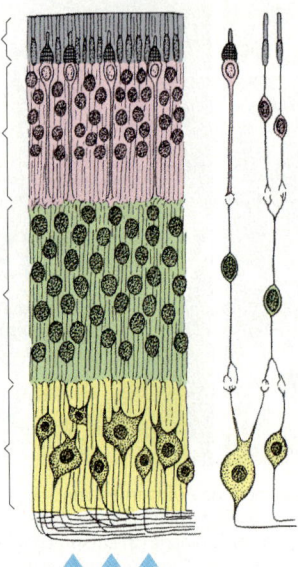

Schicht der Zapfen und Stäbchen

äußere Körnerschicht (Zellkerne der Stäbchen und Zapfen)

innere Körnerschicht (Zellkerne der bipolaren Nervenzellen)

Ganglienzellschicht

Fasern des N. opticus

Abb. 18.5  Die definitiven Schichten der Retina sind bereits angelegt. Die Pfeile deuten die Richtung des späteren Lichteinfalls an.

ne die innere Körnerschicht bilden. Die bipolaren Nervenzellen leiten die in den Sinneszellen entstehenden Impulse an die großen Nervenzellen in der Ganglienzellschicht der Retina weiter. Die Axone dieser Ganglienzellen konvergieren an der Oberfläche der Retina zum Augenbecherstiel und ziehen als N. opticus zum Gehirn.

Das vordere Fünftel der inneren Schicht des Augenbechers, die **Pars caeca retinae**, verändert sich kaum und bleibt eine einzellige Schicht. Sie teilt sich später in die **Pars iridica retinae**, die die Innenschicht der Iris bildet, und die **Pars ciliaris retinae**, die an der Bildung des **Ziliarkörpers** beteiligt ist (Abb. 18.6).

Inzwischen füllt sich die Region zwischen dem Augenbecher und dem darüberliegenden Oberflächenepithel mit lockerem Mesenchym, in dem sich die **inneren Augenmuskeln** (M. sphincter und M. dilatator pupillae) entwickeln (Abb. 18.6). Die Muskelzellen stammen von den ektodermalen Epithelzellen des Augenbechers ab. Beim Erwachsenen besteht die Iris aus der inneren und äußeren Schicht des Augenbechers und aus einer gefäßreichen Bindegewebsschicht, welche die Pupillenmuskeln enthält (Abb. 18.6).

### Entwicklung von Iris und Ziliarkörper

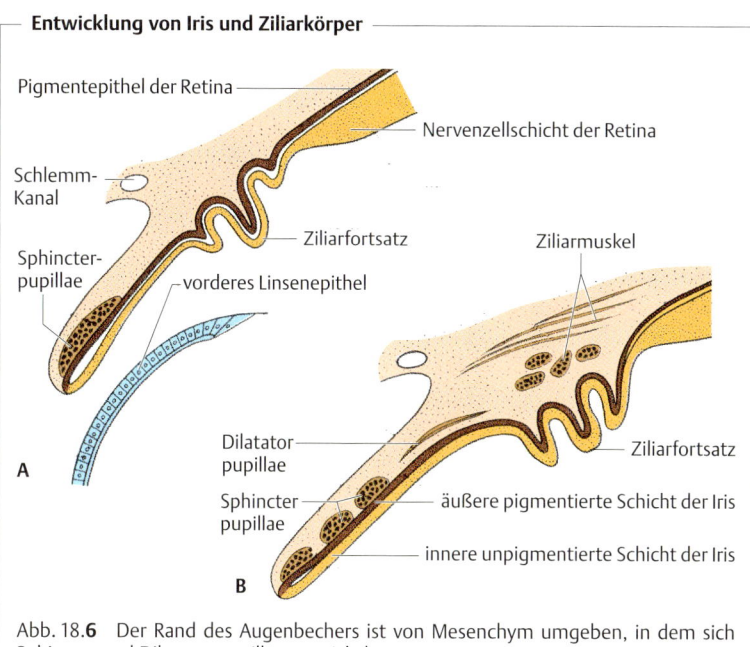

Abb. 18.6 Der Rand des Augenbechers ist von Mesenchym umgeben, in dem sich Sphincter und Dilatator pupillae entwickeln.

Die **Pars ciliaris retinae** ist an ihrer tiefen Faltenbildung leicht zu erkennen (Abb. 18.6B und 18.7). Außen wird sie von einer Mesenchymschicht bedeckt, in der sich die **Ziliarmuskeln** bilden. Innen ist sie mit der Linse durch lockeres Mesenchym verbunden, aus dem die Aufhängefasern der Linse (**Zonula ciliaris**) entstehen. Die Kontraktion des Ziliarmuskels verändert die Spannung der Aufhängefasern und damit den Grad der Linsenkrümmung.

## Linse

Kurz nach der Bildung des Linsenbläschens (Abb. 18.2C) verlängern sich die Zellen an der Hinterwand und wandeln sich in **Linsenfasern** um, die allmählich das Lumen des Bläschens ausfüllen (Abb. 18.3 und 18.4). Zu diesem Zeitpunkt ist das Wachstum der Linse jedoch noch nicht abgeschlossen, sondern neue (sekundäre) Linsenfasern werden noch fortwährend an den Linsenkern angelagert. Diese neuen Fasern stammen von den Zellen der Äquatorialzone ab.

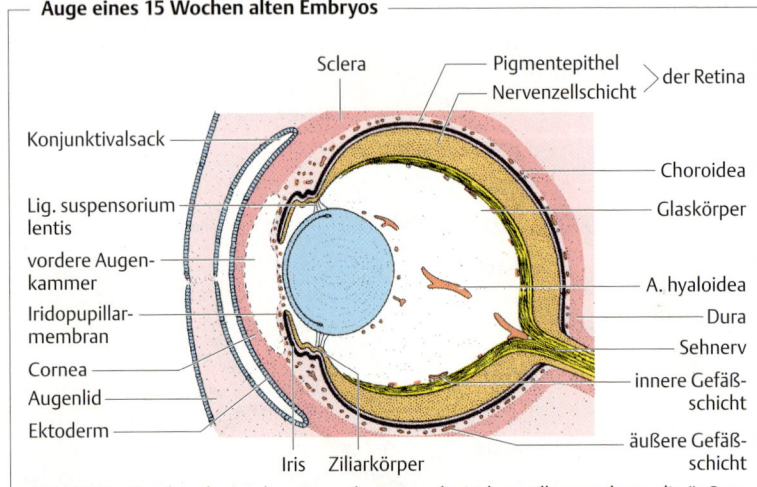

**Auge eines 15 Wochen alten Embryos**

Abb. 18.7 Beachte die vordere Augenkammer, die Iridopupillarmembran, die äußere und innere Gefäßschicht, die Choroidea und die Sclera, die im Bereich des N. opticus in die Dura mater übergeht.

## Choroidea, Sclera und Cornea

Am Ende der 5. Woche ist die Augenanlage überall von lockerem Mesenchym umgeben (Abb. 18.3). Dieses Gewebe wandelt sich bald um in eine innere Schicht, die der Pia mater des Gehirns vergleichbar ist, und eine äußere Schicht, die der Dura mater entspricht. Während die innere Schicht sich zur gefäßreichen, pigmentierten **Choroidea** entwickelt, wird aus der äußeren Schicht die Sklera, die sich in die Dura mater des N. opticus fortsetzt (Abb. 18.7).

Die Entwicklung der mesenchymalen Schichten, die über dem vorderen Augenabschnitt liegen, verläuft etwas anders. Hier entsteht als Spaltraum die **vordere Augenkammer**. Sie unterteilt das Mesenchym in eine innere dünne Schicht, die unmittelbar vor der Linse und der Iris liegt und **Membrana iridopupillaris** heißt, und in eine äußere Schicht, die zur **Substantia propria** der Hornhaut wird und in die Sklera des Augapfels übergeht. Die vordere Augenkammer selbst wird von abgeflachten Mesenchymzellen ausgekleidet, die den hinteren Überzug der Hornhaut und den vorderen der Iridopupillarmembran bilden (Abb. 18.7). Von außen nach innen besteht die **Cornea** somit aus folgenden Schichten:

- Einer epithelialen Schicht aus dem Oberflächenektoderm,
- einer Schicht dichten Bindegewebes (Substantia propria oder Stroma der Hornhaut), die in die Sklera übergeht und transparent ist, und
- einer Epithelschicht, die an die vordere Augenkammer angrenzt.

Die Membrana iridopupillaris vor der Linse verschwindet normalerweise völlig. Es können jedoch einige Bindegewebsfasern vor der Pupille zurückbleiben.

### Glaskörper

Das Mesenchym umgibt die Augenanlage nicht nur von außen, sondern dringt auch durch die Augenbecherspalte in den Augenbecher ein. Hier beteiligt es sich an der Bildung der **Vasa hyaloidea**, die während des intrauterinen Lebens die Linse versorgen und die Gefäßschicht an der inneren Oberfläche der Retina bilden (Abb. 18.7). Außerdem entsteht ein zartes Netz von Fasern zwischen der Linse und der Retina. Die interstitiellen Räume dieses Netzwerks füllen sich später mit einer transparenten gallertigen Substanz und bilden so den Glaskörper. Die Vasa hyaloidea bilden sich in der Fetalzeit zurück. Entlang ihres Verlaufes bleibt ein Kanal im Glaskörper zurück.

### Nervus opticus

Anfänglich ist der Augenbecher mit dem Gehirn durch den Augenbecherstiel verbunden, der auf seiner ventralen Seite eine Furche, die **Augenbecherspalte**, besitzt (Abb. 18.2 und 18.8 A). In dieser Furche liegen die Vasa hyaloidea. Die Nervenfasern, die von der Retina zum Gehirn ziehen, verlaufen zwischen den Zellen des inneren Blattes des Augenbecherstiels (Abb. 18.8 A). In der 7. Woche schließt sich die Augenbecherspalte, so daß ein schmaler Kanal im Augenbecherstiel entsteht (Abb. 18.8 B). Infolge der stetig wachsenden Zahl von Nerven-

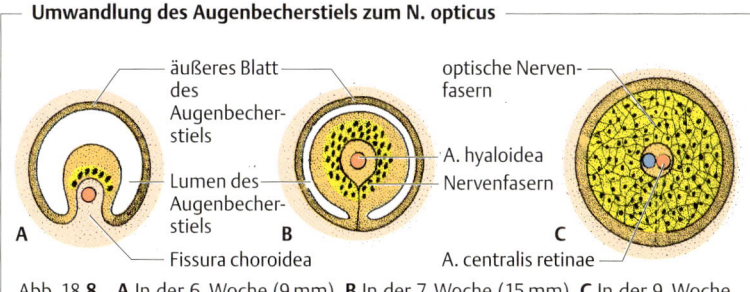

**Umwandlung des Augenbecherstiels zum N. opticus**

Abb. 18.8  **A** In der 6. Woche (9 mm). **B** In der 7. Woche (15 mm). **C** In der 9. Woche. Die Zentralarterie der Retina verläuft innerhalb des N. opticus.

fasern verdickt sich die Innenschicht des Augenbecherstiels und die innere und äußere Wand verschmelzen miteinander (Abb. 18.8 C). Die Zellen der Innenschicht liefern ein Netz von Neurogliazellen, die den Sehnervenfasern Halt geben.

Der Augenbecherstiel verwandelt sich auf diese Weise in den **Sehnerv** (**N. opticus**). In seinem Zentrum enthält er die A. hyaloidea, die nach Rückbildung ihres peripheren, durch den Glaskörper ziehenden Abschnittes zur **A. centralis retinae** wird. Der N. opticus wird von einer Fortsetzung der Choroidea und Sclera des Auges umhüllt, die den Hirnhäuten (Pia, Arachnoidea und Dura) entspricht.

## Augenlider

Das Auge des Embryos erscheint zunächst weit geöffnet, da noch keine Lider angelegt sind. Die Augenlider entstehen in der 7. Woche als zwei Hautfalten, die von oben nach unten über das Auge vorwachsen (Abb. 18.3). In der 10. Woche verkleben sie miteinander, so daß das Auge vollständig geschlossen ist (Abb. 18.7). Die Verklebung der Augenlider löst sich erst wieder im 7. Monat.

### Klinische Bezüge

**Iriskolobom:** Normalerweise schließt sich die Augenbecherspalte in der 7. Entwicklungswoche (Abb. 18.8). Ist diese Entwicklung gestört, bleibt eine Spalte bestehen. Eine derartige Spalte ist gewöhnlich nur in der Iris lokalisiert und heißt dort **Iriskolobom** (Abb. 18.9 A). Sie kann sich jedoch auch bis in den Ziliarkörper, die Netzhaut, die Choroidea und den N. opticus fortsetzen. Eine solche Anomalie tritt häufig zusammen mit anderen Augenfehlbildungen auf. Vom Kolobom zu unterscheiden sind Spaltbildungen der Augenlider.

**Iriskolobom und Iridopupillarmembran**

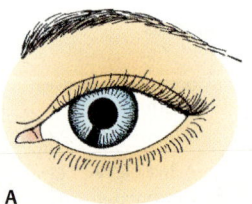 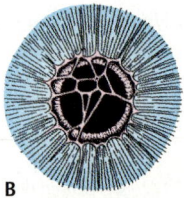

**A**          **B**

Abb. 18.**9** **A** Beim Iriskolobom hat sich die Augenbecherspalte nicht geschlossen. **B** Teilweise persistierende Iridopupillarmembran: Vor der Linse bleibt Gefäßbindegewebe liegen, das sich normalerweise vollständig zurückbildet.

**Persistenz der Membrana iridopupillaris:** Gewöhnlich bildet sich die Iridopupillarmembran während des intrauterinen Lebens völlig zurück. Manchmal jedoch, wenn die Resorption nicht vollständig ist, liegt vor der Pupille ein bindegewebiges Netz (Abb. 18.9 B). Zumeist behindert diese Anomalie die Sicht nur wenig.

**Angeborene Katarakt:** Bei der angeborenen Katarakt ist die Linse bereits während des intrauterinen Lebens trübe geworden. Diese Anomalie ist gewöhnlich genetisch bedingt, kann aber auch durch Umweltfaktoren hervorgerufen werden. 1941 beobachtete Gregg, daß Kinder von Müttern, die während der 4. bis 7. Schwangerschaftswoche an Röteln erkrankt sind, oft angeborene Mißbildungen aufweisen, am häufigsten Katarakt. Erkrankt die Mutter nach der 7. Schwangerschaftswoche, bleibt die Linsentrübung aus, das Kind kann jedoch infolge unvollständiger Differenzierung der Cochlea taub auf die Welt kommen.

**Mikrophthalmie:** Bei dieser Anomalie ist die Gesamtgröße des Auges vermindert. Der Augapfel kann auf zwei Drittel seiner Größe reduziert sein. Die Mikrophthalmie ist häufig mit anderen Augenanomalien verbunden. Sie kann nach einer intrauterinen Infektion durch Toxoplasmose oder mit dem Zytomegalievirus entstehen.

**Anophthalmie:** Manchmal fehlt das Auge vollständig und es ist unmöglich, irgendeine Spur des Augapfels zu entdecken, es sei denn mit histologischen Methoden. Die

---

**Synophthalmie**

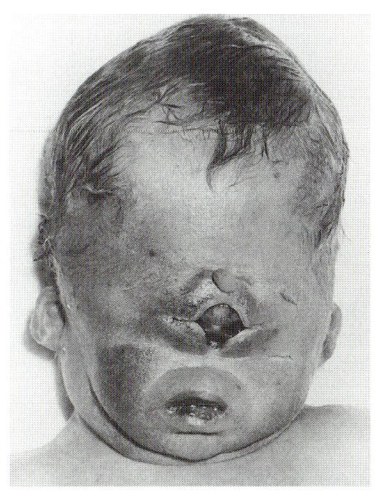

Abb. 18.**10** Die Augenanlagen sind fusioniert. Es bestehen zusätzliche schwere Defekte, die auf die zugrundeliegende Schädigung der „Mittellinienstrukturen" des Neuralrohres zurückgehen.

Anophthalmie ist gewöhnlich mit anderen schweren kraniozerebralen Mißbildungen verbunden.

**Aphakie und Aniridie**: Das kongenitale Fehlen der Linse (Aphakie) oder der Iris (Aniridie) sind seltene Fehlbildungen, die durch Störungen bei der Induktion und Morphogenese der entsprechenden Anlagen zustande kommen.

**Zyklopie oder Synophthalmie**: Hierbei sind beide Augenhöhlen vereinigt, und es ist nur ein einziges, in der Mitte gelegenes Auge vorhanden (Abb. 18.10). Diese seltene Mißbildung tritt häufig mit einer Rüsselnase und anderen kraniozerebralen Mißbildungen auf.

### ➡ *Zusammenfassung: Auge*

In der 4. Woche entwickeln sich die **Augenbläschen** als Ausstülpungen des ersten Gehirnbläschens (Prosenzephalon). Sie induzieren im darüber gelegenen Oberflächenektoderm die **Linsenplakode** (Abb. 18.1). Das Augenbläschen stülpt sich zum Augenbecher, die Linsenplakode zum Linsenbläschen ein.

Aus der äußeren Schicht des Augenbechers entsteht das **Pigmentepithel**, aus der inneren Schicht die **Retina**. Die Einstülpung des Augenbechers setzt sich medial unten als Augenbecherspalte in den Augenbecherstiel fort (Abb. 18.2). Durch die Augenbecherspalte tritt die **A. hyaloidea** in den Augenbecher ein. Sie versorgt während der Embryonalzeit den Glaskörper und die Linse, später jedoch als A. centralis retinae nur noch die Retina.

Die **Sinneszellen der Retina** (Stäbchen und Zäpfchen) sind dem Pigmentepithel zugewandt, während die Nervenfasern auf der Innenseite des Augenbechers konvergieren und durch den Augenbecherstiel zum Gehirn ziehen. Der Augenbecherstiel wird zum **N. opticus** (Abb. 18.3).

Die **Hornhaut** entsteht a) aus einer Ektodermschicht (unverhorntes Plattenepithel), b) aus mesenchymalem Stroma, das sich in die Sclera des Augapfels fortsetzt und c) aus der mesothelialen Auskleidung der vorderen Augenkammer, die sich als Spaltraum im Mesenchym bildet (Abb. 18.7).

Die **Augenlider** entstehen in der 7. Woche als zwei Hautfalten (Abb. 18.3). Sie verkleben in der 10. Woche miteinander und bleiben bis zum 7. Monat verschlossen.

Häufige Augenmißbildungen sind die **Linsentrübung** (angeborene Katarakt), eine **persistierende Membrana iridopupillaris** (Mesenchymreste vor der Linse) sowie die **Persistenz der Augenbecherspalte** (Kolobom).

## ? *Fragen zur Vertiefung*

1. Bei einem Neugeborenen liegt eine einseitige Aphakie (Fehlen der Linse) vor. Was ist die embryologische Ursache des Defektes?
2. Bei einer Schwangerschaftsuntersuchung in der 10. Woche ergibt sich aus der Anamnese, daß zwischen der 4. und 8. Schwangerschaftswoche möglicherweise eine Infektion mit Röteln erfolgt ist. Welche Fehlbildungen können durch Röteln hervorgerufen werden?
3. Bei einer ärztlichen Untersuchung eines Neugeborenen finden sich im unteren Abschnitt der Iris beiderseits Spalten. Worin besteht die embryologische Grundlage dieses Defektes? Welche anderen Organstrukturen können mit betroffen sein?

# 19. Haut und Anhangsorgane

## Haut

Die **Haut** (**Cutis**) entwickelt sich aus zwei Komponenten:

- Die oberflächliche Schicht, die **Epidermis**, entsteht aus dem Oberflächenektoderm,
- die tiefe Schicht, die **Dermis**, ensteht aus dem darunterliegenden Mesoderm.

### Epidermis

Ursprünglich ist die Oberfläche des Embryos von einer einschichtigen Ektodermschicht bedeckt (Abb. 19.1 A). Am Anfang des 2. Monats bildet das Epithel an seiner Oberfläche eine zweite Schicht aus abgeflachten Zellen, das **Periderm** oder **Epitrichium** (Abb. 19.1 B). Die basalen Zellen proliferieren weiter, und es entsteht eine dritte, mittlere Zellage, die sogenannte **Intermediärzone**

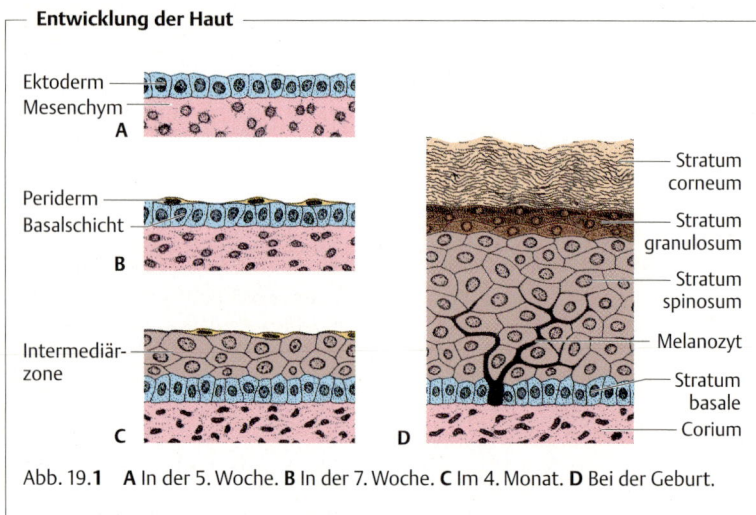

**Entwicklung der Haut**

Abb. 19.**1** **A** In der 5. Woche. **B** In der 7. Woche. **C** Im 4. Monat. **D** Bei der Geburt.

(Abb. 19.1 C). Schließlich zeichnet sich am Ende des 4. Monats innerhalb der Epidermis die definitive Gliederung ab. Es können dann vier Schichten unterschieden werden (Abb. 19.1 D):

- In der untersten Schicht, dem **Stratum germinativum**, entstehen durch die Teilung von Stammzellen kontinuierlich neue Zellen. Die Schicht bildet später Leisten und Furchen, die sich an der Oberfläche der Haut als Fingerabdruck widerspiegeln.
- Im **Stratum spinosum** nehmen die Zellen eine polyedrische Gestalt an und bilden intrazelluläre Tonofibrillen aus.
- Im **Stratum granulosum** synthetisieren die Zellen Keratohyalingranula.
- Im **Stratum corneum** sterben die Zellen ab und bilden durch Vernetzen des Keratins eine mehrschichtige, ständig abschilfernde Hornschicht.

Die flachen Zellen der Peridermschicht werden gewöhnlich während des zweiten Teils des intrauterinen Lebens abgestoßen. Sie lassen sich in der Amnionflüssigkeit nachweisen.

Innerhalb der ersten drei Entwicklungsmonate wandern Zellen aus der Neuralleiste in die Epidermis ein. Sie synthetisieren Melaninpigment, das über feine zytoplasmatische Fortsätze auch in andere Zellen der Epidermis übertragen werden kann. Als **Melanozyten** sind sie für die Pigmentierung der Haut nach der Geburt verantwortlich (Abb. 19.1 D).

### *Klinische Bezüge*

Die Hautleisten bilden an den Fingerspitzen, in der Handfläche und an der Fußsohle charakteristische Muster, die genetisch determiniert sind. Sie spielen in der Genetik und bei der Identifizierung einzelner Personen eine Rolle (**Dermatoglyphen**). Bei Kindern mit Chromosomenaberrationen kann das Muster der Hautleisten zur Diagnose mitverwandt werden.

## Dermis

Die **Dermis** (Corium, Lederhaut) stammt vom Mesenchym ab. Während des 3. und 4. Monats bildet dieses Gewebe viele kollagene und elastische Fasern. Gleichzeitig entwickeln sich in der oberen Schicht der Dermis Papillen, die in die Epidermis hineinragen (Stratum papillare). Die Papillen enthalten gewöhnlich eine kleine Kapillare und ein sensibles Nervenendorgan. An die Dermis schließt sich die Subcutis mit dem Unterhautfettgewebe an.

Bei der Geburt ist die Haut von einer weißlichen, schmierigen Masse, der **Vernix caseosa**, bedeckt. Es handelt sich dabei um Sekrete der Hautdrüsen, vermischt mit zugrunde gegangenen Epidermiszellen und Haaren. Dadurch wird die Haut gegen die mazerierende Wirkung der Amnionflüssigkeit geschützt.

## Klinische Bezüge

**Ichthyosis:** Die Haut des Neugeborenen kann verschieden stark verhornt sein. Manchmal jedoch zeigen die oberflächlichen Schichten eine außergewöhnliche Verhornung, die der Haut ein schuppenartiges Aussehen verleiht. Man spricht dann auch von einem Harlekin-Fetus (Abb. 19.2).

**Angeborene Ichthyosis (Harlekin-Fetus)**

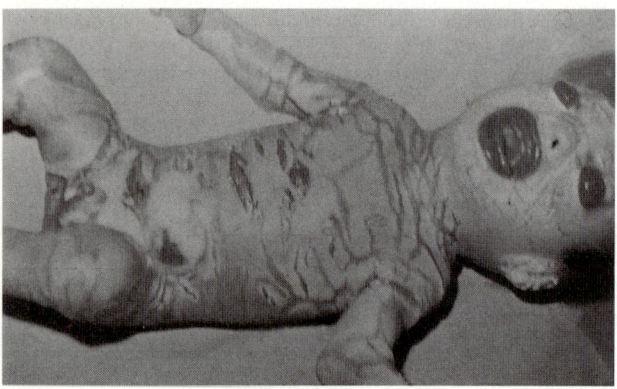

Abb. 19.**2**   Die Hornschicht der Haut ist exzessiv verdickt, so daß Risse und Spalten zwischen den Hornplatten entstehen.

# Haare

Die Haaranlagen treten als solide epidermale Knospen auf, die in das darunterliegende Mesenchym eindringen (Abb. 19.3 A). An ihren Endabschnitten stülpen sich die Haarknospen ein. Die Einbuchtungen füllen sich mit Mesoderm, in dem sich Gefäße und Nervenendigungen entwickeln (**Haarpapille**) (Abb. 19.3 B, C).
Die Zellen im Innern der Haarfollikel verhornen. Sie werden von den in der Haarwurzel neu entstehenden und ebenfalls verhornenden Zellen nach oben geschoben. Auf diese Weise entsteht der **Haarschaft**. Die äußeren Zellen der Haarfollikel bilden die aus mehreren Schichten bestehende **epitheliale Wurzelscheide** (Abb. 19.3 C). Aus der Wand der epithelialen Wurzelscheide sproßt die Anlage der **Talgdrüse** aus. Die zentral gelegenen Talgdrüsenzellen gehen

### Entwicklung von Haaren und Talgdrüsen

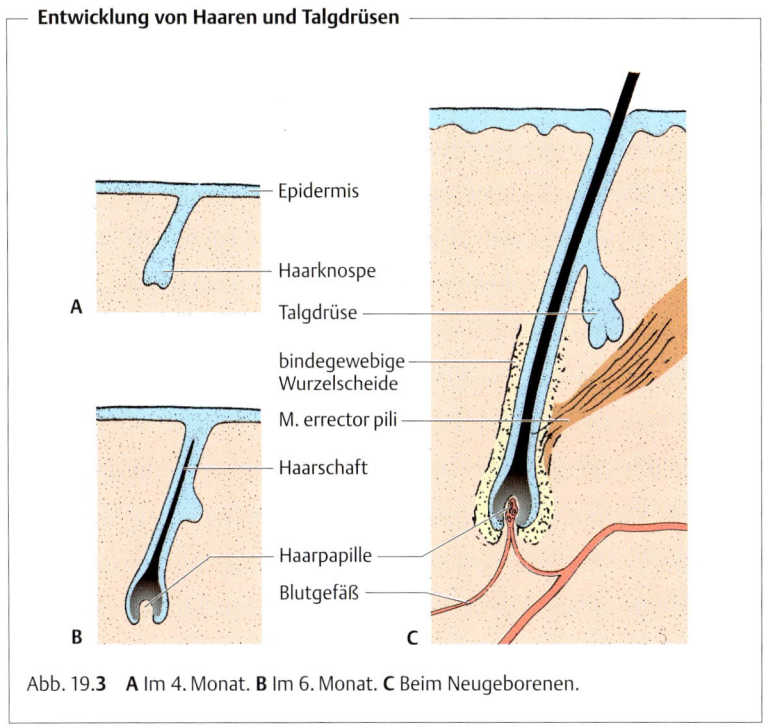

Abb. 19.3 **A** Im 4. Monat. **B** Im 6. Monat. **C** Beim Neugeborenen.

zugrunde und setzen eine fettähnliche Substanz frei, die in den Haarbalg hinein sezerniert wird.

Die gesamte Haaranlage ist von der **bindegewebigen Wurzelscheide** umgeben, die vom Mesenchym gebildet wird. In der bindegewebigen Wurzelscheide setzt ein kleiner glatter Muskel an, der **M. arrector pili**, der ebenfalls aus dem Mesenchym entsteht.

Am Ende des 3. Monats treten die ersten Haare im Bereich der Augenbrauen und der Oberlippe an die Oberfläche. Diese erste Behaarung besteht aus Wollhaaren (**Lanugo**). Sie wird vom 8. Monat an bis zur Geburt abgestoßen und durch eine zweite Generation von Haaren ersetzt, die aus neuen Haarfollikeln entstehen. Im Bereich des Kopfes, der Lider und der Augenbrauen sind diese Haare als festere Terminalhaare ausgebildet, während sie am übrigen Körper der Lanugobehaarung entsprechen. In der Pubertät treten in der Schamgegend und der Achselhöhle sowie am übrigen Körper weitere Terminalhaare auf. Sie führen zur Ausbildung eines männlichen oder eines weiblichen Behaarungstyps.

### Klinische Bezüge

Eine ungewöhnlich starke Behaarung wird als **Hypertrichose** bezeichnet und entsteht durch die vermehrte Bildung von Haarfollikeln. Sie kann sich auf bestimmte Körpergebiete beschränken (dorsaler Medianbereich) oder sich über den ganzen Körper erstrecken.

Das kongenitale Fehlen der Behaarung, die **Atrichie**, ist gewöhnlich mit Anomalien der übrigen ektodermalen Anhangsgebilde, wie der Zähne und Nägel, verbunden.

## Brustdrüse

Die ersten Anlagen der Milchdrüsen bestehen in einer streifenförmigen Verdikkung der Epidermis, die als **Milchleiste** bezeichnet wird. Bei einem 7 Wochen alten Embryo erstreckt sich diese Leiste auf beiden Seiten des Körpers von der Abgangsstelle der oberen bis in die Gegend der unteren Extremität (Abb. 19.4 C). Der größte Teil der Milchleiste verschwindet kurz nach ihrer Bildung. Ein kleiner Teil in der Brustregion bleibt bestehen und dringt in das darunterliegende Mesenchym ein (Abb. 19.4 A). Hier bilden sich 16 bis 24 Aussprossungen, von denen jede wiederum kleine solide Knospen erzeugt. Am En-

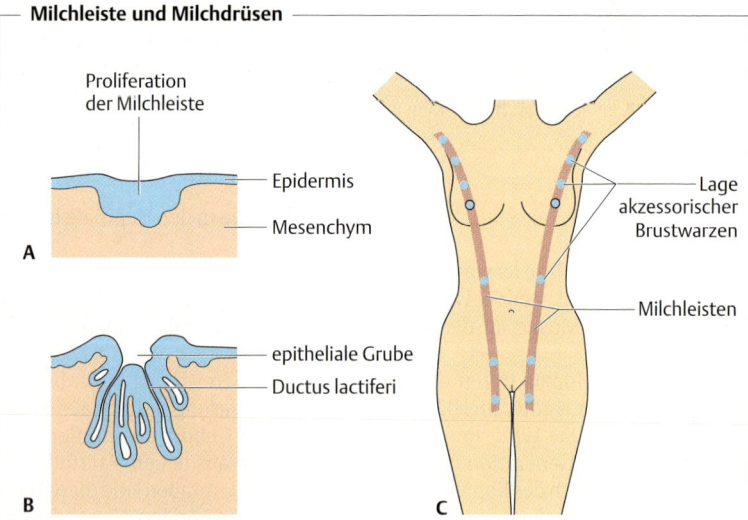

**Milchleiste und Milchdrüsen**

Abb. 19.4 **A** und **B** Schnitte durch die Anlage der Milchdrüse im 3. bzw. im 8. Monat. **C** Die Lage von akzessorischen Brustwarzen. Der Verlauf der Milchleiste ist rot eingezeichnet.

de des intrauterinen Lebens werden die epithelialen Zellstränge kanalisiert und bilden die Milchgänge (**Ductus lactiferi**). Die Milchgänge münden zuerst in eine kleine epitheliale Grube (Abb. 19.4 B). Kurz nach der Geburt wird diese Grube durch Proliferation des darunterliegenden Mesenchyms in die **Brustwarze** umgewandelt (Eversion).

### Klinische Bezüge

Normalerweise bleibt nur ein kleiner Teil der Milchleiste in der mittleren Thoraxregion bestehen. Gelegentlich aber persistieren noch weitere Abschnitte und führen zur Entstehung akzessorischer Brustwarzen. Eine solche Anomalie heißt **Polythelie**. Akzessorische Brustwarzen können an jeder Stelle der ursprünglichen Milchleiste entstehen, finden sich aber am häufigsten in der Axillarregion (Abb. 19.4 C).

Manchmal kann sich ein abnorm lokalisiertes Überbleibsel der Milchleiste zu einer vollständigen Brustdrüse entwickeln. Eine solche Fehlbildung wird **Polymastie** genannt. Gelegentlich münden die Milchgänge in die ursprüngliche epitheliale Grube, bei der jedoch die Eversion zur Warze ausgeblieben ist. Ein solcher Zustand ist zumeist angeboren und wird als **Hohlwarze** bezeichnet. (Er kann aber auch durch Retraktion der Warze infolge eines schnellwachsenden Drüsentumors verursacht werden.)

### Zusammenfassung: Haut und Anhangsorgane

#### Haut

Die epitheliale Komponente der Haut, die **Epidermis**, entsteht aus dem Ektoderm. Die bindegewebige Komponente, das **Corium** und die **Subcutis**, leiten sich von den Dermatomen der Somiten und aus dem parietalen Mesoderm der Leibeswand ab. Die **Melanozyten** stammen aus der Neuralleiste und wandern in die Epidermis und das Corium ein (Abb. 19.**1**). Die **Anhangsorgane**, die Haare, die Finger- und Fußnägel, die Talg-, Schweiß- und Milchdrüsen sowie die Zähne entwickeln sich aus epithelialen Knospen, die in das Mesoderm vorwachsen.

#### Haare

Die Haarknospen stülpen sich unten ein und nehmen die mesodermale Haarpapille mit Blutgefäßen und Nerven auf. Im Bereich der Haarpapille verhornen die Epithelzellen und schieben sich als Haarschaft durch den Stiel der Knospe nach oben, der damit zur epithelialen Wurzelscheide wird. Jedem Haar ist eine holokrine Talgdrüse zugeordnet, die ihr Sekret in die Wurzelscheide entleert (Abb. 19.**3**). Die **Lanugobehaarung** entsteht vom 8. Monat an und wird vor der Geburt wieder abgestoßen.

#### Brustdrüse

Die Milchdrüse entsteht aus der epithelialen Milchleiste, die sich bis auf die epitheliale Milchdrüsenknospe zurückbildet (Abb. 19.**4**). Aus der Knospe sprossen die Milchgänge aus. Die Brustwarze entsteht durch Eversion des

Grübchens, in das die Milchgänge münden. Der Fettkörper entwickelt sich in der Pubertät.

Entlang der Milchleiste können sich zusätzliche Brustwarzen (Polythelie) oder zusätzliche Brustdrüsen (Polymastie) bilden. Bei Ausbleiben der Eversion entsteht eine angeborene Hohlwarze.

### ? Fragen zur Vertiefung

1. Bei einer jungen Frau finden sich bei der klinischen Untersuchung beiderseits überzählige Brustwarzen in der Achselhöhle und auf dem Abdomen. Welches ist die embryologische Grundlage der überzähligen Brustwarzen? Warum sind sie in der Achselhöhle und in der Leistenregion lokalisiert?

# 20. Zentralnervensystem

Das zentrale Nervensystem (ZNS) wird beim menschlichen Embryo zu Beginn der 3. Entwicklungswoche als längliche, pantoffelförmige Platte aus verdicktem Ektoderm angelegt. Die **Neuralplatte** entsteht vor dem **Primitivknoten** über der Chorda. Der vordere Abschnitt ist besonders breit. Die Aufrichtung der **Neuralwülste** zu den **Neuralfalten** und die Ausbildung der **Neuralrinne** beginnt im mittleren Abschnitt (s. Abb. 5.1, S. 72).

Die Neuralfalten richten sich noch weiter auf und verschmelzen miteinander, so daß das **Neuralrohr** entsteht (s. Abb. 5.2 und 5.4). Die Verschmelzung erfolgt zuerst in der Halsregion im Bereich des vierten Somiten und schreitet von da aus in kranialer und kaudaler Richtung fort (s. Abb. 5.4, S. 74). Am kranialen und kaudalen Ende des Embryos erfolgt die Verschmelzung etwas später, so daß über den **Neuroporus anterior** bzw. **posterior** vorübergehend eine offene Verbindung zwischen dem Lumen des Neuralrohres und der umgebenden Amnionhöhle besteht (Abb. 5.4B). Der Verschluß des Neuroporus anterior findet im 18- bis 20-Somiten-Stadium (25. Tag) statt, der des Neuroporus posterior etwa 2 Tage später.

Das kraniale Ende des Neuralrohres weist schon frühzeitig drei deutliche Erweiterungen auf, die **primären Hirnbläschen**. Von vorn nach hinten werden diese Bläschen folgendermaßen benannt (Abb. 20.1 A):

- das **Prosenzephalon** oder **Vorderhirn**,
- das **Mesenzephalon** oder **Mittelhirn** und
- das **Rhombenzephalon** oder **Rautenhirn**.

Gleichzeitig mit der Anlage dieser Bläschen faltet sich das Neuralrohr nach ventral ein, so daß zwei Krümmungen entstehen: die **Nackenbeuge** an der Grenze zwischen Rautenhirn und Rückenmark und die **Scheitelbeuge** im Bereich des Mittelhirns (Abb. 20.1 A).

In der 5. Woche entstehen vor den Augenbläschen die Anlagen für die Großhirnhemisphären. Die Großhirnbläschen fassen die Vorderwand des ehemaligen Prosenzephalonbläschens als Lamina terminalis zwischen sich und bilden zusammen die Anlage des **Telenzephalons** oder **Endhirns**. Der Rest des Prosenzephalons wird damit zum **Dienzephalon** oder **Zwischenhirn** (Abb. 20.1 B).

Im Bereich des Rhombenzephalons knickt sich die Neuralanlage nach ventral ein. Es entsteht die **Brückenbeuge**. Das Dach des Rhombenzephalons zieht sich dünn aus (Abb. 20.1 B). Der vordere Abschnitt des Rhombenzephalons wird als

## 20. Zentralnervensystem

### Embryonale Gehirnbläschen und Entwicklung der fünf Gehirnabschnitte

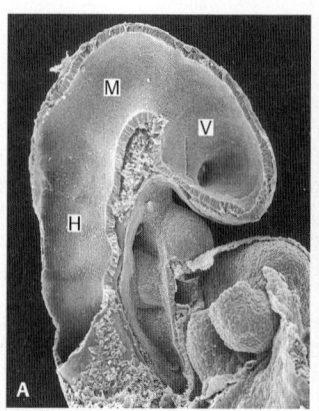 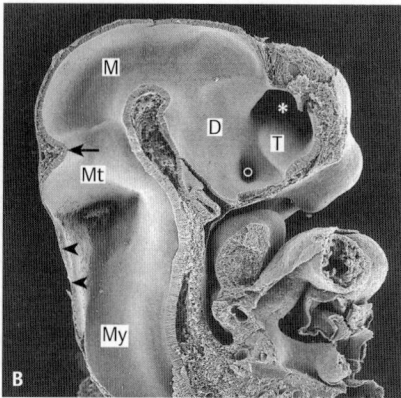

Abb. 20.1 Sagittalschnitte durch einen Mausembryo (Rasterelektronenmikroskopische Aufnahmen). **A** Ein einem 27 Tage alten menschlichen Embryo vergleichbares Stadium. Drei Gehirnbläschen sind zu erkennen: das Vorderhirn (V), das Mittelhirn (M) und das Rautenhirn (R). **B** Etwas später: Die drei Gehirnbläschen haben sich in das Telenzephalon (T), das Dienzephalon (D), das Mesenzephalon (M), das Metenzephalon (Mt) und das Myelenzephalon (My) unterteilt. *Sternchen*: Ausstülpung des Telenzephalons; *Pfeil*: Isthmus rhombencephali; *Pfeilköpfe*: Dach des 4. Ventrikels; *weißer Kreis*: Augenbecherstiel.

Metenzephalon (**Nachhirn**) bezeichnet, der hintere als **Myelenzephalon** (**Markhirn**).

Die embryonalen Gehirnbläschen bleiben als **Gehirnventrikel** erhalten. Sie sind mit Zerebrospinalflüssigkeit (Liquor) gefüllt und stehen mit dem **Zentralkanal des Rückenmarks** in direkter Verbindung. Die Großhirnhemisphären enthalten je einen **Seitenventrikel**. Die Seitenventrikel stehen über das **Foramen interventriculare** (**Monroi**) mit dem 3. Ventrikel in Verbindung. Der **3. Ventrikel** ist die Höhle des Dienzephalons. Sie wird nach vorn durch die Lamina terminalis begrenzt. Im Bereich der späteren Sehnervenkreuzung besteht ursprünglich eine offene Verbindung zum Augenbläschen. Das Lumen des Mesenzephalons verengt sich zu einem Kanal, dem **Aquaeductus cerebri** (**Sylvii**). Die Zerebrospinalflüssigkeit fließt aus dem 3. Ventrikel durch den Aquaeductus cerebri in die Höhle des Rhombenzephalonbläschens, die als **4. Ventrikel** erhalten bleibt und kaudal in den Zentralkanal des Rückenmarks übergeht.

# Rückenmark

## Neuralepithel, Mantelschicht und Marginalzone

Die Wand des Neuralrohres wird vom noch undifferenzierten **Neuralepithel** gebildet. Die **Neuralepithelzellen** erstrecken sich über die gesamte Breite der Neuralrohrwand und bilden ein dickes mehrreihiges Epithel (Abb. 20.**2**). Im Stadium der Neuralrinne und kurz nach dem Neuralrohrschluß teilen sich die Neuralepithelzellen rasch, und es kommt zu einer starken Zellvermehrung.

Nach dem Neuralrohrschluß entsteht aus den Neuralepithelzellen ein neuer Zelltyp mit einem großen runden Kern und blassem Kernplasma sowie einem dunkel gefärbten Nukleolus. Bei diesen Zellen handelt es sich um primitive Nervenzellen, d. h. um **Neuroblasten** (Abb. 20.**3**). Ihre Anzahl nimmt ständig zu. Sie bilden dann eine Schicht, die sich an das Neuralepithel anlagert und als **Mantelschicht** bezeichnet wird (Abb. 20.**4**). Die Mantelschicht entwickelt sich zur **grauen Substanz des Rückenmarks**. In der im Querschnitt schmetterlingsförmigen grauen Substanz liegen die Zelleiber und Zellkerne der Nervenzellen.

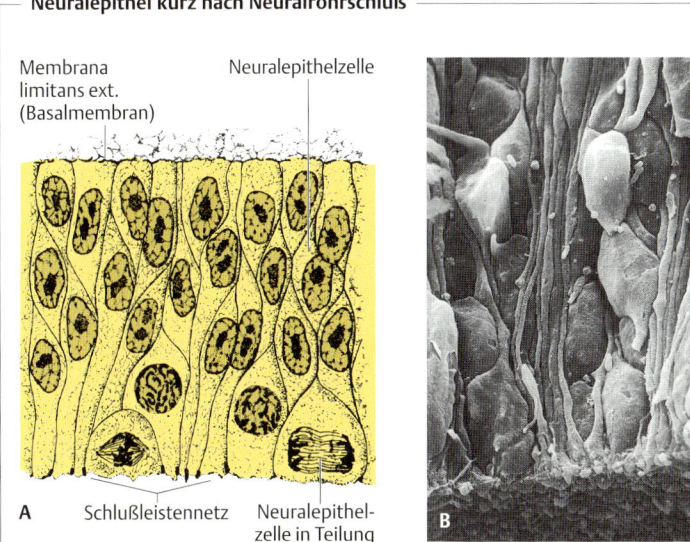

**Neuralepithel kurz nach Neuralrohrschluß**

Abb. 20.**2** **A** Die Neuroepithelzellen bilden ein mehrreihiges Epithel. Beachte die Mitosen an der zum Lumen gerichteten Oberfläche. **B** Rasterelektronenmikroskopische Aufnahme eines Schnitts durch das Neuralrohr eines Mausembryos im entsprechenden Stadium.

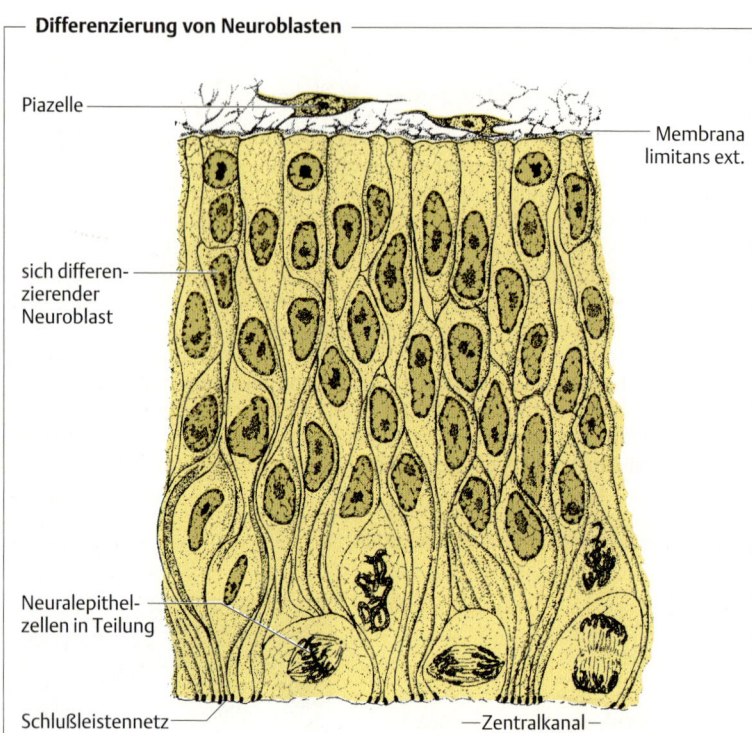

**Differenzierung von Neuroblasten**

- Piazelle
- Membrana limitans ext.
- sich differenzierender Neuroblast
- Neuralepithelzellen in Teilung
- Schlußleistennetz
- Zentralkanal

Abb. 20.**3** Querschnitt durch die Neuralrohrwand in einem gegenüber Abb. 20.**2** etwas fortgeschrittenen Stadium. Das Epithel besteht in der Hauptsache aus Neuralepithelzellen. Nur in der Peripherie direkt unterhalb von der Membrana limitans externa differenzieren sich Neuroblasten. Sie entstehen in immer weiter zunehmender Zahl aus den Neuroepithelzellen und bilden die Mantelzone.

Die äußerste Schicht des Rückenmarks enthält die Nervenfasern, die von den Neuroblasten in der Mantelschicht ausgehen, und heißt **Marginalzone** (Randschleier). Die Myelinhülle der Nervenfasern läßt diese Schicht schließlich weiß erscheinen, so daß sie als **weiße Substanz des Rückenmarks** bezeichnet wird (Abb. 20.**4** B).

## Entwicklung des Rückenmarks

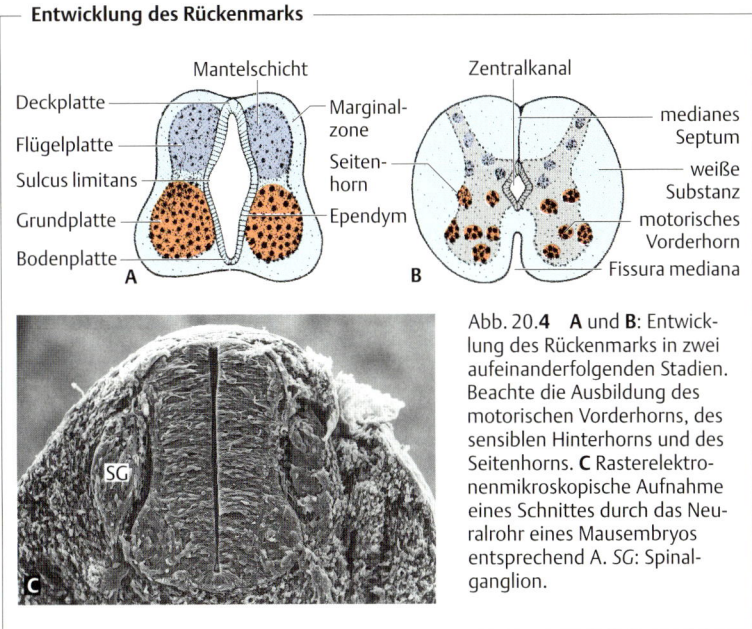

Abb. 20.4 **A** und **B**: Entwicklung des Rückenmarks in zwei aufeinanderfolgenden Stadien. Beachte die Ausbildung des motorischen Vorderhorns, des sensiblen Hinterhorns und des Seitenhorns. **C** Rasterelektronenmikroskopische Aufnahme eines Schnittes durch das Neuralrohr eines Mausembryos entsprechend A. *SG*: Spinalganglion.

## Grund- und Flügelplatte, Deck- und Bodenplatte

Da fortwährend neue Neuroblasten in die Mantelschicht eintreten, entsteht auf jeder Seite des Neuralrohres eine ventrale und eine dorsale Verdickung. Die ventralen Verdickungen enthalten als **Grundplatten** die Zellen des motorischen Vorderhorns und entwickeln sich zum motorischen Areal des Rückenmarks, während aus den dorsalen Verdickungen, den **Flügelplatten**, die sensiblen Areale entstehen (Abb. 20.4 A, B). An der inneren Oberfläche des Neuralrohres erscheint beiderseits eine longitudinale Rinne, der **Sulcus limitans**. Er stellt die Grenze zwischen den vorderen motorischen und den hinteren sensiblen Arealen dar (Abb. 20.4 A). Die dorsal und ventral in der Mittellinie gelegenen dünnen Wandabschnitte des Neuralrohres heißen **Deckplatte** und **Bodenplatte**. Sie enthalten keine Neuroblasten und dienen in erster Linie als Durchgangsgebiet für Nervenfasern, die von einer Seite des Rückenmarks zur anderen kreuzen. Zwischen motorischem Vorderhorn und sensiblem Hinterhorn entsteht das sehr viel kleinere **Seitenhorn** (Abb. 20.4 B). Es enthält in seinem dorsalen Anteil viszerosensible und in seinem ventralen Anteil viszeromotorische Kernareale.

## Histologische Differenzierung

**Nervenzellen:** Die **Neuroblasten** als Vorläufer von Nervenzellen entstehen ausschließlich durch Teilung aus den Neuralepithelzellen. Ursprünglich besitzen die Neuroblasen einen zentralen Fortsatz, der zum Lumen hin zieht (**vorläufiger Dendrit**). Wenn sie jedoch in die Mantelzone einwandern, verschwindet dieser Fortsatz und die Neuroblasten runden sich vorübergehend zu **apolaren Neuroblasten** ab (Abb. 20.5 A). Als nächster Schritt in der Differenzierung entwickeln sich zwei neue Zytoplasmafortsätze an den entgegengesetzten Zellpolen – es entstehen **bipolare Neuroblasten** (Abb. 20.5 B). Der eine Zellfortsatz verlängert sich rasch und wird zum **Axon**, während der andere am gegenüberliegenden Pol eine Reihe von Zytoplasmaverzweigungen entwickelt, die als **Dendriten** bezeichnet werden (Abb. 20.5 C). Die Zelle ist damit zum **multipolaren Neuroblasten** geworden und entwickelt sich zur **Nervenzelle** oder zum **Neuron** weiter. Mit der Differenzierung zum Neuroblasten verlieren die Zellen ihre Teilungsfähigkeit.

Die Neuroblasten in der Bodenplatte differenzieren sich zu **motorischen Vorderhornzellen**. Ihre Axone durchbrechen die Marginalzone und bilden die **ventrale motorische Wurzel des Spinalnervs**. Sie leiten die motorischen Erregungen vom Rückenmark zur quergestreiften Muskulatur (Abb. 20.6). Die Nervenfasern in der **dorsalen sensiblen Wurzel des Spinalnervs** gehen von den **pseudounipolaren Ganglienzellen** im Spinalganglion aus (Abb. 20.6 A). Sie enden an Neuronen in der Flügelplatte, die sich zum sensiblen Hinterhorn des Rückenmarks entwickelt.

**Gliazellen:** Der größte Teil der primitiven Stützzellen im Neuralrohr, die als **Glioblasten** bezeichnet werden, entsteht aus Neuralepithelzellen, nachdem die

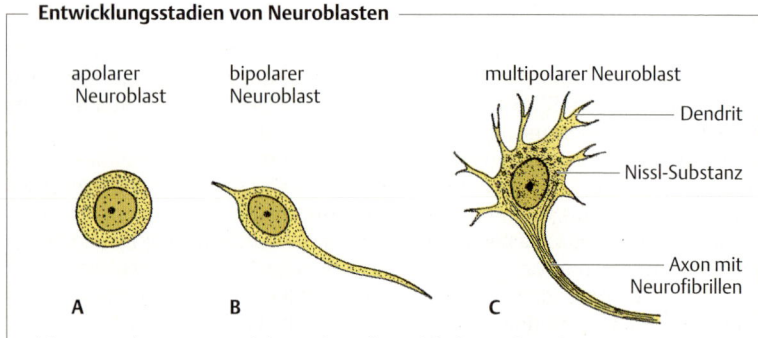

**Entwicklungsstadien von Neuroblasten**

A apolarer Neuroblast
B bipolarer Neuroblast
C multipolarer Neuroblast — Dendrit, Nissl-Substanz, Axon mit Neurofibrillen

Abb 20.5  Als Neuron wird die strukturelle und funktionelle Einheit einer Nervenzelle mit allen ihren Fortsätzen bezeichnet.

**Ausbildung des Spinalnervs**

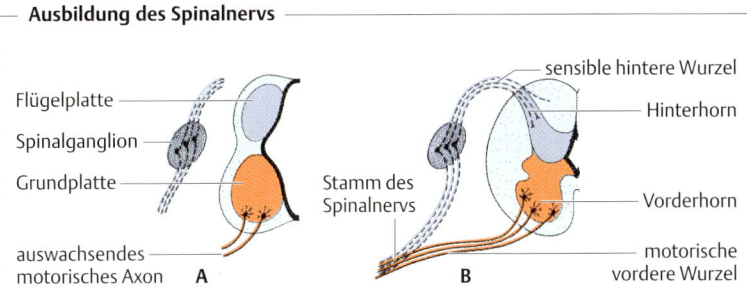

Abb. 20.6  **A** Die motorischen Axone wachsen aus der Grundplatte aus, die Fasern der Nervenzellen in den sensiblen Ganglien ziehen nach zentral und nach peripher. **B** Die Nervenfasern der ventralen motorischen und der dorsalen sensiblen Wurzel vereinigen sich zum Stamm des Spinalnervs.

Bildung von Neuroblasten beendet ist. Aus der Neuralepithelschicht wandern die Glioblasten in die Mantelschicht. Man nimmt an, daß einige auch bis in die Marginalzone weiterwandern. In der Mantelschicht differenzieren sie sich zu **protoplasmatischen** und **fibrillenreichen Astrozyten** (Abb. 20.7).

Eine weitere Form der Stützzelle, die wahrscheinlich von den Glioblasten abstammt, ist die **Oligodendrogliazelle**. Dieser Zelltyp findet sich hauptsächlich in der Marginalzone und bildet die Myelinschichten um die aufsteigenden und absteigenden Axone in der Marginalzone.

In der zweiten Hälfte der Schwangerschaft tritt eine dritte Form der Stützzelle im Zentralnervensystem auf, die **Mikrogliazelle** (Abb. 20.7). Sie hat die Eigenschaften eines Phagozyten und stammt vom Mesenchym ab, welches das Neuralrohr umgibt.

Wenn die Neuralepithelzellen aufgehört haben, Neuroblasten und Glioblasten zu bilden, entwickeln sie sich schließlich zu den **Ependymzellen**, die den Zentralkanal auskleiden.

**Neuralleiste:** Bei der Einsenkung der Neuralplatte tritt in den Neuralwülsten eine charakteristische Gruppe von Zellen auf. Sie stammen aus dem Ektoderm und werden als **Neuralleistenzellen** bezeichnet. Vorübergehend bilden sie eine Zwischenzone zwischen Neuralrohr und Oberflächenektoderm (s. Abb. 5.2 C, E, S. 73). Wenn sich das Neuralrohr geschlossen hat, wandern die Neuralleistenzellen als Einzelzellen mit amöboiden Bewegungen nach lateral aus und verteilen sich im gesamten Körper (Abb. 5.2 D, E). Beiderseits vom Neuralrohr bilden sie die segmental angeordneten **Spinalganglien** der Spinalnerven.

Die Neuroblasten in den Spinalganglien bilden ein Axon aus, das sich sogleich nach seinem Abgang aus dem Zelleib in zwei Nervenfasern aufgabelt (**pseudo-**

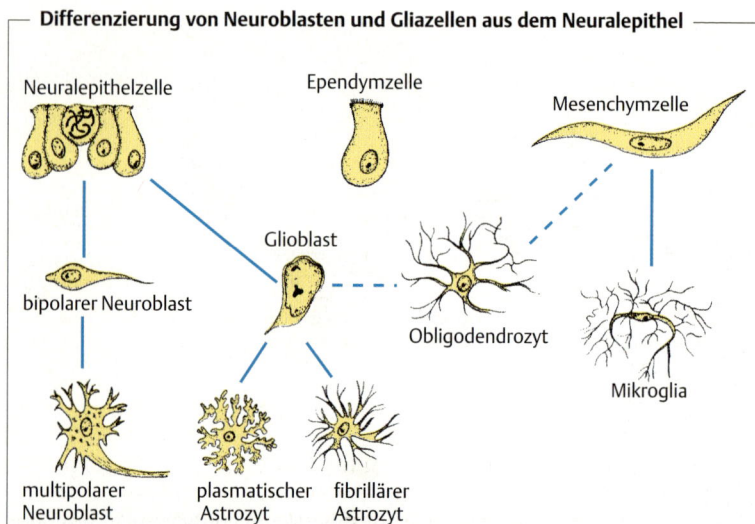

**Abb. 20.7** Die Neuroblasten, die fibrillären und protoplasmatischen Astrozyten und die Ependymzellen stammen von den Neuralepithelzellen ab. Die Mikroglia entwickelt sich aus Mesenchymzellen. Die Abstammung der Oligodendrozyten ist noch ungeklärt.

**unipolare Ganglienzelle**, Abb. 20.6 A). Eine der beiden Nervenfasern wächst nach zentral vor und dringt in den dorsalen Abschnitt des Neuralrohres ein. Dort endet sie entweder an einer Zelle in der Flügelplatte oder steigt in der Marginalschicht zu einem höheren Gehirnzentrum auf. Diese Fasern heißen in ihrer Gesamtheit **hintere sensible Wurzel des Spinalnervs** (Abb. 20.6 B). Die andere Nervenfaser der Spinalganglienzelle wächst nach peripher aus und vereinigt sich mit den Fasern der motorischen Vorderwurzel. Diese Fasern werden zum **sensiblen Anteil des Spinalnervs**. Sie enden in der Peripherie an den sensiblen Rezeptororganen.

Aus direkt unter der Ektodermschicht wandernden Neuralleistenzellen entwickeln sich die Pigmentzellen (Melanozyten) des Körpers. Außerdem stammen aus der Neuralleiste die Schwann-Zellen, die Sympathikoblasten und die übrigen Zellen für das periphere vegetative Nervensystem. Im Kopfbereich entsteht aus dem Neuralleistenmaterial Kopfmesenchym, aus dem unter anderem die Anlage des Chondrokraniums, die Kiemenbogenknorpel und die Odontoblasten hervorgehen.

**Spinalnerven:** Motorische Nervenfasern erscheinen in der 4. Woche. Sie gehen von den Nervenzellen in der Grundplatte, d. h. im Vorderhorn des Rückenmarks aus. Die Axone bilden Faserbündel, die als **ventrale Wurzel** das Rückenmark verlassen (Abb. 20.6). Die **dorsale Wurzel** besteht aus Fasern, die im **Spinalganglion** entstehen und nach zentral zum Hinterhorn des Rückenmarks ziehen. Die nach distal ziehenden Axone vereinigen sich mit den Fasern der ventralen Wurzel und bilden so den Stamm des Spinalnervs (Abb. 20.6). Dieser teilt sich sogleich in einen **dorsalen** und einen **ventralen Ast**. Die dorsalen Äste innervieren die dorsale Rückenmuskulatur, die Wirbelgelenke und die Rückenhaut. Die ventralen Äste innervieren die Extremitäten und die ventrale Leibeswand. Sie bilden den Plexus cervicalis, brachialis und lumbosacralis.

**Markscheidenbildung:** Die Markscheiden der peripheren Nerven werden von den **Schwann-Zellen** gebildet. Die Schwann-Zellen stammen aus der Neuralleiste und wandern über das Spinalganglion entlang der Nervenfasern in die Peripherie (Abb. 20.8 B). Sie umhüllen schließlich alle Axone, so daß diese nicht mehr mit anderen Zellen in Berührung kommen können. Vom 4. Monat an entwickeln sich die Schwann-Zellen der schnell leitenden Nervenfasern zu **Markscheiden**. Die Einsenkung der Oberflächenmembran der Schwann-Zelle, die das Axon enthält, wickelt sich spiralig mehrmals um das Axon herum. Dadurch wird das Axon von einer Vielzahl von Membranschichten umgeben. Da die Membranen aus **Myelin** bestehen, entsteht auf diese Weise eine isolierende Myelinschicht um das Axon, die als Markscheide bezeichnet wird (Abb. 20.8 C). Im Rückenmark ist die Myelinscheide der Nervenfasern völlig anderer Herkunft. Sie wird dort von den **Oligodendrogliazellen** gebildet (Abb. 20.8 B, C).

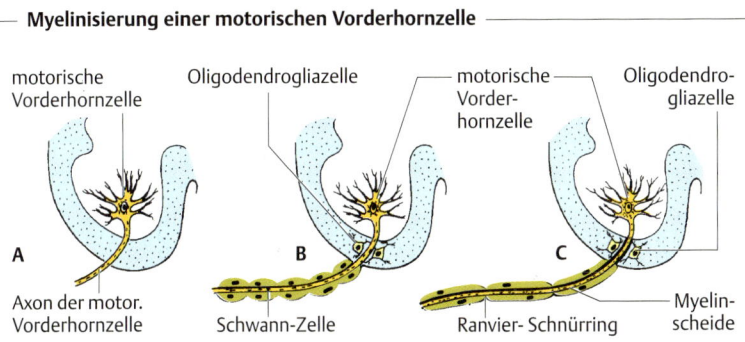

Abb. 20.8 **A** Motorische Vorderhornzelle (ohne Myelin). **B** und **C** Im Rückenmark ist das Axon von Oligodendroglia umgeben. Außerhalb des Neuralrohres lagern sich Schwann-Zellen an das Axon an.

# 20. Zentralnervensystem

Die Markscheidenbildung der Nervenfasern im Rückenmark beginnt etwa im 4. Monat des intrauterinen Lebens. Einige motorische Fasern, die von höheren Gehirnzentren zum Rückenmark absteigen, erhalten jedoch erst im Laufe des ersten Lebensjahres eine Markscheide. Wahrscheinlich werden die Bahnen im Nervensystem ungefähr in dem Entwicklungsstadium mit einer Markscheide versehen, in dem sie ihre Funktion aufnehmen.

## Lageveränderung des Rückenmarks

Im 3. Entwicklungsmonat, wenn die Scheitel-Steiß-Länge etwa 30 mm beträgt, erstreckt sich das Rückenmark über die gesamte Länge des Embryos. Die Spinalnerven treten durch die Foramina intervertebralia in der Höhe ihres Ursprungssegmentes aus (Abb. 20.9 A). Mit zunehmendem Alter wächst die Wirbelsäule jedoch schneller in die Länge als das Neuralrohr, das untere Ende des Rückenmarks verlagert sich somit immer weiter nach oben. Bei der Geburt liegt

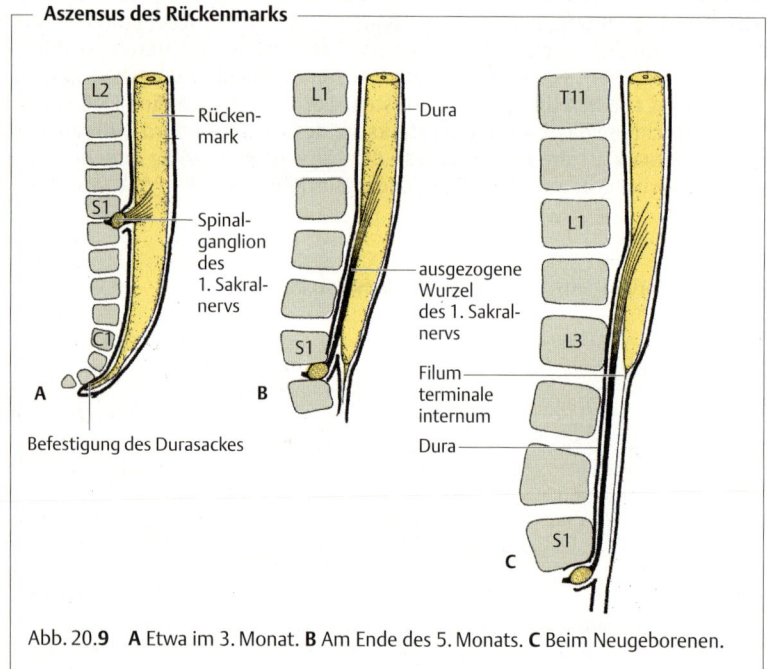

**Aszensus des Rückenmarks**

Abb. 20.9 **A** Etwa im 3. Monat. **B** Am Ende des 5. Monats. **C** Beim Neugeborenen.

es in Höhe des 3. Lendenwirbels (Abb. 20.9 C). Infolge dieses unterschiedlichen Wachstums verlaufen die Spinalnerven schräg abwärts von ihrem Ursprungssegment im Rückenmark zu dem entsprechenden Segment der Wirbelsäule. Der Durasack bleibt mit der Wirbelsäule verbunden und ist am Ende des Neuralkanals im Steißbein befestigt.

Beim Erwachsenen endet das Rückenmark auf der Höhe von L2. Unterhalb dieses Punktes erstreckt sich als Fortsetzung der Pia mater ein dünner Faden, das **Filum terminale**. Das Filum terminale ist am Periost des ersten Steißbeinwirbels befestigt und markiert den Weg des Rückenmarks. Die Gesamtheit der Nervenfasern unterhalb des unteren Endes des Rückenmarks heißt **Cauda equina**. Bei der **Lumbalpunktion** wird die Nadel zur Gewinnung von Liquor im unteren Lumbalbereich eingeführt, so daß eine Verletzung des Rückenmarks ausgeschlossen ist.

### ✚ *Klinische Bezüge*

Die meisten Fehlbildungen des Rückenmarks kommen durch Störungen des Neuralrohrschlusses in der 3. und 4. Entwicklungswoche zustande. Die Fehlbildungen werden insgesamt als **Neuralrohrdefekte** (neural tube defects, NTDs) bezeichnet. Sie schließen Fehlbildungen der Meningen, der Wirbel, der Muskeln und der Haut ein.

**Spina bifida:** Mit dem Ausdruck Spina bifida werden die verschiedensten Fehlbildungen bezeichnet. Die wörtliche Übersetzung bedeutet gespaltenes Rückgrat. Die Spaltbildung im Wirbelbogen kann mit und ohne Beeinträchtigung des Nervengewebes einhergehen. Schwere Defekte des Neuralrohrs kommen mit einer Häufigkeit von 1 : 1000 vor, mit einer großen Schwankungsbreite in Abhängigkeit von der Population.

**Spina bifida occulta:** In der einfachsten Form der Spina bifida ist die Verschmelzung der dorsalen Anteile der Wirbelbögen ausgeblieben. Das Rückenmark und die Nerven sind in der Regel nicht betroffen. Diese Fehlbildung findet sich gewöhnlich in der Lumbosakralregion (L4–S1) und kommt bei etwa 10% ansonsten normaler Leute vor. Sie wird von der Haut bedeckt und ist von außen nicht zu erkennen. Über dem betroffenen Bereich kann gelegentlich ein kleines Haarbüschel sitzen (Abb. 20.10 A).

**Spina bifida cystica:** Sind mehr als ein oder zwei Wirbel an dem Defekt beteiligt, wölben sich die Meningen des Rückenmarks durch die Öffnung vor und ein mit Haut überzogener Sack wird auf der Oberfläche sichtbar (**Meningozele**, Abb. 20.10 B). Dieser Sack kann so groß sein, daß er nicht nur die Meningen, sondern auch das Rückenmark und seine Nerven enthält. Dann heißt die Mißbildung **Meningomyelozele** und wird gewöhnlich nur von einer dünnen, leicht verletzbaren Membran bedeckt (Abb. 20.10 C und 20.11 A). In der Regel sind neurologische Ausfälle vorhanden. Eine weitere Form der Spina bifida entsteht dadurch, daß das Neuralrohr selbst sich nicht geschlossen hat und das Nervengewebe dann offen zutage liegt (**Myeloschisis** oder **Rachischisis**, Abb. 20.10 D, E und 20.11 B). Das Nervengewebe kann dabei tumoröse Wucherungen aufweisen. Das überschüssige Gewebe wird jedoch kurz vor oder nach der Geburt nekrotisch.

# 20. Zentralnervensystem

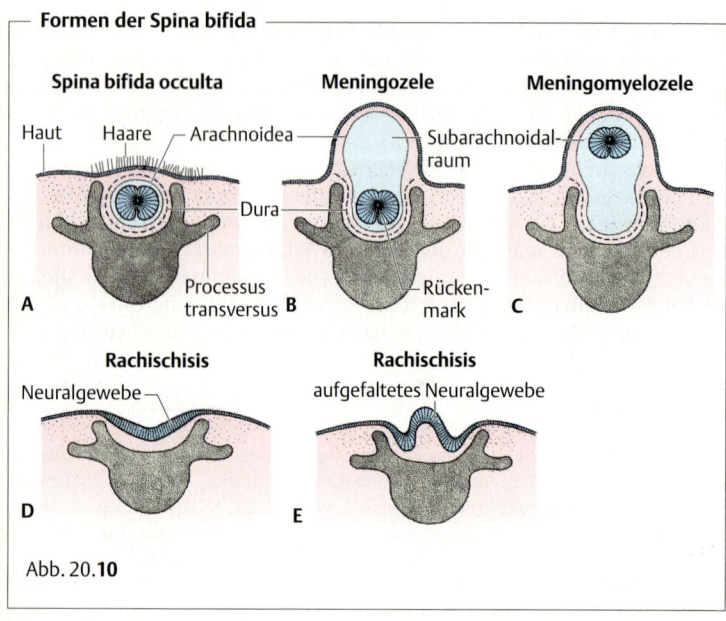

Formen der Spina bifida

Abb. 20.**10**

Die **Spina bifida cystica** kann vor der Geburt durch Ultraschall und durch die Bestimmung des α-Fetoproteins (AFP) im mütterlichen Blut oder in der Amnionflüssigkeit diagnostiziert werden. Da die Wirbel in der 12. Schwangerschaftswoche dargestellt werden können, lassen sich ab diesem Zeitpunkt Wirbelbogendefekte erkennen.
Neuralrohrdefekte entstehen durch Hyperthermie, Valproinsäure, Hypervitaminose A und eine große Zahl anderer Teratogene. Die Genese von Neuralrohrdefekten ist multifaktoriell. Die Wahrscheinlichkeit für das Auftreten eines Defektes nimmt signifikant zu, wenn bereits ein Kind mit der Fehlbildung geboren wurde. Es gibt Hinweise, daß eine Prophylaxe mit **Folsäure** das Auftreten von Neuralrohrdefekten in bestimmten Bevölkerungsgruppen reduziert.

## Neuralrohrdefekte in der Lumbosakralregion

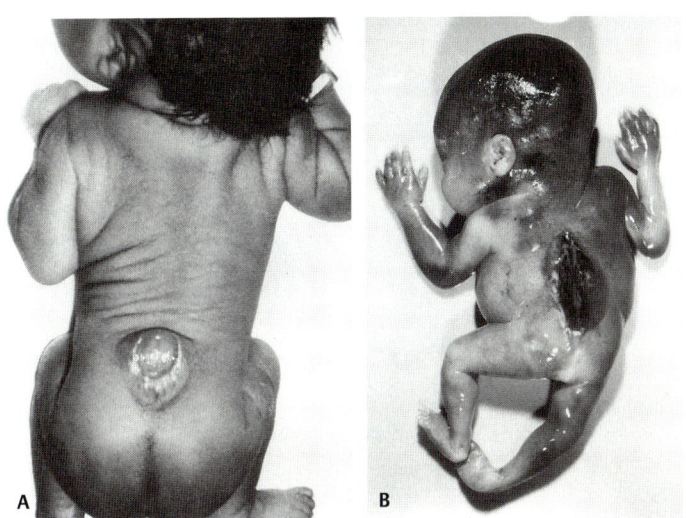

Abb. 20.**11** **A** Patient mit einer großen Meningomyelozele. **B** Patient mit Rachischisis, bei dem sich die Neuralfalten im unteren Thorax- und Lumbosakralbereich nicht aufgerichtet haben.

# Gehirn

Im Rhombenzephalon und im Mesenzephalon sind deutlich gegeneinander abgegrenzte **Grund-** und **Flügelplatten** vorhanden (Abb. 20.13 und 20.18). Im Prosenzephalon (Vorderhirn) ist die Flügelplatte stark und die Grundplatte nur wenig ausgeprägt.

## Rhombenzephalon

Das Rhombenzephalon (Rautenhirn) setzt sich aus dem **Myelenzephalon** (verlängertes Mark) im unteren und dem **Metenzephalon** (Nachhirn) im oberen Abschnitt der Rautengrube zusammen (Abb. 20.1 B und 20.12). Das Metenzephalon erstreckt sich von der Brückenbeuge bis zum Isthmus rhombencephali.

## Hirnbläschen bei einem 8 Wochen alten Embryo

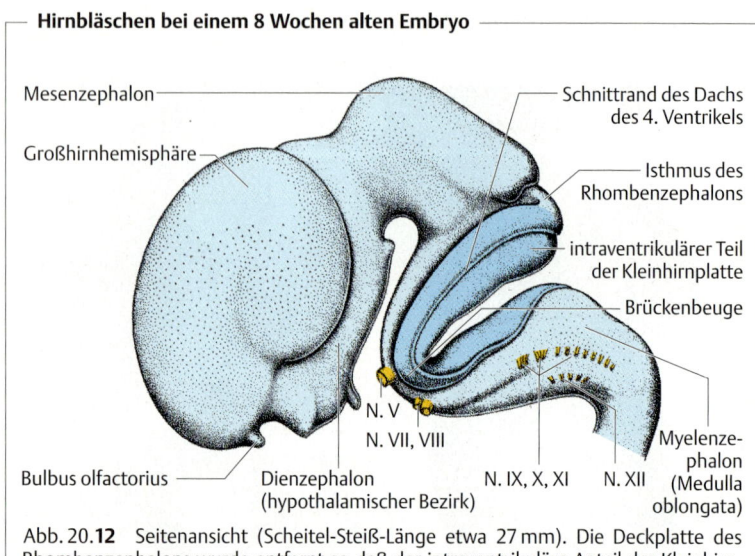

Abb. 20.12 Seitenansicht (Scheitel-Steiß-Länge etwa 27 mm). Die Deckplatte des Rhombenzephalons wurde entfernt so daß der intraventrikuläre Anteil der Kleinhirnplatte sichtbar ist. Beachte den Abgang der Hirnnerven.

## Myelenzephalon

Das Myelenzephalon wird auch als **Medulla oblongata (verlängertes Mark)** bezeichnet und unterscheidet sich vom Rückenmark nur dadurch, daß seine Seitenwände nach lateral aufgeklappt sind (Abb. 20.13 B, C). Flügel- und Grundplatten sind deutlich durch den Sulcus limitans getrennt. Wie im Rückenmark enthält die **Grundplatte** die motorischen Kerne. Diese Kerne gliedern sich in drei Gruppen (Abb. 20.13 C):

- eine mediale **somatomotorische** Gruppe,
- eine intermediäre **branchialmotorische** und
- eine laterale **viszeromotorische** Kerngruppe.

Die **somatomotorische Kerngruppe** enthält motorische Neurone, die das Vorderhorn des Rückenmarks in die Gehirnanlage fortsetzen. Da die somatomotorischen Kerne sich nach rostral bis in das Mesenzephalon erstrecken, spricht man von einer **somatomotorischen Säule**. Im Myelenzephalon enthält die somatomotorische Säule die Neurone des **N. hypoglossus**, die die Zungenmuskulatur versorgen. Im Metenzephalon und im Mesenzephalon wird die Säule von Neuronen gebildet, die den **N. abducens** (Abb. 20.14), den **N. trochlearis**

## 4. Ventrikel und Querschnitte durch das Myelenzephalon

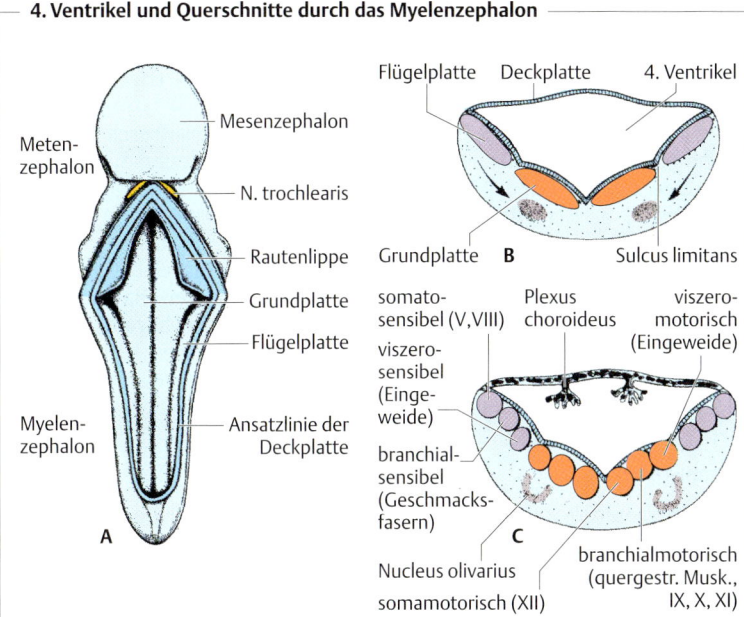

Abb. 20.**13** **A** Blick von dorsal auf den Boden des 4. Ventrikels nach Entfernung der Deckplatte bei einem 6 Wochen alten Embryo. Im Myelenzephalon sind die Grundplatte und die Flügelplatte und im Metenzephalon die Rautenlippe sichtbar. **B** und **C**: Lage und weitere Differenzierung der Grund- und Flügelplatten des Myelenzephalons in verschiedenen Entwicklungsstadien. Beachte die Ausbildung der Kerngruppen in den Grund- und Flügelplatten. Die *Pfeile* zeigen den Weg der Zellen aus der Flügelplatte in den Nucleus olivarius.

und den **N. oculomotorius** (Abb. 20.18) bilden. Die drei Nerven versorgen die äußere Augenmuskulatur.

Die **branchialmotorischen Kerne** erstrecken sich bis in das Metenzephalon und bilden so die branchialmotorische Säule. Ihre motorischen Neurone versorgen die **quergestreifte Muskulatur der Schlundbögen**. Im Myelenzephalon besteht die Säule aus den Kerngebieten des **N. accessorius**, des **N. vagus** und des **N. glossopharyngeus**.

Die **viszeromotorische Kerngruppe** enthält motorische Neurone, die die **unwillkürliche Muskulatur** des Respirationstraktes, des Darmrohres und des Herzens versorgen.

Die **Flügelplatte** enthält sensible/sensorische Schaltkerne, die ebenfalls in drei Gruppen gegliedert sind (Abb. 20.13 C):

- Die am meisten lateral gelegene **somatosensible Kerngruppe** besteht aus den zentralen Kernen für den **N. vestibulocochlearis** (sensorischer Eingang für das Gehör- und Gleichgewichtsorgan) sowie für den **N. trigeminus** (sensible Versorgung des Gesichtes).
- Die intermediäre **branchialsensible Gruppe** enthält Schaltkerne für die Geschmacksknospen der Zunge, des Gaumens, des Pharynx und der Epiglottis.
- Die mediale **viszerosensible Gruppe** enthält Schaltkerne für die Eingeweidesensibilität aus dem Magen-Darm-Trakt und dem Herzen.

Die Deckplatte des Myelenzephalons besteht aus einer einschichtigen Zellage von Ependymzellen, auf der die gefäßreiche Schicht der **Pia mater** liegt (Abb. 20.1 B und 20.13 B). Beide zusammen werden als **Tela choroidea** bezeichnet. Das gefäßreiche Mesenchym der Pia mater stülpt sich in den darunterliegenden 4. Ventrikel ein (Abb. 20.13 C und 20.15 D). Die zottenartigen Einstülpungen bilden den Plexus choroideus, der die Zerebrospinalflüssigkeit (Liquor) bildet.

## Metenzephalon

Das Metenzephalon (Nachhirn) besitzt wie das Myelenzephalon eine Grund- und eine Flügelplatte (Abb. 20.14). Im Metenzephalon entstehen zusätzlich zwei weitere Gehirnabschnitte: Dorsal entwickelt sich das **Kleinhirn (Cerebellum)**. Ventral entsteht die **Brücke (Pons)**, die als Verbindungsweg für Nervenfasern zwischen dem Rückenmark und den Rindenbezirken des Groß- und Kleinhirns dient.

Jede **Grundplatte** im Metenzephalon enthält drei Gruppen von motorischen Neuronen (Abb. 20.14):

**Kaudaler Abschnitt des Metenzephalons**

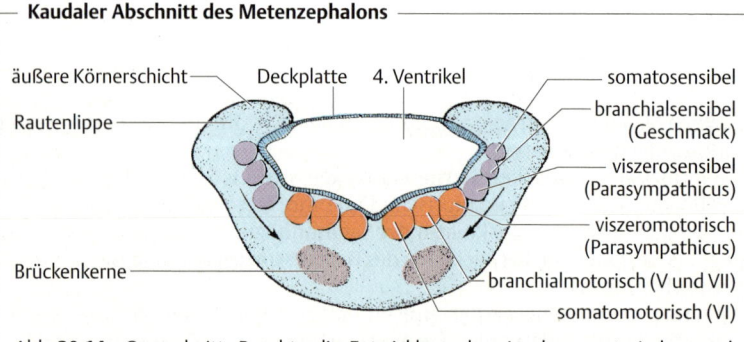

Abb. 20.14 Querschnitt. Beachte die Entwicklung der einzelnen motorischen und sensiblen Kernareale in den Grund- und Flügelplatten. Ein Teil der Rautenlippe wölbt sich in den 4. Ventrikel vor, während der andere die Deckplatte noch überragt.

- eine **mediale somatomotorische Gruppe**, die den Kern des **N. abducens** enthält,
- eine **branchialmotorische Gruppe**, die die motorischen Kerne des **N. trigeminus** und **N. facialis** umfaßt, von denen aus die Muskulatur des 1. und 2. Schlundbogens innerviert wird,
- eine **parasympathische viszeromotorische Gruppe**, die den **Nucleus salivatorius superior** enthält. Von diesem Kern ausgehende Fasern verlaufen im N. facialis und versorgen die Glandula submandibularis und sublingualis sowie die Tränendrüsen und die Drüsen der Nasenschleimhaut.

Im Metenzephalon breitet sich die Marginalschicht der Grundplatten stark aus, da sie als Brücke für die Nervenfasern dient, die die zerebralen und zerebellaren Rindenbezirke mit dem Rückenmark verbinden. Dieser Teil des Metenzephalons wird daher als **Pons (Brücke)** bezeichnet. Außer den genannten Nervenfasern enthält der Pons die Brückenkerne, die aus den Flügelplatten des Metenzephalons und Myelenzephalons stammen (Pfeile in Abb. 20.**14**).
Die **Flügelplatte** des Metenzephalons enthält drei sensible Kerngruppen:

- eine **laterale somatosensible** Gruppe, die die Nervenzellen des pontinen Abschnitts des **N. trigeminus** und einen kleinen Anteil des **vestibulocochlearen Komplexes** enthält,
- eine **branchialsensible Gruppe**, die aus dem kranialen Kern des Tractus solitarius besteht, und
- eine **parasympathische viszerosensible Gruppe**, die durch den kranialen Abschnitt des dorsalen sensiblen Vaguskerns repräsentiert ist (Abb. 20.**14**).

## Kleinhirn

Die dorsolateralen Kanten der Flügelplatten krümmen sich nach medial und bilden die **Rautenlippen** (Abb. 20.**13**A). Die Rautenlippen ragen in den 4. Ventrikel hinein und erheben sich nach oben noch über das Niveau der Deckplatte hinaus (extraventrikulärer Abschnitt). Aus ihnen entsteht das Kleinhirn (Abb. 20.**15**). Im kaudalen Abschnitt des Metenzephalons liegen die Rautenlippen weit auseinander und laufen dann direkt unterhalb vom Mesenzephalon in der Mittellinie zusammen (Abb. 20.**15**A). Die Brückenbeuge senkt sich noch weiter ein, so daß die Rautenlippen in zephalokaudaler Richtung zur **Kleinhirnplatte** zusammengedrückt werden. Bei einem 12 Wochen alten Embryo kann man an dieser Platte einen kleinen mittleren Abschnitt, die **Vermis**, und zwei laterale Bezirke, die **Hemisphären**, unterscheiden. Ein transversal verlaufender Spalt trennt dann bald den **Nodulus** von der Vermis und lateral den **Flocculus** von den Hemisphären ab (Abb. 20.**15**B). Dieser **Flocculus-Nodulus-Lappen** ist phylogenetisch der älteste Abschnitt des Kleinhirns und behält seine Verbindung zum Vestibularisgebiet bei. Später treten noch viele weitere Querfurchen auf und geben dem Kleinhirn sein für den Erwachsenen charakteristisches Aussehen.

## 20. Zentralnervensystem

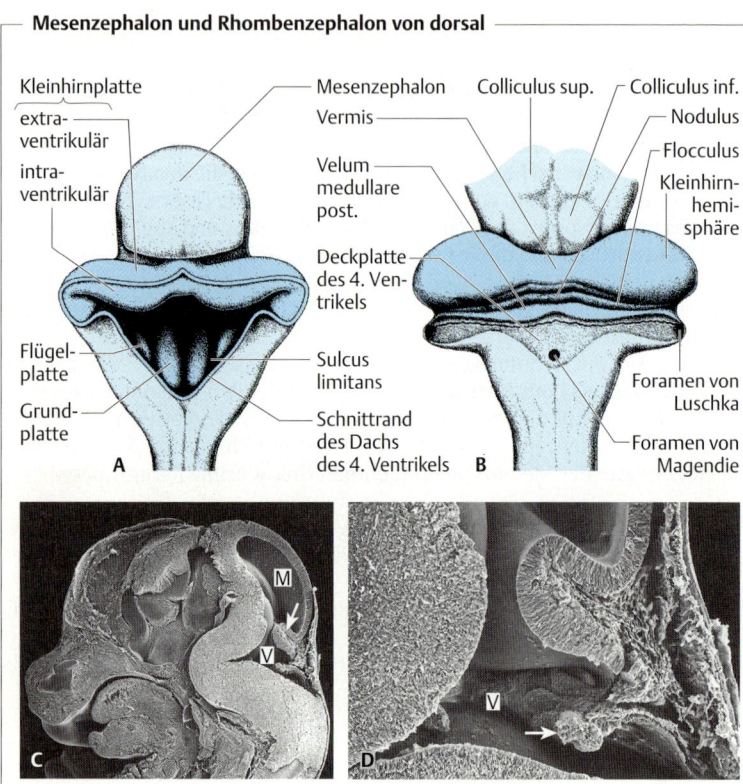

**Mesenzephalon und Rhombenzephalon von dorsal**

A: Kleinhirnplatte (extraventrikulär, intraventrikulär), Flügelplatte, Grundplatte, Mesenzephalon, Vermis, Velum medullare post., Deckplatte des 4. Ventrikels, Sulcus limitans, Schnittrand des Dachs des 4. Ventrikels

B: Colliculus sup., Colliculus inf., Nodulus, Flocculus, Kleinhirnhemisphäre, Foramen von Luschka, Foramen von Magendie

Abb. 20.15  **A** Beim 8 Wochen alten Embryo. Das Dach des 4. Ventrikels wurde entfernt, so daß der Boden des Ventrikels sichtbar ist. **B** Beim 4 Monate alten Embryo. Beachte die Fissura choroidea sowie die laterale und die mediale Öffnung im Dach des 4. Ventrikels. **C** Rasterelektronenmikroskopische Aufnahme eines Mausembryos in einem etwas jüngeren Stadium als in A (Längsschnitt). Die Anlage des Kleinhirns (*Pfeil*) wölbt sich in den 4. Ventrikel (*V*) vor. *M*: Mesenzephalon. **D** Vergrößerung der Kleinhirnregion. Hinter dem Kleinhirnwulst stülpt sich der Plexus choroideus (*Pfeil*) in das Dach des 4. Ventrikels ein.

Anfänglich setzt sich die **Kleinhirnplatte** aus dem Neuralepithel sowie aus einer Mantel- und einer Marginalschicht zusammen (Abb. 20.16 A). In der weiteren Entwicklung wandern Neuroblasten aus dem Neuralepithel durch die Marginalschicht an die Oberfläche des Kleinhirns und bilden die **äußere Körnerschicht**. Auf der Innenseite differenzieren sich die **Purkinje-Zellen**

## Entwicklung des Kleinhirns

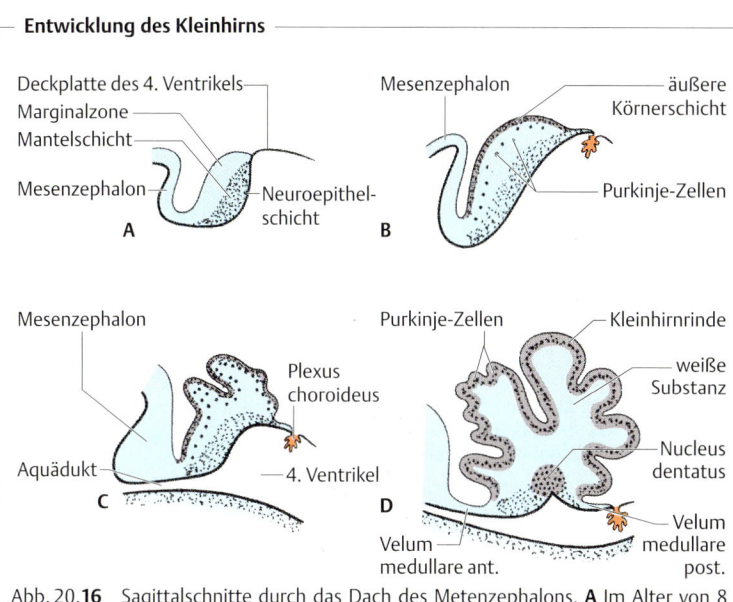

Abb. 20.**16** Sagittalschnitte durch das Dach des Metenzephalons. **A** Im Alter von 8 Wochen (etwa 30 mm). **B** 12 Wochen (70 mm). **C** 13 Wochen. **D** 15 Wochen. An der Oberfläche der Kleinhirnplatte entwickelt sich die äußere Körnerschicht (B und C). Später wandern die Zellen der äußeren Körnerschicht nach einwärts und bilden zusammen mit den Purkinje-Zellen die definitive Kleinhirnrinde. Der Nucleus dentatus ist einer der tiefen Kleinhirnkerne. Beachte das Velum anterior und posterior.

(Abb. 20.16 B). Die äußere Körnerschicht bildet eine Proliferationszone an der Oberfläche des Kleinhirns. Anders als bei den Neuroblasten im Neuralepithel der übrigen Gehirnabschnitte bleibt bei den Zellen dieser Schicht die Fähigkeit zur Zellteilung erhalten.

### Klinische Bezüge

In den letzten Jahren sind Kleinkinder mit Virusinfektionen (Zytomegalie-Virus) mit verschiedenen Medikamenten behandelt worden, die die DNS-Synthese blockieren. Da die DNS-Synthese bei der Bildung der Nervenzellen aus der äußeren Körnerschicht des Kleinhirns in diesem Lebensalter noch nicht abgeschlossen ist, hat diese antivirale Therapie möglicherweise Schäden in der Entwicklung der Kleinhirnneurone erzeugt.

Im 6. Schwangerschaftsmonat wandern Zellen aus der äußeren Körnerschicht nach einwärts und umgeben die Purkinje-Zellen (Abb. 20.17 A). Auf diese Weise

## Entwicklung der Kleinhirnrinde

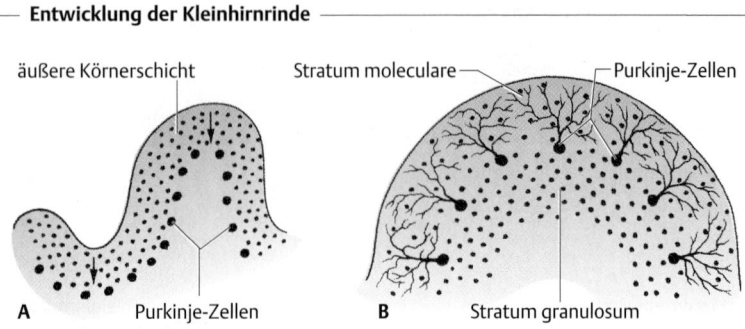

**Abb. 20.17** **A** Die äußere Körnerschicht an der Oberfläche des Kleinhirns stellt eine Proliferationszone dar, aus der die Körnerzellen, die Korbzellen und die Sternzellen hervorgehen. Die *Pfeile* deuten die Wanderungsrichtung dieser Zellen an. **B** Nach der Geburt bilden die Zellen das Stratum moleculare an der Oberfläche und das Stratum granulosum unterhalb der Ganglienzellschicht mit den Purkinje-Zellen.

entstehen aus der äußeren Körnerschicht nacheinander die **Körnerzellen**, die **Korbzellen** und die **Sternzellen**. Die Kleinhirnrinde erreicht erst nach der Geburt ihre definitive Ausformung (Abb. 20.17 B).

Die vor und hinter dem Kleinhirn gelegenen Abschnitte der Deckplatte des 4. Ventrikels differenzieren sich zum vorderen und hinteren Velum medullare (Abb. 20.16 D).

## Mesenzephalon

Das Mesenzephalon (Mittelhirn) stellt morphologisch gesehen das primitivste der Gehirnbläschen dar (Abb. 20.18). Jede **Grundplatte** enthält zwei Gruppen von motorischen Kernen:

- eine mediale **somatomotorische Gruppe** in Gestalt der **Okulomotorius-** und **Trochleariskerne**, von denen aus die Augenmuskulatur versorgt wird, und
- eine kleine **parasympathische viszeromotorische Kerngruppe**, verkörpert durch den **Nucleus Edinger-Westphal**, von dem aus der **M. sphincter pupillae** innerviert wird (Abb. 20.18 B).

Die Marginalschicht jeder Grundplatte vergrößert sich und bildet einen Hirnschenkel oder ein **Crus cerebri**. Die Crura dienen als Durchgangsweg für die Nervenfasern, die aus der Hirnrinde in die unteren Zentren in der Brücke und im Rückenmark absteigen. Beim Erwachsenen bilden diese Fasern die kortikospinalen, kortikobulbären und kortikopontinen Bahnen.

## Differenzierung des Mesenzephalons

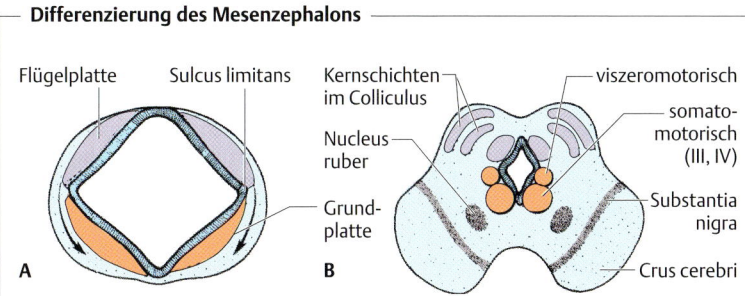

Abb. 20.18 Lage und Differenzierung der Grund- und Flügelplatten im Mesenzephalon in verschiedenen Entwicklungsstadien (Querschnitt). Die *Pfeile* in A zeigen die Wanderungsrichtung der Zellen aus der Flügelplatte an, die den Nucleus ruber und die Substantia nigra bilden. Beachte die verschiedenen motorischen Kerne in der Grundplatte.

Die **Flügelplatten** des Mesenzephalons bilden zuerst zwei longitudinale Erhebungen, die durch eine seichte Eindellung voneinander getrennt sind (Abb. 20.18). Durch eine querverlaufende Furche entstehen dann die **Vierhügel** (**Colliculi**, Abb. 20.18 B). Die Kerne in den vorderen Vierhügeln dienen als synaptische Relaisstationen für visuelle Impulse, die im Mittelhirn in motorische Impulse für automatische Kopf- und Augenbewegungen umgesetzt werden, mit denen die Augen z.B. einem sich bewegenden Gegenstand nachgeführt werden. Entsprechend werden in den hinteren Vierhügeln Informationen aus dem Hör- und Gleichgewichtsorgan (N. VIII) in motorische Stell- und Lageimpulse umgewandelt.

Die Vierhügel entstehen durch mehrere Proliferationsschübe im darunterliegenden Neuralepithel. Die Neuroblasten wandern in die Marginalzone ein und ordnen sich dort in mehreren Schichten an (Abb. 20.18 B).

## Dienzephalon

**Deckplatte und Epiphyse:** Das Zwischenhirn entwickelt sich aus dem mittleren Abschnitt des Prosenzephalons und besteht aus einer Deckplatte und zwei Flügelplatten (Abb. 20.1 B und 20.12), während Boden- und Grundplatten fehlen. Die Deckplatte des Dienzephalons besteht aus Ependymzellen, die von gefäßreichem Mesenchym bedeckt sind. Diese beiden Schichten zusammen bilden später den **Plexus choroideus des 3. Ventrikels**. Der kaudalste Teil der Deckplatte beteiligt sich nicht an der Bildung des Plexus choroideus, sondern wird zur **Epiphyse (Corpus pineale)**. Die Anlage besteht zuerst aus einer Epithelverdickung in der Medianlinie und beginnt dann in der 7. Woche sich auszustülpen

(Abb. 20.**19** und 20.**20**). Schließlich entwickelt sie sich zu einem soliden Organ auf dem Dach des Mesenzephalons (Abb. 20.**24**). Über die funktionelle Bedeutung der Epiphyse sind viele Theorien aufgestellt worden. In ihrer Umgebung liegen vegetative Zentren, über die die von der Tag- und Nachtlänge abhängigen Rhythmen gesteuert werden. Es handelt sich ursprünglich um ein sensibles Organ für Lichtreize. Beim Menschen wird häufig Kalk in der Epiphyse abgelagert; deshalb kann sie als Orientierungspunkt bei einer Röntgenaufnahme des Schädels benutzt werden.

**Flügelplatte, Thalamus und Hypothalamus:** Die Flügelplatten bilden die Seitenwände des Zwischenhirns. Eine Rinne, der **Sulcus hypothalamicus**, unterteilt die Flügelplatte in einen dorsalen und einen ventralen Bereich, den **Thalamus** und den **Hypothalamus** (Abb. 20.**19** und 20.**20**).

Infolge seines lebhaften Wachstums wölbt sich der Thalamus allmählich in die Lichtung des Dienzephalons vor. Der Thalamus dehnt sich häufig so stark aus, daß die Anlagen der rechten und linken Seite miteinander in der Mitte verschmelzen und auf diese Weise die **Adhaesio interthalamica** bilden. Im Thalamus werden alle sensiblen und sensorischen Impulse (mit Ausnahme der Riechbahn) umgeschaltet, bevor sie die Großhirnrinde erreichen. Schmerz und unbestimmte Berührungsreize können im Thalamus selbst wahrgenommen werden.

Der Hypothalamus im unteren Abschnitt der Flügelplatte zerfällt ebenfalls in eine Reihe von einzelnen Kernen. Diese Kerngebiete dienen als Steuerungszentren für vegetative Funktionen wie Schlaf, Verdauung, Körpertemperatur und emotionales Verhalten. Die **Corpora mamillaria** fallen unter diesen Kernarea-

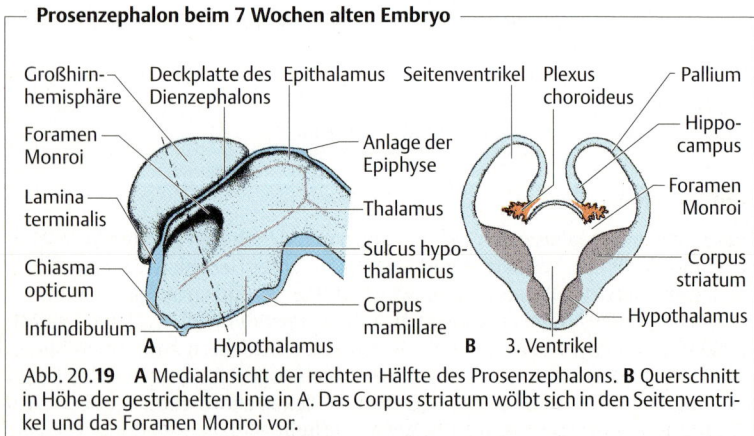

**Prosenzephalon beim 7 Wochen alten Embryo**

Abb. 20.**19** **A** Medialansicht der rechten Hälfte des Prosenzephalons. **B** Querschnitt in Höhe der gestrichelten Linie in A. Das Corpus striatum wölbt sich in den Seitenventrikel und das Foramen Monroi vor.

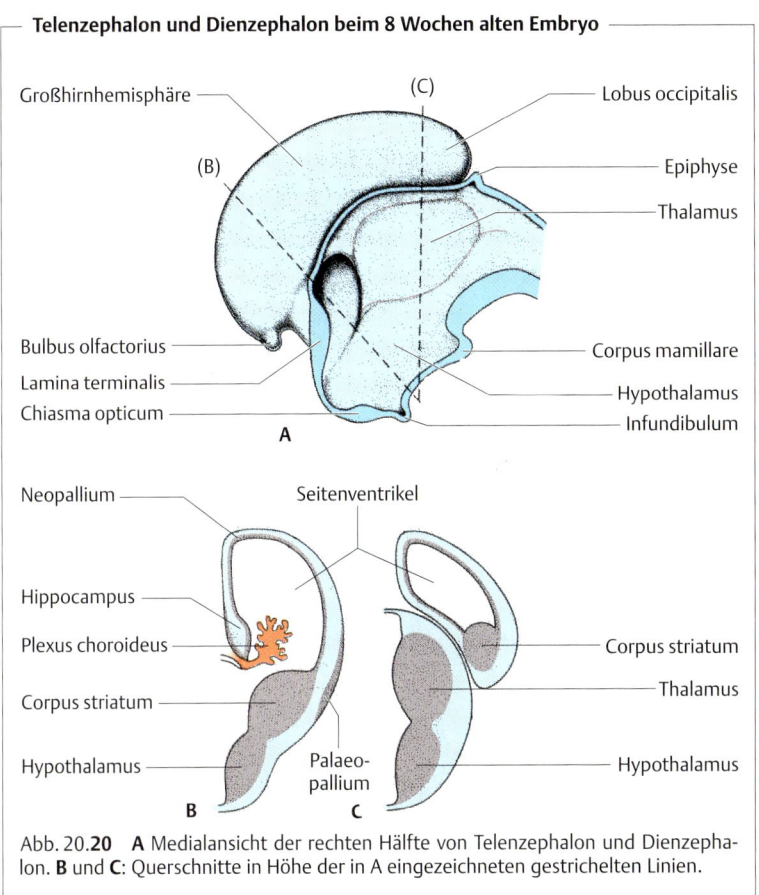

**Telenzephalon und Dienzephalon beim 8 Wochen alten Embryo**

Abb. 20.**20** **A** Medialansicht der rechten Hälfte von Telenzephalon und Dienzephalon. **B** und **C**: Querschnitte in Höhe der in A eingezeichneten gestrichelten Linien.

len besonders ins Auge, da sie sich auf der ventralen Oberfläche des Hypothalamus beiderseits der Mittellinie vorwölben (Abb. 20.**19**A und 20.**20** A).

**Hypophyse:** Die Hypophyse entwickelt sich aus zwei völlig verschiedenen Anteilen (Abb. 20.**21** A):

- einer ektodermalen Ausstülpung des Stomodeum, die unmittelbar vor der Rachenmembran liegt und als **Rathke-Tasche** bezeichnet wird, und
- einer nach unten gerichteten Erweiterung des Zwischenhirns, dem **Infundibulum**.

## Entwicklung der Hypophyse

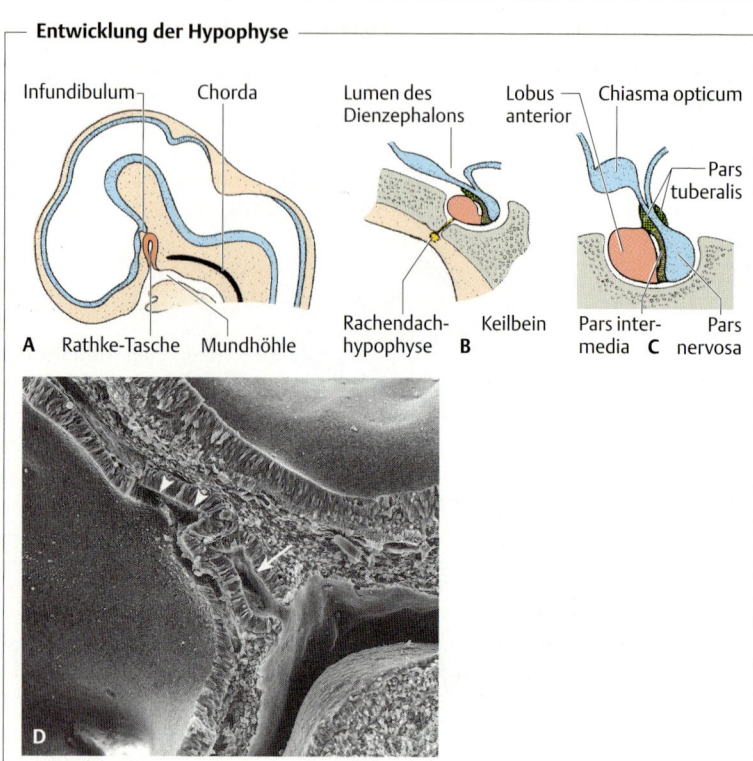

Abb. 20.21 **A** Sagittalschnitt durch den Kopfteil eines 6 Wochen alten Embryos, der die Rathke-Tasche als dorsale Aussackung der Mundhöhle und das Infundibulum als Verdickung am Boden des Dienzephalons zeigt. **B** und **C**: Sagittalschnitte durch die Anlage der Hypophyse in der 11. bzw. 16. Entwicklungswoche. Beachte die Entwicklung der Pars tuberalis, die den Stiel der Pars nervosa umgibt. **D** Hohe Vergrößerung einer rasterelektronenmikroskopischen Aufnahme im Stadium von A. Die Rathke-Tasche (*Pfeil*) und das Infundibulum (*Pfeilköpfe*) sind zu erkennnen.

Bei 3 Wochen alten Embryonen tritt die Rathke-Tasche als Ausstülpung des Stomodeums auf und wächst nach dorsal auf das Infundibulum zu. Am Ende des 2. Monats verliert sie ihre Verbindung mit der Mundhöhle und steht dann mit dem Infundibulum in enger Berührung.

In der weiteren Entwicklung vermehren sich die Zellen in der Vorderwand der Rathke-Tasche lebhaft und bilden den **Hypophysenvorderlappen** (Abb. 20.21 B). Später wächst ein kleiner Fortsatz dieses Lappens, die **Pars tuberalis**, an dem

Infundibulumstiel hoch und umschließt ihn (Abb. 20.21 C). Die Hinterwand der Rathke-Tasche entwickelt sich zur Pars intermedia, die beim Menschen wenig Bedeutung zu haben scheint.

Aus dem Infundibulum entstehen der Hypophysenstiel und der **Hypophysenhinterlappen** (**Neurohypophyse,** Abb. 20.21 C). Der Hinterlappen besteht aus Gliazellen, die sich zu Pituizyten differenzieren. Außerdem enthält er die Axone der Nervenzellen aus den hypothalamischen Kernen.

### Klinische Bezüge

Gelegentlich kann ein kleiner Rest der Rathke-Tasche im Dach des Pharynx zurückbleiben. Er wird als **Rachendachhypophyse** bezeichnet.

**Kraniopharyngiom:** Aus den Resten der Rathke-Tasche kann sich ein Tumor entwickeln. Die Tumoren können in der Sella turcica oder im Bereich des Hypophysenstiels liegen, normalerweise sind sie jedoch oberhalb der Sella lokalisiert. Sie können einen Hydrozephalus und typische hypophysäre Störungen hervorrufen (Diabetes insipidus, Kleinwuchs usw.).

### Telenzephalon

Das Telenzephalon (Endhirn) besteht aus zwei lateralen Ausstülpungen des vordersten Hirnbläschens, den **Großhirnhemisphären**, und einem medialen Anteil, der **Lamina terminalis** (Abb. 20.1, 20.19 und 20.20). Die Höhlen des Endhirns sind die Seitenventrikel. Sie kommunizieren mit dem Lumen des Dienzephalons durch die **Foramina interventricularia Monroi** (Abb. 20.19).

**Großhirnhemisphären:** Die Großhirnhemisphären entstehen zu Beginn der 5. Entwicklungswoche als bilaterale Aussackungen der lateralen Wand des Prosenzephalons (Abb. 20.19 A). Um die Mitte des 2. Monats beginnt die Mantelschicht im basalen Abschnitt der Hemisphären (also der Abschnitt, der ursprünglich die nach vorn gerichtete Fortsetzung des Thalamus bildete) sich zu vergrößern. Infolgedessen wölbt sich dieses Gebiet in das Lumen des Seitenventrikels und in den unteren Abschnitt des Foramen Monroi vor (Abb. 20.19 B und 20.20). Am Boden der Seitenventrikel entstehen so zum Großhirn gehörige motorische Kerne, die als **Basalganglien** (späteres **Corpus striatum**) bezeichnet werden. Als Teil des extrapyramidalen Systems dienen sie der Regulation unbewußter Mitbewegungen.

Die übrige Hemisphärenwand stellt die Anlage der Großhirnrinde dar und wird als **Pallium** bezeichnet (Abb. 20.20 B). Im Bereich, in dem die Hemisphärenwand das Dach des Zwischenhirns berührt, entwickeln sich keine Neuroblasten. An dieser Stelle bleibt die Hemisphärenwand dünn (Abb. 20.19 B). Sie besteht aus einer Lage von Ependymzellen, die von Gefäßmesenchym überzogen ist und bildet den **Plexus choroideus**. Seine Lage an der medialen Oberfläche der Hemisphäre kommt durch das unterschiedliche Wachstum der einzelnen

Hemisphärenabschnitte zustande. Der Plexus ist entlang der **Fissura choroidea** befestigt und ragt von dort aus in den Seitenventrikel vor (Abb. 20.**20** und 20.**22**).

Direkt oberhalb der Fissura choroidea verdickt sich die Wand des Palliums und bildet den **Hippocampus**, einen Rindenbezirk des Archipalliums (Abb. 20.**19** B und 20.**20** B). Der Hippocampus gehört zu dem eng mit dem Riechhirn verbun-

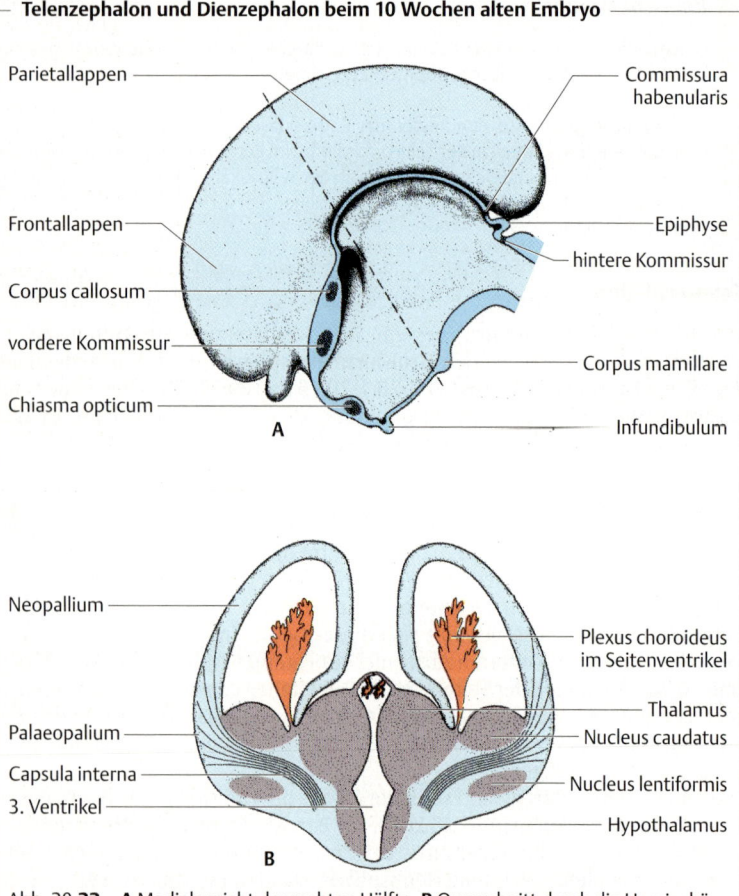

Abb. 20.**22** **A** Medialansicht der rechten Hälfte. **B** Querschnitt durch die Hemisphäre und das Dienzephalon in Höhe der in A eingezeichneten gestrichelten Linie.

denen limbischen System. Er wölbt sich in den Seitenventrikel vor. Mit der Ausbildung des Corpus callosum (Abb. 20.24) und der Ausweitung des Telenzephalons wird die Hippocampusformation in den Temporallappen verlagert.

Die Hemisphären dehnen sich immer weiter aus und bedecken schließlich die seitlichen Abschnitte vom Dienzephalon und Mesenzephalon sowie den kranialen Anteil des Metenzephalons (Abb. 20.22 bis 20.24). Durch die Wachstumsbewegung der Großhirnhemisphären werden auch die Basalganglien am Boden der Seitenventrikel ausgedehnt. Im Zuge der Entwicklung der Hirnrinde verbinden immer mehr afferente und efferente Axone die Rinde mit dem Gehirnstamm und dem Rückenmark. Die Fasern nehmen jeweils den kürzesten Weg und durchbrechen dabei die Grenze zwischen der medialen Wand des Seitenventrikels und dem Dienzephalon (Abb. 20.22 B). In ihrer Gesamtheit werden sie als **Capsula interna** bezeichnet. Diese Fasern (weiße Substanz) unterteilen die Basalganglien am Boden des Telenzephalons in den **Nucleus caudatus** und das **Putamen**. Das auf diese Weise abgetrennte Putamen bildet nun zusammen mit dem aus der Wand des Dienzephalons stammenden **Globus pallidus** den **Nucleus lentiformis** (Abb. 20.22). Der Kopf des Nucleus caudatus bleibt jedoch weiterhin durch Kernbrücken mit der Oberkante des Putamens verbunden. Beide Kerne bilden eine funktionelle Einheit und werden als **Corpus striatum** bezeichnet, da die hindurchtretenden Fasern ihnen ein gestreiftes Aussehen geben.

Die aus der Hirnrinde absteigenden Fasern gelangen durch die Capsula interna direkt in die Hirnschenkel am Boden des Mesenzephalons (Abb. 20.22 B) und von dort in den Bereich der Brücke. Die mediale Wand der Seitenventrikel verschmilzt mit der Wand des Dienzephalons. Dadurch kommt der Nucleus caudatus neben den Thalamus zu liegen (Abb. 20.20 C und 20.22 B).

Die Großhirnhemisphären dehnen sich nach vorn, hinten und unten weiter aus und bilden dort die Stirn- (Frontal-), Schläfen- (Temporal-) und Hinterhauptslappen (Okzipitallappen). Der Bereich über dem Corpus striatum bleibt dabei im Wachstum zurück, so daß das Areal zwischen Frontal- und Temporallappen schließlich eine Einsenkung bildet, die als **Insel** bezeichnet wird (Abb. 20.23 A). Das Gebiet wird später von den benachbarten Lappen überwachsen und ist bei der Geburt fast völlig von ihnen bedeckt. Gegen Ende des Fetallebens vergrößert sich die Oberfläche der Großhirnhemisphären so rasch, daß eine große Zahl von Windungen (**Gyri**) auftreten, die durch Furchen (**Sulci**) voneinander getrennt sind (Abb. 20.23 B).

**Entwicklung der Großhirnrinde:** Die Großhirnrinde entwickelt sich aus dem **Pallium** (Abb. 20.19), das sich in zwei Regionen einteilen läßt (Abb. 20.22 B):

- das **Palaeopallium** oder das **Archipallium**, ein Gebiet, das direkt lateral an das Corpus striatum anschließt, und
- das **Neopallium**, das sich zwischen dem Hippocampus und dem Palaeopallium entwickelt.

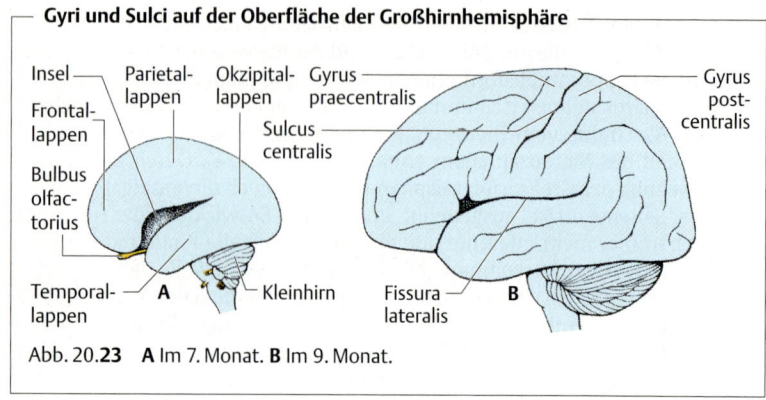

**Gyri und Sulci auf der Oberfläche der Großhirnhemisphäre**

Abb. 20.23  **A** Im 7. Monat. **B** Im 9. Monat.

Im Neopallium wandern Wellen von Neuroblasten an die Oberfläche unter die Pia mater und differenzieren sich dort zu reifen Neuronen. Jede neu ankommende Welle von Neuroblasten wandert durch die zuvor gebildete Zellschicht hindurch, bis die neuen Zellen selbst an der subpialen Oberfläche liegen. Deshalb sind die sich zuerst differenzierenden Neurone in tiefen Schichten der Rinde lokalisiert, während diejenigen, die sich zuletzt entwickeln, an der Oberfläche liegen.

Bei der Geburt weist die Hirnrinde eine Schichtengliederung auf. Der motorische Cortex enthält sehr viele **Pyramidenzellen,** während die sensiblen/sensorischen Gebiete durch **Körnerzellen** charakterisiert sind.

**Kommissuren:** Beim Erwachsenen sind die rechte und die linke Hemisphäre durch Faserstränge miteinander verbunden, die die Mittellinie überkreuzen und als **Kommissuren** bezeichnet werden. Die wichtigsten dieser Querverbindungen benutzen als Weg die **Lamina terminalis,** die als zentraler Teil des Telenzephalons von der Deckplatte des Dienzephalons bis zum Chiasma opticum reicht (Abb. 20.19 A, 20.22 A und 20.24). Als erste der Querverbindungen tritt die **Commissura anterior** auf. Sie wird im 3. Entwicklungsmonat sichtbar und besteht aus Fasern, die den Bulbus olfactorius und die benachbarten Gehirnareale einer Hemisphäre mit den entsprechenden Bezirken der Gegenseite verbinden (Abb. 20.22 und 20.24).

Als zweite Kommissur entsteht die **Commissura fornicis** oder **hippocampi.** Der Fornix ist ein längsverlaufendes Fasersystem in der Seitenwand des Telenzephalons unter dem späteren Balken, direkt über der Fissura choroidea. Die Fasern gehen vom Hippocampus aus und verlaufen bogenförmig über die Deckplatte des Dienzephalons. Sie ziehen vor dem Foramen interventriculare vorbei nach unten und enden im Corpus mamillare am Boden des Dienzephalons. Un-

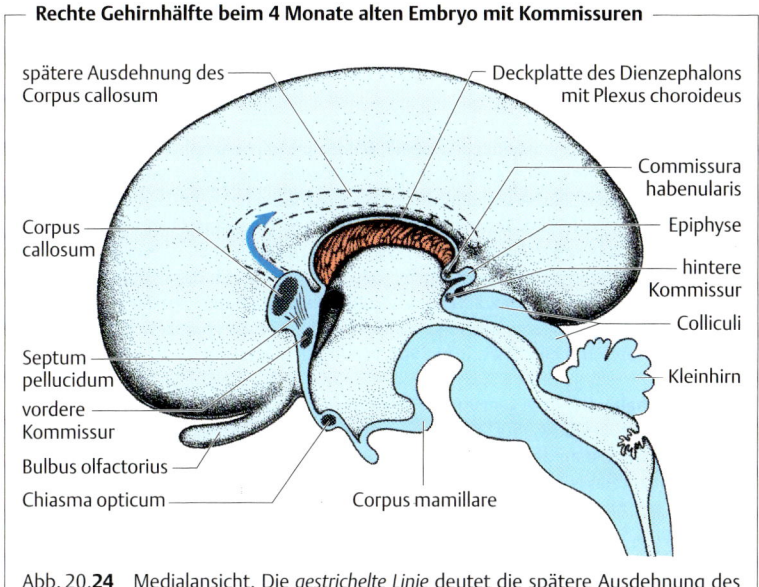

**Rechte Gehirnhälfte beim 4 Monate alten Embryo mit Kommissuren**

- spätere Ausdehnung des Corpus callosum
- Corpus callosum
- Septum pellucidum
- vordere Kommissur
- Bulbus olfactorius
- Chiasma opticum
- Deckplatte des Dienzephalons mit Plexus choroideus
- Commissura habenularis
- Epiphyse
- hintere Kommissur
- Colliculi
- Kleinhirn
- Corpus mamillare

Abb. 20.**24** Medialansicht. Die *gestrichelte Linie* deutet die spätere Ausdehnung des Corpus callosum an. Die Commisura hippocampi ist nicht eingezeichnet.

terhalb des Balkens vereinigen sich die Schenkel des Fornix zur Fornixkommissur, in der die Fasern auf die andere Seite hinüberkreuzen.

Die wichtigste Kommissur ist das **Corpus callosum**. Es tritt in der 10. Entwicklungswoche auf und verbindet die nichtolfaktorischen Gebiete der rechten und linken Großhirnrinde miteinander. Anfänglich bildet es ein kleines Bündel in der Lamina terminalis. Mit der fortgesetzten Vergrößerung des Neopalliums dehnt es sich sehr bald zuerst nach vorn und dann nach hinten aus und überbrückt die dünne Decke des Dienzephalons (Abb. 20.**24**).

Mit der Vergrößerung des Corpus callosum nach vorne wird ein Teil der Lamina terminalis ganz dünn ausgezogen, so daß das **Septum pellucidum** entsteht. Häufig findet sich im Septum pellucidum eine kleine Höhle, die aber zu den Hirnbläschen in keiner Beziehung steht.

Außer den genannten Kommissuren, die sich innerhalb der Lamina terminalis entwickeln, treten noch drei weitere auf. Zwei von ihnen, die **Commissura posterior** und **Commissura habenularum**, befinden sich unmittelbar hinter bzw. vor dem Epiphysenstiel. Die dritte, das **Chiasma opticum**, tritt in der rostralen Wand des Dienzephalons auf und enthält Fasern aus den medialen Hälften der Netzhaut, die die Mittellinie auf ihrem Weg zum Corpus geniculatum laterale und zum Colliculus anterior der Vierhügelplatte kreuzen (Abb. 20.24).

### 🞥 Klinische Bezüge

**Meningozele, Meningoenzephalozele, Meningohydroenzephalozele:** Allen diesen Mißbildungen liegt eine Störung bei der Ossifikation der Schädelknochen zugrunde. Am häufigsten ist die Pars squamosa des Hinterhauptbeines betroffen. Diese kann teilweise oder ganz fehlen. Wenn die Öffnung in der Schädelkapsel klein ist, wölben sich nur die Meningen vor **(Meningozele)**. Wenn der Defekt jedoch größer ist, kann auch ein Teil des Gehirns oder sogar ein Teil des Ventrikels durch die Öffnung in den Meningealsack austreten (Abb. 20.25 und 20.26). Die Mißbildung wird dann als **Meningoenzephalozele** oder entsprechend als **Meningohydroenzephalozele** bezeichnet. Die Defekte treten mit einer Häufigkeit von 1 : 2000 Geburten auf.

**Exenzephalie:** Bei der Exenzephalie schließt sich der zerebrale Abschnitt des Neuralrohres nicht. Bei der Geburt findet man anstelle des Gehirns eine degenerierende Gewebsmasse, die an der Oberfläche bloßliegt (Abb. 20.27). Die Fehlbildung wird auch als **Anenzephalus** bezeichnet (s. auch Abb. 9.6, S. 156). Der Defekt setzt sich fast immer in ein nichtgeschlossenes Rückenmark im Zervikalbereich fort. Da das Schädeldach fehlt, erhält der Kopf ein charakteristisches Aussehen: die Augen treten stark hervor, der Hals fehlt, Gesicht und Brust bilden eine einheitliche Fläche. Da bei dem Fetus die Reflexmechanismen für den Schluckakt fehlen, tritt in den beiden letzten Monaten der Schwangerschaft ein **Hydramnion** auf. Auf dem Röntgenbild kann die Mißbildung leicht diagnostiziert werden, da das Schädeldach fehlt. Der Anenzephalus ist eine relativ häufige Mißbildung (1 : 1000). Sie tritt bei weiblichen Feten etwa viermal häufiger auf als bei männlichen.

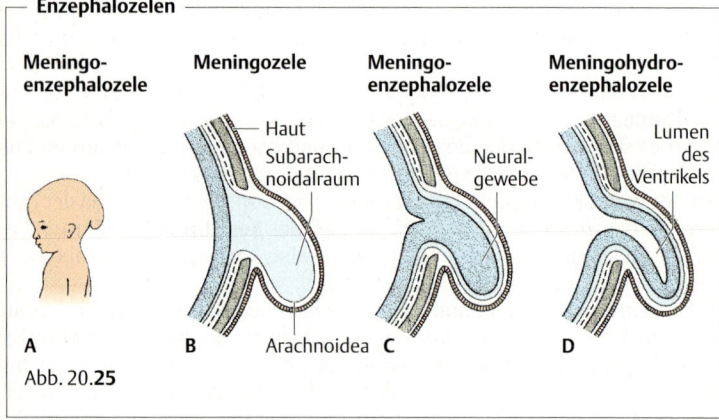

Abb. 20.25

### Meningoenzephalozele

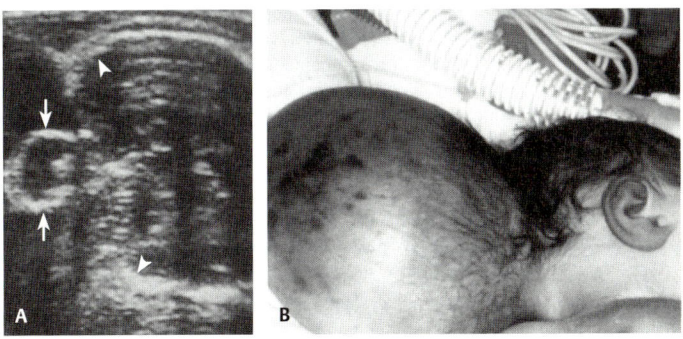

Abb. 20.**26** Sonogramm und Photographie. Die Fehlbildung wurde im 7. Monat im Ultraschall diagnostiziert und nach der Geburt operiert. Auf dem Ultraschallbild ist das Hirngewebe (*Pfeile*) zu sehen, das sich durch den Defekt in der Schädelkapsel (*Pfeilköpfe*) vorwölbt.

### Anenzephalus

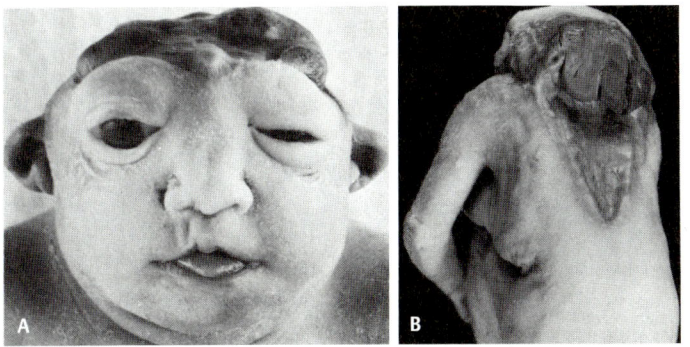

Abb. 20.**27 A** Anenzephalus von ventral. Die Fehlbildung kommt häufig vor (1:1000 Geburten). In der Regel sterben die Kinder wenige Tage nach der Geburt. **B** Anenzephalus mit Spina bifida im Zervikal- und Thorakalbereich, Dorsalansicht.

**Hydrozephalus:** Beim Hydrozephalus ist abnorm viel Liquor cerebrospinalis innerhalb des Ventrikelsystems oder, wie beim Hydrocephalus externus, zwischen Gehirn und Dura mater vorhanden. Man nimmt an, daß der Hydrozephalus des Neugeborenen in der Mehrzahl der Fälle auf einem **Verschluß des Aquaeductus cerebri** beruht. Dadurch wird die Zerebrospinalflüssigkeit daran gehindert, aus den Seitenventrikeln und dem 3. Ventrikel in den 4. Ventrikel und von dort aus in den Subarachnoidalraum abzufließen. Diese Mißbildung geht oft mit einer Erweiterung der Schädelnähte einher. Die Knochen selbst werden dabei immer dünner. In extremen Fällen kann sich der Schädel auf das Dreifache vergrößern (Abb. 20.**28**).

Das **Arnold-Chiari-Syndrom** kommt durch die Kaudalverlagerung des gesamten Gehirns und die Einklemmung des Kleinhirns im Foramen magnum zustande. Das Syndrom entwickelt sich in so gut wie allen Fällen von Spina bifida cystica und geht in der Regel mit einem Hydrozephalus einher.

**Hochgradiger Hydrozephalus**

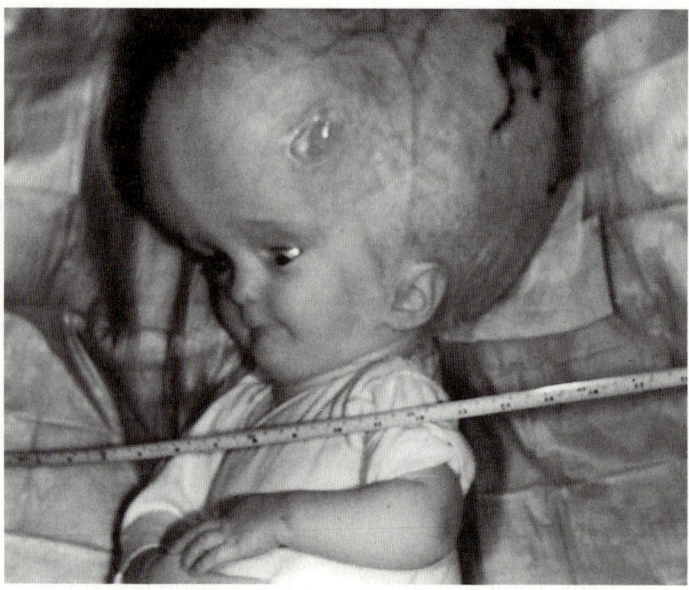

Abb. 20.**28** Die Schädelnähte sind nicht geschlossen. Durch den erhöhten Innendruck des Liquors vergrößert sich der Kopf. Die Schädelknochen sind dünn ausgezogen. Durch die Druckschädigung geht die Hirnrinde zugrunde.

**Mikrozephalie:** Man spricht von Mikrozephalie, wenn das Schädeldach kleiner als normal ist (Abb. 20.29). Da die Schädelgröße vom Wachstum des Gehirns abhängt, liegt eine Entwicklungsstörung des Gehirns zugrunde. Die Entwicklungsstörung kann durch die genetische Veranlagung (autosomal rezessiv) oder durch eine pränatale Schädigung durch Infektionen, Medikamente oder andere Teratogene entstehen. Mit einer geistigen Behinderung ist in mehr als der Hälfte der Fälle zu rechnen.

Die oben aufgeführten Fehlbildungen sind mit ernsthaften funktionellen Defekten verbunden oder sogar mit dem Leben nicht vereinbar. Es gibt jedoch eine große Zahl von Defekten des ZNS, die ohne oder nur mit minimalen Einschränkungen verbunden sind. So kann z. B. das **Corpus callosum** (der Balken) ganz oder teilweise fehlen, ohne daß funktionelle Ausfälle sichtbar sind. Ebenso führt das vollständige oder teilweise Fehlen des Kleinhirns nur zu geringen Einschränkungen bei der Bewegungskoordination. Auf der anderen Seite kann eine schwere **geistige Behinderung** ohne sichtbare morphologische Fehlbildung des Gehirns auftreten. Eine geistige Behinderung kann durch genetische Ursachen (z. B. Down- und Klinefelter-Syndrom) oder durch Teratogene einschließlich pränataler Infektionen (Röteln, Zytomegalie-Virus und Toxoplasmose) entstehen. Die häufigste Ursache für eine geistige Behinderung ist jedoch der **mütterliche Alkoholabusus**.

**Mikrozephalie**

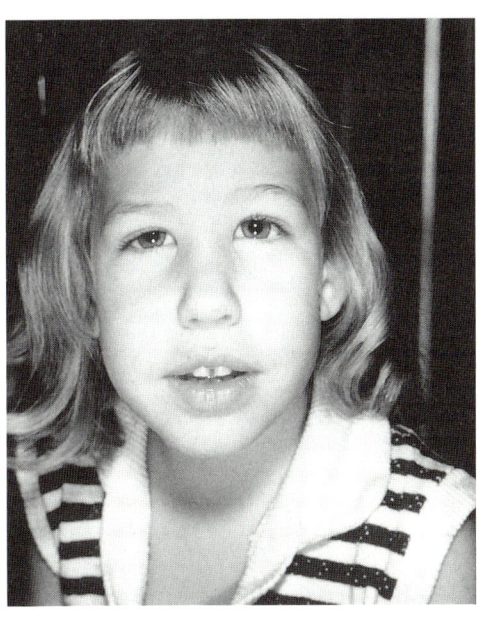

Abb. 20.**29** Das Gehirn ist im Wachstum zurückgeblieben. Mikrozephalie ist häufig mit einer geistigen Behinderung verbunden.

## Hirnnerven

In der 4. Woche sind die Kerne für alle 12 Hirnnerven vorhanden. Mit Ausnahme des N. olfactorius (I) und des N. opticus (II) entspringen alle aus dem Gehirnstamm. Im Rhombenzephalon (Rautenhirn) gliedert sich das Neuralrohr in acht Rhombomere. Aus jedem zweiten Rhombomer entspringt ein Hirnnerv: aus r2 der N. trigeminus (V) aus r4 der N. facialis (VII) aus r6 der N. glossopharyngeus (IX) und aus r7 und r8 der N. vagus (X) (Abb. 20.12 und 20.30). Das Segmentmuster im Neuralrohr scheint mit dem Segmentmuster der mesodermalen Somitomere in Zusammenhang zu stehen. Der N. oculomotorius (III) entspringt aus dem Mesenzephalon, ebenso der N. trochlearis (IV), dessen Austrittstelle auf die Dorsalseite kaudal von der Vierhügelplatte verlagert wird (Abb. 20.18B). Der Ursprungskern des N. abducens (VI) verlagert sich ins Rhombenzephalon. Seine Nervenfasern treten unterhalb der Brücke aus (Abb. 20.14).

Die motorischen Nervenzellen der Hirnnerven liegen im Hirnstamm, während die Zellkörper der sensiblen/sensorischen Afferenzen in den Ganglien der Hirnnerven außerhalb des Neuralrohres liegen. Der Grundaufbau der Hirnnerven entspricht daher dem der Spinalnerven, obwohl nicht alle Hirnnerven gleichzeitig motorische und sensible Fasern enthalten (Tab. 20.1).

---

**Segmentierung der Gehirnanlage und des Mesoderms am 25. Tag**

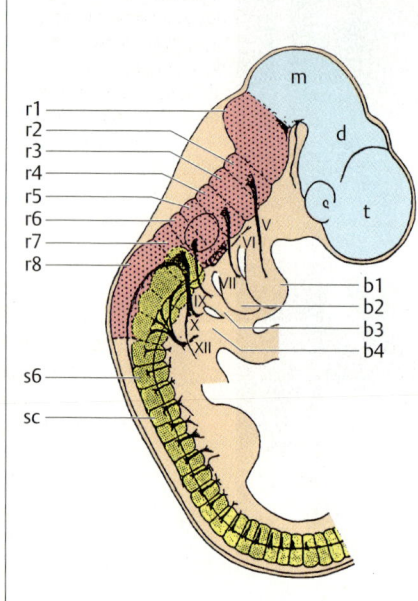

Abb. 20.30 Das Rhombenzephalon (*rot*) ist in 8 Rhombomere (*r1-r8*) gegliedert. Aus jedem zweiten Rhombomer tritt ein motorischer Nerv aus. Die Segmentierung des Mesoderms geht derjenigen des Gehirns voraus. Im Bereich des Gehirns entstehen Somitomere und im Bereich des Rückenmarks (*sc*) Somiten (*gelb*). *t*: Telenzephalon; *d*: Dienzephalon; *m*: Mesenzephalon; *b1-b4*: Schlundbögen; *s6*: Somit 6.

Tabelle 20.1 Ursprung und Qualität der Hirnnerven

| Gehirnabschnitt | Hirnnerv | Qualität |
|---|---|---|
| Telenzephalon | N. olfactorius (I) | sensorisch |
| Dienzephalon | N. opticus (II) | sensorisch |
| Mesenzephalon | N. oculomotorius (III) | somatomotorisch und parasympathisch viszeroefferent |
| | N. trochlearis (IV) | somatomotorisch |
| Metenzephalon | N. trigeminus (V) (die sensiblen Kerngebiete entstehen im Myelenzephalon und Metenzephalon und erstrecken sich schließlich bis ins Mesenzephalon) | branchialsensibel und branchialmotorisch |
| | N. abducens (VI) | somatomotorisch |
| | N. facialis (VII) | branchialmotorisch, sensorisch (Geschmack), parasympathisch viszeroefferent |
| | N. vestibulocochlearis (VIII) | sensorisch |
| Myelenzephalon | N. glossopharyngeus (IX) | branchialsensibel, branchialmotorisch, sensorisch (Geschmack), parasympathisch viszeroefferent |
| | N. vagus (X) | parasympathisch viszeroefferent, branchialsensibel, branchialmotorisch |
| | N. accessorius (XI) | somatomotorisch |
| | N. hypoglossus (XII) | somatomotorisch |

Die Ganglien der Hirnnerven stammen von den **ektodermalen Plakoden** und von der **Neuralleiste** ab. Neben der Riechplakode und der Ohrplakode entstehen vier **epipharyngeale Plakoden** als ektodermale Verdickungen über den Schlundbögen (s. Abb. 16.1, S. 322, und Tab. 20.2). Die epipharyngealen Plakoden steuern Nervenzellen zu den Ganglien der Schlundbogennerven bei (V, VII, IX und X). Die parasympathischen viszeroefferenten Ganglien stammen von der Neuralleiste ab. Ihre Nervenfasern verlaufen mit den Hirnnerven III, VII, IX und X.

Tabelle 20.2 **Abstammung der Ganglien der Hirnnerven aus der Neuralleiste und den Plakoden**

| Nerv | Ganglion | Herkunft |
|---|---|---|
| N. oculomotorius (III) | Ganglion ciliare (viszeroefferent) | Neuralleiste am Übergang vom Vorder- zum Mittelhirn |
| N. trigeminus (V) | Ganglion trigemini (branchialsensibel) | Neuralleiste am Übergang vom Vorder- zum Mittelhirn sowie die Trigeminus-Plakode |
| N. facialis (VII) | Ganglion superior (?) | Neuralleiste des Rautenhirns und 1. epipharyngiale Plakode |
|  | Ganglion inferior (geniculatum) (Chorda tympani, sensorisch, Geschmack) | 1. epipharyngiale Plakode |
|  | Ganglion sphenopalatinum (viszeroefferent) | Neuralleiste des Rautenhirns |
|  | Ganglion submandibulare (viszeroefferent) | Neuralleiste des Rautenhirns |
| N. vestibulocochlearis (VIII) | Ganglion vestibulocochleare (sensorisch) | Ohrplakode |
| N. glossopharyngeus (IX) | Ganglion superior (branchialsensibel) | Neuralleiste des Rautenhirns |
|  | Ganglion inferior (petrosum) (sensorisch, Geschmack) | 2. epipharyngiale Plakode |
|  | Ganglion oticum (viszeroefferent) | Neuralleiste des Rautenhirns |
| N. vagus (X) | Ganglion superior (branchialsensibel) | Neuralleiste des Rautenhirns |
|  | Ganglion inferior (nodosum) (viszeroafferent) | Neuralleiste des Rautenhirns und 3. und 4. epipharyngiale Plakode |
|  | parasympathische Ganglien (viszeroefferent) | Neuralleiste des Rautenhirns |

## Autonomes Nervensystem

Funktionell lassen sich am autonomen Nervensystem zwei Komponenten unterscheiden:

- ein **sympathischer** Anteil, der in der Thorakolumbalregion lokalisiert ist, und
- ein **parasympathischer** Anteil, der im Kopf- und Sakralbereich liegt.

## Sympathisches Nervensystem

In der 5. Entwicklungswoche wandern Zellen aus der **Neuralleiste** der Thorakalregion als Sympathikoblasten beiderseits des Rückenmarks in einen Bezirk unmittelbar hinter der dorsalen Aorta ein (Abb. 20.**31**). Hier bilden sie auf beiden Seiten eine Kette von segmental angeordneten sympathischen Ganglien, die durch longitudinal verlaufende Nervenfasern miteinander verbunden sind. Diese Kette wird als Grenzstrang bezeichnet. Aus ihrer Lage im Thorax wandern die Sympathikoblasten in die Zervikal- und Lumbosakralregion, so daß der Grenzstrang seine definitive Länge erhält. Ursprünglich sind die Ganglien segmental angeordnet. Diese Anordnung verwischt sich später, besonders im Zervikalbereich, durch die Verschmelzung von Ganglien.

Einige der Sympathikoblasten wandern auf die Vorderfläche der Aorta und bilden dort die **präaortalen Ganglien**, wie z. B. das **Ganglion coeliacum** und **mesentericum**, die an den Abgangsstellen der großen Aortenäste liegen. Andere Sympathikoblasten wandern zum Herzen, zu den Lungen und in den Verdauungstrakt, wo sie die **sympathischen Nervenplexus** der einzelnen Organe bilden (Abb. 20.**31**).

Im Anschluß an die Bildung des Grenzstranges wachsen Nervenfasern aus der viszeromorischen Säule der Thorakolumbalsegmente des Rückenmarks in die Ganglien des Grenzstranges ein und bilden Synapsen an den dort liegenden Neuroblasten (rote Fasern in Abb. 20.**32**). Ein Teil der Nervenfasern zieht zu höheren oder tieferen Ganglien des Grenzstranges oder zu den präaortalen Ganglien. Sie heißen präganglionäre Fasern, besitzen eine Myelinscheide und sti-

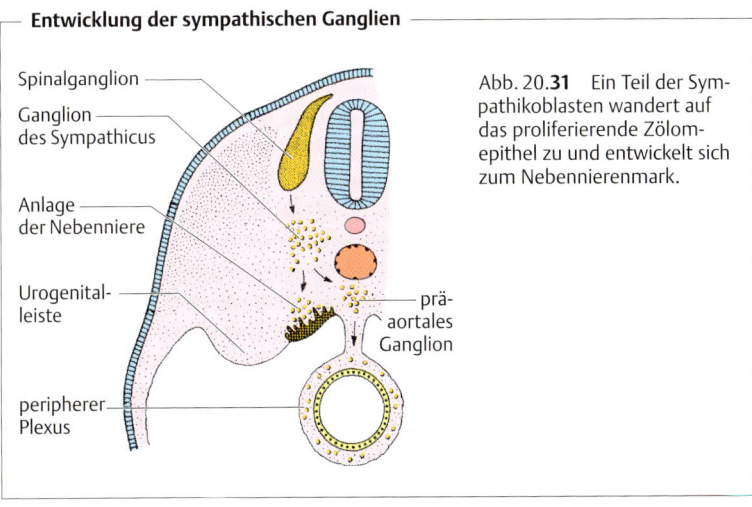

**Entwicklung der sympathischen Ganglien**

Abb. 20.**31** Ein Teil der Sympathikoblasten wandert auf das proliferierende Zölomepithel zu und entwickelt sich zum Nebennierenmark.

## 20. Zentralnervensystem

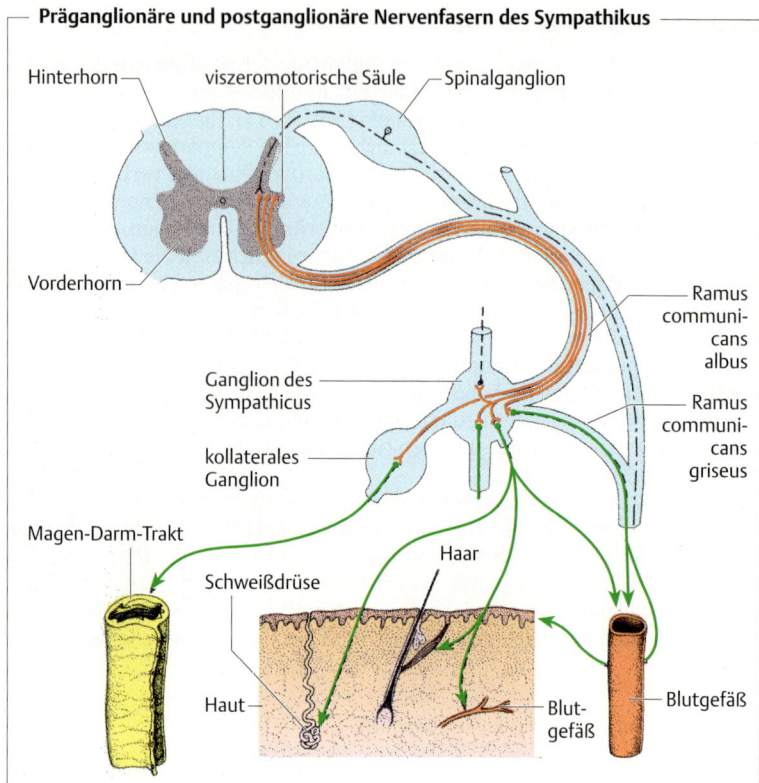

**Präganglionäre und postganglionäre Nervenfasern des Sympathikus**

Abb. 20.**32** Die präganglionären Fasern entspringen in der viszeromotorischen Säule des Rückenmarks und verlaufen mit den Spinalnerven in die Ganglien des Grenzstranges. Dort werden sie auf die postganglionären Fasern verschaltet.

mulieren die sympathischen Ganglienzellen. In ihrem Verlauf von den Spinalnerven zu den sympathischen Ganglien bilden sie die **Rr. communicantes albi**. Da sich die viszeromotorische Säule nur vom ersten Thorakal- bis zum zweiten Lumbalsegment des Rückenmarks erstreckt, finden sich Rr. communicantes albi nur in diesem Bereich.

Die Axone der sympathischen Ganglienzellen werden **postganglionäre Fasern** genannt und haben keine Myelinscheide. Sie verlaufen entweder zu anderen Ganglien des Grenzstranges oder zum Herzen, zu den Lungen und zum Verdauungstrakt (grüne Fasern in Abb. 20.**32**). Andere Fasern, die sogenannten **Rr.**

**communicantes grisei**, verlaufen vom Grenzstrang zu den Spinalnerven und von dort zu den peripheren Blutgefäßen, Haaren und Schweißdrüsen. Die Rr. communicantes grisei finden sich entlang des gesamten Rückenmarkes.

**Nebenniere:** Die Nebenniere entwickelt sich aus zwei Komponenten:

- einem mesodermalen Anteil, der zur **Nebennierenrinde** wird, und
- einem ektodermalen Anteil, der das **Nebennierenmark** bildet.

Die Nebennierenrinde produziert Steroidhormone, die chemisch eng mit den Steroidhormonen der benachbarten Gonadenanlage verwandt sind. Das Nebennierenmark ist ein Teil des Sympathicus, dessen Zellen aus der Neuralleiste stammen (Abb. 20.31). Es gehört zu den sympathischen Paraganglien, die Adrenalin als Hormon direkt in das Blut ausschütten.
In der 5. Entwicklungswoche proliferieren die Zölomepithelzellen zwischen Mesenterialwurzel und der Gonadenanlage und dringen in das Mesenchym ein. Hier differenzieren sie sich zu großen Zellen der **fetalen Nebennierenrinde** (Abb. 20.31 und 20.33 A). Kurz danach dringt ein zweiter Schub von Zellen aus dem Zölomepithel in das Mesenchym ein und umwächst die erste Zellmasse. Diese Zellen sind kleiner als die des ersten Schubes und bilden später die **definitive Nebennierenrinde** (Abb. 20.33). Nach der Geburt bildet sich die fetale Rinde schnell zurück, mit Ausnahme ihrer äußersten Schicht, die sich in die Zo-

**Entwicklung der Nebennierenrinde**

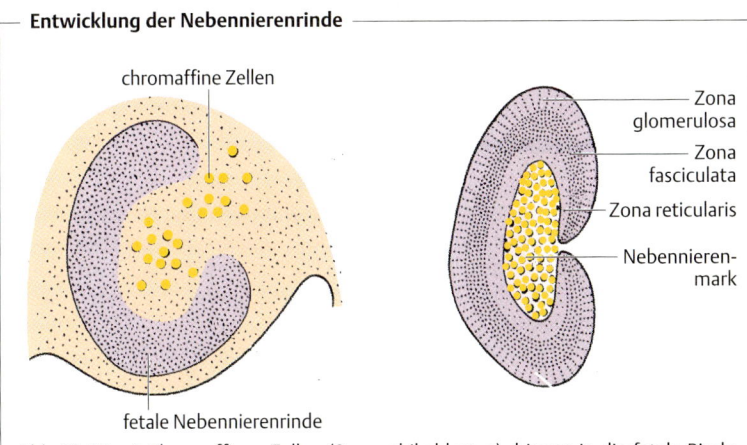

Abb. 20.**33 A** Chromaffinen Zellen (Sympathikoblasten) dringen in die fetale Rinde der Nebenniere ein. **B** In einem späteren Entwicklungsstadium umgibt die definitive Nebennierenrinde den Markanteil vollkommen.

na reticularis umwandelt. Der definitive Aufbau der Nebennierenrinde des Erwachsenen ist erst kurz vor der Pubertät abgeschlossen.

Während sich die fetale Rinde entwickelt, wandern aus der Neuralleiste stammende Sympathikoblasten von der medialen Seite her ein. Sie bilden Stränge und traubenförmige Zellnester, aus denen das Nebennierenmark entsteht. Die Sympathicoblasten im Nebennierenmark bilden keine Nervenfortsätze, färben sich aber mit Chromsalzen braun, weshalb sie **chromaffine Zellen** genannt werden. Diese Färbeeigenschaft wird wahrscheinlich durch das Adrenalin und Noradrenalin in den Zellen hervorgerufen. Während der Embryonalzeit ist **paraganglionäres Gewebe** vor der Aorta im gesamten Bauchraum vorhanden. Bei Erwachsenen ist es auf das Nebennierenmark beschränkt.

## Parasympathisches Nervensystem

Die **parasympathischen Ganglien** im Kopfbereich, nämlich das Ganglion ciliare, pterygopalatinum, oticum und submandibulare, stammen aus der Neuralleiste. Die präganglionären Fasern entspringen in Neuronen der visceromotorischen Kerne des Hirnstamms und schließen sich den Nervenfasern des III., V., VII. und IX. Hirnnervs an.

Die postganglionären Fasern der parasympathischen Ganglien im Kopfbereich versorgen den M. constrictor pupillae, die Tränendrüse, die Drüsen im Nasen- und Rachenbereich sowie die Speicheldrüsen. Der N. vagus führt präganglionäre parasympathische Fasern, die als Antagonisten des Sympathicus die Eingeweide versorgen. Die entsprechenden postganglionären Fasern entspringen von Ganglien, die im Bereich der Organe selbst liegen. Der Beckenanteil des Darmkanals sowie die Urogenitalorgane werden entsprechend vom parasympathischen Plexus versorgt, der aus den sakralen Segmenten S2–S4 des Rückenmarkes entspringt.

> ### Zusammenfassung: Zentralnervensystem
>
> **Neuralrohr**
> Das Zentralnervensystem stammt vom Ektoderm ab. Die Neuralplatte bildet sich in der 3. Woche. Sie faltet sich auf und schließt sich zum Neuralrohr. Die kraniale Öffnung des Neuralrohres (Neuroporus anterior) verschließt sich um den 25. Tag, die kaudale Öffnung (Neuroporus posterior) um den 27. Tag der Entwicklung.
> Störungen beim Neuralrohrschluß führen im Lumbosakralbereich zur Spina bifida (Abb. 20.**10** und 20.**11**), im Bereich der Hirnbläschen zum Anenzephalus (Abb. 20.**27**).
>
> **Rückenmark**
> Das Rückenmark entsteht aus dem Neuralrohr. In der Seitenwand des Neuralrohres entwickelt sich unten die **Grundplatte** mit den motorischen Kern-

arealen und oben die **Flügelplatte** mit den sensiblen Kernarealen. Die **Deckplatte** schließt das Neuralrohr nach oben und die **Bodenplatte** schließt es nach unten ab (Abb. 20.**4**).

**Gehirn**
Das Gehirn entwickelt sich aus drei bläschenartigen Erweiterungen des Neuralrohres, den Gehirnbläschen: dem **Rhombenzephalon**, dem **Mesenzephalon** und dem **Prosenzephalon** (Abb. 20.1).
Das **Rhombenzephalon** (Rautenhirn) unterteilt sich in das **Myelenzephalon** (Markhirn) (Abb. 20.**13**) und das **Metenzephalon** (Nachhirn) (Abb. 20.**14**). Im Rautenhirn ist das Neuralrohr aufgeklappt, so daß am Boden des 4. Ventrikels eine Grundplatte mit motorischen Kernarealen und eine Flügelplatte mit sensiblen und sensorischen Kernarealen, beide getrennt durch einen Sulcus limitans, unterschieden werden können. Das Dach des 4. Ventrikels besteht aus der dünn ausgezogenen Deckplatte. In den motorischen und sensiblen Kernarealen des Rautenhirns entspringen die Pharyngialbogennerven. Aus dem Metenzephalon geht dorsal das Kleinhirn als Koordinationszentrum für Haltung und Bewegung hervor (Abb. 20.**15**). Ventral bildet sich die Brücke als Übergangszone von Leitungsbahnen zwischen Rückenmark, Großhirnhemisphären und Kleinhirn (Abb. 20.**14**).
Das **Mesenzephalon** (Mittelhirn) bewahrt weitgehend den Grundaufbau des Neuralrohres. Der Zentralkanal wird zum Aquaeductus cerebri. Die Grundplatte enthält die motorischen Kerne für die Augenmuskeln. Aus der Flügelplatte entsteht die Vierhügelplatte mit den vorderen Vierhügeln als Schaltstation für optische und den hinteren Vierhügeln als Schaltstation für Gehör- und Gleichgewichtsreize (Abb. 20.**18**).
Aus dem **Prosenzephalon** (Vorderhirn) gehen das **Dienzephalon** (Zwischenhirn) und das **Telenzephalon** (Endhirn) hervor (Abb. 20.1). In der Wand des Dienzephalons entstehen der **Thalamus** und der **Hypothalamus** (Abb. 20.**19** und 20.**20**).
Die **Hypophyse** entwickelt sich unter dem Hypothalamus (Abb. 20.**21**). Der Hypophysenvorderlappen (Adenohypophyse) entsteht aus der Rathke-Tasche, einer Aussackung der ektodermalen Mundbucht (Stomodeum). Der Hypophysenhinterlappen (Neurohypophyse) entsteht aus einer Ausstülpung am Boden des Dienzephalons (Infundibulum). Die Neurohypophyse enthält Neuroglia, in der Nervenfasern aus dem Hypothalamus enden.
Das **Telenzephalon** (Endhirn) entsteht durch Ausstülpung der Großhirnbläschen, aus dem Prosenzephalon und schließt die Lamina terminalis ein (Abb. 20.**19**). Die Lamina terminalis ist der Ausgangspunkt für die Kommissuren zwischen den beiden Hemisphären (Abb. 20.**22** und 20.**24**). Die Großhirnbläschen breiten sich nach hinten über den Gehirnstamm aus. Am Boden der Großhirnbläschen entstehen die Basalganglien. Sie verschmelzen sekundär mit den Kernen in der Wand des Dienzephalons (Abb. 20.**22** B).

## Gehirnventrikel

Aus den Gehirnbläschen geht das Ventrikelsystem hervor. Der Liquor wird vom Plexus choroideus der Seitenventrikel, des 3. und des 4. Ventrikels gebildet. Der Liquor tritt im 4. Ventrikel durch die Foramina von Luschka und Magendie in den Subarachnoidalraum aus.

Ein Verschluß des Aquaeductus cerebri führt zum Hydrocephalus internus, die Verlegung des Abflusses über das Foramen magnum dagegen zum Hydrocephalus externus.

### Fragen zur Vertiefung

1. Welche Gemeinsamkeiten bestehen zwischen den Hirnnerven und den Spinalnerven? Wo bestehen Unterschiede?
2. In welcher Höhe wird eine Lumbalpunktion durchgeführt? Welche durch die Embryonalentwicklung bedingten anatomischen Gegebenheiten machen eine Lumbalpunktion möglich?
3. Welcher Entwicklungsprozeß ist bei Neuralrohrdefekten gestört? Gibt es Möglichkeiten der pränatalen Diagnose? Ist eine Prophylaxe bekannt?
4. Im pränatalen Ultraschall läßt sich bei einem Kind ein vergrößerter Kopfumfang und eine Vergrößerung beider Seitenventrikel feststellen. Wie lautet die Diagnose? Was ist die Ursache der Fehlentwicklung?

# III
# Anhang

## Sensible Phasen gegenüber Teratogenen

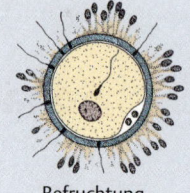

Befruchtung → Frühentwicklung
geringe Fehlbildungsrate; hohe Abortrate
→ Keimscheibe, Dorsalansicht (Prächordalplatte, Primitivstreifen)

### 3.– 8. Woche

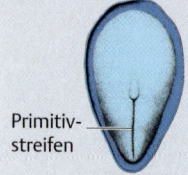

Primitivstreifen
Dorsalansicht des Embryos

Embryonalperiode
hohe Empfindlichkeit; jedes Organsystem hat eine eigene sensible Phase

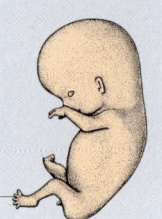

Zehen

### 9.– 38. Woche

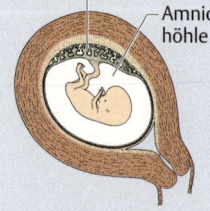

Plazenta, Amnionhöhle
Fetus im 3. Monat

Fetalperiode
abnehmende Empfindlichkeit; funktionelle Ausreifung

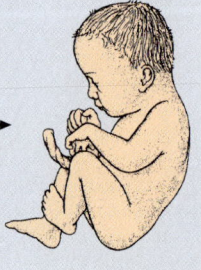

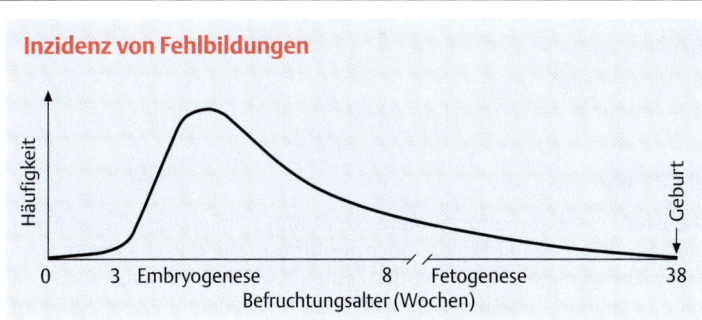

**Inzidenz von Fehlbildungen**

Häufigkeit

0  3  Embryogenese  8  Fetogenese  38  Geburt
Befruchtungsalter (Wochen)

**Sensible Phasen einiger Organsysteme gegenüber Teratogenen**

Ein Organsystem kann eine oder mehrere sensible Phasen haben.

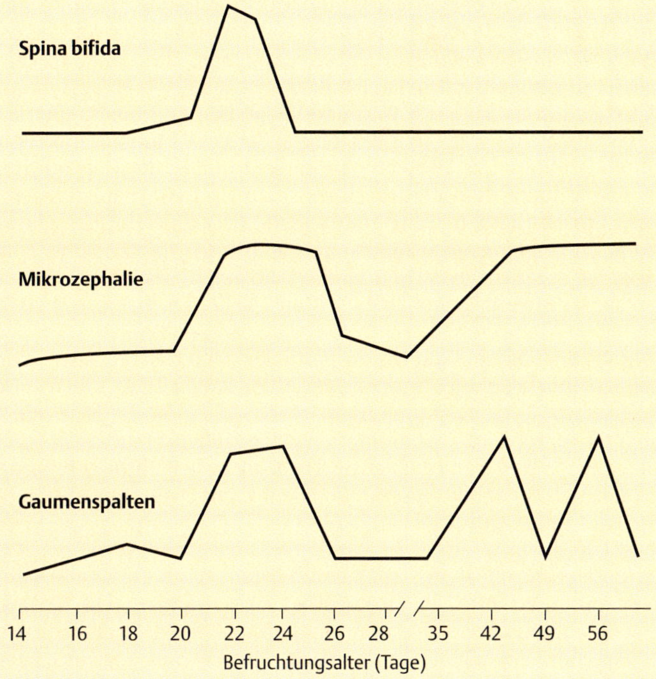

Spina bifida

Mikrozephalie

Gaumenspalten

14  16  18  20  22  24  26  28  35  42  49  56
Befruchtungsalter (Tage)

# Antworten zu den Fragen

## Kapitel 1

1. Die häufigste Ursache für numerische Chromosomenanomalie ist Non-disjunction während der Meiose oder der Mitose: Die Chromosomen trennen sich nicht regelrecht während der Zellteilung. Der Mechanismus ist unbekannt. Bei der Non-disjunction in der 1. oder 2. Reifeteilung entsteht ein Gamet mit einem fehlenden und ein Gamet mit einem doppelten Chromosom. Bei einer Befruchtung mit einem Gameten, dem ein Chromosom fehlt, entsteht eine Monosomie. Besitzt ein Gamet ein Chromosom doppelt, entsteht eine Trisomie. Die Trisomie 21 ist die häufigste numerische Chromosomenanomalie. Das Krankheitsbild ist charakterisiert durch geistige Behinderung, typische Gesichtszüge und Herzfehlbildungen. Es geht in der Regel auf eine Non-disjunction in der Oogenese zurück und kommt bei Kindern von Müttern, die älter als 35 Jahre sind, gehäuft vor. Daraus geht hervor, daß die Inzidenz einer Non-disjunction in der Meiose mit dem Alter der Mutter ansteigt. Andere Trisomien mit einem charakteristischen Fehlbildungssyndrom betreffen die Chromosomen 8, 9, 13 und 18. Autosomale Monosomien sind mit dem Leben nicht vereinbar. Die Monosomie des X-Chromosoms führt zum Turner-Syndrom. Das Turner-Syndrom geht in 80% der Fälle auf Non-disjunction während der väterlichen Meiose zurück. Es ist charakterisiert durch Unfruchtbarkeit, Kleinwuchs und typische Nackenfalten (Pterygium colli). Chromosomenanomalien können pränatal durch das Karyotypieren embryonaler Zellen diagnostiziert werden, die durch Amniozentese oder Chorionbiopsie gewonnen werden (vgl. Klinische Bezüge in Kap. 6, S. 101).

2. Chromosomenbrüche können zu partiellen Monosomien oder Trisomien oder zu Translokationen führen. Die Translokation eines Bruchstücks von Chromosom 21 auf das Chromosom 14 ist z. B. für 4% der Fälle mit Down-Syndrom verantwortlich. Chromosomenanomalien können auch durch Mutationen einzelner Gene entstehen. Die Inzidenz von Chromosomenanomalien steigt mit dem mütterlichen und dem väterlichen Alter an (Eltern über 35).

3. Ein Mosaizismus liegt vor, wenn ein Individuum aus zwei oder mehr Zelllinien mit unterschiedlicher genetischer Ausstattung besteht. Mosaizismus kann durch somatische Mutation oder mitotische Non-disjunction während der Furchung entstehen. Ein derartiger Mosaizismus liegt in Einzelfällen beim Down-Syndrom vor.

## Kapitel 2

1. An Unfruchtbarkeit leiden etwa 20% der verheirateten Paare. Bei Frauen ist die häufigste Ursache der Unfruchtbarkeit eine Verlegung der Eileiter nach rezidivierenden entzündlichen Prozessen. Beim Mann ist die primäre Ursache eine Oligospermie (erniedrigte Spermienzahl). Die In-vitro-Fertilisation (IVF) ist hier die Therapie der Wahl, obwohl die Erfolgsrate gering ist (etwa 20%).

2. Unterleibsentzündungen wie die Gonorrhöe sind die wesentlichste Ursache für den Verschluß der Eileiter. Auch nach einer Heilung kann der narbige Verschluß der Eileiter die Passage der Spermien zur Oozyte und die Passage der Oozyte in das Uteruslumen stören. Bei der IVF werden Eizellen der Frau in der Kulturschale befruchtet und dann in den Uterus zur Implantation übertragen. Die alternativen Verfahren – Transfer von Gameten („gamete intrafallopian transfer", GIFT) oder einer Zygote („zygote intrafallopian transfer", ZIFT) – sind nicht indiziert, da beide Techniken offene Eileiter voraussetzen.

## Kapitel 3

1. Es ist noch eine offene Frage, warum der Konzeptus nicht vom mütterlichen Immunsystem abgestoßen wird. Es ist möglich, daß der Synzytiotrophoblast keine Transplantationsantigene besitzt oder daß die Trophoblastzellen gegen „Killerzellen" resistent sind. Es gibt Beispiele für einen schädigenden Einfluß des mütterlichen Immunsystems auf die Schwangerschaft. Ein Beispiel sind Autoimmunerkrankungen. Patienten mit systemischem Lupus erythematosus (SLE) haben Schwierigkeiten bei der Reproduktion und eine Anamnese mit häufigen Spontanaborten. Für die Vermutung, daß mütterliche Antikörper Fehlbildungen erzeugen können, gibt es jedoch keine überzeugenden Daten.

2. Bei einer Schwangerschaft kann es vorkommen, daß im Uterus nur Trophoblastgewebe heranwächst und daß vom Embryoblast abstammende Zellen gar nicht oder nur in ganz geringer Anzahl vorhanden sind. Man spricht von einer Blasenmole. Das Trophoblastgewebe sezerniert HCG („human chorionic gonadotropine") und unterscheidet sich dadurch nicht von den Frühstadien einer normalen Schwangerschaft. Die meisten Molen werden frühzeitig abortiert. Wenn jedoch Reste eines Embryos vorhanden sind, können sie sich bis in das zweite Trimenon weiterentwickeln. Wenn Reste von Trophoblastgewebe nach einem Spontanabort oder nach einer Ausschabung zurückbleiben, können sie weiter proliferieren und sich zu einem Tumor entwickeln, der als invasive Blasenmole oder Chorionkarzinom bezeichnet wird. Da die frühen Stadien der Trophoblastentwicklung durch väterliche Gene kontrol-

liert werden, nimmt man an, daß Blasenmolen durch die Befruchtung einer kernlosen Eizelle entstehen.

3. Die wahrscheinlichste Diagnose ist eine Extrauteringravidität im Eileiter, die im Ultraschall nachgewiesen werden kann. Die Einnistung im Eileiter geht auf eine Störung im Transport der Zygote in das Uteruslumen zurück und kann ihrerseits durch Narbenbildung im Eileiter bedingt sein. Wie beim Down-Syndrom ist die Extrauteringravidität vom mütterlichen Alter abhängig und nimmt bei Frauen über 35 zu.

## Kapitel 4

1. Der Genuß großer Alkoholmengen kann die Embryonalentwicklung in jedem Stadium der Schwangerschaft schädigen. Im vorliegenden Fall erfolgte die Exposition in der 3. Schwangerschaftswoche im Stadium der Gastrulation (bei der Berechnung geht man davon aus, daß die Befruchtung am 14. Tag des Menstruationszyklus erfolgt). Das Gastrulationsstadium ist besonders empfindlich gegenüber Alkohol, so daß man an ein fetales Alkohol-Syndrom denken muß (geistige Behinderung, typische Gesichtszüge; vgl. Kap. 8, S. 133). Das fetale Alkohol-Syndrom kommt gehäuft bei Alkoholikerinnen vor. Untere für eine Schwangerschaft unschädliche Blutalkoholwerte lassen sich nicht festlegen. Da Alkohol Fehlbildungen verursacht und die häufigste Ursache für eine geistige Behinderung ist, ist zu empfehlen, daß Frauen, die eine Schwangerschaft planen oder bereits schwanger sind, Alkohol vollständig meiden.

2. Es handelt sich wahrscheinlich um ein sakrokokzygeales Teratom. Diese Tumoren entstehen aus Resten des Primitivstreifens und kommen in der Regel in der Sakralregion vor. Die Bezeichnung Teratom weist darauf hin, daß in dem Tumor unterschiedliche Gewebe vorhanden sind. Da der Primitivstreifen Zellmaterial für alle drei Keimblätter enthält, kann das Teratom ektodermales, mesodermales oder entodermales Gewebe enthalten. Sakrokokzygeale Teratome kommen bei Mädchen dreimal häufiger vor als bei Knaben.

3. Bei dem Kind ist eine schwere Form der kaudalen Dysgenesie vorhanden, die als Sirenomalie bezeichnet wird (Seejungfern-artig). Die Fehlbildung kommt in unterschiedlichen Ausprägungen vor und geht wahrscheinlich auf eine Störung bei der Gastrulation der kaudalen Segmente zurück. Ursprünglich sprach man von kaudaler Regression. Es ist jedoch offensichtlich, daß die Strukturen sich nicht zurückbilden; sie werden einfach nicht angelegt. Man spricht auch von kaudaler oder sakraler Agenesie, da das Syndrom durch unterschiedlich ausgeprägte Beugung, Inversion, laterale Rotation und gelegentlich Fusion der unteren Extremitäten charakterisiert ist. Hinzu kommen

defekte Lumbal- und Sakralwirbel, Nierenagenesie, Anus imperforatus sowie eine Agenesie der inneren Genitalorgane mit Ausnahme der Hoden und Ovarien. Die Ätiologie des Syndroms ist unbekannt. Das Syndrom tritt sporadisch auf und wird häufig bei Kindern von diabetischen Müttern beobachtet.

## Kapitel 5

**1.** Die 4. bis 8. Entwicklungswoche ist eine kritische Periode, weil in dieser Zeit Blasteme für die Organbildung angelegt werden und Organanlagen sich entwickeln. Zu Beginn der 3. Woche werden durch die Gastrulation alle drei für die Organogenese wichtigen Keimblätter gebildet. Am Ende der 3. Woche beginnt die Differenzierung des Zentralnervensystems. Innerhalb der folgenden fünf Wochen werden alle großen Organsysteme angelegt. Die Zellen proliferieren stark. Kritische Zellsignale treten auf. Diese Phänomene reagieren besonders empfindlich auf äußere Faktoren wie Umweltfaktoren, Pharmaka und Medikamentenmißbrauch. Die Exposition kann zu Anomalien führen, die als Geburtsfehler oder kongenitale Fehlbildungen bezeichnet werden.

## Kapitel 6

**1.** Neuralrohrdefekte wie die Spina bifida und Anenzephalie führen zu erhöhten Spiegeln von à-Fetoprotein (AFP). Dies gilt auch für Bauchwanddefekte wie Gastroschisis und Omphalozele. Der AFP-Spiegel ist im mütterlichen Blut ebenfalls erhöht und kann daher bei der Vorsorgeuntersuchung bestimmt werden. Ein positiver Befund kann sich durch die Amniozentese bestätigen. Für die Absicherung der Diagnose wird der Ultraschall benutzt.

**2.** Da das Down-Syndrom in der Regel durch eine Trisomie 21 verursacht wird (vgl. Kap. 8), können Zellen für die Chromosomenanalyse durch Amniozentese oder Chorionbiopsie gewonnen werden. Die Chorionbiopsie hat den Vorteil, daß genügend Zellen für eine direkte Analyse gewonnen werden, während die durch die Amniozentese gewonnen Zellen erst etwa für zwei Wochen kultiviert werden müssen, um genügend Zellmaterial zu erhalten. Die Amniozentese wird in der Regel nicht vor der 14. Schwangerschaftswoche durchgeführt. Das Risiko eines Fruchtabgangs nach Chorionbiopsie beträgt 1 % und ist damit etwa doppelt so hoch wie nach der Amniozentese.

**3.** Die pränatale Untersuchung des Fetus ist für die Begleitung der Schwangerschaft, die Geburt und die postnatale Pflege von Bedeutung. Die Größe, das Alter und die Lage des Fetus sind für die Bestimmung des Geburtszeitpunkts und den Ablauf der Geburt wichtig. Die Frage, ob Fehlbildungen vorliegen oder nicht, ist wesentlich für die Planung der postnatalen Pflege. Welche Tests bei der pränatalen Untersuchung durchgeführt werden müssen, hängt von der mütterlichen Anamnese sowie von eventuell vorhandenen Risikofaktoren ab, wie z. B. Exposition gegenüber Teratogenen, Chromosomenanomalien bei den Eltern, hohem Alter der Mutter oder Fehlbildungen bei früheren Schwangerschaften.

## Kapitel 7

1. Eine Vermehrung der Amnionflüssigkeit wird als Hydramnion (Polyhydramnion) bezeichnet. In den meisten Fällen (35%) ist die Ursache unbekannt. In 25% der Fälle liegt ein mütterlicher Diabetes oder eine Fehlbildung vor, die das Schlucken behindert, z. B. eine Ösophagusatresie oder eine Anenzephalie.

2. Nein, sie hat nicht recht. Die Plazenta stellt keine undurchdringliche Schranke dar. Viele Verbindungen, insbesondere lipophile Substanzen wie Toluol und Alkohol können die Plazenta frei passieren. Darüber hinaus ist die Plazentaschranke in den frühen Schwangerschaftsstadien nicht voll ausgebildet, so daß der Embryo besonders exponiert wird. In den ersten Wochen besteht eine erhöhte Empfindlichkeit gegenüber Verbindungen wie Toluol, das die Toluol-Embryopathie hervorruft.

## Kapitel 8

1. Faktoren, die die Wirkung eines Teratogens beeinflussen, sind 1. der Genotyp der Mutter und des Konzeptus, 2. die Dosis und die Dauer der Exposition und 3. das Stadium der Embryogenese, in dem die Exposition erfolgt. Die meisten auffallenden Fehlbildungen entstehen in der Embryonalperiode (teratogenetische Periode), die sich von der 3. bis zur 8. Schwangerschaftswoche erstreckt. Der Embryo kann jedoch auch vor diesem Entwicklungsabschnitt geschädigt werden, d. h. in der Präimplantationsperiode, oder nach der 8. Schwangerschaftswoche in der Fetalperiode. So bleibt z. B. das Gehirn auch während der Fetalperiode gegenüber schädigenden Einflüssen empfindlich. Eine teratogene Schädigung kann daher in keinem Stadium der Schwangerschaft vollständig ausgeschlossen werden.

2. Die Frau hat mit ihrer Annahme recht, daß Medikamente teratogen sein können. Von einer exzessiven Hyperthermie, wie in diesem Fall, ist bekannt, daß sie in dem angegebenen Schwangerschaftsstadium Neuralrohrdefekte hervorrufen kann (Spina bifida und Anenzephalie). Man muß daher das schädigende Potential eines wenig teratogenen fiebersenkenden Medikamentes wie dem Aspirin (in niedriger Dosierung) gegenüber dem der Hyperthermie

abwägen. Dabei ist von Bedeutung, daß Mißbildungen mit einer Hyperthermie in der Sauna in Zusammenhang gebracht worden sind. Über den Zusammenhang zwischen bewegungsinduzierter Hyperthermie und Fehlbildungen liegen keine Beobachtungen vor. Da jedoch anstrengende körperliche Aktivität (Marathonläufe) die Körpertemperatur beträchtlich anhebt, sollte eine solche während der Schwangerschaft gemieden werden.

3. Ja, bei Frauen über 35 ist das Risiko für ein fehlgebildetes Kind erhöht. Die Ursachen sind Chromosomenanomalien wie die Trisomie 21 (Down-Syndrom). Sie können durch eine Chormosomenanalyse von Zellen diagnostiziert werden, die bei der Chorionbiopsie oder der Amniozentese gewonnen werden.

4. Die Frau macht sich zu Recht Sorgen, da bei Kindern von Müttern mit insulinpflichtigem Diabetes eine erhöhte Inzidenz von Fehlbildungen unterschiedlichster Ausprägung vorliegt. Eine exakte Stoffwechseleinstellung mit mehrfachen Insulininjektionen vor der Konzeption senkt die Inzidenz von Fehlbildungen beträchtlich und ist der beste Garant für eine normale Schwangerschaft. Das gleiche gilt für Frauen mit Phenylketonurie (PKU). Bei diesen Patientinnen kann durch konsequente Behandlung ihrer Erkrankung vor der Konzeption das Risiko einer kongenitalen Fehlbildung bei den Kindern so gut wie ausgeschlossen werden. Die beiden Beispiele machen deutlich, wie wichtig eine Planung der Schwangerschaft und die Vermeidung einer Exposition gegenüber Teratogenen ist, besonders während der ersten acht Wochen der Entwicklung, in denen die meisten Fehlbildungen entstehen.

# Kapitel 9

1. Schädelnähte sind bindegewebige Zonen zwischen den Deckknochen des Schädels. Größere bindegewebige Abschnitte zwischen den Deckknochen heißen Fontanellen. Vorne liegt die große Fontanelle. Die Nähte und Fontanellen erlauben 1. die Konformation des Kopfes während der Passage durch den Geburtskanal und 2. das Wachstum des Gehirns. Das Schädelwachstum setzt sich postnatal mit der Vergrößerung des Gehirns fort und ist während der ersten zwei Lebensjahre am stärksten. Vorzeitiger Schluß einer oder mehrerer Schädelnähte (Kraniosynostose) führt zu Deformitäten des Kopfes in Abhängigkeit von der betroffenen Schädelnaht. Kraniosynostosen sind oft mit anderen Skelettfehlbildungen vergesellschaftet. Es gibt Hinweise, daß für die Ätiologie genetische Faktoren von Bedeutung sind.

2. Defekte der langen Knochen und Fingerstrahlen sind häufig mit anderen Fehlbildungen vergesellschaftet und sollten eine sorgfältige Untersuchung aller Organsysteme veranlassen. Bei einer Assoziation von Defekten, die auf eine gemeinsame Ursache zurückgehen, spricht man von Syndromen. Extre-

mitätenfehlbildungen, besonders die des Radius und der Fingerstrahlen, sind häufige Komponenten von Syndromen. Die Erkennung von Syndromen ist für die Bestimmung des Wiederholungsrisikos von Bedeutung und damit ein wichtiger Punkt bei der Beratung von Eltern in Hinblick auf Folgeschwangerschaften.

3. Die Entwicklung der Wirbel ist ein komplexer Prozeß, bei dem der kaudale Abschnitt eines Sklerotoms mit dem kranialen Abschnitt des folgenden verschmilzt. Es ist nicht verwunderlich, daß dabei Fehler auftreten, die zu Fusionen, und einer Vermehrung oder einer Reduktion in der Anzahl der Wirbel führen (Klippel-Feil-Syndrom). Es kommt vor, daß sich nur ein halber Wirbel ausbildet (Hemivertebra). Dies führt zu Asymmetrie und einer lateralen Verkrümmung der Wirbelsäule (Skoliose). Eine Skoliose kann jedoch auch durch eine Schwäche der Rückenmuskulatur bedingt sein.

## Kapitel 10

1. Das teilweise oder vollständige Fehlen des M. pectoralis major ist die wahrscheinlichste Diagnose. Der Defekt ist als „Poland anomaly" bekannt. Das Fehlen des Muskels ist häufig mit einer Verkürzung der Mittelfinger (Brachydaktylie) oder der Fusion der Finger (Syndaktylie) assoziiert. Das Fehlen des M. pectoralis major führt nur zu einer geringen oder zu keiner Funktionseinschränkung, da eine Kompensation durch andere Muskeln erfolgt.

2. Die Gestalt und Anordnung der Muskeln ist abhängig vom Bindegewebe, das von den Fibroblasten gebildet wird. Im Kopf sind die Neuralleistenzellen für das komplizierte Muster der mimischen Muskulatur entscheidend. In der Hals- und Okzipitalregion ist es das Bindegewebe aus den Somiten. In der Körperwand und den Extremitäten wird die Anordnung durch das paraxiale Mesoderm bestimmt.

## Kapitel 11

1. Der Defekt entsteht dadurch, daß die linke Pleuroperitonealmembran den Perikardioperitonealkanal nicht verschließt. Dieser Kanal ist auf der linken Seite größer als auf der rechten Seite, verschließt sich später und ist deshalb möglicherweise für Entwicklungsstörungen anfälliger. Die Prognose ist vom Grad der Lungenhypoplasie abhängig, der wiederum durch die Kompression durch die abdominellen Eingeweide bedingt wird. Eine Behandlung ist nur durch chirurgische Korrektur des Defektes möglich. Dementsprechend wurden Versuche einer Korrektur *in utero* unternommen.

2. Es handelt sich um eine Omphalozele, bei der die Darmschlingen des physiologischen Nabelbruchs zwischen der 6. und 10. Woche nicht in die Leibeshöhle zurückkehren (vgl. Kap. 14, S. 266). Der Defekt ist mit anderen größeren Fehlbildungen und Chromosomenanomalien kombiniert.

# Kapitel 12

1. Bei der Ultraschalluntersuchung des Herzens wird ein Vierkammerbild eingestellt. Die Kammern sind oben durch das Vorhofseptum, unten durch das Ventrikelseptum und von lateral durch die Endokardkissen im Atrioventrikularkanal gegeneinander abgegrenzt. Zusammen bilden diese Strukturen ein Kreuz, das normalerweise im Ultraschall dargestellt werden kann. Im vorliegenden Fall hat der Fetus jedoch wahrscheinlich einen Ventrikelseptumdefekt (VSD), d. h. einen Defekt im membranösen Teil des Septums. Dies ist einer der häufigsten Herzfehler. Der Verlauf der großen Gefäße muß in diesem Fall ebenfalls sorgfältig untersucht werden, da das Conus-Truncus-Septum, das Aorta und A. pulmonalis voneinander trennt, normalerweise mit dem membranösen Teil des Septum interventriculare verschmilzt.

2. Da die Neuralleistenzellen sowohl zur Entwicklung des Gesichts als auch zur Bildung des Truncusabschnitts des Conus-Truncus-Septums beitragen, liegt wahrscheinlich eine Schädigung der Neuralleiste vor. Die Neuralleistenzellen sind entweder nicht in die entsprechenden Regionen eingewandert, haben sich nicht vermehrt oder sind zugrunde gegangen. Retininsäure (Vitamin A) ist ein starkes Teratogen, das besonders die Neuralleistenzellen angreift. Da Retinoide bei der Behandlung von Akne wirksam sind und da Akne bei jungen Frauen im geburtsfähigen Alter häufig auftritt, sollte die Verschreibung dieses Medikamentes bei Patientinnen mit größter Vorsicht erfolgen.

3. Die Endokardkissen sind für die Unterteilung im Atrioventrikularkanal von entscheidender Bedeutung. Ein oberes, ein unteres und zwei laterale Endokardkissen unterteilen den Atrioventrikularkanal und bilden die Mitral- und Trikuspidalsegel im linken und rechten Foramen atrioventriculare. Das obere und untere Kissen ist für die vollständige Unterteilung der Vorhöfe (beide Kissen verschmelzen mit dem Septum primum) und für die Unterteilung der Ventrikel notwendig (beide Kissen nehmen an der Bildung des membranösen Teils des Septum interventriculare teil). Endokardkissen im Conus und Truncus bilden das Conus-Truncus-Septum, das bei der Unterteilung von Aorta und A. pulmonalis spiralig herabwächst und bei der Bildung des Septum interventriculare und mit dem unteren Endokardkissen verschmilzt. Fehlentwicklungen der Endokardkissen führen daher zu einer Reihe von Herzfehlern wie Vorhof- und Kammerseptumdefekt, Transposition der großen Gefäße und anderen Anomalien in der Ausflußbahn.

4. Die Entwicklung des Gefäßsystems von Kopf und Hals beginnt mit der Ausbildung der Aortenbögen, die den Schlunddarm umgeben. Bei der Abwandlung des ursprünglichen Musters verändern sich die Aortenbögen und bilden sich teilweise zurück. Zwei Fehlentwicklungen führen zu Schluckbeschwerden:
   - Beim *doppelten Aortenbogen* persistiert ein Teil der rechten dorsalen Aorta (die sich normalerweise zurückbildet) zwischen der 7. Intersegmentalarterie und der Einmündung in die linke dorsale Aorta, so daß die großen Arterien ringförmig den Ösophagus umgeben.
   - Der *rechte Aortenbogen* ist eine Fehlbildung, bei der die Aorta ascendens und der definitive Aortenbogen auf der rechten Seite entstehen. Wenn das Lig. arteriosum bei einem rechten Aortenbogen auf der linken Seite erhalten bleibt, verläuft es hinter dem Ösophagus und kann zu einer Einengung führen.

## Kapitel 13

1. Bei dem Kind liegt wahrscheinlich eine Form der Tracheoösophagusatresie vor, mit oder ohne Ausbildung einer tracheoösophagealen Fistel. Der Fetus kann nicht schlucken, so daß ein Hydramnion entsteht. Die Fehlbildung wird durch eine Störung bei der Unterteilung von Trachea und Ösophagus durch das Septum oesophagotracheale hervorgerufen. Die Fehlbildung ist häufig mit anderen Fehlbildungen assoziiert. Hierzu gehört die VACTERL-Assoziation (Wirbelanomalien, Analatresie, Herzfehler, renale Fehlbildungen und Extremitätenfehlbildungen).

2. Kinder, die vor dem 7. Schwangerschaftsmonat geboren werden, bilden nicht genügend Surfactant, der die Oberflächenspannung in den Alveolen herabsetzt, so daß sie keine normale Lungenfunktion aufrecht erhalten können. Die Alveolen kollabieren, es entsteht ein respiratorisches Distress-Syndrom (RDS). Die gentechnische Herstellung von Surfactant hat die Prognose dieser Kinder wesentlich verbessert.

## Kapitel 14

1. Bei dem Kind liegt sehr wahrscheinlich ein Typ der Ösophagusatresie mit oder ohne Tracheoösophagealfistel vor. In 90% der Fälle endet der proximale Abschnitt des Ösophagus als eine blinde Tasche. Der distale Abschnitt ist über eine Fistel mit der Trachea verbunden. Ein Polyhydramnion entsteht, weil der Fetus die Amnionflüssigkeit nicht schlucken kann. Nach der Geburt kann Aspiration von Flüssigkeit zur Pneumonie führen. Der Defekt kommt durch eine Störung bei der Abschnürung des Lungendivertikels vom Vorderdarm mit Bildung des Septum oesophagotracheale zustande.

2. Die wahrscheinlichste Diagnose ist eine Omphalozele. Sie entsteht, wenn der physiologische Nabelbruch sich in der 10. bis 12. Schwangerschaftswoche nicht zurückbildet. Da der physiologische Nabelbruch in der Nabelschnur liegt, wird er vom Amnion bedeckt. Dies ist nicht der Fall bei der Gastroschisis, bei der die Darmschlingen durch einen Defekt in der Leibeswand austreten und nicht vom Amnion bedeckt werden. Die Prognose ist nicht gut: 25% der Kinder mit einer Omphalozele sterben vor der Geburt, bei 40 bis 88% liegen zusätzlich andere Fehlbildungen vor. Bei etwa 50% der Fälle sind Chromosomenanomalien vorhanden. Wenn keine zusätzlichen Fehlbildungen vorhanden sind, ist eine chirurgische Behandlung möglich. Bei einem erfahrenen Operateur ist die Erfolgsrate 100%.

3. Bei dem Kind liegt ein Anus imperforatus mit einer rektovaginalen Fistel vor, eine Fehlbildung, die zur großen Gruppe der Anorektalatresien gehört. Es scheint sich um eine hohe Form der Anorektalatresie zu handeln, da die Fistel das Rektum mit der Vagina verbindet, so daß Mekonium (fetaler Darminhalt) in der Vagina angetroffen wird. Die Unterteilung der Kloake in den Sinus urogenitalis und das Rektum erfolgt durch das Herabwachsen des Septum urorectale bis zur Kloakenmembran. Dadurch entsteht das Perineum. Eine Ventralverlagerung des Septums führt zu einer abnormen Unterteilung der Kloake und ist für diesen Defekt verantwortlich.

# Kapitel 15

1. Die drei Nierensysteme sind die Vorniere, die Urniere und die Nachniere. Sie sind Derivate des indermediären Mesoderms und entwickeln sich von kranial nach kaudal fortschreitend. Die *Vorniere* entsteht in den zervikalen Segmenten am Ende der 3. Woche, bleibt rudimentär und bildet sich bald zurück. Die *Urniere* tritt zu Beginn der 4. Woche auf, streckt sich von den Brustsegmenten bis in die obere Lumbalregion. Nur ihr oberer Abschnitt ist segmentiert und enthält exkretorische Kanälchen, die in den Urnierengang (Wolff-Gang) münden. Obwohl sich die Urniere ebenfalls zurückbildet, ist sie für einen kurzen Zeitraum doch ein funktionsfähiges Ausscheidungsorgan. Ihre wesentliche Bedeutung besteht jedoch darin, daß ihre Kanälchen und der Ausführungsgang sich zum männlichen Geschlechtsgang entwickeln. Die Sammelkanälchen in der Nähe des Hodens werden zu den Ductuli efferentes, während der Urnierengang den Nebenhoden, den Ductus deferens und die Ductus ejaculatori bildet. In der weiblichen Entwicklung bilden sich die Kanälchen und der Ausführungsgang wieder zurück. Die Erhaltung des Gangsystems ist von der Testosteronproduktion abhängig. Die *Nachniere* liegt in der Beckenregion und besteht aus unpigmentiertem Mesoderm (dem metanephrogenen Blastem), aus dem sich die definitive Niere entwickelt. Von den beiden Urnierengängen wächst eine Ureterknospe aus und induziert durch direkten Kontakt mit dem metanephrogenen Blastem die Diffe-

renzierung der Nierenkanälchen. Aus der Ureterknospe entstehen die Sammelkanälchen und die Ureteren. Aus dem metanephrogenen Blastem entstehen die Nephrone (die exkretorischen Einheiten). Jede besteht aus einem Glomerulus und einem Nierenkanälchen.

2. Sowohl die Ovarien als auch die Testes entwickeln sich in der Leibeshöhle aus dem intermediären Mesoderm medial von der Urogenitalleiste. Beide deszendieren aus ihrer ursprünglichen Lage mit einem ähnlichen Mechanismus, der Uterus verhindert jedoch die Wanderung des Ovars aus der Leibeshöhle heraus. Im männlichen Geschlecht verbindet eine Mesenchymverdichtung, das Gubernaculum, den unteren Pol des Hodens zunächst mit der Inguinalregion und dann mit den Skrotalwülsten. (Das Gubernaculum bildet sich auch im weiblichen Geschlecht, verbindet sich dort jedoch mit dem Uterus.) Das Wachstum und die Retraktion des Gubernaculums, zusammen mit einer intraabdominellen Druckzunahme, rufen den Deszensus testis hervor. Störungen bei diesem Vorgang führen zu nicht deszendierten Hoden, einem Krankheitsbild, das als Kryptorchismus bezeichnet wird. Etwa 2–3% reifer männlicher Säuglinge haben nicht deszendierte Hoden. In 25% der Fälle sind beide Hoden in der Leibeshöhle geblieben. Oft deszendieren die Hoden jedoch während des ersten Lebensjahres. Wenn der Deszensus ausbleibt, kann eine Testosteronbehandlung oder eine chirurgische Behandlung angezeigt sein (man nimmt an, daß Testosteron beim Deszensus eine Rolle spielt). Die Fertilität ist bei beidseitigem Kryptorchismus beeinträchtigt.

3. Die männlichen und weiblichen äußeren Genitalien durchlaufen ein indifferentes Stadium, in dem man das Geschlecht nicht differenzieren kann. Unter dem Einfluß des Testosterons wird das Genitale männlich. Die Strukturen des männlichen und weiblichen Genitales sind einander homolog:
   - Die Klitoris und der Penis entstehen aus dem Genitalhöcker.
   - Die großen Labien und das Skrotum entwickeln sich aus den Genitalwülsten, die in der männlichen Entwicklung miteinander verschmelzen.
   - Die kleinen Schamlippen und die Urethra des Penis entstehen aus den Urethralfalten, die im männlichen Geschlecht ebenfalls miteinander verschmelzen.
   
   In den Frühstadien ist der Genitalhöcker beim weiblichen Geschlecht größer als beim männlichen. Dies hat zu Fehlinterpretationen des Geschlechtes bei der Ultraschalluntersuchung geführt.

4. Der Uterus entsteht durch die Fusion der unteren Abschnitte der Müller-Gänge („paramesonephric ducts"). Es sind viele Fehlbildungen bekannt, darunter die häufigste Anomalie mit zwei Uterushörnern (Uterus bicornis). Dadurch entstehende Komplikationen sind Schwierigkeiten bei der Konzeption, eine erhöhte spontane Abortrate und eine abnorme Lage der Plazenta. Wenn die eine Hälfte des Uterus bicornis nur rudimentär angelegt ist und

blind endet, kann dies Menstruationsbeschwerden und Unterleibschmerzen verursachen.

## Kapitel 16

1. Neuralleistenzellen sind für die kraniofaziale Entwicklung wichtig, da sie an der Bildung von vielen Strukturen in dieser Region beteiligt sind. So entstehen alle Knochen des Gesichtes und der Schädeldecke aus Neuralleistenmaterial. Eine Ausnahme bildet ein kleiner Bereich in der Okzipitalregion sowie das Bindegewebe, das die Leitstruktur für die Gesichtsmuskeln bildet. Neuralleistenzellen sind an der Bildung der Kopfganglien, der Meningen, der Dermis, der Odontoblasten und des Stromas der von den Schlundtaschen abstammenden Drüsen beteiligt. Neuralleistenzellen aus der Rautenhirnregion wandern nach ventral und nehmen an der Unterteilung von Conus und Truncus des Herzens in Aorta und A. pulmonalis teil. Viele kraniofaziale Fehlbildungen sind durch Schädigungen der Neuralleistenzellen bedingt und können mit Herzfehlern assoziiert sein. Unglücklicherweise scheinen Neuralleistenzellen gegenüber einer Reihe von Verbindungen, unter anderem Alkohol und Retinoiden, empfindlich zu sein. Dies beruht wahrscheinlich auf dem Fehlen der Katalase und Superoxiddismutase, die toxische freie Radikale unschädlich machen. Viele kraniofaziale Fehlbildungen sind durch Schädigungen der Neuralleistenzellen bedingt und können mit Herzfehlern assoziiert sein.

2. Bei dem Kind liegt möglicherweise eine DiGeorge-Sequenz vor, die durch derartige kraniofaziale Defekte und das teilweise oder vollständige Fehlen von Thymusgewebe charakterisiert ist. Das Fehlen des Thymusgewebes beeinträchtigt das Immunsystem, so daß viele Infektionen entstehen. Eine Schädigung der Neuralleistenzellen ist die wahrscheinlichste Ursache für die Sequenz, da diese Zellen zur Entwicklung aller beteiligten Strukturen, auch des Thymus-Stromas, beitragen. Von Teratogenen wie dem Alkohol wurde in Experimenten nachgewiesen, daß sie diese Defekte hervorrufen können.

3. Kinder mit medialen Lippenspalten sind oft geistig behindert. Mediale Spalten sind also mit dem Fehlen anderer medialer Strukturen verbunden, einschließlich medialer Gehirnstrukturen. In extremen Fällen fehlt die gesamte mediale Schädelregion. Die Seitenventrikel der Gehirnhemisphären sind zu einem einheitlichen Ventrikel fusioniert. Man spricht von Holoprosenzephalie. Mediale Spalten werden induziert, wenn sich die kranialen Neuralfalten auszubilden beginnen (etwa zwischen den Tagen 19 bis 21). Sie gehen auf den Untergang von medialem Gewebe in der Region der Prächordalplatte zurück.

4. Bei dem Kind liegt wahrscheinlich eine Thyroglossuszyste vor, die auf einer unvollständigen Regression des Ductus thyroglossus beruht. Diese Zysten können überall auf den Weg der Schilddrüsenanlage entstehen, auf dem sie aus der Region des Foramen caecum der Zunge bis in ihre definitive Lage im Halsbereich deszendiert. Eine Zyste muß aus ektotropischem Drüsengewebe hervorgegangen sein, das ebenfalls entlang des Wanderweges liegen geblieben ist.

## Kapitel 17

1. Die Mikrotie umfaßt Störungen in der Entwicklung der Ohrmuschel, deren Ausprägung das Spektrum von zu kleinen, aber regelrecht ausgebildeten Ohren bis zum vollständigen Fehlen der Ohren (Anotie) umfaßt. In 20 bis 40 % der Fälle von Mikrotie oder Anotie sind andere Fehlbildungen vorhanden, wie z. B. das oculo-auriculo-vertebrale Spektrum (die hemifaziale Mikrosomie), bei dem die kraniofazialen Defekte asymmetrisch sein können. Da die Ohrmuschel sich aus den Ohrmuschelhöckern auf dem 1. und 2. Schlundbogen entwickelt, die zum größten Teil von Neuralleistenzellen gebildet werden, spielen diese Zellen bei den meisten Ohrmißbildungen eine Rolle.

## Kapitel 18

1. Die Linse entwickelt sich aus einer Verdickung des Ektoderms (der Linsenplakode) über dem Augenbecher. Die Induktion der Linse beginnt sehr früh. Bei der Induktion spielt der Kontakt zum Augenbecher eine Rolle, ebenso wie bei der späteren Erhaltung und Differenzierung der Linse. Wenn das Augenbläschen, aus dem der Augenbecher entsteht, keinen Kontakt zum Ektoderm aufnimmt, oder wenn die für die Linsenentwicklung essentiellen molekularen und zellulären Signale gestört werden, entsteht keine Linse.

2. Von Röteln ist bekannt, daß sie Katarakte, Mikrotie, angeborene Taubheit und Herzfehler hervorrufen können. Eine Infektion während der 4. bis 8. Schwangerschaftswoche bedeutet für den Fetus ein erhöhtes Risiko für eine oder mehrere dieser Fehlbildungen.

3. Wenn das Augenbläschen das Oberflächenmesoderm erreicht, stülpt es sich zum Augenbecher ein und bildet eine Spalte an seiner ventromedialen Oberfläche, die sich bis in den Augenbecherstiel erstreckt. Durch die Augenbecherspalte tritt die A. hyaloidea hindurch und verläuft bis zur inneren Augenkammer. Normalerweise degeneriert der distale Abschnitt der A. hyaloidea. Die Augenbecherspalte schließt sich durch Verschmelzen ihrer Ränder. Wenn die Verschmelzung unterbleibt, entsteht ein Kolobom. Diese Defekte (Spalten) können überall im Verlauf der Augenbecherspalte entstehen.

Wenn sie distal auftreten, kommt es zur Ausbildung eines Iriskoloboms. Wenn sie weiter proximal liegen, entsteht ein Kolobom der Retina, der Choroidea oder des Sehnervs in Abhängigkeit von der Ausdehnung der Spalte.

## Kapitel 19

1. Die Milchdrüsen entwickeln sich aus ektodermalen Knospen, die in das Mesenchym einwachsen. Die Knospen entstehen normalerweise im Brustbereich entlang einer ektodermalen Verdickung, der Milchleiste. Sie erstreckt sich von der Achselhöhle bis in die Leistenbeuge. Entlang dieser Linie können zusätzliche Brustwarzen (Polythelie) oder zusätzliche Brüste (Polymastie) entstehen. Die zusätzlichen Organe liegen immer im Bereich der Milchleiste, in der Regel in der Achselregion. Sie kommen auch im männlichen Geschlecht vor.

## Kapitel 20

1. Hirnnerven und Spinalnerven sind einander homolog. Die Hirnnerven zeigen eine größere Variation in ihrem Aufbau. Bei beiden liegen die motorischen Neurone in der Grundplatte des Neuralrohres. Die sensiblen Nervenzellen stammen aus der Neuralleiste und liegen außerhalb des Neuralrohres in den sensiblen Ganglien. Die Nervenfasern der sensiblen Neurone bilden Synapsen an Nervenzellen in der Flügelplatte des Rückenmarks und des Gehirnstammes. Drei Hirnnerven sind vollständig sensorisch (I, II, VIII); vier sind vollständig motorisch (IV, VI, XI und XII); drei besitzen motorische, sensible und parasympatische Fasern (VII, IX und X); einer besitzt nur motorische und parasympathische Fasern (III). Alle Spinalnerven besitzen motorische und sensible Fasern.

2. Eine Lumbalpunktion wird zwischen den Wirbeln L4 und L5 durchgeführt, da das Rückenmark auf Höhe von L2 bis L3 endet. In dieser Höhe kann daher Liquor gewonnen werden, ohne das Rückenmark zu schädigen. Das Rückenmark erstreckt sich ursprünglich über die gesamte Länge der Wirbelsäule. Vom 3. Monat an bleibt es jedoch gegenüber der Dura und der Wirbelsäule im Wachstum zurück.

3. Die embryologische Erklärung für die meisten Neuralrohrdefekte ist eine Hemmung des Neuralrohrschlusses am kranialen und kaudalen Neuroporus. Dadurch bedingt treten weitere Defekte im umgebenden Gewebe auf, die zur Anenzephalie und den verschiedenen Formen der Enzephalozele und der Spina bifida cystica führen. Fehlbildungen in diesen Regionen sind von schweren neurologischen Ausfällen begleitet. Neuralrohrdefekte kommen

mit einer Häufigkeit von etwa 1 : 1000 Geburten vor. Sie können pränatal durch Ultraschall und den Nachweis eines erhöhten α-Fetoprotein-Spiegels im mütterlichen Serum oder in der Amnionflüssigkeit diagnostiziert werden. Neuere Untersuchungen haben ergeben, daß Folsäuresubstitution vor der Konzeption einige dieser Defekte verhindern kann.

4. Es liegt ein Hydrozephalus vor. Der Liquor kann nicht durch das Foramen intraventriculare Monroi und durch den Aquaeductus cerebri aus dem Seitenventrikel in den 4. Ventrikel und dann in den Subarachnoidalraum fließen, in dem der Liquor resorbiert wird. In den meisten Fällen liegt ein Verschluß des Aquaeductus cerebri im Mesenzephalon vor, der genetische Ursachen (X-gebunden rezessiv) oder infektiöse Ursachen (Toxoplasmose, Zytomegalie) haben kann.

# Abbildungsquellen

1.5 Mit freundlicher Genehmigung von Dr. Kathleen Rao, Department of Pediatrics, University of North Carolina

1.6 Nach: Gelehrter TD, Collins FS: *Principles of Medical Genetics*. Baltimore, Williams & Wilkins, 1990: 168.

1.9 Verändert nach: Ohno et al.: Female germ cells in man. *Exp Cell Res* 24: 106, 1961

1.14 Nach: Fawcett DW: *Bloom und Fawcett: A Textbook of Histology*. Philadelphia, WB Saunders, 1986

1.15 Nach: Clermont und Leblond

1.16 Nach: Fawcett DW: *Bloom und Fawcett: A Textbook of Histology*. Philadelphia, WB Saunders, 1986


2.3 Nach: Van Blerkom J, Motta P: 77 *Cellular Basis of Mammalian Reproduction*. Baltimore, Urban & Schwarzenberg. 1979

2.5 A Mit freundlicher Genehmigung von Dr. P. Motta

2.7 A Mit freundlicher Genehmigung von Drs. L. Dickmann und R. Noyes, Vanderbilt University. B Nach: Hertig AT. Rock J: Two human ova of the previllous stage, having a developmental age of about seven and nine days. respectively. *Contrib Embryol* 31: 65, 1945. Mit freundlicher Genehmigung der Carnegie Institution of Washington, Washington, DC

2.9 Nach: Gilbert SF: *Developmental Biology*. 4th ed. Sunderland, MA, Sinauer Associates, 1994

2.10 A Nach: Hertig AT, Rock J, Adams EC: A description of 34 human ova within the first 17 days of development. *Am J Anat* 98: 435, 1956. Mit freundlicher Genehmigung der Carnegie Institution of Washington, Washington, DC. B Verändert nach: Hertig AT, Rock J: Two human ova of the. previllous stage, having a developmental age of about seven and nine days, respectively. *Contrib Embryol* 31: 65, 1945. Mit freundlicher Genehmigung der Carnegie Institution of Washington, Washington, DC


3.1 B Nach: Hertig AT, Rock J: Two human ova of the previllous stage, having a developmental age of about seven and nine days. respectively. *Contrib Embryo.* 31: 65, 1945. Mit freundlicher Genehmigung der Carnegie Institution of Washington. Washington, DC

3.3 B Nach: Hertig AT, Rock J: Two human ova of the previllous stage, having a developmental age of 11 and 12 days, respectively. *Contrib Embryol* 29: 127, 1941. Mit freundlicher Genehmigung von Carnegie Institution of Washington, Washington, DC

**3.5** Nach: Hertig AT, Rock J. Adams EC: A description of 34 human ova within the first 17 days of development. *Am J Anat* 98 : 435, 1956. Mit freundlicher Genehmigung der Carnegie Institution of Washington, Washington, DC

**3.6** Verändert nach: Hamilton WJ, Mossman HW: *Human Embryology*. Baltimore, Williams & Wilkins. 1972

**4.2 C** Mit freundlicher Genehmigung von Dr. K. K. Sulik. Department of Cell Biology and Anatomy, University of North Carolina

**4.3 D, E.** Mit freundlicher Genehmigung von Dr. K. K. Sulik, Department of Cell Biology and Anatomy, University of North Carolina

**4.4** Mit freundlicher Genehmigung von Dr. K. K. Sulik, Department of Cell Biology and Anatomy, University of North Carolina

**4.5** Nach: Heuser CH: A presomite embryo with a definite chorda canal. *Contrib Embryol* 23 : 253, 1932. Mit freundlicher Genehmigung der Carnegie Institution of Washington, Washington, DC

**4.10** Nach: King BF, Mias JJ: Developmental changes in rhesus monkey placental villi and cell columns. *Anat Embryol* 165 : 361 – 376, 1982

**5.1 A** Verändert nach: Davis. **B** Verändert nach: Ingalls. **C** Mit freundlicher Genehmigung von Dr. K. K. Sulik, Department of Cell Biology and Anatomy, University of North Carolina

**5.2 E, F** Mit freundlicher Genehmigung von Dr. K. K. Sulik, Department of Cell Biology and Anatomy, University of North Carolina

**5.3** Mit freundlicher Genehmigung von Dr. K. K. Sulik, Department of Cell Biology and Anatomy, University of North Carolina

**5.4 A** Verändert nach: Payne. **B** Verändert nach Corner

**5.5** Mit freundlicher Genehmigung von Dr. K. K. Sulik, Department of Cell Biology and Anatomy, University of North Carolina

**5.6** Nach: Blechschmidt E: *The Stages of Human Development Before Birth*. Philadelphia, WB Saunders, 1961. Mit freundlicher Genehmigung von E. Blechschmidt, Universität Göttingen

**5.7** Verändert nach: Streeter GL: Developmental horizons in human embryos: age group XI, 13 – 20 somites, and age group XII, 21 – 29 somites. *Contrib Embryol* 30 : 211, 1942

**5.9** Mit freundlicher Genehmigung von Dr. K. K. Sulik, Department of Cell Biology and Anatomy, University of North Carolina

**5.16** Nach: Streeter GL: Developmental horizons in human embryos: age groups XV, XVI, XVII, and XIII [the third issue of a survey of the Carnegie Collection]. *Contrib Embryol* 32 : 133, 1948. Mit freundlicher Genehmigung der Carnegie Institution of Washington, Washington, DC

**5.17** Nach: Blechschmidt E: *The Stages of Human Development Before Birth*. Philadelphia, WB Saunders, 1961. Mit freundlicher Genehmigung von E. Blechschmidt, Universität Göttingen

5.18 Nach: Blechschmidt E: *The Stages of Human Development Before Birth*. Philadelphia, WB Saunders, 1961. Mit freundlicher Genehmigung von E. Blechschmidt, Universität Göttingen
5.19 Nach: Hamilton WJ, Mossman HW: *Human Embryology*. Baltimore, Williams & Wilkins, 1972
5.20 Nach: Starck D: *Embryologie*. Stuttgart, Thieme, 1965. Mit freundlicher Genehmigung von Dietrich Starck, Universität Frankfurt am Main

6.4 Mit freundlicher Genehmigung von E. Blechschmidt, Universität Göttingen
6.7 Mit freundlicher Genehmigung von Dr. Nancy Chescheir, Department of Obstetrics and Gynecology, University of North Carolina

7.1 Verändert nach von Ortmann
7.7 Verändert nach: Ramsey EM: The placenta and fetal membranes. In: Greenhill JP (ed): *Obstetrics*. Philadelphia. WB Saunders, 1965; and Hamilton WJ, Boyd JD: Trophoblastin human uteroplacental arteries. *Nature* 212 : 906, 1966

8.1 Mit freundlicher Genehmigung von Dr. David Smith, Department of Pediatrics, University of Washington
8.2 Mit freundlicher Genehmigung von Dr. J. Miller, Department of Neurology, University of Virginia
8.3 Mit freundlicher Genehmigung von Dr. J. Miller, Department of Neurology, University of Virginia
8.4 Mit freundlicher Genehmigung von Dr. J. Miller, Department of Neurology, University of Virginia
8.5 Mit freundlicher Genehmigung von Dr. J. Miller, Department of Neurology, University of Virginia
8.6 **A, B** Mit freundlicher Genehmigung von Dr. R. J. Gorlin, Department of Oral Pathology and Genetics, University of Minnesota. **C** Mit freundlicher Genehmigung von Dr. R. J. Gorlin, Department of Oral Pathology and Genetics, University of Minnesota

9.5 Verändert nach: Noden DM: Interactions and fates of avian craniofacial mesenchyme. *Development* 103 : 121 – 140. 1988, Company of Cell Biologists, Ltd.
9.6 Mit freundlicher Genehmigung von Dr. J. Warkany. Nach: Warkany J. *Congenital Malformations*. Chicago. Year Book Medical Publishers, 1971
9.7 Mit freundlicher Genehmigung von Dr. J. Jane, Department of Neurosurgery, University of Virginia
9.10 Mit freundlicher Genehmigung von Dr. K. K. Sulik, Department of Cell Biology and Anatomy, University of North Carolina
9.11 Mit freundlicher Genehmigung von Dr. M. Edgerton, Department of Plastic Surgery, University of Virginia
9.12 **A** Nach: Stevenson RE, Hall JG, Goodman RM (Hrsg.): *Human Malformations and Related Anomalies*. New York, Oxford University Press, 1993. **B, C** Mit

freundlicher Genehmigung von Dr. M. Edgerton, Department of Plastic Surgery, University of Virginia
9.13 Mit freundlicher Genehmigung von Dr. A. Aylsworth, Department of Pediatrics, University of North Carolina
9.15 Mit freundlicher Genehmigung von Dr. N. Chescheir, Department of Obstetrics and Gynecology, University of North Carolina

10.1 Nach: Noden DM: Craniofacial development: new views on old problems. *Anat Rec* 208 : 1, 1984.
10.4 A, B. Nach: Langman J, Woerdeman MW: *Atlas of Medical Anatomy.* Philadelphia. WB Saunders, 1978
10.5 Mit freundlicher Genehmigung von Dr. K. K. Sulik, Department of Cell Biology and Anatomy, University of North Carolina
10.6 Mit freundlicher Genehmigung von Dr. D. Nakayama, Department of Surgery, University of North Carolina

11.2 A, D Mit freundlicher Genehmigung von Dr. S. Lacey, Department of Surgery, University of North Carolina. B Mit freundlicher Genehmigung von Dr. S. Shaw, Department of Surgery, University of Virginia

12.1 Mit freundlicher Genehmigung von K. K. Sulik, Department of Cell Biology and Anatomy, University of North Carolina
12.3 Mit freundlicher Genehmigung von K. K. Sulik, Department of Cell Biology and Anatomy, University of North Carolina
12.5 A–C Verändert nach: Kramer TC: The partitioning of the truncus and conus and the formation of the membranous portion of the interventricular septum in the human heart. *Am J. Anat* 71 : 343, 1942. D, E Mit freundlicher Genehmigung von Dr. K. K. Sulik, Department of Cell Biology and Anatomy, University of North Carolina
12.6 A, B Verändert nach: Kramer TC: The partitioning of the truncus and conus and the formation of the membranous portion of the interventricular septum in the human heart. *Am J Anat* 71 : 343, 1942. C Mit freundlicher Genehmigung von Dr. K. K. Sulik, Department of Cell Biology and Anatomy, University of North Carolina
12.10 B, D Mit freundlicher Genehmigung von Dr. K. K. Sulik, Department of Cell Biology and Anatomy, University of North Carolina
12.13 B, C Mit freundlicher Genehmigung von Dr. K. K. Sulik, Department of Cell Biology and Anatomy, University of North Carolina
12.14 B Mit freundlicher Genehmigung von Dr. K. K. Sulik, Department of Cell Biology and Anatomy, University of North Carolina
12.20 D–F Mit freundlicher Genehmigung von Dr. K. K. Sulik, Department of Cell Biology and Anatomy, University of North Carolina
12.21 A–C Nach: Kramer TC: The partitioning of the truncus and conus and the formation of the interventricular septum in the human heart. *Am J Anat* 71 : 343, 1942

**12.23** Mit freundlicher Genehmigung von Dr. Nancy Chescheir, Department of Obstetrics and Gynecology, University of North Carolina

**14.21** Nach: Agur AMR: *Grant's Atlas of Anatomy.* 9 th ed. Baltimore. Williams & Wilkins, 1991 : 123
**14.26** Mit freundlicher Genehmigung von Dr. D. Nakayama, Department of Surgery, University of North Carolina

**15.1.** Verändert nach Heuser
**15.3 C** Mit freundlicher Genehmigung von Dr. K. K. Sulik, Department of Cell Biology and Anatomy, University of North Carolina
**15.7** Nach: Stevenson RE, Hall JG, Goodman RM (eds): *Human Malformations and Related Anomalies.* New York, Oxford University Press, 1993
**15.8 D, E** Nach: Stevenson RE, Hall JG, Goodman RM (eds): *Human Malformations and Related Anomalies.* New York, Oxford University Press, 1993
**15.10 B** Mit freundlicher Genehmigung von Dr. K. K. Sulik, Department of Cell Biology and Anatomy, University of North Carolina. **C** Nach: Stevenson RE, Hall JG, Goodman RM (eds): *Human Malformations and Related Anomalies.* New York, Oxford University Press, 1993
**15.14** Nach: Stevenson RE, Hall JG, Goodman RM (eds): *Human Malformations and Related Anomalies.* New York. Oxford University Press, 1993
**15.15 C, D** Mit freundlicher Genehmigung von Dr. K. K. Sulik, Department of Cell Biology and Anatomy, University of North Carolina
**15.16 A** Nach Witchi
**15.21** Nach: George FW, Wilson JD: Sex determination and Differentiation. In: Knobil E, et al (eds): *The Physiology of Reproduction.* New York, Raven Press, 1988 : 3 – 26
**15.28 C** Mit freundlicher Genehmigung von Dr. K. K. Sulik, Department of Cell Biology and Anatomy. University of North Carolina
**15.30** Mit freundlicher Genehmigung von Dr. K. K. Sulik, Department of Cell Biology and Anatomy. University of North Carolina
**15.31 B** Mit freundlicher Genehmigung von Dr. R. J. Gorlin, Department of Oral Pathology and Genetics, University of Minnesota
**15.34** Mit freundlicher Genehmigung von Dr. J. Kitchin, Department of Obstetrics and Gynecology, University of Virginia
**15.35** Mit freundlicher Genehmigung von Dr. J. Kitchin, Department of Obstetrics and Gynecology. University of Virginia
**15.36 E** Mit freundlicher Genehmigung von Dr. K. K. Sulik, Department of Cell Biology and Anatomy, University of North Carolina

**16.1 A** Mit freundlicher Genehmigung von Dr. K. K. Sulik, Department of Cell Biology and Anatomy. University of North Carolina. **B** Adapted nach Noden DM: Interactions and fates of avian craniofacial mesenchyme. *Development* 103 : 121 – 140, 1988, Company of Biologists, Ltd.

16.4 C Mit freundlicher Genehmigung von Dr. K. K. Sulik, Department of Cell Biology and Anatomy, University of North Carolina
16.5 B, C Mit freundlicher Genehmigung von Dr. K. K. Sulik, Department of Cell Biology and Anatomy, University of North Carolina
16.10 D Mit freundlicher Genehmigung von Dr. A. Shaw, Department of Surgery, University of Virginia
16.11 A Mit freundlicher Genehmigung von J. Warkany. Nach: Warkany J: *Congenital Malformations*. Chicago, Year Book Medical Publishers, 1971. B–D Mit freundlicher Genehmigung von Dr. R. J. Gorlin, Department of Oral Pathology and Genetics, University of Minnesota
16.12 C, D Mit freundlicher Genehmigung von K. K. Sulik, Department of Cell Biology and Anatomy, University of North Carolina
16.14 B Mit freundlicher Genehmigung von Dr. A. Shaw, Department of Surgery, University of Virginia
16.16 C Mit freundlicher Genehmigung von Dr. K. K. Sulik, Department of Cell Biology and Anatomy, University of North Carolina
16.18 C, D Mit freundlicher Genehmigung von Dr. K. K. Sulik, Department of Cell Biology and Anatomy, University of North Carolina
16.19 C, D Mit freundlicher Genehmigung von Dr. K. K. Sulik, Department of Cell Biology and Anatomy, University of North Carolina
16.20 C Mit freundlicher Genehmigung von Dr. K. K. Sulik, Department of Cell Biology and Anatomy, University of North Carolina
16.22 A–C Mit freundlicher Genehmigung von Dr. M. Edgerton, Department of Plastic Surgery, University of Virginia. D–F Mit freundlicher Genehmigung von Dr. R. J. Gorlin, Department of Oral Pathology and Genetics, University of Minnesota
16.25 Nach: Langman J, Woerdeman MW: *Atlas of Medical Anatomy*. Philadelphia, WB Saunders, 1978

17.1 A Mit freundlicher Genehmigung von Dr. K. K. Sulik, Department of Cell Biology and Anatomy, University of North Carolina
17.2 D, E Mit freundlicher Genehmigung von Dr. K. K. Sulik, Department of Cell Biology and Anatomy, University of North Carolina
17.3 F, G Mit freundlicher Genehmigung von Dr. K. K. Sulik, Department of Cell Biology and Anatomy, University of North Carolina
17.9 E–G Mit freundlicher Genehmigung von Dr. K. K. Sulik, Department of Cell Biology and Anatomy, University of North Carolina
17.10 Mit freundlicher Genehmigung von Dr. R. J. Gorlin, Department of Oral Pathology and Genetics, University of Minnesota

18.1 D Mit freundlicher Genehmigung von Dr. K. K. Sulik, Department of Cell Biology and Anatomy, University of North Carolina
18.2 Nach: Mann IC: *The Development of the Human Eye*. 3 rd ed, British Medical Association. New York, Grune & Stratton, 1974

18.3 Verändert nach: Mann IC: *The Development of the Human Eye*. 3 rd ed. British Medical Association. New York, Grune & Stratton, 1974
18.4 Mit freundlicher Genehmigung von Dr. K. K. Sulik, Department of Cell Biology and Anatomy, University of North Carolina
18.5 Verändert nach: Mann IC: *The Development of the Human Eye*. 3 rd ed, British Medical Association. New York, Grune & Stratton, 1974
18.10 Nach: Stevenson RE, Hall JG, Goodman RM (eds): *Human Malformations and Related Anomalies*. New York, Oxford University Press, 1993, vols I and II

20.1 Mit freundlicher Genehmigung von Dr. K. K. Sulik, Department of Cell Biology and Anatomy, University of North Carolina.
20.2 **B** Mit freundlicher Genehmigung von Dr. K. K. Sulik, Department of Cell Biology and Anatomy, University of North Carolina
20.4 **C** Mit freundlicher Genehmigung von Dr. K. K. Sulik, Department of Cell Biology and Anatomy, University of North Carolina
20.11 **A** Mit freundlicher Genehmigung von Dr. K. K. Sulik, Department of Cell Biology and Anatomy, University of North Carolina. **B** Mit freundlicher Genehmigung von Dr. M. J. Sellers, Division of Medical and Molecular Genetics, Guys Hospital, London
20.15 **C, D** Mit freundlicher Genehmigung von Dr. K. K. Sulik, Department of Cell Biology and Anatomy, University of North Carolina
20.21 **D** Mit freundlicher Genehmigung von Dr. K. K. Sulik, Department of Cell Biology and Anatomy, University of North Carolina
20.26 Mit freundlicher Genehmigung von Dr. Nancy Chescheir, Department of Obstetrics and Gynecology, University of North Carolina
20.27 **A** Mit freundlicher Genehmigung von Dr. J. Warkany. Nach: Warkany J: *Congenital Malformations*. Chicago, Year Book, Medical Publishers, 1971.
20.28 Mit freundlicher Genehmigung von Dr. R. J. Gorlin, Department of Oral Pathology and Genetics, University of Minnesota
20.29 Mit freundlicher Genehmigung von Dr. R. J. Gorlin, Department of Oral Pathology and Genetics, University of Minnesota
20.30 Nach: Lumsden R: The cellular basis for segmentation in the developing hindbrain. *Trends Neurosci* 13 : 329, 1990. Elsevier Trends Journals, Cambridge. United Kingdom

**Anhang 1** (Empfindlichkeit ausgewählter Organsysteme gegenüber Teratogenen): Verändert nach Shenefelt RE: Morphogenesis of malformations in hamsters caused by retinoic acid: relation to dose and stage at treatment. *Teratology* 5 : 103 – 188, 1972.

# Sachverzeichnis

## A

Abfaltung, laterale 84
- Herzentwicklung 189
Abort, spontan 9
- chromosomale Störung 137
ACE-Hemmer 132
Achondroplasie 9, 167
Activin 71
Adamantoblasten 350
Adhaesio interthalamica 408
Adrenocorticotropes Hormon (ACTH) 314
Adrenogenitales Syndrom (AGS) 314
Affenhand 138
Agent orange 136
Akromegalie 167
Akrosom 20
Akrosomreaktion 30
Akrozephalie 157
Ala orbitalis 153
- temporalis 153
Alkoholabusus 132
geistige Behinderung 419
Herzfehlbildungen 217
Alkoholsyndrom, fetales 133
Allantois 248
- Entstehung 61
- Funktion 86
Allantois-Divertikel 61
Alveolarepithelzelle 244
Alveole, primäre 242
Amelie 161 f
- Thalidomid 131
- Zeitpunkt der Schädigung 91
Aminopterin 131

Amnioblasten 45
amnioektodermale Umschlagfalte 114
Amnion 104 ff
- Nabelschnur 114 f
- Zwillinge 120 f
Amnionflüssigkeit 117 f
- Resorption 239
- Aspiration 244
- klinische Bezüge 114, 118
Amnionhöhle, Entstehung 45 ff
Amnionstränge 116
- Amputation 164
Amniozentese 101
Amphetamine 132
Analatresie 275
Analfalte 307
Analmembran 273, 290
- nicht perforierte 274
Androgen, zelluläre Ebene 300
Androgen-Insensitivität 315
Anenzephalie 156, 416 f
- Zeitpunkt der Schädigung 91
Aneuploidie 138 ff
Angelman-Syndrom 142 f
Angioblasten 82, 189
Anhangsorgane 380
Anheftung 38
Aniridie 378
Ankyloglossie 339
Anomalien, Häufigkeit 126
Anophthalmie 377
Anorektkanal 273, 290
Antidiabetika 135
Antiepileptika 131
- Gaumenspalte 349

Antihypertensiva 132
Antikörper, Plazenta 113
Anti-Müller-Hormon (AMH) 300
Antrum mastoideum 363
Anulus fibrosus 165
Aorta, dorsale 189
- ventrale 219
Aortenbogen 218
- doppelter 223
- rechter 225
- Veränderungen während der Entwicklung 220
- unterbrochener 225
Aortenisthmusstenose 222 f
Aortenklappenatresie 216
Aortenklappenstenose 216 f
Aortenwurzel 219
Apfelschalenatresie 272
Aphakie 378
Appendix 267 f
- Lagevarianten 268
Appendix epididymidis 303
Appendix testis 303
Aquaeductus cerebri 388
- Verschluß 418
Aquired immunodeficiency syndrome (AIDS) 129
Archipallium 413
Arnold-Chiari-Syndrom 418
Arteria carotis communis 220
- centralis retinae 376
- hyaloidea 375
- hyoidea 219
- iliaca communis 222

# Sachverzeichnis

– – interna 222
– maxillaris 219
– mesenterica inferior 222, 274
– – superior 265
– – – Duodenum 259
– – – Mitteldarm 264
– – – Nabelschleife 268
– pudenda 274
– pulmonalis 220
– rectalis media und inferior 274
– stapedia 219
– subclavia
– – abnormer Abgang 223
– vesicalis superior 222
Arterien, Entwicklung 218 ff
– klinische Bezüge 222 ff
Aryknorpel 330
Arytenoidknorpel 240
Arytenoidwulst 337
Aspirin 132
Assoziation, Definition 127
Astrozyt 393
Atelektase 245
Atembewegung, Einsetzen 244
Atomexplosion 130
Atresie, biläre 261
Atrichie 384
Atrioventrikularkanal 194 ff
– Endokardkissen 202
– persistierender 205, 207
– Unterteilung 202
Atrioventrikularkissen 202
Atrioventrikularklappen 203
Atrioventrikularknoten 218
Atrium s. Vorhof
Auge 368 ff
– klinische Bezüge 376
– Zusammenfassung 378
Augenbecher 368 ff
Augenbecherspalte 370, 375
Augenbläschen, Entwicklung 369

Augenkammer, vordere 374
Augenlider 376
Augenmuskel, innerer 176, 372
Aurikulärhöcker 364
Autosomen 2
Axialkanal 61
Axon, Differenzierung 392

## B

Barriere-Methoden 34
Basalganglien 411
Basalplatte s. Deziduaplatte
Basaltemperatur 28
Basilarmembran 356
Beckenniere 288
Befruchtung 29 ff
– klinische Bezüge 34
Befruchtungsalter 100
Bikuspidalklappe 203
Bläschenfollikel s. Tertiärfollikel
Blase s. Harnblase
Blasenmole 56
Blasensprung, vorzeitiger 118
Blastem, metanephrogenes 281
Blastomeren 36
Blastozyste 36
– abweichende Einnistungsorte 53
– fehlgebildete 55
– klinische Bezüge 28
Blastozystenhöhle 36
Blei, Abortrate 136
Blutgefäße, Entwicklung 82 f
Bluthochdruck, Herzfehlbildungen 217
Blutinseln 82
Blut-Luft-Schranke 244
Bochdalek-Hernie 185
Bodenplatte, Rückenmark 391

Bogengänge 355, 360 f
Bowman-Kapsel 284
Bradykinin, Ductus arteriosus 233
Branchialbogen s. Schlundbogen
Branchialfurche s. Schlundfurche
Branchialmotorisch, Metenzephalon 403
– Myelenzephalon 400 f
Branchialsensibel, Metenzephalon 403
Myelenzephalon 402
Bronchiolus respiratorius 242
Bronchien 241 f
Brücke 402
Brückenbeuge 387
Brustdrüse 384 f
Brusthöhle 181 ff
Brustwarze 385
Buccopharyngealmembran s. Rachenmembran
Bulboventrikularfalte 202
Bulbus cordis 194
Bulbus duodeni 259
Bursa omentalis 252 ff

## C

Caecum mobile 269
Calcitonin 333
Canalis neurentericus 61
Canalis semicircularis s. Bogengänge
Cantrell-Pentalogie 179
Capsula interna 413
Cauda equina 397
Cerebellum s. Kleinhirn
CHARGE-Assoziation 127
Chemikalien, Fehlbildungen 136
Chiasma 6
Chiasma opticum 415
Chinin 132
Chlordiazepoid 132

Choane, definitive 350
- primitive 349
Chondrodystrophie 167
Chondrokranium 150
chordales 152
prächordales 152
Chorda, Entwicklung 61 f
Chorda dorsalis s. Chorda
Chorda tympani 339
Chordae tendineae 203
Chordafortsatz 61
Chordaplatte 61 f
Chorea Huntington, Imprinting 57
Chorion 52
- frondosum 107
- laeve 107
- Zwillinge 121
Chorionbiopsie 102
Chorionblase 106
Chorionepitheliom 56
Choriongefäße 111
Chorionglatze 107
Chorionhöhle, Entstehung 51 f
- Obliteration 115
Chorionmesoderm 52
Chorionplatte 69, 109
- Plazenta 104, 109
Chorionzotten, dritte Woche 66 ff
Choroidea 374
Chromaffine Zellen 426
Chromatidabschnitt, Austausch 4
Chromatide 4
Chromosomen, Fehlbildungen 137
- homologe 5
- Meiose 4
- Paarung 4
- Strukturanomalien 142
Chromosomensatz 2
- Wiederherstellung 33
- numerische Aberration 138 ff
Cisterna chyli 234
Clusterbildung 9

Coarctatio aortae 222
Cocain 132
Cochlea 355 ff
Colliculi s. Vierhügel
Colon ascendens 267
Columnae anales 274
Commissura anterior 414
Commissura fornicis 414
- habenularum 415
Commissura posterior 415
Compaction, Maus 37
Contergan s. Thalidomid
Conus cordis, Herzschleife 194, 208 ff
Conusseptum 208 ff
Conuswulst 204
Copula 337
Cor triloculare biventriculare 205
Corium 385
Cornea 374
Corona radiata 26
- Befruchtung 30
Corpus albicans 28
- atreticum 25
- callosum 415, 419
- luteum, Entstehung 27
- - graviditatis 29
- mamillare 408
- pineale 407
- striatum 411, 413
Corti-Organ 357
Cortison, Fehlbildungen 134
Craniosynostosis-Radiusaplasie-Syndrom 164
Cri-du-chat-(5p)-Syndrom 9, 142
Crista ampullaris 360
- dividens 231
- terminalis 198
Crossover 6
Crus ampullare 360
- cerebri 406
- nonampullare 360
Cumarin 132
Cumulus oophorus 15, 30
Cutis 380
C-Zellen 333, 340

## D

Darmatresie 271 ff
Darmdrehung 265, 271
- entgegengesetzte 271
- Störungen 270 f
Darmkanal 248
Darmpforte 84
Darmstenose 272
Deckknochen 150
Deckplatte, Dienzephalon 407
- Myelenzephaon 402
- Rückenmark 391
Deformation, Fehlbildung 127
Deletion, partielle 142
Dendrit 392
Depot-Progesteron 35
Dermatoglyphen 381
Dermatom 173
- Extremitäten 175
- Somiten 82
Dermatomyotom 169
Dermis 380 ff
Descensus testis 316 ff
Dezidua 107
Deziduale Reaktion 48
Deziduaplatte 69, 107
- Plazenta 107, 109
Deziduasepten 110
Diabetes, Fehlbildungen 134
- Herzfehlbildungen 217
- der Mutter 102
Diaphyse 161
Diazepam 132
Dienzephalon 407 ff
Diethylstilböstrol 114
- Fehlbildung 134
DiGeorge-Sequenz 337
- Herzfehlbildungen 217
Dihydrotestosteron 300
Diktyotän 13
Diphenylhydantoin 131
Doppelmißbildungen 123
Dotterarterie 222
Dottergang 84

– Darmdrehung 265
– Magen-Darm-Kanal 248
– Überreste 270
Dottergangzyste 270
Dottersack 248
– Funktion 86
– Nabelschnur 114
– primärer 48
– Rückbildung 114
– sekundärer 50
– Umwandlung 52
– Urkeimzellen 11
Dottervene 226
– Herzschleife 195
Douglas-Raum 54
Down-Syndrom s. Trisomie 21
Drillinge 121
– Ovarialfollikel 22
Drogen, Fehlbildungen 130
Ductuli efferentes 298, 302
Ductus arteriosus 220
– – fetaler Kreislauf 231 ff
– – offener 222
– – Verschluß 233
– caroticus 220
– choledochus 259
– – Obliteration 261
– cysticus 260
– deferens 298, 303
– ejaculatorius 290
– endolymphaticus 355
– hepaticus 259
– lactiferus 385
– omphaloentericus s. Dottergang 84
– pancreaticus 263
– pancreaticus accessorius 263
– reuniens 355
– thoracicus 234
– thyroglossus 339
– venosus 227
– – Sphinktermechanismus 231
– – Verschluß 233
Duodenum 258
– Obliteration 259

Dysgenesie, kaudale 65
Dysostosis mandibulofacialis 334
Dysphagia lusoria 224

# E

Ectopia cordis 179, 216
Eihäute 104, 108
– klinische Bezüge 116
– Zwillinge 118
Eileiter 304 ff
Einnistung 36
Ektoderm, Derivate 71
– zweiblättrige Keimscheibe 45
Ektrodaktylie 162
Ektropie, Blase 292 f, 310 f
Embryoblast 36 ff
– 8 Tage 45 ff
– 9 Tage 48
– 12 Tage 49 f
Embryonalperiode 71 ff
– Fehlbildungen 136
– klinische Bezüge 91
– Stadienbeschreibung 94
– Zusammenfassung 92 f
Enddarm 248, 273 f
– klinische Bezüge 274
Endhirn s. Telenzephalon
Endokard 193 ff
Endokardkissen 199
– klinische Bezüge 200
– Ultraschall 205
Endometrium 39
Endothelzelle 82
Enterokystom 270
Entlaubungsmittel 136
Entoderm, Derivate 84 ff
– zweiblättrige Keimscheibe 45 f
Entodermales Retikulum 49 f
Entwicklungsstadium
– 8 Tage 45 f
– 9 Tage 47 f
– 11 bis 12 Tage 48 ff

– 13 Tage 50 ff
– 16 Tage 60 f
– 18 Tage 64 ff
– 19 Tage 72 ff
– 24 Tage 76
– 25 und 28 Tage 77
– 5. Woche 89
– 6. Woche 90
– 7. Woche 91
– 7.–8. Woche 92
– 9. Woche 96
– 11. Woche 98
– 12. Woche 98
– 18. Woche 99
– 19. Woche 108
– 23. Woche 109
Enzephalozele 156, 416
Ependymzelle 393
Epidermis 380 ff
Epigenitalis 302
Epikanthus 138
Epikard 181, 193
Epimer 169
Epiphyse 161, 407
Epiphysenfuge 161
Epispadie 310
Epithelkörperchen 333
Epitrichium 380
Epoophoron 306
Erythroblastose 113
Erythrozytenmosaizismus 118
Euploid 138
Eustachi-Röhre 362
Excavatio rectouterina 304
– vesicouterina 305
Exenzephalie 416 f
Exkretorische Einheit 277 f
– Nachniere 279, 283
Exozölzysten 52
Exstrophie s. Ektropie
Extrauterine Gravidität 53 ff
Extremität, Fehlbildungen 161 ff
Extremitätenknospe 89, 158
Extremitätenknospe, Mausembryo 174

Extremitätenmuskulatur 171 ff
Extremitätenskelett 158 ff

# F

Fallot-Tetralogie 200, 213 f
Falsche Knoten 117
Fascia cremasterica 317
- spermatica 317
- transversalis 317
Fehlbildung, Abhängigkeit vom Entwicklungsstadium 136
- chromosomale und genetische Faktoren 137
- Definition 126
- infektiöse Ursachen 127
- primäre 126
- Schweregrad 137
- sekundäre 127
- Ursachen 126 ff
- Zusammenfassung 146
Fehlgeburt, chromosomale Defekte 139
Felsenbein 153
Fetalperiode 95 ff
- klinische Bezüge 101
- Zusammenfassung 103
Fetoprotein (AFP) 101
Fetus papyraceus 121
Fibrinkoagulum 47
Fibrinoid, Plazenta 111
Fibroblast growth factor (FGF) 71
Filum terminale 397
Fingerfehlbildungen 162 ff
Fingerstrahlen 160
Fissura choroidea 412
Fistel, branchiogene 334
- präotische 335
- tracheoösophageale 239, 251
Flexura hepatica 267
Flocculus 403
Flügelplatte, Dienzephalon 408

- Mesenzephalon 391, 407
- Metenzephalon 403
- Myelenzephalon 401
- Rückenmark 391
Follikel, Entwicklung 25 ff
- Menstruationszyklus 39
- Reifung 14 ff
Follikelepithelzelle 14
Follikelhöhle 15
follikelstimulierendes Hormon (FSH) 25
Folsäure 398
Folsäuresubstitution 137
Fontanellen 151
- Palpation 155
Foramen, s. auch Ostium
- caecum 339
- epiploicum 257
- incisivum 345
- interventriculare 212
- Monroi 388, 411
- primum 194
- magnum 153
- ovale, Bildung 200 f
- Sondendurchgängigkeit 201, 233
- Verschluß 201, 233
- - vorzeitiger 205
Fossa tonsillaris 330
Fragiles-X-Syndrom 142
- Imprinting 57
Frenulum 339
Frühabort 39
Frühgeburt 100, 246
Furchung 36
- Induktion 33
Fußplatte 158

# G

Galaktosämie 144
Gallenblase 260 f
- Duplikation 261
gamete intrafallopian transfer (GIFT) 35
Gametogenese 2
- klinische Bezüge 7

- Zusammenfassung 22
Ganglienzelle, pseudounipolare 392, 394
Ganglion, parasympathisches 426
- präaortales 423
- sympathisches 423
- coeliacum 423
- mesentericum 423
- spirale 361
- statoacusticum 361
- vestibulare 361
Gartner-Zyste 306
Gastrointestinaltrakt 250
Gastroschisis 179, 270
Gaumen, klinische Bezüge 346 ff
- primärer 344 f
- sekundärer 344
Gaumenmandel 330
Gaumenplatte 345
Gaumenspalten 347 f
- hintere 346
- Inzidenz 349
Geburtstermin, Berechnung 100
Gefäßsystem 218 ff
Gehirn 399 ff
Gehirnventrikel 388
Gehörgang, äußerer 330, 364
- - Schlundfurche 333
Gehörgangplatte 364
Gehörknöchelchen 155, 328 f, 362 f
Gelbkörper 39 ff
Gendefekt 144
Genitale, äußeres 307 ff
- indifferentes Stadium 299, 307 f
- männliches 308 f
- - klinische Bezüge 310
- weibliches 311 f
- - klinische Bezüge 312
Genitalhöcker 307
Genitalleiste 294 f
Genitalwege 299 ff
- männliche 302

– weibliche 303
Genitalwulst 307
Genom, Kartierung 144
Geschlecht, genetisches 33
Geschlechtsbestimmung 96
Geschlechtschromosom 2, 7
– Aberration 140
Geschmacksknospe 339
Gesicht 341 ff
– Skelett 155 f
– Zusammenfassung 353
Gesichtsmuskulatur 329
Gesichtsspalte, schräge 347 f
Gesichtswülste 342 ff
– Abstammung 341
– Derivate 328, 342
– Verschmelzung 343
Gestagen, Fehlbildungen 134
Gewicht, Fetalperiode 95
Glandula parathyroidea 332
Glanzstreifen 176
Glaskörper 375
Gliazelle, Differenzierung 392
Glioblast 392
Globus pallidus 413
Glomerulus 284
Glucocorticoid, Surfactant 246
GnRH s. Gonadotropin-Releasing-Faktor
Goldenhar-Syndrom 336
– Herzfehlbildungen 217
Gonaden 294 ff
– Geschlechtsdetermination 297
– Geschlechtsdifferenzierung 301
– indifferente 294 f
Gonadendysgenesie 141, 312
– gemischte 313
Gonadenvene 229

Gonadotropes Hormon (HCG) 25, 29
– Plazenta 113
Gonadotropin-Releasing-Faktor 25
Graaf-Follikel s. Tertiärfollikel
Granulosazellen 16
Großhirnhemisphären 411
Grundplatte, Gehirn 391, 399
– Mesenzephalon 406
– Metenzephalon 402
– Myelenzephalon 400
– Rückenmark 391
Gubernaculum testis 316
Gynäkomastie 140
Gyrus, Telenzephalon 413

**H**

Haare 382 ff
Haarpapille 382 f
Haarschaft 382 f
Haarzellen 357
Haftstiel 53
– 19. Tag 69
– Nabelschnur 114
Hals 322 ff
Halszyste, laterale 334 f
Hämatopoese, Leber 260
Handplatte 158
Harlekin-Fetus 382
Harnblase 290 ff
Harnorgane 277 ff
Haut 380 ff
– Zusammenfassung 385
Hautleisten 381
HCG (human chorionic gonadotropin) 113
Hemisphäre, Kleinhirn 403
Henle-Schleife 284
Herbizide 136
Hermaphrodit 313
Hernie, parasternale 185
– retrokolische 269
Herpes-simplex-Virus 129

Herz 189 ff
– 18 Tage 190
– 28 Tage 195
– 30 Tage 196
– 7. Woche 209
– Zusammenfassung 234
Herzfehlbildung, Genese 217
Herzgallerte 193
Herzmuskulatur 169, 176
Herzohr 202
Herzschlauch, Entwicklung 189 ff
– REM-Aufnahme 192
Herzschleife 193
Herzsepten 199 ff
Hiatushernie 251
Hinterdarm 84
Hippocampus 412
Hirnbläschen, 8. Woche 400
– primäre 387 f
Hirnnerven 420 ff
– Plakode 322
– Schlundbögen 327
– Ursprung und Qualität 421
His-Bündel 218
HIV 129
Hoden 294 ff
– klinische Bezüge 318
Hoden-determinierender Faktor (TDF) 294
Hodenstränge 296
Hohlwarze 385
Holoprosenzephalie 65, 347
Homeobox-Gene 71
Homozystinurie 144
Hörfasern 357
Hormone, Fehlbildungen 134
Hufeisenniere 288
Hüftgelenksluxation 164
Human chorionic gonadotropin (HCG) 113
– immunodeficiency virus (HIV) 129

Human placental lactogen 114
Hyaline Membranen 246
Hydantoin-Syndrom 131
Hydramnion 118
- Anenzephalus 416
- tracheoösophageale Fistel 239, 251
Hydrocele testis 318
Hydrozephalus 418
Hymen 306
Hyoidbogen 329
Hyperthermie 129
Hypertrichose 384
Hypobranchialhöcker 238, 337
Hypoglykämie, Fehlbildungen 135
Hypomer 169
Hypophyse 409 ff
- klinische Bezüge 411
- Pars tuberalis 410
Hypophysenhinterlappen 411
Hypophysenknorpel 153
Hypophysenvorderlappen 410
Hypospadie 310
Hypothalamus 408 f
Hypoxie 135

## I

Ichthyosis 382
Imipramin 132
Implantation 40 ff
- Zusammenfassung 43
Implantationsorte 55
Imprinting 142
- Genom 57
Incus 155, 327, 362
Induktion 71
Infertilität 35
Infrahyalmuskulatur 170
Infundibulum 409
Infundibulumstenose 213
Innenohr 355 ff

Insel 413 f
Inselzellen 263
Insertio velamentosa 111
Insulin, Fehlbildungen 135
Insulinsekretion 263
Intermediärzone, Haut 380
Intersegmentalarterie, Wirbelsäule 165
- siebente 221
Intervillöser Raum 105
Intraperitoneal 248
Intrauterine growth retardation (IUGR) 101
Invagination, Mesoderm 61
In-vitro-Fertilisation (IVF) 35
Iridopupillarmembran 376
Iris 368, 373
Iriskolobom 376
Isotretinoin, Herzfehlbildungen 217
Isthmus rhombencephali 399

## J

Jejunum, Atresie 273
Jodmangel 135

## K

Kalendermonat 100
Kaliumjodid 132
Kammerseptum, Entwicklung 200 f
- muskuläres 209 ff
Kanalikuläre Phase 242
Kapazitation 30
Kardia 252
Kardinalvenen 226 f
- Anastomose 228
- Stamm 195
Kardiogene Zone 189
Katarakt 377
Kaumuskulatur 328

Kehlkopf 241
Keimblatt, mittleres 78
Keimdrüsenband, kaudales 316
Keimscheibe, dreiblättrige 59 ff
- Maus 63
- zweiblättrige 45 ff
Keimstränge, primäre 294
Keimzelle, Einwanderung in die Gonadenanlage 294
- abnorme 22
- Entwicklung 2
Keimzellenreifung 11
Keratohyalingranula 381
Kernikterus 132
Kindsbewegungen 97
Kleinhirn 402 ff
Kleinhirnplatte 403, 404
Kleinhirnrinde 406
Klinefelter-Syndrom 140, 312
Klippel-Feil-Syndrom 166
Klitoris 311 f
Kloake, Blase 290 f
- Entwicklung 273 f
- Unterteilung 291
Kloakenfalten 307
Kloakenmembran 61, 84, 273 f
Klumpfuß 163
Knochenbälkchen 151
Knochenkern, primärer 161
Knorpel, parachordaler 152
Knorpelmodelle 150
- Extremität 161
Kolonrahmen 267
Kommissur, Telenzephalon 414
Kontrazeptiva, Fehlbildungen 134
Kopf 322 ff
Kopffalte 84
Kopfganglien und Hirnnerven 422
Kopfmuskulatur 171

Sachverzeichnis **461**

Kopfwachstum, Fetalperiode 95 f
Korbzelle 406
Körnerzelle, Kleinhirn 406
– Telenzephalon 414
Körperproportion 88, 97 ff
Kortikale Reaktion 32
Kotyledon 110
Kraniofaziale Defekte 336
Kraniokaudalen Krümmung 84
Kraniopagus 122
Kraniopharyngiom 411
Kranioschisis 156
Kraniosynostosen 156
Kranznaht 157
Kreislauf, uteroplazentarer 48 ff
– Umstellung bei der Geburt 231
Kretinismus 135, 137
Kryptorchismus 318
Kupffer-Sternzellen 260
Kurvatur, Magen 251


**L**

Labia majora 312
– indifferentes Stadium 308
– minora 312
Labyrinth 355, 358 ff
Lakune, Trophoblast 105
Lambda-Naht 157
Lamina terminalis 411, 414
Längenwachstum, Fetalperiode 95
Lanugobehaarung 97, 383
Larynx 240
Leber 259 ff
– klinische Bezüge 261
Leberbucht 259
Leberdivertikel 259
Lebergänge, überzählige 261
Leberparenchym 260
Lebersinusoide 226

Leibeshöhlen 178 ff
– klinische Bezüge 179
– s. auch Zölom
Leibeswand, Defekt 180
– Muskulatur 169 f
Leistenhernie 318
Leydig-Zellen 297
Ligamentum arteriosum 222, 233
– falciforme 250, 257, 260
– gastrolienale 255
– hepatoduodenale 257
– latum uteri 304
– lienorenale 255
– ovarii proprium 319
– sphenomandibulare 154, 327
– stylohyoideum 329
– suspensorium ovarii 319
– teres hepatis 227, 233, 257
– – uteri 319
– umbilicale mediale 222, 233
– – medianum 290
– venosum 227, 233
Limbus spiralis 356
Linse 373 f
Linsenbläschen 368
– Embryonalperiode 77
Linsenfasern 373
Linsenplakode 373
– Embryonalperiode 76
Lippenspalte 346 ff
Lithium 132
LSD 132
Lumbalpunktion 397
Lunarmonat 100
Lunge 242
– Agenesie 246
– Reifung 242 ff
– – klinische Bezüge 246
Lungendivertikel 238 f, 250
Lungenknospe 238, 241
– Zölomkanäle 182
Lungenlappen, ektoper 246
Lungenvene, Entwicklung 202

Lungenzyste, angeborene 246
Lupus erythematodes 53
Luteinisierendes Hormon (LH) 25
Lymphatisches System 234


**M**

Macula statica 360
Magen 251 ff
– klinische Bezüge 258
Magen-Darm-Kanal 248 ff
– Zusammenfassung 275
Magendrehung 252
Malleus 155, 327, 362
Malrotation 271
Mangelernährung, Fehlbildungen 135
Mantelschicht, Retina 371
– Rückenmark 389
Marginalzone, Retina 371
– Rückenmark 390
Marihuana 132
Markhirn s. Myelenzephalon
Markscheide 395
Markstränge 296
Maxilla 154
Meckel-Divertikel 270
Meckel-Knorpel 154, 327
Medikamente, Fehlbildungen 130
Medulla oblongata 400 ff
– ovarii 298
Megakolon 274
Mehrfachbildungen 122
Mehrlingsgeburten 121
Meiose 2, 4
– DNS-Synthese. 6
Meiose-inhibierenden Faktor (MIF) 13
Melanozyt, Haut 381
Membrana bucconasalis 350
– iridopupillaris 374
– tectoria 357

Meningoenzephalozele 416 f
Meningohydroenzephalozele 416
Meningomyelozele 397
Meningozele 397, 416
– kraniale 156
Menstruation 39, 41
Menstruationsalter 100
Menstruationszyklus, Implantation 41
– ohne Implantation 42
Meprobamat 132
Meromelie 161
– Thalidomid 131
Mesenchym 80
– Definition 77
– Skelettsystem 150
– Somiten 80
Mesenterialwurzel 268
Mesenterium 181, 248
– dorsales 249
– – Derivate 254
– im engeren Sinn 268
– Nabelschleife 268
– urogenitale 316
– ventrales 250
– Verwachsungszonen 269
Mesenzephalon 406 f
Mesocolon transversum 268
Mesoderm, Derivate 77
– extraembryonales 52
– – Entstehung 50
– intermediäres 79, 82
– – Urogenitalsystem 277
– intraembryonales 61
– – Bildung 59
– paraxiales 78
– – Kopf 322
– – Skelettsystem 150
– parietales und viszerales 78, 82
– – Muskulatur 169
– – Zölom 178
Mesoduodenum, dorsales 249
Mesogastrium 252

– dorsales 249
Mesokard 189, 191
– Rückbildung 193
Mesokolon, dorsales 249
Mesonephros s. Urniere
Metanephros s. Nachniere
Metenzephalon 388, 399, 402 f
Mikrodeletion 142
Mikrogliazelle 393
Mikromelie 161
Mikropenis 310
Mikrophthalmie 377
Mikrosomie, hemifaziale 337
Mikrotie 366
Mikrozephalie 157, 419
Milchdrüse 384
Milchleiste 384
Milchzahn 353
Milz 252
Mißbildung s. Fehlbildung
Mitose 2 f
Mitralklappe 203
Mitteldarm 84, 248, 264
– klinische Bezüge 269
Mittelhirn s. Mesenzephalon
Mittelohr 361 ff
Mittelohrentzündung 363
Mittelschmerz 28
Modiolus 356
Mola hydatidosa 56
Mongolismus s. Trisomie 21
Monosomie 7, 138
Morbus Hirschsprung 274
Morgagni-Hernie 185
Morphogen 71
Morula 36
Mosaizismus 8
Müller-Gang 299 f, 303 f
Musculus arrector pili 383
– cremaster 317
– cricothyroideus, 330
– digastricus, hinterer Bauch 329
– – vorderer Bauch 328

– dilatator pupillae 176, 372
– levator veli palatini 330
– mylohyoideus 328
– obliquus externus 170
– – Funiculus 317
– – internus 170
– pectoralis major, Fehlen 175
– rectus abdominis 170
– sphincter pupillae 176, 372, 406
– stapedius 329
– – Mittelohr 363
– sternalis 170
– stylohyoideus 329
– stylopharyngeus 330
– tensor tympani 328
– – veli palatini 328
– transversus abdominis 170
Muskulatur 169 ff
– glatte 169
– kraniofaziale, Tabelle 172
– klinische Bezüge 175
– Leibeswand 169 ff
– Zusammenfassung 176
Mutation 144
Myelenzephalon 388, 399
Myelin 395
Myeloschisis 397
Myoblasten 169
Myokard, Herzschlauch 191, 193
Myometrium 39, 305
Myotom 82
– Segmente 172
– Wanderung 170
– Wirbelsäule 165

## N

Nabelarterie 222
– Verschluß 233
Nabelbruch, physiologischer 265

Sachverzeichnis 463

– – 12. Woche 96
– – Nabelschnur 115
– – Rückbildung 266
Nabelfistel 270
Nabelgefäße, Verschluß 116
Nabelring 114
Nabelschleife 265
– Drehung 265
– Entwicklung 256
Nabelschnur, Entwicklung 114f
Nabelvene 226f
– Herzschleife 195
Nachhirn s. Metenzephalon
Nachniere 278, 281
Nackenbeuge 387
Nase 341
Nasenhöhle 349
Nasennebenhöhle 155, 350
Nasenseptum 343
Nasenwulst 341ff
Nebenhodengang 303
Nebenniere 425
Nebenschilddrüse 331
Neopallium 413
nephrogener Strang 82, 277
Nephron 283f
Nephrotom 82, 278
Nervenfasern, postganglionäre 424
– präganglionäre 424
Nervenplexus, sympathischer 423
Nervensystem, autonomes 422ff
– parasympathisches 426
– sympathisches 423ff
– zentrales 387ff
Nervenzelle, Differenzierung 392
Nervus abducens 400
– – Metenzephalon 403
– accessorius, Myelenzephalon 401
– axillaris 174

– facialis 329
– – Metenzephalon 403
– – Mittelohr 363
– glossopharyngeus 330, 337
– – Myelenzephalon 401
– hypoglossus 338
– – Myelenzephalon 400
– laryngeus recurrens 222, 241, 330
– – superior 330, 241, 337
– mandibularis 328, 337
– – Mittelohr 363
– maxillaris 328
– medianus 174
– musculocutaneus 174
– oculomotorius 401
– ophthalmicus 328
– opticus 375
– phrenicus 184
– radialis 174
– trigeminus 328
– – Metenzephalon 403
– – Myelenzephalon 402
– trochlearis: 400
– ulnaris 174
– vagus 330
– – Myelenzephalon 401
– vestibulocochlearis 402
Neuralabfaltung 73
Neuralepithel 389
Neuralfalten 73
– Zentralnervensystem 387
Neuralleiste 393
– Auswanderung 76
– autonomes Nervensystem 423
– Gesichtsregion 322
– Endokardkissen 200
– Hirnnerven 421
– Kopf 322
– kraniofaziale Fehlbildungen 334
– Mausembryo 74
– Skelettsystem 150
Neuralplatte 73
– Zentralnervensystem 387

Neuralrinne 73
– Zentralnervensystem 387
Neuralrohr 73ff
– Mausembryo 75
– Schluß 74
– Zentralnervensystem 387
Neuralrohrdefekt 397ff
Neuralwülste 387
Neuroblast 389
– bipolarer 392
– Differenzierung 390
– multipolarer 392
Neurofibromatose, Imprinting 57
Neurohypophyse 411
Neurokranium 150
Neuroleptika 132
Neuroporus, anterior und posterior 75, 387
Neurotransmitter 71
Nidationsblutung 50
Niere, Aszensus 287
– – klinische Bezüge 288
– definitive 281
– Funktion 290
– klinische Bezüge 284
– polyzystische 284f
Nierenaplasie 284
Nierenarterie, überzählige 288
Nierenbecken 281
Nierenbläschen 284
Nierenkanälchen 284
Nierenkelche 281, 283
Nierenpapille 283
Nierensysteme 278
Nierenvene 229
Nodulus 403
Non-disjunction 7, 8
– Fehlbildungen 138
– mitotische 8
– Trisomie 21 138
Nucleus caudatus 413
– Edinger-Westphal 406
– lentiformis 413
– pulposus 165
– salivatorius superior 403

## O

Oberbauchsitus, definitiver 257
Oberkiefer 154, 341
– Entwicklung 327
Oberkieferfortsatz 154
Oberkieferspalte 346
Oberkieferwulst 324, 341
– Entstehung 327
Oberlippenspalte, mediane 347
Odontoblasten 350
Ohr 355 ff
– äußeres 364
– klinische Bezüge 366
– Zusammenfassung 367
Ohrbläschen 76, 355 f
Ohrgrübchen 76
Ohrkapsel 153
Ohrmuschel 364 ff
– abnorme 366
Ohrmuschelhöcker 364 f
Ohrplakode 355
– Embryonalperiode 76
Okuloaurikulovertebrales Spektrum 337
Okulomotoriuskern 406
Oligodendrogliazelle 393, 396
Oligohydramnion 118
– Nierenaplasie 284
Omentum majus 249 f, 255
– minus 257
Omphalozele 179, 270
Oogenese 12
Oogonie 12
Oozyte 2
– Aktivierung 32
– Anzahl 14
– dreikernige 22
– Follikelpunktion 17
– postnatal 13
– pränatal 12
– primäre 12
– sekundäre 16
– Transport in der Tube 28
Organogenese 71

– Fehlbildungen 126
– klinische Bezüge 91
Os ethmoidale 153
– sphenoidale 153
Ösophagotrachealfistel 240
Ösophagus 239, 250
– klinische Bezüge 251
Ösophagusatresie 239, 251
Ösophagushernie 185
Ösophagusstenose 251
Ossifikation, desmale 150
– enchondrale 150
– – Extremität 161
Osteoblast 150
Ostium primum 200 f
– secundum 200 f
– urethrae 310
Ostium-primum-Defekt 206
Ostium-secundum-Defekt 205
Östrogen 25
– Plazenta 113
Ovar 298
– Deszensus 319
Ovarialzyklus 25
Ovotestis 313
Ovulation 26 ff
– Auslösung 28
– Eileiter 28
– klinische Bezüge 28, 39
– REM-Aufnahme 27
Ovulationsalter 100
Ovulationshemmer, Fehlbildungen 134

## P

Palaeopallium 413
Pallium 411
Pancreas anulare 263
Pankreas 255 f, 262 ff
– dorsales 262
– klinische Bezüge 263
– Retroperitonealisierung 258
– ventrales 262

– versprengtes 264
Papilla duodeni major und minor 263
Papillarmuskel 203
Paradidymis 303
Parafollikuläre Zellen 340
– 5. Schlundtasche 333
Paraganglionäres Gewebe 426
Paragenitalis 303
Parasympathicus 422
Paraurethraldrüsen 291
Paroophoron 306
Parthenogenese 32
Paukenhöhle 330, 361
Penis 308 ff
Penis bifidus 310
Periderm 380
Perikard 181 ff
– fibröses 182
Perikardbeutel 183
Perikardhöhle 182
– Herzanlage 189
Perikardioperitonealkanal 181, 241
Perimetrium 39, 305
Perineum 273
Periodenblutung 25
Periodontium 353
Peritoneum 181
Phallus 307
Pharynx 248
– Konstriktoren 330
Phencyclidin (PCP) 132
Phenothiazin 132
Phenylketonurie 144
– mütterliche 135
Philtrum 343
Phocomelie 161
Pia mater, Myelenzephalon 402
Pigmentepithel 368
Pigmentzellen (Melanozyten)
– Entwicklung 394
– Haut 381
Pille 34
Placenta haemochorialis 112

Plagiozephalie 157
Plakode, epipharyngeale 421
– Hirnnerven 421
– Kopfmesenchym 322
Plazenta 104 ff
– Antikörper 112
– Aufbau 109 f
– Blutzirkulation 111 f
– fetaler Anteil 109
– Funktion 110 ff
– Gasaustausch 112
– Geburt 111
– Hormonbildung 112
– klinische Bezüge 113
– mütterlicher Anteil 109
– praevia 53
– reife 111
– Stoffwechsel 112
– Verbindungszone 109
– vor der Geburt 117
– vorzeitige Ablösung 117
– Zusammenfassung 124
Plazentaschranke 112
Pleura, parietale 242
– viszerale 181, 242
Pleurahöhle 182, 242
Pleuroperikardialfalten 181 ff
Pleuroperikardialmembran 181 ff
Pleuroperitonealfalte 182
Pleuroperitonealmembran 182 f
Plexus choroideus, 3. Ventrikel 407
– Telenzephalon 411
Polkörperchen 6, 16 f
– Ausstoß 32
Polydaktylie 162
Polyhydramnion s. Hydramnion
Polymastie 385
Polymerase Chain Reaction (PCR) 39
Polyspermie 32
Polythelie 385
Pons 402

Präaurikuläre Anhänge 367
Prächordalplatte 53, 61
Prader-Willi-Syndrom 142
– Imprinting 57
Pränatale Diagnostik 101 f
Primärfollikel 14
Primärzotte 66
Primitivgrube 59
Primitivknoten 59
– Zentralnervensystem 387
Primitivrinne 59 f
Primitivstreifen 59 ff
Primordialfollikel 13 f
Processus mastoideus 155, 363
– styloideus 329
– uncinatus 262
– vaginalis 316
Proctodeum 273
Progesteron 25
– Anstieg 28
– Plazenta 113
– Wirkung 39
Proliferationsphase 25, 39
Prometaphase 3 f
Pronephros s. Vorniere
Prophase 4
Propylthiouracil 132
Prosenzephalon 408
Prostata 291
Prune-Belly-Syndrom 175
Pseudoglanduläre Phase 244
Pseudohermaphroditisus 314
Pterygium colli 141
Pulmonalatresie 216
Pulmonalbogen 220
Pulmonalstenose 216
Purkinje-Fasern 176
Purkinje-Zellen 404
Putamen 413
Pygopagus 122
Pylorus 252
Pylorusstenose 258
Pyramidenzelle 414

**Q**

Quecksilber 136

**R**

Rachendachhypophyse 411
Rachenmembran 84
– Herzentwicklung 189
Rachischisis 397
Rachitis 353
Radiusaplasie 164
Ramus communicans albus 424
– – griseus 425
Randleiste 158
Randschleier 390
Rathke-Tasche 409
Rautenhirn s. Rhombenzephalon
Rautenlippe 403
Recessus tubotympanicus 330, 361
Regressionssyndrom, kaudales 135
Reichert-Knorpel 329
Reifeteilung 2 ff
– erste 4
– zweite 6, 17
– – Beendigung 32
Reizleitungssystem 217
Rektoanalatresie 274
Respirationstrakt 238 ff
– Zusammenfassung 246
Respiratory Distress Syndrom (RDS) 101, 246
Rete testis 296 ff
Retikulum, ektodermales 350
Retina 368, 371 f
Retinsinsäure s. Vitamin A
Retroperitoneal 248
– sekundär 255
Rhesusinkompatibilität 113
Rh-Immunglobulin 113
Rhombenzephalon 399

Rhombomer 420
Riechgrube 341
Riechplakode 341
Rindenstränge 299
Ringknorpel 240, 330
Robin-Sequenz 334
Röteln 127 f
– Herzfehlbildungen 217
– Katarakt 377
Rötelnembryopathie 128
RU 486 35
Rubeola s. Röteln
Rückenmark 389 ff
– Aszensus 396

## S

Sacculus 355
Sakrokardinalvene 228s
Sakrokokzygealteratom 66
Samenkanälchen 17
Sammelrohr 283
Scala tympani 356
– vestibuli 356
Schädel 150 ff
– klinische Bezüge 155, 161
– Neugeborenes 151
Schädelbasis 150
Schädelnaht 151
Scheidengewölbe 306
Scheitelbeuge 387
Scheitel-Fersen-Länge (SFL) 95
– Fetalperiode 95
– Scheitel-Steiß-Länge 88
Schilddrüse 339 ff
Schilddrüsengewebe, versprengtes 341
Schildknorpel 240, 330
Schläfenbein 154
– Oberkieferwulst 327
Schlundbögen 324 ff
– Derivate 328
– Kehlkopf 240
– Kopfentwicklung 323
– menschlicher Embryo 323

– Skelettelemente 154, 329
Schlundbogenarterie 325
Schlundbogenknorpel 154
Schlundbogenmuskulatur 325, 328
Schlundbogennerven 325, 328
Schlunddarm 248
Schlundfurche 333
– Ohr 361
– Kopfentwicklung 323
Schlundtasche 330 ff
– Kopfentwicklung 323
– Lungenanlage 238
– Mittelohr 361
Schmelzepithel 350
Schmelzoberhäutchen 351
Schneckengang 355
Schrittmachergewebe 217
Schwann-Zelle 395
Schwanzfalte 84
Sclera 374
Segmentbronchus 242
Segmentierung, Gehirnanlage 420
Sehnerv s. Nervus opticus
Seitenhorn, Rückenmark 391
Seitenplatte 78
– Kopf 322
Seitenventrikel 388
Sekretionsphase 28, 39
Sekundärfollikel 15
Sekundärzotte 68
Semilunarklappen, Entwicklung 212
Sensible Phase 136
– Thalidomid 162
Septenbildung 199 ff
– klinische Bezüge 205, 213
Septum, spiraliges 210
– aorticopulmonale 208
– interventriculare, pars membranacea 212
– oesophagotracheale 238, 250 f

– – klinische Bezüge 239
– pellucidum 415
– primum 200
– secundum 200
– spurium 196
– transversum 181, 250, 259
– urorectale 273, 290
Sertoli-Zellen 17, 297
– Spermatogenese 21
Sexualzyklus 25
Sinovaginalhöcker 305
Sinus cervicalis 331 ff
– – branchiogene Zyste 334
– coronarius 196 ff
– – Klappe 198
– – Lage 197
– transversus, Perikardhöhle 191
– urogenitalis 290
– – Enddarm 273
Sinus venosus 195 ff
– Entwicklung 197
Sinushorn 195
Sinusknoten 217
Sinusoide, mütterliche 48
Sirenomelie 65
Situs inversus 216
Skaphozephalie 157
Skelettmuskulatur 169
Skelettsystem 150
– Schlundbögen 328
– Zusammenfassung 168
Sklerotom 80
– Skelettsystem 150
– Wanderung 170
Skrotalseptum 310
Skrotalwulst 308
Small for date 101
Somatomammotropin 114
Somatomotorisch,
Mesenzephalon 406
– Metenzephalon 403
– Myelenzephalon 400
Somatosensibel,
Metenzephalon 403
– Myelenzephalon 402

Somiten 80 f
- Muskulatur 169
- Skelettsystem 150
Somitenregion, Maus 79
Somitenzahl, Tabelle 80
Somitomer 169
Somitomere, Skelettsystem 150
Spaltfuß 163
Spalthand 163
Spermatide 17, 20
Spermatogenese 17 f
- Sertoli-Zellen 21
Spermatogonie 17
- Zytoplasmabrücken 19
Spermatozoon s. Spermium
Spermatozyte 17
Spermiogenese 20
Spermium 2
- abnormes 22
- Differenzierung 20
- Transport 20
Spina bifida 398
- - Ultraschallbild 166
- - cystica 166
- - occulta 166, 397
Spinalganglion 393, 395
Spinalnerv 169, 395
- Bildung 393
Spindel, mitotische 4
Spiralarterie, Plazenta 111
Spirale 35
Spontanabort s. Abort
SRY-Region 294
Stadium s. Entwicklungsstadium
Stammzotten 69, 104
Stapes 155, 329, 362
Steißbeinteratom 66
Steißlage 109
Sternalspalte 179
Sternzelle 406
Stigma 26
Stimmband 241
Stirnfortsatz 341
Stomodeum 324
Strahlen, ionisierende 130

Stratum corneum 381
- germinativum 381
- granulosum 381
- papillare 381
- spinosum 381
Streptomyzin 132
Stützzellen s. Sertoli-Zellen
Subcutis 385
Subkardinalvene 228 f
Substantia propria 374
Sulcus bulboventricularis 194
- hypothalamicus 408
- limitans, Rückenmark 391
- terminalis, Zunge 337
Sulfonamide 132
Suprakardinalvene 228 f
Surfactant 244
Sutur s. Schädelnaht
Sympathicus 422
Synapsis 4
Syndaktylie 162
Syndrom, Definition 127
Synophthalmie 377
Synzytiotrophoblast 45
Synzytium 45
- Plazenta 109
Synzytiumknoten 106
Syphilis 130


## T

Talgdrüse 382
Taschenband 241
Taubheit 366
Tela choroidea, Myelenzephalon 402
Telenzephalon 411 ff
- 8. Woche 409
- 10. Woche 412
- 4. Monat 415
- klinische Bezüge 416
Telophase 4
Teratogene 127 ff
- Übersicht 144 f

- Wirkungsweise 136
Teratologie 126
- Prinzipien 136
Terminalhaare 383
Tertiärfollikel 15
- Corpus luteum 27
Tertiärzotte 68
Testikuläre Feminisierung 315
Testosteron 298, 300
Tetrazyklin 132
Thalamus 408
Thalidomid 127, 131
- Herzfehlbildungen 217
- Meromelie 161
Theca externa 16
- interna 16
Thekazellen 16
Thorakopagus 122
Thymus 331
Thyroglossusfistel 341
Thyroglossuszyste 340
Thyroxin 340
Toxoplasma gondii 130
Toxoplasmose 130
Trabeculae cranii 153
Trachea 241, 250
Tracheobronchialrinne 337
Tränennasenfurche 341
Tränennasengang 341
Tränensack 341
Tranquilizer 132
Transforming growth factor β (TGF-β) 71
Transfusionssyndrom 122
Translokation 8
- Karyotyp 10
Transposition der großen Gefäße 215 f
Treacher-Collins Syndrom 334
Trigonum vesicae 290
Trijodthyronin 340
Trikuspidalatresie 206, 208
Trikuspidalklappe 203
Trimethadion 131
Triple-X-Syndrom 142
Triploidie, bei Spontanabort 9

Trisomie 7, 138
Trisomie 13 139
Trisomie 13-15 140
Trisomie 16
– bei Aborten 9
Trisomie 18 139
Trisomie 21, Karyotyp 9
– Fehlbildungen 138
– Herzfehlbildungen 217
Trochleariskern 406
Trommelfell 330, 363 f
– Schlundfurche 333
Trophoblast 36
– 8. Tag 45
– 9. Tag 47
– 11. Tag 48
– 3. Woche 66
– lakunäres Stadium 48
– Plazenta 104
Trophoblastlakunen 48
Truncus arteriosus, Herzschleife 194, 215
– – persistierender 215
– – Septum 208
– brachiocephalicus 219
– coeliacus 222, 259
Truncuswulst 208
Tuba auditiva 330, 361 f
Tubargravidität 55
Tubenwanderung 39
Tuberculum impar 337
Tubuli seminiferi 298
Tubulus, distaler 284
– proximaler 284
Tunica albuginea 296
– vaginalis testis 317
Turmschädel 157
Turner-Syndrom 137, 141, 312 f

## U

Übertragung 100
Ultimobranchialkörper 333
Ultraschall, Herz 205
– Kopf und Wirbelsäule 101

Ultraschalluntersuchung 100 f
– Fehlbildungen 101
Unterkiefer 154
– Entwicklung 327
Unterkieferfortsatz 154
Unterkieferwulst 324, 341
– Entstehung 327
Urachusfistel 292 f
Urachussinus 292
Urachuszyste 292
Ureter 283 ff
– doppelter 285
– Lagebeziehung 292
Ureterknospe 281
– Derivate 281
Urethra 290 f
– des Penis 310
Urethralfalte 307
Urethralgrube 310
Urkeimzelle 11
– Wanderung 296
Urniere 278
Urnierengang s. Wolff-Gang
Urogenitalleiste 277, 281
– Verschmelzung 304
Urogenitalmembran 273, 290
Urogenitalsystem 277
– Zusammenfassung 319
Uterovaginalkanal 300
Uterus, Entwicklung 305
– Anomalien 306
– Implantation 39
Uteruslumen, Obliteration 107
Utriculus 355, 360
Uvula, gespaltene 346

## V

VACTERL-Assoziation 127, 239
Vagina 305 f
– Atresie 306
– doppelte 306

Vaginalplatte 305
Valium 132
Valproinsäure 131
Varizellen 129
Vasa hyaloidea 375
Vasektomie 35
Vena azygos 228 f
– brachiocephalica 228
– cardinalis anterior 227
– – posterior 227
– cava inferior 228 f
– – Klappe 198
– – posthepatischer Abschnitt 226
– – renales Segment 229
– cava superior 228 ff
– hemiazygos 229
– iliaca communis 229
– mesenterica superior 226
– obliqua 196
– portae 226
– umbilicalis 226
– vitellina 226
Venensystem 226 ff
– klinische Bezüge 229
Ventrikel, embryonaler 194
– rechter, Herzschleife 194
Ventrikelseptum, Bildung 208
Ventrikelseptumdefekt 213
Verhütungsmethoden 34
Vermis 403
Vernix caseosa 97, 381
Vestibularisfasern 360
Vestibularmembran 356
Vestibulum 312
Vierhügel 407
Virusinfektion, Fehlbildung 129
Viszerokranium 150, 154
Viszeromotorisch, Mesenzephalon 406
– Metenzephalon 403
– Myelenzephalon 400 f
Viszerosensibel, Myelenzephalon 402

– Metenzephalon 403
Vitamin A 71
– Extremitätenknospe 160
Vitamin-A-Embryopathie 133, 137
Vitamin-D, Zahnentwicklung 353
Volvulus 269 f
Vorderdarm 84, 248, 250
– Schlundtaschen 324
Vorderhirn s. Prosenzephalon
Vorhof, einheitlicher 193
– Septen 200 f
– Venenwand 198
Vorhofseptumdefekt 205, 206
Vorkern 34
– männlicher 32
Vorknorpel, Wirbelkörper 165
Vorniere 278

## W

Wachstumsrückstand, intrauteriner 101
Wachstumsstörung, generalisierte 167
Wangen 341
Wharton-Sulze 116
Windpocken 129
Wirbelbogenspalte 166
Wirbelsäule 164 ff
– klinische Bezüge 166
Wnt-Gen 71
Wolff-Gang 279
– Genitalwege 299
Wurzelscheide, bindegewebige 383
– epitheliale 352, 382

## Z

Zahnentwicklung 350 ff
– klinische Bezüge 353
Zahnwechsel 352
Zäkum 266
Zehenfehlbildungen 163
Zelltod, programmierter 158
Zementoblast 352
Zentralkanal 388
Zentralnervensystem 387 ff
– Zusammenfassung 426
Zentromer 4
– Meiose 6
Zervix 305 f
– Atresie 306
Zervixschleim 35
Zigarettenrauchen 133
Ziliarkörper 368, 372 f
Ziliarmuskeln 373
Zölom, extraembryonales 52
– intraembryonales 79
– – Entstehung 178
– Nabelschnur 114
– Zusammenfassung 187
Zölomkanal 181, 241
Zona basalis 39
– compacta 39
– pellucida 15
– – Reaktion 32
– spongiosa 39
Zone of polarizing activity (ZPA) 160
Zonula ciliaris 373
Zotten, primäre 50
Zottenbäumchen 69
Zunge 337 ff
– Kehlkopfeingang 241
– klinische Bezüge 339
Zungenbein 329

Zungenwulst, lateraler 337
Zwerchfell 181 ff
– Deszensus 184
– klinische Bezüge 185
– Lage und Innervation 184
Zwerchfellhernie 185
Zwerchfellschenkel 183
Zwillinge, eineiige 121
– Ovarialfollikel 22
– siamesische 122
– zweieiige 118
Zwischenhirn s. Dienzephalon
Zwischenkiefer 327
Zwischenkiefersegment 343
Zwischenwirbelscheibe 165
Zwischenzellen s. Leydig-Zellen
Zygote 2, 36
– fehlgebildete 39
zygote intrafallopian transfer (ZIFT) 35
Zyklopie 378
Zyste, branchiogene 334
Zystenniere 284
Zytoblasmabrücken 18
Zytomegalie-Virus 129
Zytostatika 131
Zytotrophoblast 45
– Rückbildung 105
Zytotrophoblasthülle 69, 104
Zytotrophoblastkern 66